彭 坚——主编

铁杆中医门诊经验实录

——彭坚亲授临床辨治精髓

U0222394

湖南科学技术出版社
国家一级出版社 全国百佳图书出版单位
·长沙·

《铁杆中医门诊经验实录 —— 彭坚亲授临床辨治精髓》

编委会名单

主　编：彭　坚

副主编：彭坷平　田桂湘　张德炎　范敏怡

编　委（排名不分先后）：

方证对应是中医临床辨治的精髓
——代序言

中医难学，因为在两千多年的历史中，留下了极其丰富的临床经验，记载在各种古医籍中，而其独到的方法论，与西医完全不同，作为一个现代青年，要掌握好中医理论，找到中医临床辨治的精髓，学会继承和运用古代医家的经验，没有老师指点迷津，未能博览群书，不勤于思考和实践，是很难学好成才的。

我自嘲是五十年前的"幸运儿"，1971年，我从当学徒学中医开始，就在老师的引领下，攻读五年，直接抓住了"方证对应"这个中医临床辨治的精髓，学会了看病，从此走上了一条成为中医临床人才的捷径。1979年我考取了医学史研究生，视野豁然开朗，在离开教学舞台之前，以自己的临床经验结合医学史识，撰写了《我是铁杆中医——彭坚学术观点与临床心得集》一书，系统阐述了许多困扰中医的重大问题，获得读者的好评，此书畅销了15年。作为我个人，倾其大半生心血的浇灌，也算是长成为杏林中的一棵有用之材。我所走过的中医之路，我的几十年临床经验总结，对处于迷茫之中、学用之中的后来者，也许有所启发和借鉴。

一、初入中医殿堂

我虽然有中医世家的背景，但青年时代并没有立志学中医。高中毕业，又经过几年的动荡生活之后，才在20世纪70年代初期，跟随伯父学习中医。当时，已经24岁，用中医的行话来说，已经没有"童子功"了。要强记许多内容，难以做到，但理解能力、生活阅历，可能比一般青年学子要胜过许多。老师就是我的伯父彭崇让教授，当时是湘雅医学院祖国医学教研室主任，作为一个中医临床家、教育家，在对我的"因材施教"方面，显然是有所考虑的。他一概不让我读其他中医古籍和现代教材，也不读《黄帝内经》，直接读《伤寒论》。他要求我把《伤寒论》397 条原文背诵得滚瓜烂熟，特别留意那些有方有证的条文，以后在临床，凡是见到患者出现了原文中相同的证候，就一定用原方。例如：患者"头痛，发热，汗出，恶风"，就用桂枝汤，这是《伤寒论》第 11 条。患者"脉浮紧，发热恶寒，身疼痛，不汗出而烦躁"，就用大青龙汤，这是《伤寒论》第 38 条。沿着"方证对应"这条路走下去，就能够迅速成为一个好的中医临床医生。

二、怀疑与困惑

对于伯父这种教我学中医的方法，最开始我是心存怀疑的，我对于医学，完全是一张白纸，难道这样读书就能够成为一个会看病的医生吗？如果不学解剖，不了解人体的生理、病理，能当一个医生吗？不怕出医疗事故、治出人命吗？我猜想，教育部和各个中医高等院校的领导，为什么要中医大学生系统学西医，恐怕也是出自这种担忧吧，要给他们上一道保险。

再说，学习任何知识都是循序渐进、由浅入深的，古代跟师学徒，要采药、认药、尝药、跟诊、切脉、抄方，要读《医学三字经》《药性四百味》《汤头歌诀》《濒湖脉学》等，中医叫做"四小经典"，然后再读"四大经典"，这样才能成才，在中医大学读书，还要系统学西医，学中医基础、中医诊断学、方剂学、医古文、各家学说等，怎么能够"弯道超车"、只读《伤寒论》，就能够"一步登天"呢？

不过，我是充分相信伯父的，他让我这么做一定有理由。伯父本来是出自中医世家的民间中医，只读过几年私塾，苦读《伤寒论》，1929 年就声名鹊起，1956 年被湘雅医院聘请为教授、中医顾问，后来担任 1959 级湖南西医学习中医班导师。凡是西医的重大会诊，多数都邀请他参加，特别是中央或地方首长，找他看病的很多，其中很多故事在湘雅流传很广。我在《我是铁杆中医——彭坚学术观点与临床心得集》一书中，对伯父给著名教育家徐特立的夫人治疗"癔病性昏厥症"，有生动的描述。

三、豁然开朗

后来明白：伯父教育我的，其实是一种取法乎上、从高处着手的人才培养方式。伯父的理由很简单：每个人接触新的事物，总是"先入为主"，第一印象是最深刻的。学中医，方向要选对，第一步走好，以后的道路就广阔了。这第一步，就是牢固掌握住中医临床的方法论，这种独到的中医临床方法论，就蕴藏在《伤寒论》中。他反复强调陆九芝的名言："学医从《伤寒论》入手，始而难，继而易；从后世分类书入手，初若易，继则大难矣。"伯父还说："我从医几十年，到老来才大彻大悟，读《伤寒》、用经方，走方证对应之路，是学中医最好的快捷方式。"这种久历沧桑之后悟出的人生真谛，多么值得后人重视！每年秋天，伯父都要抽出几天时间，虔诚地把《伤寒论》从头到尾温习一遍，反省一年来用经方治病的功过得失，这种坚定的信仰对我影响很大，我相信伯父给我指点的是一条中医成才的快捷方式，只要心无旁骛地走下去，一定能够到达成功的彼岸，不必问"为什么"。

四、助我上高楼

于是，按照伯父的安排，我成天沉浸在《伤寒论》的苦读之中。王国维说的读书三境界，我都体验到了："独上高楼，望尽天涯路。"只有靠自己登上最高层，才能够看清楚将要走的远方的路。"衣带渐宽终不悔，为伊消得人憔悴。"《伤寒论》不好读，文字散乱，医理难懂，这是学中医者人所共知的。伯父不让我看后世的注解，自己去体会、理解，这一点实在是难，我没有完全做到，最后选择了陆渊雷的《伤寒论今释》（1956年人民卫生出版社出版）。在《伤寒论今释》中，陆渊雷先生运用当时的西医原理，对《伤寒论》大部分原文进行了深入的解释，非常透彻，令人信服。我第一次感到：中医治病的道理，并非用现代科学语言讲不出一个"为什么"，中医与西医在临床方面，其实有许多共同语言，并非格格不入。在陆渊雷的著作中，除了他本人的精彩论述之外，还引用了大量近代日本汉方医家的观点，多达600多处，近40余家。我进一步了解到：在日本，在中国，近代有一大批主张中医"科学化"的学者，他们具有渊博的东、西方文化知识，有的出身于西医，有的是汉方医家。他们在阐述《伤寒论》《金匮要略》的科学道理，推广、发展仲景学说的临床运用方面，成就斐然。至今为止，我仍然认为陆渊雷的《伤寒论今释》《金匮要略今释》是学习《伤寒论》《金匮要略》最好的入门著作。当然，离"蓦然回首，那人却在灯火阑珊处"，则是在读了大量的中医基础、方剂、中药、医案等著作，在临床成熟之后。

五、读懂"方证对应"

伯父告诫我读《伤寒论》时，不必陷入原文的争论，不必"死于注下"，一定要掌握"方证对应"这个核心。他说："古人云'有是证，必用是方'。有'往来寒热，胸胁苦满，默默不欲饮食，心烦喜呕'，必用小柴胡汤；有'头痛，发热，汗出，恶风'，必用桂枝汤。使用经方治病，势必如此，要方证对应。"

有"证"就可以用"方"治疗！从这里，我领悟到了西医与中医治病的根本区别：西医之所以要学习人体解剖，熟悉人体的生理结构，一旦患病，则必须了解病理变化，找出致病因素，才能给予有效的治疗。从这个意义上来说，西医是"辨病"为主，以病为核心。中医看病，不必了解身体出现了哪些病理改变，不必查清楚致病因素，医生甚至不必具备解剖学、生理学的知识。之所以不需要这些，是因为人一旦有病，身体自然会有反应，多数有证候表现，根据这些证候表现，就可以选择相应治疗的方剂。这个过程，中医叫做"辨证论治"。中医是"辨证"为主，以证为核心。这是两种完全不同的认识疾病的方法论。毋庸置疑。西医的方法论是科学的，因为解剖学、病理学等，全部都是建立在"还原论"的基础之上，追求清晰，细致入微。同样，中医的方法论也是科学的，因为辨证论治的本质，是一种信息处理的方法，"辨证"，是用望闻问切，收集人体的信息，"论治"是开方遣药，向人体输入信息。"辨证"的目的，是要分清楚疾病的表里、寒热、虚实；"论治"则要根据辨证的结果，选择恰当的药物组成相吻合的方剂。因此，中医临床医生的功夫，主要体现在"识证"与"用方"这两个要素上，"方证对应"是中医临床辨治的精髓。

然而，进行方证对应，首先要搞清楚"症"与"证"之间的区别。症是指症状，即患病后出现的各种痛苦和不适，是中西医共有的名词，是两者对疾病的感性认识。证是指证候，是能够表达疾病表里、寒热、虚实的症状，这个候字，代表脉候、舌象，即症状要结合脉、舌一起综合参考、判断，才是证候，是中医独有的名词。在中医的古代文献中，经常是"症""证"不分。这就给临床医生带来了很大的困惑。曾经有人认为："证"类似于西医讲的"证候群"。例如："往来寒热，胸胁苦满，默默不欲饮食，心烦喜呕"，这是小柴胡汤所适合的证候群，然而，《伤寒论》又说"有柴胡证者，但见一证便是，不必悉具"，这就动摇了证候群的观点。我认为：只有能够反映疾病本质的症状，才能够称之为证候。

如何确定哪个症状属于证候？胡希恕先生认为：先辨六经，后辨方证。这句话对我们启发很大。以头痛为例：在伤寒六经中太阳病出现得最多，太阳病提纲说："太阳之为病，脉浮，头项强痛而恶寒。"头痛隐隐，脉浮缓，舌淡，这是桂枝汤证；头痛剧烈，脉浮紧，舌淡，这是麻黄汤证；头痛项强，以后头痛为主，脉或浮缓或浮紧，舌淡，这是桂枝加葛根汤或葛根汤证。头痛主要在一侧或两侧，脉弦，舌淡红、苔薄黄，这是少阳病，属于小柴胡汤证，大柴胡汤、柴胡桂枝干姜汤、柴胡加龙骨牡蛎均可用。头痛，大便干结，脉沉数，舌红、苔老黄，这是阳明病，属于承气汤证。头痛，脉滑，舌暗淡，吐涎沫，这是太阴病，属于吴茱萸汤证。脉沉细，舌淡，属于麻黄附子细辛汤证。头痛，日久不愈，这是厥阴病，寒热错杂、虚实夹杂，属于乌梅汤证。在后世的名方中，如头痛，脉虚大，舌胖淡，疲劳困倦，属于顺气和中汤证；疼痛剧烈，如刀割、锥刺，舌暗紫，脉涩，属于通窍活血汤证或血府逐瘀汤证；等等。中医的辨证论治、方证对应，就是指的这种证候。本书的第一类中"头痛"，详细列举了十多例方证对应治疗头痛的案例，可供参考。

如同许多出生于师带徒的老中医一样，我虽然没有学过西医的解剖、生理、病理，几十年来，却照样上临床，看门诊，疗效尚佳，没有发生过任何重大医疗失误，关键就在于掌握了中医这套"识证""用方"的本领。想来这其实是一个顺理成章的事情，古代中国哪有西医？不是仍然要治病吗？中医除了有数千年经验积累之外，在于有自己一套独到的、区别于西医的方法论。不能说只有使用"还原论"的方法，建立在解剖基础之上的西医是"科学"；而通过"信息"交流的方法，动态地认识人体和治疗疾病，就是"伪科学"。中医的方法论，不仅是科学的，而且是超前的，经方的生命力，不仅在古代有效，在今天甚至未来，也仍然有效。当发生新型冠状病毒感染这种人类从未遇到过的大规模传染病时，当西医权威一开始就宣告"没有治疗药物，也没有疫苗制剂"时，赶赴疫区的中医专家，根据当时的地域、发病季节和气候特点，确定这是"寒湿疫"，因地、因时、因人制宜，以四首经方为主组成的"清肺排毒汤"，取得了百分之九十以上的卓越疗效！这就是经方展示的魅力，经方迸发的旺盛生命力！令全国民众耳目一新，从此对中医刮目相看！

六、经方与时方

方剂是中医治病的主要手段之一，是中医临床的核心与灵魂。迄今为止，历代中医所创制的方剂超过十多万首，经方只有269首，但经方所展示的群体疗效，是后世方难以超越的。这是为什么？因为《伤寒论》《金匮要略》所载的经方，是东汉以前众多名医集体创造的成果，大多数出自《汉书·艺文志》"经方十一家"，特别是其中的"汤液经法"。经方的形成，经历了几百年甚至更长时间的锤炼，是众多医家临床积累的精华，代表了中医学体系形成时期方剂学科的最高水平。换言之，张仲景不是经方的创造者，而是经方的收集者、运用者、集大成者。因此学经方，用经方，不能看着是学习张仲景一个人的经验，而是学习一个相当长历史时期群体医家的经验，很显然，经方的疗效与后世方相比，显然要高出很多，经方堪称方剂的顶峰。然而，张仲景之后的1800余年中，历代名医创制的各种方剂，民间创造和使用的大量单方、验方，古人称之为"时方"，这些都是中医治病宝贵的财富，都值得继承和发扬。我们不能"作茧自缚"，只用经方，不用时方。然而，发现、收集、运用时方，类似于医海拾贝，是一个漫长的读书、学习过程，我主张将时方也纳入"方证对应"的思维，则辨治更精准，疗效更突出。

七、方证对应的四个层次

方证对应的思维方法，最早出自《伤寒论》原文："有柴胡证者，但见一证便是，不必悉具。"唐代、宋代都有人提到过这句话，然而，大彻大悟，意识到这是一种读懂《伤寒论》、运用经方的重要方法，则到了17世纪，清代名医柯琴、徐大椿，日本汉方医吉益东洞等人都是其代表。当代名医胡希恕提出"方证对应是辨证论治的尖端"，引领并开创了风靡全国的经方派，给中医临床医生和中医学子指出了一条中医治病的光明大道。

我是从读《伤寒论》、学经方入门，循"方证对应"之路行走了一生，进行过多次经方大会的讲座，但自认为只是经方派队伍中的"南郭先生"，对经方本身没有深入研究。我根据自己多年的临床经验，提出了方证对应的四个层次：

1. 方剂与证候对应，是步入中医临床的初阶

"方证对应"，是一个有深刻内涵的概念，伯父当初教给我的"有是证，必用是方"，对于初学中医者来说，确实是一个最便捷、最省心、最容易踏上的初阶，这是一种线性思维，是俗话说的"一个萝卜一个坑"，但这必须建立在坚信经方的疗效、熟悉《伤寒论》原文的基础上。然而，方证对应的思维方法，被冷落了一千多年，《黄帝内经》的脏腑经络学说一直占据着中医临床教学的主导地位。这个学说最大的缺陷是"有证无方"，只提出了脏腑辨证理论，没有对应治疗的方剂，所有的方剂都是后世补充的，其中，除了陶弘景、孙思邈、钱乙、张元素、张子和、李东垣、王好古、朱丹溪、叶天士、陈士铎、吴谦、张锡纯等大医家之外，历代无数医家都根据自己的临床心得，进行了大量的补充。出现这样庞杂的局面，对于初学者来说，即使根据脏腑理论，辨证准确了，仍然存在如何选方的难题，多歧亡羊，雾里看花，面对患者，无从选择，这是大部分中医高校毕业生难以迅速成才的原因之一，由此也显示出让学生学会方证对应的重要性。然而，这个临床辨治的精髓，在中医高等教育中彻底失落了！胡希恕先生把方证对应提高到辨证论治"尖端"的位置，是为了唤醒中医高等教育者的职责，可惜这种呼唤，已经过去半

个多世纪了，仍然是空谷足音，无人重视。

2. 方剂与病机对应，是拓展经方运用的高阶

病机是指发病的机制，只要病机相同，即使方证不对应，方与病机对应，同样可以运用治疗，这样就大大拓展了经方运用的范围，使方证对应上到一个更高的台阶，不至于刻舟求剑，被《伤寒论》的原文所束缚，这也是张仲景在《伤寒论》中所表达、所期盼的。例如：阴阳失调，用桂枝汤；气机紊乱，用柴胡汤；寒热错杂，用泻心汤；寒热错杂、虚实夹杂，用乌梅丸；水液代谢失常，在肺部用小青龙汤、射干麻黄汤、厚朴麻黄汤、泽漆汤，在胃部用苓桂术甘汤，在膀胱用五苓散、猪苓汤；血液循环障碍，轻则桂枝茯苓丸，重则大黄䗪虫丸；等等。读许多经方家的医案，感觉他们治病出神入化，令人拍案叫绝，似乎完全超脱了《伤寒论》的范围，其实，就是因为他们对于经方及其所适合的病机有深刻的了解，才能够将经方游刃自如地拓展运用。本书中用白头翁汤合乌梅丸加减，治疗妇科慢性炎症，聊算是其中的一例。

3. 经方与时方同用，要以治好病为最终目的

从《汉书·艺文志》所记载的"经方十一家"来看，早在西汉，经方家们就已经脱离了用单方、验方治病的纯经验阶段，升华到根据人体、疾病的复杂性，将众多药物组成方剂治病的理性阶段。组方需要高超的思维技巧，经方毋庸置疑达到了方剂学的顶峰。张仲景的伟大贡献不在于创造了经方，而在于运用六经辨证将众多经方串联起来，前后呼应，熠熠生辉，在抗击伤寒和其他杂病中，发挥了整体效用。张仲景被称之为"医圣"，绝不是偶然的。然而，经方也有其局限性，历代名医，既推崇张仲景，自己也创造了许多名方，有一句俗话说"单方气死好郎中"，即使是民间的单方、验方，对某种病也有着特殊的疗效。在首先学好经方的基础上，还要在长期的读书和临床的生涯中，随时注意、不断积累各种有效的名方、单方，并用于自己的治疗实践中，本书中大部分医案，都是经方与时方同用，不拘一格，随证加减，因为医者的最终目的，是要为患者治好病，不必拘泥于一家之言。由于个人的思维水平有限，本书的医案中经常有错漏、烦琐和不当之处，这是需要请读者和同行们批评指教的。

4. 持衷中参西理念，是现代中医应有的素质

中医有两千多年的经验积累，有独到的思维方法，这个学科的优势，是毋庸置疑的，然而，与西医相比较，在外科手术和微观认识方面的劣势，也是显而易见的，这是中西医各自历史发展的方向不同所造成的。两个学科如果能够取长补短，互相结合，本来对于人类的卫生保健是一件大好事，然而，"中西医结合"的口号提出将近70年，而且作为国策，写入了宪法，至今却仍然聚讼纷纭，举步维艰。作为一个现代中医医生，我非常赞同民国年间中医大家张锡纯"衷中参西"的学术主张：治疗以中医的辨证论治、理法方药为主，同时，注意参考西医的检测结果、临床诊断。中医体系博大精深，毕其一生的精力，仍然学不尽其中的宝藏，我们可以不学西医的解剖、生理、生化，但是要了解和熟悉西医的临床知识，作为自己用药前决定治疗方向、用药后了解治疗效果的参考。特别是许多病，在患者症状不显、无证可辨时，西医的检查结果具有重大参考价值，如各种结节、肿瘤以及新型冠状病毒肺炎无症状者，等等，都是如此。在本书的许多复杂案例中，多次、详细引用了西医的诊断报告和各项检测结果，占据了很大篇幅，这都是跟诊学生的临床笔记实录，很多是他们通过回访从患者那里补录的，实事求是，不掺杂任何水分，既是对我、对患者负责，也是对将来的读者负责。不论治愈还是失败，诚实是一个医生最应具备的品质，真实是一份医案可供学习的基础。总之，本书的案例，基本上是按照方证对应的原则来治疗的，并且在每个案例后，专设了【辨治思维】这一栏目，解析当时遣方用药的思路。

八、致谢与感恩

我于2000年在长沙百草堂正式挂牌坐诊，后来改在养天和中医馆，每周4个半天，这个模式一直维持了22年，在湖南中医药大学第一附属医院专家门诊部增加了一个半天，也有十年之久，前后跟诊的学生不下百余人。大约是2003年5月左右，韩国留学生崔莲珠开始来百草堂跟诊，一个月后，她忽然交出了一份跟诊记录，我在这个月治病的情况一目了然，我又吃惊又感动，这正是我所急需的，因为我不久前答应人民

卫生出版社，撰写一本完全出于自己学术观点和临床心得的著作，因为我以前看病，很少记录，这就需要跟诊学生为我提供系统的门诊医案。从崔莲珠开始，我就有了学生记录的跟诊医案。2007年11月，60万字的《我是铁杆中医——彭坚学术观点与临床心得集》由人民卫生出版社出版，2014年增订为82万字。2016年9月，37万字的《铁杆中医彭坚汤方实战录——疗效才是硬道理》由北京科学技术出版社出版。这个由跟诊记录为医案提供素材的传统一直延续到去年12月，因为感染新型冠状病毒肺炎之后，本人身体素质下降，坐堂看病难以为继，我打算暂时结束门诊生涯，只通过网诊治疗。最后一个跟诊学生是范敏怡，她跟随我五年，几乎没有漏过一次跟诊抄方的机会。她的学习态度极其认真，门诊记录的字迹工整，内容完整，对于重病患者、长期服药的慢性病患者，她都留有联系方式，经常回访。她是具有佛心的准医者，对待患者的耐心、和蔼，超过我这个师父，这本书的近半数案例，是出自她的记录，然后才得以如期完成这本著作。

衷心感谢20多年来前后跟诊的100多位学生，有的已经是教授、博导、海外知名学者，更多的还是基层临床医生，抱歉的是不能列举所有编写者的名字，排名次序也不分先后。

衷心感谢百草堂、养天和中医馆、湖南中医药大学第一附属医院门诊部的所有员工、同行教授以及领导们，20多年来，我们相处融洽，亲如一家，我的门诊工作一直得到他们的照顾和支持，想尽办法为我解决诊疗中的难题。

最后，特别要衷心感谢湖南科学技术出版社的热情支持和鼎力帮助，我的心愿才得以圆满实现！

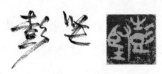

2023年7月中旬于长沙一心花苑

目 录

第一类 内科病

一 头痛（9例） ················· 002

01. 高热头痛：感冒（大青龙汤）/ 002

02. 颈部、两侧头痛：原因不明（小柴胡汤、桂枝加葛根汤）/ 004

03. 头痛、吐涎沫：原因不明（吴茱萸汤、温经汤、桂枝茯苓丸）/ 005

04. 头痛失眠：焦虑症（酸枣仁汤）/ 006

05. 偏头痛：神经性头痛（散偏汤）/ 006

06. 剧烈头痛：流行性乙型脑炎后遗症（通窍活血汤）/ 008

07. 头部隐痛：血管神经性头痛（顺气和中汤）/ 010

08. 头部跳痛：血管神经性头痛（柴胡加龙骨牡蛎汤）/ 011

09. 头痛：癫痫、自主神经功能紊乱（礞石滚痰丸、止痉散、风引汤）/ 011

二 胸胁疼痛（7例） ················· 013

01. 心胸疼痛：心肌炎后遗症（大柴胡汤、瓜蒌薤白半夏汤、生脉散）/ 013

02. 胸痛咳喘：结核性胸膜炎、胸腔积液（厚朴麻黄汤、小陷胸汤、柴苓汤、参蛤散、皱肺丸）/ 014

03. 右胁疼痛：慢性胆囊炎（柴胡桂枝干姜汤）/ 016

04. 胸胁闷痛：胆囊息肉（大柴胡汤、乌梅丸）/ 017

05. 右胁疼痛：肝内胆管结石（大柴胡汤、乌梅丸）/ 018

06. 无症状：胆管结石、肾结石（彭氏十味溶石方）/ 019

07. 手抖、转氨酶高（柴芩温胆汤）/ 020

三 胃痛（7例） ················· 022

01. 心下疼痛：慢性胃炎、胆囊炎（柴胡陷胸汤）/ 022

02. 胃痛：慢性胃炎、十二指肠球部溃疡（三合清中汤）/ 023

03. 胃痛彻背：自主神经功能紊乱（夏度衡肝胃百合汤）/ 025

04. 胃痛：萎缩性胃炎（朱良春舒胃散）／026

05. 胃痛：慢性萎缩性胃炎、十二指肠炎（养胃汤、连梅汤、朱良春舒胃散）／026

06. 呃逆：膈肌痉挛（旋覆代赭汤）／028

07. 胃中有水声：胃液过多（苓桂术甘汤）／029

四 腹痛与腹泻（12例）·· 031

01. 腹痛腹泻：慢性肠炎（白头翁汤、痛泻要方）／031

02. 腹痛腹泻：慢性非特异性溃疡性结肠炎（朱良春仙桔汤、白头翁汤、柏叶汤）／032

03. 腹痛腹泻：慢性肠炎（补中益气汤、四神丸、附子理中丸）／034

04. 腹痛腹泻：肠道息肉（济生乌梅丸、白头翁汤）／035

05. 腹痛消瘦：神经性腹痛、十二指肠溃疡、贫血（保和丸、黄芪建中汤）／037

06. 腹痛便秘：肠粘连、腹膜炎（膈下逐瘀汤）／039

07. 腹痛：产后小腹抽痛（黄芪建中汤）／040

08. 腹痛、腹胀、腹泻：肠系膜淋巴结结核（圣愈汤等）／041

09. 腹痛：克罗恩病（白头翁汤、膈下逐瘀汤）／043

10. 腹痛：肠套叠急性发作（芍药甘草汤、四磨汤、己椒苈黄丸）／044

11. 少腹疼痛：急性盆腔炎（大黄牡丹汤）／045

12. 腹痛：手术后伤口溃烂不愈合：坏死性胰腺炎（仙方活命饮、三黄泻心汤、天然牛黄）／046

五 肛门疼痛（1例）··· 048

肛门疼痛：肛周脓肿（仙方活命饮）／048

六 周身疼痛（6例）··· 049

01. 四肢烦疼：不明原因（柴胡桂枝汤、二妙散、止痉散）／049

02. 全身关节疼痛不堪：不明原因（柴胡桂枝汤、二妙散、止痉散、活络效灵丹）／051

03. 湿热身痛：类风湿关节炎（二妙散）／051

04. 全身疼痛：多发性肌炎（二妙散、宣痹汤）／052

05. 身痛胸痛：风湿疼痛、冠心病（改订三痹汤、瓜蒌薤白半夏汤）／054

06. 浊瘀痹：痛风（朱良春泄化浊瘀汤）／055

七 带状疱疹后遗疼痛（2例）…………………… 057

01. 大腿部带状疱疹后遗痛（活络效灵丹、二妙散）／057

02. 胸胁部带状疱疹初起（季德胜蛇药）／058

八 咳喘短气（10例）…………………… 059

01. 咳喘短气：慢性阻塞性肺部疾病、肺气肿（金水六君煎、小青龙汤、苓桂术甘汤、参蛤散）／059

02. 喘咳：支气管哮喘（大柴胡汤、柴胡加龙骨牡蛎汤、皂荚丸、桂枝茯苓丸、参蛤散）／062

03. 喘息性咳嗽：慢性阻塞性肺气肿（射干麻黄汤）／063

04. 咳喘：哮喘（三子养亲汤、参蛤散、湘雅二医院虎梅散）／064

05. 咳喘：过敏性哮喘（射干麻黄汤、湘雅二医院虎梅散、苏葶丸、厚朴麻黄汤）／065

06. 咳浓痰：肺部慢性炎症（黛蛤散、千金苇茎汤、朱良春清肺三味方）／066

07. 发热：肺部感染（小柴胡汤、朱良春清肺三味方、升降散、礞石滚痰丸）／068

08. 咳嗽痰黄：肺部感染（小柴胡汤、桔梗甘草汤、当归补血汤、生脉散、仙方活命饮）／069

09. 咳痰咯血：支气管扩张、肺脓肿（柏叶汤、附子理中汤、仙方活命饮、千金苇茎汤、西黄丸、参蛤散）／070

10. 咳嗽气喘：间质性肺炎（皂荚丸、苏葶丸、湘雅二医院虎

梅散、金龙胶囊）／072

九 失眠心悸（2例） ················· 076

01. 重度失眠：抑郁症（柴胡加龙骨牡蛎汤）／076

02. 心悸：心脏神经症（炙甘草汤）／078

十 淋病（7例） ················· 081

01. 尿频、腹泻：慢性尿道炎、慢性肠炎（八正散、白头翁汤）／081

02. 遗尿多年：不明原因（水陆二仙丹、易黄汤）／082

03. 尿频、尿急：前列腺术后感染（八正散）／082

04. 少腹痛、腰痛：输尿管破损引发肾积水并发尿道炎（五苓散、八正散）／084

05. 阴囊肿大：睾丸及附睾炎（金铃子散）／085

06. 阴囊肿大：鞘膜炎、积液（橘核丸）／086

07. 无症状：肾炎蛋白尿（验方五倍子散、青娥丸）／087

十一 肝硬化（2例） ················· 090

01. 腹中肿块、下肢水肿：肝硬化（三甲散）／090

02. 腹胀、腹痛：肝硬化、肝腹水（己椒苈黄丸）／091

十二 发热（10例） ················· 093

01. 高热：病毒性感冒（大青龙汤）／093

02. 高热：重感冒（清瘟败毒丸）／095

03. 发热、昏迷：流行性乙型脑炎（安宫牛黄丸）／097

04. 发热：乙型肝炎？（黄芩滑石汤）／099

05. 夏季低热：病毒感染？（清暑益气汤）／101

06. 持续低热：肺炎？（柴胡桂枝汤）／104

07. 手术后反复发热：不明原因（甘露消毒丹）／104

08. 发热、咽痛、全身疼痛：新型冠状病毒肺炎（银翘散、麻杏石甘汤、二妙散）／106

09. 低热、咳嗽痰难出、精神委靡、新型冠状病毒抗原呈阳性：肺部感染（达原饮、朱良春清肺三味方）／107

10. 全身畏冷、不发热、干咳无痰、失眠、核酸检测阳性：新型冠状病毒肺炎（麻黄附子细辛汤、甘草干姜汤）／109

第二类 妇科病

一 痛经（5例） ………………………………… 112

01. 原发性痛经（佛手蛋）／112

02. 痛经（宣郁通经汤）／113

03. 原发性痛经（生龙活虎丹）／114

04. 痛经：卵巢囊肿（温经汤）／115

05. 痛经：子宫内膜异位症（少腹逐瘀汤、桂枝茯苓丸、止痉散、调肝汤）／116

二 崩漏（6例） ………………………………… 119

01. 崩症：少女功能失调性子宫出血（牛角地黄汤、黄连解毒汤、四乌贼骨一䕡茹丸、陈筱宝不补补之方）／119

02. 崩漏：功能失调性子宫出血（胶艾汤、归脾汤、柏叶汤、四乌贼骨一䕡茹丸）／121

03. 崩漏：功能失调性子宫出血（加减当归补血汤、归脾汤）／123

04. 崩漏：排卵期出血（当归补血汤、大补阴丸、刘奉五清肝利湿汤等）／125

05. 崩漏：功能失调性子宫出血（牛角地黄汤）／127

06. 崩漏：少女血崩（补中益气汤）／127

三 腹痛带下（12例） ………………………………… 129

01. 小腹痛：盆腔积液、卵巢囊肿（当归芍药散、金千里炮甲黄蜡丸）／129

02. 小腹痛：盆腔积液（刘奉五暖宫定痛丸、桂枝茯苓丸）／130

03. 奶水少、无恶露：产后宫腔积液：（通乳丹、王不留行验方）/ 132

04. 带下、阴痒：真菌性阴道炎（乌梅丸、白头翁汤）/ 132

05. 腹痛带下：巧克力囊肿手术后复发（二妙散）/ 134

06. 带下：真菌性阴道炎（止带汤、溻洗方、三才封髓丹、彭氏三味止痒方、刺五加地榆方）/ 135

07. 带下：宫颈炎、附件炎、子宫内膜炎、卵巢囊肿、盆腔积液（桂枝茯苓丸、固经丸、当归芍药散、金千里炮甲黄蜡丸、彭氏三味慢盆方、彭氏三味通管方）/ 137

08. 带下：真菌性阴道炎（当归贝母苦参丸）/ 141

09. 带下、阴唇肿痛：巴氏腺囊肿（当归贝母苦参丸）/ 142

10. 带下：HPV 高危人乳头瘤病毒感染（济生乌梅丸、黄连解毒汤）/ 142

11. 带下：HPV 高危人乳头瘤病毒感染（济生乌梅丸、黄连解毒汤、当归补血汤）/ 144

12. 带下：HPV 高危人乳头瘤病毒感染（当归贝母苦参丸、二妙散、牛角地黄汤、桂枝茯苓丸）/ 145

四 闭经（8 例） ·········· 147

01. 月经欲下不下：不明原因（彭氏急性子通经散）/ 147

02. 闭经：多囊卵巢综合征（姚寓晨三紫调心汤）/ 148

03. 产后闭经：不明原因（刘奉五瓜石汤、二至丸）/ 150

04. 多次流产导致闭经（两地汤、二至丸）/ 152

05. 闭经：垂体瘤术后多囊卵巢综合征（桂枝茯苓丸、姚寓晨三紫调心汤）/ 153

06. 闭经：厌食综合征（刘奉五瓜石汤）/ 155

07. 闭经：多囊卵巢综合征（彭崇让减肥经验方）/ 156

08. 闭经：倒经？（桂枝茯苓丸、三黄泻心汤、黄连泻心汤、菖阳泻心汤）/ 156

五 不孕与流产（9例） ·········· 158

01. 不孕：不明原因（育麟珠、寿胎丸）/ 158

02. 不孕、闭经：多囊卵巢综合征（彭氏经验方血竭散）/ 159

03. 不孕：一侧输卵管切除、两孕两流、多囊卵巢综合征（毓麟珠、姚寓晨三紫调心汤、泰山磐石散）/ 161

04. 不孕：输卵管积水堵塞（当归芍药散、彭氏通管消水药对）/ 163

05. 痛经：不孕症（温脐化湿汤）/ 164

06. 不孕：高催乳素导致多次流产（丹栀逍遥散、当归贝母苦参丸）/ 166

07. 不孕、宫颈糜烂、一侧输卵管通而不畅：卵巢早衰、不孕症（彭氏刘寄奴方）/ 168

08. 不孕：卵巢早衰伴真菌性阴道炎（两地汤、当归贝母苦参丸、泰山磐石散）/ 169

09. 胎气不固：先兆流产（资生健脾丸、保产无忧方）/ 170

六 调经与备孕（7例） ·········· 175

01. 促孕、月经先后无定期：月经周期紊乱（定经汤）/ 175

02. 促孕、月经先期、量少：正常生理状况或原因待查（两地汤）/ 177

03. 促孕、月经先期、量多：黄体功能不足（丹栀逍遥散、清经散、二至丸）/ 178

04. 促孕、月经后期量少：内分泌失调（温经汤）/ 180

05. 促孕、月经量少：子宫内膜薄（养精种玉汤）/ 181

06. 促孕、月经后期：胚胎发育不良（寿胎丸、毓麟珠、泰山磐石散）/ 182

07. 促孕、闭经：卵巢早衰（二仙汤、姚寓晨益肾菟地汤、寿胎丸）/ 184

七 月经期、围绝经期病症（4例） ⋯⋯⋯⋯⋯⋯⋯ 186

01. 月经前水肿：经前紧张综合征（逍遥丸、苓桂术甘汤、天仙藤散、调肝汤）/ 186

02. 痤疮：月经期皮脂腺分泌旺盛（丹栀逍遥丸、五味消毒饮、仙方活命饮）/ 188

03. 潮热：更年期综合征（知柏地黄丸、二妙散）/ 189

04. 乳房胀痛、潮热盗汗：绝经期雌激素波动（消瘰丸、姚寓晨菟地益肾丸、二至丸）/ 189

第三类 男科病

一 前列腺炎与前列腺增生（4例） ⋯⋯⋯⋯⋯⋯ 194

01. 尿频、尿急、夜尿多：慢性前列腺炎（五苓散、桂枝茯苓丸）/ 194

02. 尿后余沥、滴白：前列腺增生（清心莲子饮）/ 195

03. 癃闭、会阴部胀：前列腺增生（朱良春刘寄奴方、青娥丸）/ 197

04. 尿道口灼热、会阴部胀痛：慢性前列腺炎急性发作（桂枝茯苓丸、五苓散、八正散、当归补血汤、陈氏加减驻景丸）/ 199

二 性功能障碍（1例） ⋯⋯⋯⋯⋯⋯⋯⋯⋯ 200

勃起不坚、早泄：性功能障碍（五子衍宗丸）/ 200

三 精子不液化（1例） ⋯⋯⋯⋯⋯⋯⋯⋯⋯ 202

无症状：精子不液化（知柏地黄丸）/ 202

第四类 儿科病

一 呼吸道感冒（10 例）·····················206

01. 风寒感冒咳嗽（参苏丸）/ 206

02. 凉燥感冒咳嗽（杏苏散）/ 208

03. 寒包火感冒发热咳嗽（通宣理肺丸）/ 208

04. 风热感冒发热咳嗽（银翘散、止嗽散）/ 209

05. 高热、汗不出、烦躁：流感（大青龙汤）/ 212

06. 高热、头痛：不明原因（升降散、牛角地黄汤、葛根黄芩黄连汤）/ 212

07. 发热咳嗽：感冒（小柴胡汤）/ 213

08. 久咳：支原体感染（小青龙汤合止痉散）/ 214

09. 久咳、气喘：喘息性咳嗽（厚朴麻黄汤、参蛤散、三子养亲汤）/ 217

10. 咳嗽、汗多：慢性支气管炎（泻白散、湘雅二医院虎梅散）/ 218

二 胃肠型感冒（2 例）·····················220

01. 发热、呕吐、腹痛、腹泻（藿香正气丸）/ 220

02. 发热、恶心、呕吐：中暑（新加香薷饮）/ 222

三 急慢性扁桃体炎与化脓性扁桃体炎（3 例）···········223

01. 高热、扁桃体红肿：急性扁桃体炎（升降散）/ 223

02. 咳嗽、睡眠不安：慢性扁桃体炎（彭氏慢性扁桃体炎丸）/ 224

03. 高热、扁桃体有脓点：化脓性扁桃体炎（仙方活命饮、彭氏控制化脓性扁桃体炎复发方）/ 225

四 小儿白血病化疗引起肺部感染（1 例）············228

发热咳嗽：化疗后肺部感染（小柴胡汤、朱良春金荞麦三

味方、大青龙汤、甘露饮、银白散、当归补血汤）/ 228

五　小儿慢性鼻炎、腺样体肥大（3例）……………… 232

01. 鼻塞、张嘴呼吸：慢性鼻炎（苍耳子散、彭氏腺样体肥大温消丸）/ 232

02. 鼻塞、张嘴呼吸：腺样体肥大（苍耳子散、彭氏腺样体肥大凉消丸）/ 234

03. 流涕、喷嚏、消瘦：变应性鼻炎、腺样体肥大、发育不良（苍耳子散、麻黄附子细辛汤、桔梗甘草汤）/ 235

六　注意缺陷多动障碍（1例）……………………………… 237

躁扰不安：注意缺陷多动障碍（开口连）/ 237

七　抽动秽语综合征（1例）………………………………… 239

嘴角抽动：抽动秽语综合征？（升降散、蒿阳泻心汤）/ 239

八　小儿脑病（2例）………………………………………… 241

01. 瘖痱、目盲：小儿脑白质营养不良（地黄饮子、安宫牛黄丸、陈达夫加减驻景丸、解语丹）/ 241

02. 癫痫、双目斜视：脑白质弱化、脑瘫、间歇性癫痫（地黄饮子、陈达夫加减驻景丸）/ 245

第五类　中老年病

一　糖尿病与糖尿病足（11例）…………………………… 250

01. 消渴：2型糖尿病（彭氏加味黄连丸）/ 250

02. 胸闷、视物模糊：糖尿病并发症（杞菊地黄丸、参三散、葛根芩连汤、仝小周治疗糖尿病经验方）/ 252

03. 畏冷、四肢麻木：糖尿病末梢循环障碍（附子理中汤、玉屏风散、三仙方）/ 255

04. 腹泻：糖尿病并发胃肠功能紊乱（附子理中汤、己椒苈黄丸）/ 256

05. 腹泻、背心胀痛：糖尿病（葛根芩连汤、二妙散）/ 260

06. 脚肿、脚麻痒、皮肤发紫：糖尿病并发周围神经病变（神效托里散、四妙勇安汤）/ 261

07. 脱疽：糖尿病足（乳香定痛散、顾步汤、西黄丸、九一丹、生肌玉红膏、石斛鬼箭羽方）/ 261

08. 足溃疡、不能愈合：糖尿病足（四妙勇安汤、仙方活命饮、五味消毒饮、大黄䗪虫丸、桂枝茯苓丸、活络效灵丹）/ 267

09. 糖尿病足坏疽（朱良春鬼箭羽方）/ 267

10. 心痛肢麻：糖尿病并发冠心病、外周神经麻痹（四妙勇安汤）/ 268

11. 糖尿病多种并发症（瓜蒌薤白半夏汤、苓桂术甘汤、理中汤、五苓散、桂枝茯苓丸）/ 270

二 心脑血管病（16例）……………………… 272

01. 头颈痛：血压高（葛根芩连汤）/ 272

02. 头晕：高血压、颈动脉斑块（桂枝茯苓丸）/ 274

03. 头晕、下肢酸胀：下肢动脉硬化引起高血压（四妙勇安汤）/ 275

04. 高血压（验方莱菔子散、二至丸、菖阳泻心汤）/ 276

05. 头晕、乏力、视力定时消失：高血压、脑梗死、黑矇现象（升陷汤、陈达夫加减驻景丸、复方血栓通胶囊）/ 277

06. 真心痛：心肌梗死（乌头赤石脂丸、蒲辅周双和散、岳美中参三散）/ 279

07. 心痛：冠心病、心绞痛（顾兆农双解泻心汤）/ 283

08. 心跳慢：窦房结停搏综合征（麻黄附子细辛汤、附子理中丸、麝香保心丸）/ 286

09. 胸闷、心口发胀：二尖瓣脱垂手术后（小柴胡汤、瓜蒌薤白半夏汤、颠倒木金散、桂枝茯苓丸）/ 287

10. 心悸、头痛、心区疼痛：早搏、心房颤动（温胆汤、苓桂术甘汤、颠倒木金散）／ 288

11. 头晕、乏力：多发性腔隙性脑梗死及颈动脉斑块（桂枝茯苓丸、葛根汤）／ 289

12. 肢体麻木：脑梗死后遗症（续命汤、麻黄附子细辛汤）／ 290

13. 头晕、乏力：颈动脉斑块形成、心肌缺血（桂枝茯苓丸、岳美中参三散）／ 291

14. 头晕、胸闷、睡眠差：颈动脉斑块、冠心病（桂枝茯苓丸合瓜蒌薤白半夏汤）／ 293

15. 健忘、尿频：脑萎缩、前列腺肥大（还少丹）／ 294

16. 全身颤抖、头晕乏力：帕金森病（秘方定振丸）／ 296

第六类 五官科病

一 鼻炎（4 例）················· 300

01. 鼻痒、喷嚏：变应性鼻炎（小青龙汤、缩泉丸、玉屏风散、乌梅丸）／ 300

02. 鼻干、痛痒：萎缩性鼻炎（清燥救肺汤、集灵膏、二至丸）／ 302

03. 鼻堵、流鼻血：萎缩性鼻炎（苍耳子散、增液汤、仙方活命饮、彭氏黄连滴鼻油）／ 303

04. 头额部昏沉疼痛：额窦炎（头风神方）／ 304

二 咽喉炎（3 例）················· 306

01. 暴喑：急性喉炎（麻黄附子细辛汤、苦酒汤、桔梗汤）／ 306

02. 咽喉疼痛、声音嘶哑：急性咽喉炎（麻黄杏仁甘草石膏汤、桔梗汤）／ 309

03. 梅核气：慢性咽喉炎、甲状腺弥漫性病变、双侧甲状腺结节样病变（菖阳泻心汤）／ 310

三　口疮（4例）　………………………………… 312

01. 口腔溃疡（泻黄散、甘露饮、宣清导浊汤、鲜竹沥口服液、康复新液）／312

02. 口腔溃疡（麻黄附子细辛汤）／315

03. 口腔溃疡：慢性口腔炎、上颌脓肿（引火汤、仙方活命饮、醒消丸）／318

04. 口腔溃疡、舌边肿块：无名肿块（大黄䗪虫丸、增液汤）／320

四　口腔黏膜白斑病（2例）　……………………… 322

01. 舌下白斑：口腔黏膜白斑（增液汤、乌梅丸）／322

02. 口腔癌术后伴口腔黏膜白斑（彭氏消白斑方）／323

五　白塞综合征（6例）　…………………………… 325

01. 口腔、阴部溃疡：狐惑病、白塞病（甘草泻心汤、升麻鳖甲汤、许公岩胡黄连汤、含漱方、溻洗方、胡黄连药油）／325

02. 口腔、阴部溃疡：狐惑病、葡萄膜炎（白头翁汤、陈达夫加减驻景丸）／328

03. 口疮、皮肤红肿疼痛：结节性红斑、血管炎（四妙勇安汤、牛角地黄汤、升麻鳖甲汤）／330

04. 口腔溃疡、痤疮、视物模糊：白塞综合征（增液汤、二妙散、五味消毒饮、复方血栓通胶囊、柴胡加龙骨牡蛎汤）／331

05. 口腔、阴部溃疡：白塞综合征（三才封髓丹、白头翁汤、五子衍宗丸）／333

06. 痤疮：毛囊炎、白塞综合征（四妙勇安汤、仙方活命饮）／334

六　眼底视网膜黄斑变性（1例）　………………… 336

黄斑变性（陈达夫加减驻景丸、复方血栓通胶囊）／336

七　耳部疾病（3例）　⋯⋯⋯⋯⋯⋯⋯⋯　337

01. 耳闷、耳闭：原因不明（血府逐瘀汤）／337

02. 耳鸣、起夜：听觉神经功能减退（六味地黄丸、磁朱丸）／338

03. 脑鸣（柴胡加龙骨牡蛎汤）／339

八　面部疾病（4例）　⋯⋯⋯⋯⋯⋯⋯⋯　340

01. 面肌痉挛：面风（夏度衡加味芍药甘草汤）／340

02. 面肌痉挛：面瘫（黄芪赤风汤、止痉散、麻黄附子细辛汤、桂枝茯苓丸）／341

03. 面痛：三叉神经痛（麻黄附子细辛汤、芍药甘草汤、止痉散、牵正散、黄芪赤风汤）／343

04. 眼睑下垂：重症肌无力（补中益气汤、桂枝茯苓丸、制马钱子）／344

第七类　骨科病

一　颈椎综合征（7例）　⋯⋯⋯⋯⋯⋯⋯⋯　348

01. 寒证——项强、头痛头晕、心悸、手麻：颈椎病（葛根汤）／348

02. 热证——项强、头痛头晕、心悸、手麻：颈椎病（葛根芩连汤）／350

03. 虚热证——项强、头痛头晕、心悸、手麻：劲椎病（益气聪明汤、苓桂术甘汤、交感丸）／351

04. 颈肩部胀痛、双手不能紧握：颈椎退行性病变（二妙散、止痉散）／353

05. 背心疼痛：脊椎骨刺（青娥丸、止痉散、二妙丸、三仙方）／354

06. 右侧肩胛骨处一肿物：筋膜炎？（血府逐瘀汤）／355

07. 外伤引起的手麻：脱髓鞘病变（二妙散、彭氏三味释麻

方）/ 356

二 肩凝症（2 例）·· 357

01. 肩膀疼痛，不能反转、抬举：肩关节周围炎（桂枝茯苓丸加味）/ 357

02. 三角肌萎缩：肩关节周围炎（双臂肩膊痛方、指迷茯苓丸、阳和汤）/ 358

三 腰腿疼痛（12 例）································· 362

01. 腰腿疼痛：腰椎退行性病变（复元通气散、青娥丸、蒲辅周百损丸）/ 362

02. 腰痛：肾着病（肾着汤、防己黄芪汤、参附汤）/ 366

03. 腰痛：腰椎滑脱、椎突压迫神经致下肢肌肉萎缩（活络效灵丹、二妙散、阳和汤）/ 367

04. 臀部、大腿酸麻胀痛：腰部（下肢）筋膜炎（芍药甘草汤、二妙散）/ 368

05. 腰背痛：强直性脊柱炎（当归拈痛汤、止痉散、阳和汤、制马钱子）/ 368

06. 腰骶部疼痛：尾椎骨隐裂（千年健方、二妙散、复元通气散）/ 371

07. 髋骨疼痛：股骨头坏死（麻黄附子细辛汤、桂枝茯苓丸、蒲辅周百损丸、阳和汤）/ 372

08. 臀部酸痛、肌肉萎缩：股骨头骨折术后恢复（阳和汤、二妙散）/ 373

09. 痿痹：类风湿关节炎、下肢先天性软骨发育不良？（振颓丸）/ 374

10. 膝盖疼痛：膝关节退行性病变（青娥丸、二妙散、活络效灵丹、复元通气散）/ 376

11. 足跟疼痛：筋膜炎、骨刺（青娥丸、止痉散、彭氏陈醋泡足跟方）/ 377

12. 脱疽：血栓闭塞性脉管炎（四妙勇安汤）/ 378

第八类 皮肤病

一 痤疮（1例） ·········· 382

痤疮：皮脂腺分泌旺盛（桂枝茯苓丸、黄连解毒汤、牛角地黄汤、仙方活命饮、五味消毒饮）/ 382

二 荨麻疹（2例） ·········· 384

01. 风坨：荨麻疹（麻黄连翘赤小豆汤、乌梅丸）/ 384

02. 皮肤瘙痒：慢性荨麻疹（麻黄连翘赤小豆汤、牛角地黄汤）/ 386

三 隐疹（3例） ·········· 388

01. 老年人皮肤干燥、瘙痒：皮肤瘙痒（当归饮子）/ 388

02. 皮肤瘙痒：老年瘙痒症、淋巴瘤（当归饮子、消瘰丸、当归补血汤、琼玉膏）/ 389

03. 血风疮：皮肤瘙痒（两地汤）/ 390

四 湿疹、红斑（4例） ·········· 392

01. 湿疹（消风散）/ 392

02. 皮肤红斑：湿疹（牛角地黄汤）/ 394

03. 湿疹（朱良春鬼箭羽三味方）/ 395

04. 胫骨外皮肤红斑：丹毒？结节性红斑？硬皮病？（四妙勇安汤）/ 396

五 白疕（1例） ·········· 398

大片红斑，上复白屑：银屑病（四物汤、牛角地黄汤）/ 398

六 黄褐斑（1例） ·········· 401

面部色素沉着：黄褐斑（王渭川益蒲八珍汤）/ 401

七 静脉曲张（1例） ·· 403

小腿皮肤破溃：静脉曲张（四妙勇安汤、活络效灵丹、复方血栓通）/ 403

第九类 结节与增生

一 肺结节（4例） ·· 406

01. 无症状：肺结节2类、慢性炎性灶（朱良春清肺三味方、菖阳泻心汤）/ 406

02. 无症状：肺磨玻璃样结节2类（朱良春清肺三味、礞石滚痰丸、大黄䗪虫丸）/ 407

03. 咳嗽、咽喉有异物感：肺磨玻璃样结节4类（朱良春清肺三味方、礞石滚痰丸、大黄䗪虫丸、桂枝茯苓丸、菖阳泻心汤）/ 408

04. 无症状：肺部早期癌症术后余结节4b类（消瘰丸、内消瘰疬丸、大黄䗪虫丸）/ 410

二 乳腺结节（7例） ·· 412

01. 乳房胀痛：乳腺纤维腺瘤（丹栀逍遥散、神效瓜蒌散）/ 412

02. 乳房胀痛：乳腺囊性增生（柴胡桂枝干姜汤、神效瓜蒌散）/ 414

03. 乳腺囊性增生（王幸福加味陈皮汤）/ 415

04. 乳房胀痛：乳腺小叶增生合并腺管轻度扩张（神效瓜蒌散、桂枝茯苓丸、调肝汤）/ 417

05. 乳房、手臂、背部牵扯疼痛：乳腺实质性结节4a类（小柴胡汤、桂枝茯苓丸、消瘰丸）/ 418

06. 月经前乳房胀痛：乳腺结节3类（丹栀逍遥散、神效瓜蒌散、彭氏四味消乳散结方）/ 419

07. 无症状：乳腺癌术后对侧乳腺结节（小柴胡汤、桂枝茯苓

丸、消瘰丸）／420

三 甲状腺结节（5 例） ································· 422

01. 无症状：甲状腺结节 4a 类（桂枝茯苓丸、小柴胡汤、消瘰丸）／422

02. 瘿结、痘疮：甲状腺结节 3 类（消瘰丸合五味消毒饮、黄连解毒汤、二妙散）／423

03. 瘿结、乳房胀痛、痛经、带下等：亚急性甲状腺炎、甲状腺结节 3 类（消瘰丸、二妙散、失笑散、牛角地黄汤）／423

04. 颈部肿块：甲状腺结节 4a 类（菖阳泻心汤、大黄䗪虫丸、内消瘰疬丸、礞石滚痰丸加减）／425

05. 反复发热、甲状腺疼痛：亚急性甲状腺炎（柴胡桂枝茯苓丸、消瘰丸）／426

四 子宫肌瘤与卵巢囊肿（4 例） ················· 429

01. 腹痛、白带多、月经淋漓：子宫肌瘤、卵巢囊肿、慢性盆腔炎（小蓟饮子、八正散、桂枝茯苓丸、己椒苈黄丸、彭氏消囊肿药对）／429

02. 痛经、乳房胀痛、白带多：子宫肌瘤、盆腔积液（温经汤、化癥回生丹、少腹逐瘀汤）／431

03. 痛经：子宫内膜异位症（桂枝茯苓丸、少腹逐瘀汤、调肝汤）／433

04. 腹痛、腹胀：巧克力囊肿手术后复发（二妙散、彭氏消囊肿三味方）／435

五 脂肪瘤（1 例） ································· 437

皮下脂肪瘤缩小（防己黄芪汤、平陈汤、消瘰丸）／437

第十类 癌症及其术后的中医治疗

一 改善血常规（1例）·················· 440

疲劳、乏力、头晕：放疗、化疗后血常规异常（彭氏当归补血汤、琼玉膏）/ 440

二 纠正气机紊乱（1例）·················· 443

放疗、化疗后恶心呕吐、腹泻、烧心、失眠（小柴胡汤、五苓散、桂枝茯苓丸、人参养荣汤、琼玉膏）/ 443

三 脑癌（6例）·················· 446

01. 混合型原发性脑癌术后（大黄䗪虫丸、安宫牛黄丸、礞石滚痰丸）/ 446

02. 头痛：脑癌（散偏汤、二妙散、止痉散、苏合香丸）/ 448

03. 闭经：垂体瘤、垂体囊肿（大黄䗪虫丸、桂枝茯苓丸）/ 450

04. 发热头痛、头晕乏力：脑垂体瘤术后持续发热不退（小柴胡汤、麻杏石甘汤、止痉散、银白散、补中益气汤）/ 451

05. 怕冷、汗多、乏力：脑垂体瘤术后长期靠激素维持（三仙方、当归补血汤、大黄䗪虫丸、内消瘰疬丸加减）/ 452

06. 脑胶质瘤三次手术，继发癫痫（黄芪赤风汤、麻黄附子细辛汤、止痉散、大黄䗪虫丸、礞石滚痰丸、龙马自来丹）/ 454

四 肺癌（6例）·················· 456

01. 咳嗽、吐痰：肺癌（常敏毅抗癌单刃剑、验方铁树叶方）/ 456

02. 呼吸不畅：肺腺癌、胸腔积液（泽漆汤、苏葶丸、防己黄芪汤）/ 458

03. 干咳、月经量大：肺原位癌术后预防复发（朱良春清肺三味方、泻白散、牛角地黄汤、大黄䗪虫丸）/ 459

04. 乏力、胃口差、睡眠差：肺癌化疗后（归脾丸、六君子汤、三子养亲汤、四磨汤、参麦地黄丸、青娥丸、大黄䗪虫丸）/ 460

05. 头晕、多梦、饮食不佳：乳腺癌、肺癌转移术后（六军散、人参养荣汤）/ 462

06. 无症状：小细胞肺癌（朱良春清肺三味方、常敏毅抗癌单刃剑、泽漆汤、大黄䗪虫丸）/ 464

五 鼻咽癌（2例） ·············· 467

01. 瘰疬：鼻咽癌放疗、化疗后防止复发（消瘰丸）/ 467

02. 鼻塞、痰多：鼻咽癌化疗后预防复发（消瘰丸、增液汤、苍耳子散）/ 468

六 淋巴瘤（4例） ·············· 470

01. 反复发热、怕冷：淋巴瘤（柴胡桂枝汤、牛角地黄汤、升降散）/ 470

02. 面颊、嘴唇、鼻腔红肿疼痛：NT/T 细胞淋巴瘤（鼻型）放疗后发热（仙方活命饮、苍耳子散、消瘰丸、菖阳泻心汤）/ 472

03. 颈部溃疡：淋巴瘤穿刺后伤口溃烂流脓（十全大补汤）/ 473

04. 瘰疬、腰痛：霍奇金淋巴瘤（消瘰丸、牛角地黄丸）/ 473

七 舌癌（1例） ·············· 477

舌癌术后（大黄黄连泻心汤、增液汤）/ 477

八 早期食管癌、胃癌（2例） ·············· 479

01. 胸中隐痛、食少、饱胀：贲门糜烂、早期食管癌（菖阳泻心汤）/ 479

02. 排便习惯突然改变：萎缩性胃炎（大黄黄连泻心汤、朱良

春舒胃汤加减）/ 480

九 乳腺癌（1 例） ·· 482

乳腺癌术后创口溃疡不愈合（五味消毒饮、仙方活
命饮）/ 482

十 胸腺瘤术后（1 例） ·· 484

心区刺痛：胸腺瘤（瓜蒌薤白半夏汤加味、葛根芩连汤、
四君子汤）/ 484

十一 前列腺癌（2 例） ·· 486

01. 尿频、尿急、尿等待、尿血：前列腺癌（抵当丸、消瘰
丸、禹功散、失笑散）/ 486

02. 无症状、耳边肿块、前列腺特异性抗原高：前列腺癌（抵
当汤、下瘀血汤加减）/ 488

十二 癌症骨转移与骨髓瘤（3 例） ·················· 489

01. 锁骨、肩胛骨疼痛：乳腺癌骨转移（青娥丸、三生雪上一
枝蒿）/ 489

02. 下肢骨痛：子宫内膜癌术后 8 年骨转移（青娥丸、二妙
散、八正散、当归贝母苦参丸、止痉散）/ 491

03. 腰痛、两肋骨疼痛：多发性骨髓瘤（二妙散、复元通气
散、止痉散、活络效灵丹、青娥丸、加味芍药甘草
汤）/ 494

附录 彭坚家传单方验方 ································ 497

第类——内科病

一

头

痛

（9例）

01. 高热头痛：感冒（大青龙汤）

高某，男，19岁。2011年4月25日初诊：患者头痛欲裂，全身肌肉酸痛，怕冷，始终未出大汗，体温39℃~40℃，已经连续3日住院治疗，体温降不下来，仍在"发热待查"，医院要求患者做骨髓穿刺，家长不同意，然后来门诊看病。察之眼睛发红，烦躁，口渴，咽喉不红、不痛。舌淡红，脉浮紧、滑数。处方：

> 麻黄 18 g　　桂枝 6 g　　杏仁 10 g　　炙甘草 10 g　　石膏 50 g　　生姜 10 g
>
> 大枣 10 g　　苍术 10 g　　1 剂

【煎法】水9碗，先煎麻黄15分钟，边煎边去掉浮在药罐上面的泡沫，再加入其他药，煎半小时左右，至3碗水。先喝1碗，盖被取汗，汗出热退，则停服。汗出不多，仍然发热者，两小时后，继续服第2碗。汗出太多，则喝冷水1杯止汗。

患者服第1碗药后，持续出汗半小时，热退，头痛、身痛减轻，4小时后，又开始发热（体温38.2℃），继续服第2碗，微微出汗，热退。第2天痊愈。

【辨治思维】头痛是临床最常见的病症，《伤寒论》对六经头痛都有系统记载和治疗经方，本案只是一种示范。大青龙汤出自《伤寒论》第38条，原文云：

"太阳中风，脉浮紧，发热恶寒身疼痛，不汗出而烦躁者，大青龙汤主之；若脉微弱，汗出恶风者，不可服之，服之则厥逆，筋惕肉瞤，此为逆也。"

本案所有证候表现，都符合大青龙汤证。大青龙汤证在重感冒、流感患者中非常普遍。患者除了头痛剧烈之外，发热经常达到 39 ℃以上。但只要属于初起，身上热，不出汗，摸上去干干的；或者出汗不多，脉浮数、浮紧、滑数，没有咽喉剧烈疼痛，都可以用此方。兼有身体肌肉酸痛者，可加苍术 10 g。此方我在临床用得很多，方中麻黄必须用到 18 g，3 岁左右的小孩，可用 12 g，只要煎煮得法，不但没有不良反应，而且往往 1 剂未尽，就热退身凉。本方煎煮法，一概遵照《伤寒论》大青龙汤方后的介绍，不可违背，否则无效。

太阳病属于表证、热证。头痛若表虚者，必发热、恶风、汗出、脉浮缓，用桂枝汤；后头痛项背强几几，用桂枝加葛根汤。若表实者，必发热、恶寒、无汗、身痛、脉浮紧，用麻黄汤；若烦躁、高热，用大青龙汤；后头痛、项背强、无汗，用葛根汤。

少阴病属于表证、寒证。头痛若表虚者，恶风寒，脉缓弱，用桂枝加附子汤；四肢厥冷，因为血行不畅，阳气不能通达者，用当归四逆汤。若表实者，恶风寒、反发热、脉沉，用麻黄附子细辛汤。

阳明病属于里证、热证。若阳明腑实头痛，则口渴、大便秘结、脉沉实，用承气汤；若阳明经证头痛，则汗多、口大渴等，用白虎汤；若后头痛，用葛根芩连汤。若阴虚有热头痛，则心烦不眠，用酸枣仁汤。

太阴病属于里证、寒证。头痛若干呕、吐涎沫者，用吴茱萸汤，加上痛经，或痛久体虚，用温经汤；四肢厥逆，用四逆汤。

少阳病属于半表半里。头痛一般偏于头部两侧，可用小柴胡汤、柴胡加龙骨牡蛎汤；偏实热者，用大柴胡汤；偏虚寒者，用柴胡桂枝干姜汤。

厥阴病属于寒热错杂，或上热下寒。头痛可用乌梅丸、半夏泻心汤等。外治法则有头风摩散，用之治疗阵发性头痛。

疼痛属于虚证者，一般是隐隐而痛，时有时无；属于实证者，一般是胀痛、剧痛，持续疼痛；属于痰湿者，一般是晕痛、昏痛；属于血瘀者，一般是刺痛。这个规律，也基本适合于其他疼痛证。

《伤寒论》的六经辨证、方证对应临床思路，不仅是辨治外感热病的总纲领，也是辨治所有疾病的总纲领、总原则。太阳病头痛，即使不发热，只要怕冷、身热，不出汗、脉浮紧，烦躁或紧张，仍然可以用大青龙汤。胡希恕、刘渡舟等先生的医案中，都有类似治疗病例。同理，以上经方，即使属于不发热的杂病，同样可以辨证使用。

当然，经方并不能通治所有的头痛症，后世也创制了许多卓越的方剂，应当根据病情，合理的选择使用。

02. 颈部、两侧头痛：原因不明（小柴胡汤、桂枝加葛根汤）

宋某，女，43岁，2011年3月14日初诊：自诉后脑勺、头部两侧疼痛多年，西医排除颈椎压迫、高血压，按照神经性头痛治疗两年无效。发作严重时恶心欲呕，全身发冷、发热。2002年开始发作，近10年中每个月要大发作几次，平时头晕，两太阳穴及后头部隐痛，须按压则舒，月经及白带正常。舌质淡红、薄白苔，脉沉细。现已发作2日。处方：

| 柴胡18 g | 黄芩15 g | 半夏10 g | 党参15 g | 桂枝10 g | 白芍30 g |
| 葛根50 g | 川芎10 g | 天麻10 g | 生姜10 g | 红枣10 g | 7剂 |

3月21日二诊：患者头痛显著减轻，方已对证，原方加减做成丸剂巩固疗效：

桂枝30 g，白芍60 g，葛根90 g，半夏30 g，川芎、全蝎各60 g，天麻、白参、土鳖虫各30 g，白芷60 g，蜈蚣50 g，细辛15 g，黄芩、柴胡各30 g。1剂，为蜜丸，每次9 g，每日2次。连服2剂丸药，至今半年多未再发作。

【辨治思维】小柴胡汤出自《伤寒论》，是治疗少阳病的正方。原文第96条云：

> "伤寒五六日，中风，往来寒热，胸胁苦满，默默不欲饮食，心烦喜呕。或胸中烦而不呕，或渴，或腹中痛，或胁下痞硬，或心下悸、小便不利，或不渴、身有微热，或咳者，小柴胡汤主之。"

原文中列举了四大主证，七大或然证，为后世医生采用"方证对应"的临床思路提供了充分的依据。本案从发作时忽冷忽热，恶心欲呕，痛在两侧来看，显然属于少阳病、小柴胡证；从后头痛和按之则舒，以及舌脉来看，兼见太阳病桂枝加葛根汤证，故将两方合用，再加川芎活血止痛、天麻祛风定晕，一诊即获效。但病程近 10 年，"久病入络"，故二诊加虫类药搜剔顽邪，防止复发。

03. 头痛、吐涎沫：原因不明（吴茱萸汤、温经汤、桂枝茯苓丸）

刘某，男，65 岁，2009 年 8 月 12 日初诊：患者头痛、头晕、吐涎沫 3 天。自诉头痛已经 20 余年，因受寒而起，每遇天气寒冷时发作，发作时颠顶胀痛，口中流清涎，干呕，平时则经常头晕、乏力、头部微热、四肢冰冷，大小便尚可，有脑梗死病史，面色㿠白，形体清瘦。舌瘦，舌质淡偏暗、苔薄白，脉弦细。处方：

吴茱萸 10 g	半夏 10 g	炙甘草 10 g	白参 10 g	麦冬 10 g	牡丹皮 10 g
桂枝 10 g	桃仁 10 g	赤芍 10 g	茯苓 15 g	川芎 10 g	当归 10 g
黄芪 30 g	蔓荆子 10 g	细辛 3 g	生姜 10 g	大枣 10 g	7 剂

患者自诉服上药 7 剂后症状消失，半年来未发作。

【辨治思维】《伤寒论》378 条云：

"干呕，吐涎沫，头痛者，吴茱萸汤主之。"

方中吴茱萸、生姜、人参、大枣 4 味药，可温胃益气、散寒止呕、止痛。患者头痛、吐涎沫，舌淡，脉弦细，为太阴病头痛，属于里证、寒证、虚证，正是吴茱萸汤所主。如果病情单纯，此方原可胜任。然而患者病程长达 20 余年，屡次发作，头热、肢冷、面色㿠白，舌质偏暗，又有脑梗死病史，说明其血行不畅，阳气不能通达全身，证候非常明显，病久已入血络。故用温经汤合桂枝茯苓丸治疗。这两首方，本是妇科名方。后者长于活血化瘀，用于治疗因血行不畅而导致的子宫肌瘤，前者长于温经散寒，养血益气，用于治疗气虚血亏、血瘀有寒的各种妇科病。只要病机相同，即使是妇科方，也可以用治男子，因为中医是辨证为主，辨病为次的。

温经汤中本来包含有吴茱萸汤的吴茱萸、生姜、人参 3 味药在内，再去阿胶的滋腻，加细辛、蔓荆子，专治头痛，加黄芪补气以助血行，全方综合发挥养血益气、活血化瘀、温经散寒止痛的作用，因此仅服 7 剂，头痛不再发作。

04. 头痛失眠：焦虑症（酸枣仁汤）

周某，女，42岁，2010年9月25日初诊：患者头痛、昏胀，头部不清醒，睡眠不好、梦多，月经量少，大便偏干，已持续半年。面色憔悴，舌红无苔，脉弦细数。西医诊断为焦虑症。处方：

> 川芎30 g　　知母10 g　　酸枣仁30 g　　炙甘草10 g　　茯神30 g　　香附子10 g
> 白蒺藜30 g　　首乌藤30 g　　丹参15 g　　合欢皮10 g　　生地黄30 g　　7剂

10月3日二诊：上方效果显著，连续睡了7天安稳觉，头部也轻松许多，面色与精神状态都有改善。原方不变，加柏子仁、灵芝做成蜜丸善后。

【辨治思维】《金匮要略》原文云：

> "虚劳虚烦不得眠，酸枣仁汤主之。"

方中共5味药，以酸枣仁补虚敛神安眠，知母清热滋阴，茯苓安神定悸，川芎解郁活血，炙甘草缓急和中。本案为阳明病头痛，属于里证、热证、阴虚证。由于长期睡眠不好，往往精力不支，面容憔悴，头痛头晕，烦躁易怒。凡见到头痛与失眠同时存在，而又脉偏沉细数，大便偏干，舌象偏红的，属于"虚烦不得眠"，不宜用苦寒清热，介类潜阳之品，当滋阴清热，养心安神，疏肝解郁，此方切中肯綮。原文虽然无一字提及头痛，但川芎一味，明显为头痛所设，而失眠与头痛的内在关系，也一目了然。以我的经验，川芎可以重用至30 g，茯苓可以改为茯神，再配香附子，后世名"交感丸"，安神效果更好，加生地黄，配合原方中的知母，增强滋阴的作用，白蒺藜、首乌藤、丹参、合欢皮，均属轻灵镇静安神之品，对于治疗头痛、失眠两者均有效果，白蒺藜、合欢皮、香附子又有疏肝解郁的作用，与本方搭配非常得当。

05. 偏头痛：神经性头痛（散偏汤）

杨某，女，41岁，已婚，生育两胎，1975年5月15日初诊：患者产后偏头痛长达17年，每月疼痛的时间多至20日以上。每日发作时左眼先有金光闪动，接着左半边头痛，痛如刀割、如针刺，然后扩散到整个头部，变为胀痛。完全靠服用止痛片缓解痛苦，每日须服10~15片。患者面色㿠白，眼圈黯黑，舌淡微青，口不渴，大便秘结，脉象模糊，似有似无。此为痰瘀交阻，当疏肝活血化痰，处方：

川芎 30 g	白芷 1.5 g	柴胡 3 g	白芍 15 g	甘草 3 g	香附子 6 g
郁李仁 3 g	白芥子 9 g	5 剂			

5月21日二诊：自诉服用第1剂药时，疼痛程度超过以往任何一次，忍痛半小时以后，头脑格外清醒，逐渐将5剂药服完。这5日中，疼痛大为减轻，仅仅服过2次去痛片。察其面色，已比初诊时有所红润，精神也振作了许多，脉缓，舌淡，大便通畅。原方加地龙30 g，续服15剂。

30年后，患者的女儿在我坐诊的"百草堂"见到我，告之其母当年服药30多剂之后，头痛痊愈，至今30年未发作。

【辨治思维】散偏汤出自《辨证奇闻》，是治疗半边头痛的专方。药物的组成，有严格的规定：

川芎 30 g	白芷 1.5 g	柴胡 3 g	白芍 15 g	甘草 3 g	香附子 6 g
郁李仁 3 g	白芥子 9 g				

方中川芎祛风活血止痛，尤其擅长治疗少阳两额、厥阴头顶痛，为君药；白芷芳香上行走阳明经，助川芎止痛，为臣药；柴胡、白芍、甘草、香附子疏肝解郁，为佐药；白芥子消痰，郁李仁活血利水，为使药。

从我的临床经验来看，全方不仅结构严谨，而且在药物的选择和剂量的比例方面，都别具匠心。很少有人将川芎用到30 g，很少有人将郁李仁作为止痛药，很少有人将方剂中君药与臣药的剂量之差，设计到20∶1。初次接触这首方剂，我就感到这可能是其创造独特疗效的三个基点，30年来，我常用本方治疗偏头痛，效如桴鼓，但须掌握好其中辨证用药的几点要素，才不致有误。

本案是我出师独立临证时治疗的第一个大病。按照原方剂量开出处方时，因为川芎超出常用量，药店不肯抓药，要患者向医生询问清楚，以免出事故。我请示伯父该如何处理？伯父沉思再三，谈到他的一次教训：他曾经用张仲景的酸枣仁汤治疗一例失眠症，没有效果，后来另一医生仍取原方，只将方中的川芎加到30 g，患者安然入睡。"这说明大剂量的川芎确有麻醉镇静的作用，散偏汤中的川芎超乎常量，必有所为，必有所本，不必疑虑。"伯父作如此解释，我仍然心存畏惧，给患者作了详细说明。由于预先有所准备，患者在服药时，才能忍痛坚持服完。使多年沉疴，霍然而愈。

该案有本人的两处用药心得。其一，大剂量用川芎须配地龙。川芎为活血止痛要药，辛温燥烈，具有上行之性，煎剂的一般用量为5~10 g，而散偏汤中川芎的剂量多达30 g，非如此大的量，无以达到止痛效果，但每治疗一个病例，患者均反映服第一次药头痛更甚，古人虽有"药不瞑眩，厥疾弗瘳"的明训，那是说给医生听的，服药后反应大，不免给患者带来精神负担，应当设法克服。于是，我在方中加地龙30 g，取其咸寒下行之性，削弱川芎燥烈之弊，以柔克刚，发挥了很好的作用。其二，郁李仁配白芥子为破痰瘀对药。白芥子可以化痰止痛，众所周知，该药陈士铎方中用得最多，但对于郁李仁，以前我只了解其润肠通便的作用，散偏汤中为何要用此品？一直无法理解。后来发现长期患偏头痛的患者，多数脉涩，大便秘结，领悟到是因为长期头痛之人，气血奔集于上而不下行，故导致便秘；痰瘀交阻，故见到脉象艰涩或模糊。《珍珠囊》云：郁李仁"破血润燥，专治大肠气滞，燥塞不通"。《本草新编》又云：郁李仁"入肝胆二经，去头风之痛；又入肺，止鼻渊之涕。消浮肿，利小便，通关格，破血润燥，又其余枝。虽非常施之品，实为解急之需也"。由此可见，郁李仁既可通便，又能止痛，集破血、润燥、利水之功用于一身，与白芥子为对，有很好的消痰化瘀止痛的作用，临床、读书至此，才得以明白。后来我在治疗慢性鼻炎时，经常用郁李仁、白芥子这一对药，得益于当时对散偏汤的思考。

06. 剧烈头痛：流行性乙型脑炎后遗症（通窍活血汤）

脑膜受压引起的头痛，往往十分剧烈，而且伴随反射性呕吐。大部分是脑瘤、脑部囊肿压迫所致，需要手术切除，才能够缓解。我曾经治愈过一例流行性乙型脑炎后遗症的患者，因为周期性地颅内压增高，出现周期性的剧烈头痛，长年发作。

那是在30多年以前，我还是湖南中医学院的一个中年教师。一个已经从本院药学系毕业的女学生来找我，患者姓汤，27岁，尚未结婚，在省医药公司工作，1987年6月8日初诊。

患者主诉：5年前在农村实习时，曾患流行性乙型脑炎，治愈后，留下后遗症，经常头痛。去年以来，越来越严重，每个月要痛 20 余日，开始几日，尚能忍受，服用去痛片或其他中药能缓解一时，到最后几日，头痛如破，诸药罔效，只能靠注射甘露醇，降低颅内压，才能缓解，舒服几日之后，病又复发，周而复始。求医无数，包括本院的几名著名教授，服药数百剂，始终没有取得根本性缓解。

我察之患者面色灰黯，眼白呈现青蓝色，舌边有一两处瘀斑、舌下络脉青紫，脉沉细，月经量多、有血块。就诊时，新的疼痛周期尚未开始。此为瘀血凝聚于脑。当活血化瘀。处以通窍活血汤加减为丸：

麝香 5 g，当归 10 g，川芎 15 g，赤芍、麻黄各 10 g，肉桂、细辛各 5 g，白芥子、全蝎各 10 g，蜈蚣 5 条，血竭、三七 20 g，苏合香、安息香各 3 g。2 剂，研末，装胶囊，每日 3 次，每次 5 粒，大约 2 g，餐后开水送服。可服用 1 个月。

二诊：疼痛大为缓解，月经量仍多，颜色转红，但无血块。原方加诃子 15 g、乌梅 20 g，2 剂，仍为胶囊，续服 1 个月。

40 多日以后，患者和他的男友一同来送请帖，他们准备结婚，告疼痛已经痊愈。我察之面色白里透红，眸子清澈，舌边以及舌头下的瘀斑变浅。可以不再服药。

【辨治思维】通窍活血汤出自《医林改错》：

赤芍 3 g、川芎 3 g、桃仁 9 g（研泥）、红花 9 g、老葱 3 根（切碎）、鲜姜 9 g（切碎）、大枣 7 个（去核）、麝香 5 厘（绢包）、黄酒 250 mL

原方煎服法：

"用黄酒半斤，将前七味煎一盅，去渣，将麝香入酒内，再煎二沸，临睡服。"

这个病案确诊为瘀血阻滞脑络并不难，因为证候基本齐备；选择通窍活血汤治疗也不难，此方善于治疗头部瘀血，是对证之方。但我最终在使用这首方剂时，还是颇费思量。

王清任说："通窍全凭好麝香，桃红大枣老葱姜，川芎黄酒赤芍药，表里通经第一方。"首先，方中的麝香价格昂贵，不易求得，纯度高的更难找到，既然难求，有人提出用白芷、细辛代用，用在别处也许行，但在这个案例中，麝香则无可替代，因为患者患的是脑炎后遗症，只有麝香等少数药物可以透过血脑屏障，发挥药效，而其他替代品难以做到。幸亏患者是在医药公司工作，当时还有条件买到天然麝香，因此才能够获得显著的疗效。如今国家有人工养麝场，又可以从麝鼠中取得麝香，并且已经有了人工合成麝香，药材的来源基本得到保障。

其次，通窍活血汤是采用汤剂，对这种周期性发作的病不合适。因为在未发作阶段服用，恐药重病轻，药过其所，在发作高潮期服用，又违背了治邪当"避其锋芒"的原则，恐体内产生格拒。

因此，我选用了散剂的方式缓图，去掉原方中的黄酒、老葱、大枣、生姜，加肉桂、细辛温阳散寒，三七、血竭、琥珀活血消瘀、定痛安神，麻黄、白芥子通络化痰，蜈蚣、全蝎搜剔止痛，再加苏合香、安息香，以增强麝香的通窍作用。基本方为通窍活血汤、麻黄附子细辛汤、止痉散三方加减。全方虽药力雄健，但避开了桃仁、红花、三棱、莪术等破血药，以防动血，产生崩漏。

二诊加诃子、乌梅二味酸收药物，是遵循古人所谓"发中有收，张中有弛"之意，以免辛散太过，便于久服。

3年后回访，此后再没有复发，已经生育一男孩。

07. 头部隐痛：血管神经性头痛（顺气和中汤）

李某，男，50岁，山东人氏，2019年1月15日初诊：左侧太阳穴隐痛4年，近两年发作频繁，几乎每日都会隐隐作痛。如焦虑后、休息不好抑或疲劳、生气都会加剧。大小便、饮食均尚可。舌脉如常。

黄芪50 g	炙甘草10 g	人参10 g	白芍30 g	陈皮10 g	川芎30 g
蔓荆子10 g	细辛5 g	升麻10 g	柴胡10 g	蜈蚣3 g	10剂

1月19日二诊：服上方第4剂头痛即缓，继续做成药丸巩固疗效：

黄芪、高丽参各180 g，柴胡60 g，川芎、白芍、蔓荆子各90 g，细辛、蜈蚣、全蝎、乳香、没药、陈皮、升麻各60 g，三七90 g，炙甘草60 g。每日2次，每次9 g。

【辨治思维】本案是顺气和中汤加减，此方出自王肯堂《证治准绳》，是补中益气汤加川芎活血，白芍和血，蔓荆子祛风，细辛通阳。凡属于阳气不能升达的虚性头痛，均有效，本案虚中有实，年数较久，故加乳香、没药、蜈蚣、全蝎等活血、缓急止痛，最终做药丸防止神经性头痛向血管性头痛发展。

08. 头部跳痛：血管神经性头痛（柴胡加龙骨牡蛎汤）

易某，48岁，2018年6月22日初诊：头痛剧烈，主要位置是太阳穴痛和颠顶痛，疼痛基本没有停歇过。白天太阳穴处胀痛得严重，晚上睡觉颠顶搏动性痛得厉害。此况断断续续有十多年之久，患者十分苦恼，多方求医未果。有高血压史，平时精神也不大好，头显昏沉。颈椎也不太舒服，但并不痛。头痛时睡眠不好。舌红，脉沉缓。处方：

> 柴胡12 g　　半夏9 g　　黄芩10 g　　龙骨20 g　　酸枣仁30 g　　牡蛎20 g
> 首乌藤30 g　　白蒺藜30 g　　川芎12 g　　生姜3 g　　大枣6 g
> 炙甘草6 g　　7剂

7月27日复诊：服上方效果很好，服药间头痛有减轻三成，睡眠也大大改善。但停药疼痛往复。患者本想继续服用汤剂，但为考虑患者往返奔波，建议改为丸药缓图，慢慢缓解头痛的症状。

柴胡、龙骨、牡蛎各90 g，酸枣仁180 g，半夏60 g，首乌藤、白蒺藜、川芎各90 g，炙甘草60 g，白芍90 g，黄芩60 g，西洋参、天麻各90 g。每日2次，每次9 g。服完后，再未疼痛。

【辨治思维】本案用柴胡加龙骨牡蛎汤加减。原方出自《伤寒论》：

> *"伤寒八九日，下之，胸满烦惊，小便不利，谵语，一身尽重，不可转侧者，柴胡加龙骨牡蛎汤主之。"*

由小柴胡汤减甘草，加桂枝、茯苓、大黄、龙骨、牡蛎、铅丹等组成，常用于治疗肝气郁结引起的心神不安、焦虑、失眠等，去原方中的铅丹，加酸枣仁益气安神，首乌藤、白蒺藜、川芎、天麻治头痛、头晕。

09. 头痛：癫痫、自主神经功能紊乱
（礞石滚痰丸、止痉散、风引汤）

王某，女，26岁，2021年5月22日初诊：患者头痛发病一年多，西药效果不显著，感觉不良反应大，最近发作尤为频繁，转而找中医治疗。头痛晚上明显加剧伴有幻视，中午午睡时会不自觉的发出叫喊声，能从睡梦

中将自己叫醒。头痛发作时心生畏惧感，伴随口中不觉的谩骂声"你为何要让我头痛"。外人看来会持续一分钟，自己意识清楚。平日有口臭，咽中无痰。大便三四日一次。舌红少苔，脉细数。西医诊断：癫痫，自主神经紊乱。水丸：

大黄 50 g，礞石 90 g，白蒺藜、首乌藤各 60 g，蔓荆子 90 g，香附子 60 g，蜈蚣 30 g，全蝎 50 g，茯神、半夏、牡丹皮、栀子、陈皮、石菖蒲各 60 g，远志、枳实、竹茹、天麻各 50 g，当归 60 g，白芍、川芎、酸枣仁各 90 g，神曲 60 g。每日 2 次，每次 9 g。

11 月 2 日二诊：服丸药自觉发作头痛和伴随叫喊、幻视的频率要降低些，但还是有发作的情况，发作前并无征兆。睡眠、口臭、大便的情况都有所改善，但未彻底。头痛发作时持续半分钟左右，害怕的感觉依旧存在。仍处水丸：

礞石 50 g，大黄 30 g，干姜 30 g，龙骨、牡蛎、桂枝、寒水石、滑石、赤石脂、紫石英、石膏各 30 g，蜈蚣、全蝎各 50 g，川芎、酸枣仁各 60 g，栀子、石菖蒲、远志、陈皮、半夏、枳实、竹茹各 50 g，神曲 60 g。每日 2 次，每次 9 g。

12 月 11 日电话联系：丸药过后再无头痛，原来伴随头痛时的叫喊也未再出现。基本保持常态。

【辨治思维】因为属于慢性病，本案一诊用礞石滚痰丸合止痉散、四物汤加减，虽有效果，但不能尽如人意。二诊忽然明白是方不完全对证，故改用《金匮要略》风引汤为主加减为丸，才得以痊愈。原文为"风引汤治热瘫痫"，共 12 味药：大黄、干姜、桂枝、炙甘草、龙骨、牡蛎、石膏、寒水石、滑石、紫石英、赤石脂、白石脂（药房缺白石脂，故未用）。仍然合止痉散、温胆汤，以潜镇为主，不用柴胡疏达上浮，取得了长期疗效。

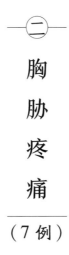

胸胁疼痛

（7 例）

01. 心胸疼痛：心肌炎后遗症
（大柴胡汤、瓜蒌薤白半夏汤、生脉散）

甄某，女，35 岁，2008 年 11 月初诊：两年前患心肌炎，经常胸闷、心口痛，头晕，易疲劳，口苦，小便黄，大便偏干，月经尚可。舌淡红、苔薄黄，脉弦细滑。处方：

瓜蒌皮 10 g	薤白 10 g	半夏 10 g	柴胡 10 g	黄芩 10 g	枳实 10 g
虎杖 15 g	赤芍 10 g	西洋参 10 g	麦冬 10 g	五味子 5 g	生姜 10 g
大枣 10 g　14 剂					

二诊：上方有效，症状基本消失，嘱注意休息，有不适时，可以继续服用。

【辨治思维】 大柴胡汤出自《伤寒论》第 103 条：

"太阳病，过经十余日，反二三下之，后四五日，柴胡证仍在者，先与小柴胡汤。呕不止，心下急，郁郁微烦者，为未解也，与大柴胡汤，下之则愈。"

瓜蒌薤白半夏汤出自《金匮要略·胸痹心痛短气病脉证治第九》：

"胸痹不得卧，心痛彻背者，瓜蒌薤白半夏汤主之。"

胸痹心痛，多数是冠心病表现的症状，属于太阴病，寒证、里证者居多，《金匮要略》根据虚实，分别用瓜蒌薤白半夏汤、理中汤予以治疗。前者通阳理气，后者温阳补气，这在临床上已经有了共识。因此本案选择了另外一类胸痹心痛患者的案例予以介绍。本案是心肌炎后遗症患者，从胸闷、心口痛、口苦、小便黄、大便偏干的证候来看，属于少阳病，大柴胡汤证，故主方选用大柴胡汤，不用大黄改用虎杖，是因为大黄煎煮的要求高，患者不容易掌握，虎杖则既有大黄降火通便的功能，又耐煎煮，尚能够活血化瘀。张仲景的两首瓜蒌薤白制剂，必须加酒，才能通阳，合用去酒的瓜蒌薤白半夏汤，是取其宽胸理气的作用，加强大柴胡汤调节气机的效果。但因为患者病程较长，日久必虚，头晕、易疲劳，故加西洋参、麦冬、五味子，即合用生脉散，以照顾心肺气虚、阴虚的一面。

生脉散出自《内外伤辨惑论》，共3味药，以人参甘平，大补元气，益气生津；麦冬甘寒，养阴生津，清热除烦；五味子酸收，敛肺止汗，滋肾生津。此方大量用于气阴两虚的各种病症，人参现在一般用西洋参。

从我的临床经验来看，胸痛心痛，属于冠心病患者，多表现为太阴病寒证；慢性心肌炎患者，多表现为少阳病热证、虚实夹杂。

02. 胸痛咳喘：结核性胸膜炎、胸腔积液
（厚朴麻黄汤、小陷胸汤、柴苓汤、参蛤散、皱肺丸）

潘某，女，湘潭市人，88岁，2010年2月12日初诊：患者素有结核性胸膜炎、胸腔积液病史。1个月前感冒咳嗽，服药不愈，又连续输液1周，病情亦未得到控制。现咳嗽气喘，通宵达旦，不能平卧，咳则右胸部牵引疼痛，咳痰清稀如泡沫状，尿少，口干。舌微红、有津液，脉弦数。用厚朴麻黄汤加减：

麻黄 6 g	厚朴 10 g	杏仁 10 g	石膏 30 g	半夏 10 g	五味子 10 g
干姜 10 g	细辛 5 g	蜈蚣 1 条	全蝎 10 g	葶苈子 30 g	猪苓 10 g
车前子 30 g	大枣 10 个	7 剂			

2月19日二诊：药后咳嗽、气喘、胸痛均有减轻，口干，睡眠差，大便干结，右胸部仍然胀，咳嗽，纳差，小便少，舌红，脉弦细。用小陷胸汤加减：

瓜蒌皮 15 g	黄连 6 g	薤白 10 g	枳壳 10 g	天花粉 10 g
茯苓 30 g	泽泻 15 g	猪苓 10 g	车前子 30 g	西洋参 10 g
半边莲 30 g	酸枣仁 30 g	龙葵 30 g	瓜蒌子 30 g	莱菔子 15 g 14 剂

5 月 27 日三诊：两个多月前服上方后，病情基本缓解。前几日受寒即怕冷，阵热，咳嗽，气喘，右胸疼痛，下肢肿，小便少，大便结，舌红苔白，脉弦数。西医检查有胸腔积液，建议抽胸腔积液，患者希望先服中药。用柴苓汤加减：

柴胡 10 g	黄芩 10 g	西洋参 10 g	半夏 10 g	炙甘草 10 g	生姜 10 g
大枣 10 g	虎杖 30 g	桂枝 10 g	茯苓 30 g	泽泻 10 g	猪苓 10 g
杏仁 10 g	葶苈子 30 g	车前子 30 g	蜈蚣 1 条	全蝎 10 g	7 剂

6 月 2 日四诊：服上方后，症状均有所减轻，患者原准备去医院抽胸腔积液，经检查后发现胸腔积液减少，决定暂时不抽。右胸微胀痛，偶尔咳嗽，行动则微喘，乏力，大便秘结，几天不解，寐差，舌红，脉细缓。当标本兼治，以治本为主，用参蛤散加减，为药丸缓图：

蛤蚧 5 对，沉香 20 g，紫河车 120 g，西洋参 60 g，五灵脂、川贝母各 30 g，水蛭 50 g，柏子仁、莪术各 30 g，当归、熟地黄各 60 g，芦荟 30 g，地龙 60 g，紫苏子、葶苈子、车前子各 50 g。1 剂，为蜜丸，每日 2 次，每次 9 g。

3 个月后随访，病情稳定，行动自如。

【辨治思维】患者初诊表现的症状，为咳喘胸满，不能平卧，咳引胸痛。主要病机为寒饮内阻，气逆于上。内有寒饮，故咳痰清稀，如泡沫状；寒饮开始化热，故尿少、口干、舌红、脉数；胁下有悬饮，故咳喘引痛。这是一种寒热错杂的病机，宜用厚朴麻黄汤加减。

该方出自《金匮要略·肺痿肺痈咳嗽上气病脉证并治第七》第 8 条：

"咳而脉浮者，厚朴麻黄汤主之。"

原文比较简略，脉浮，表示病位在上，气机上逆，因而咳嗽、胸满、气喘。此方即小青龙汤去桂枝、白芍，加厚朴、杏仁降气平喘；加石膏清解郁热；加浮小麦益心气。咳喘引起胸痛，本属于"悬饮"，《金匮要略·痰饮咳嗽病脉证并治第十二》第 2 条云："饮后水留在胁下，咳唾引痛，谓之悬饮。"第 21 条云："病悬饮者，十枣汤主之。"十枣汤为峻下逐水之品，患者年寿已高，难以承受，故不用。我去原方的浮小麦，改以大枣和胃，再加葶苈子、车前子、猪苓降气利水，加蜈蚣、全蝎解痉、止痛。

二诊见所有症状均已减轻，但寒饮化热，气机阻滞，虚热显露，故用小陷胸汤去半夏之燥，加天花粉养阴，西洋参益气，酸枣仁安神，枳壳、薤白理气止痛，瓜蒌子通便，莱菔子消食，猪苓、茯苓、车前子、龙葵、半枝莲消水,病情得以缓解。

三诊是病愈后,又复发,患者不再想去医院输液、抽水,先找中医开药。因为病从外感受寒而来,患者有怕冷、阵热、咳喘,符合小柴胡汤四大主证之一的"往来寒热"、七大或然证之一的"或咳者",故选用小柴胡汤和解少阳;患者有下肢肿、小便少、怕冷,故选用五苓散解表、利水,此即柴苓汤;有胸痛,合用止痉散。三方合一,再加杏仁、葶苈子、车前子止咳、平喘、利尿,加虎杖通便,病情得以缓解,胸腔积液也无须再抽。

四诊为丸剂,以参蛤散为主缓图以治本。参蛤散出自《普济方》,仅两味药,以人参益肺补气,蛤蚧补肾纳气,是治疗虚喘固本的名方。我再加紫河车、熟地黄、当归补肝肾,养精血,沉香、地龙、紫苏子、葶苈子、车前子纳气平喘,水蛭、五灵脂活血,川贝母化痰,芦荟降火通便。柏子仁、莪术、五灵脂等组方名"皱肺丸",朱良春老认为有改善肺功能作用。

感冒咳嗽,如果治疗不当,容易引发旧疾,特别是内有水饮之人,输液过度,往往加重病情。本案患者旧有胸腔积液史,连续输液数日后,不仅咳喘加剧,连带胸腔积液复发,胸部牵扯疼痛。一诊用厚朴麻黄汤,止咳、平喘,水消之后,三诊咳喘、胸痛又发。有寒热之证,故用柴胡汤调节气机;有胸腔积液、下肢肿,合用五苓散。然而,患者年高体弱,抵抗力下降,呼吸系统功能衰退,屡次因为受寒而诱发咳喘、胸痛、胸腔积液,倘若只是在发作时治标,终究不是办法,故四诊时,选择标本兼治,用参蛤散加减,以丸剂缓图,患者病情得以长期稳定,未再复发。

03. 右胁疼痛:慢性胆囊炎(柴胡桂枝干姜汤)

常某,女,47岁,2010年5月24日初诊:患者胸闷,右胁下隐隐疼痛,有时反射到右背部,平时大便偏稀,吃油腻则腹泻,怕冷,乏力,口苦。舌淡红、苔薄白,脉弦细,检查有慢性胆囊炎。用柴胡桂枝干姜汤加减:

柴胡 15 g	桂枝 10 g	干姜 10 g	天花粉 10 g	黄芩 10 g	牡蛎 30 g
炙甘草 10 g	白术 10 g	茯苓 10 g	茵陈 10 g	白参 10 g	瓜蒌皮 10 g
薤白 10 g	枳实 10 g	7 剂			

6月1日二诊:服上方后,疼痛消失,大便正常,精神转佳。嘱再服14

剂以巩固疗效。

【辨治思维】柴胡桂枝干姜汤出自《伤寒论》第147条，原文云：

"伤寒五六日，已发汗而复下之，胸胁满微结，小便不利，渴而不呕，但头汗出，往来寒热，心烦者，此为未解也，柴胡桂枝干姜汤主之。"

方中共7味药，以柴胡、桂枝和解少阳，并散太阳未尽之余邪；黄芩、天花粉清解郁热，止渴除烦；干姜、牡蛎温中散饮，消痞软坚；甘草调和诸药。

从我的临床经验来看，本方所适合的病机为寒热与水饮互结于少阳，患者的主症为胸胁不舒，这种感觉是似痛非痛，似胀非胀，用言语难以表达清楚，即原文中所说的"胸胁满微结"，或兼有头上汗出，口渴，小便短少，或兼有往来寒热，舌苔或黄或白，舌质或淡或红，但舌上一定有津液而不干燥。凡是慢性肝炎，慢性胆囊炎，胸膜炎，胆石症，慢性胃炎，乳腺增生等病，有以上证候可凭者，均有较好的疗效。对于慢性胆囊炎患者，我常在方中加茵陈、茯苓、白术，以加强利胆去湿化饮的作用。

04. 胸胁闷痛：胆囊息肉（大柴胡汤、乌梅丸）

张某，男，42岁，2018年5月26日初诊：胆囊息肉1 cm×0.6 cm来诊，偶有胸口闷痛感，睡眠差，无口干口苦，纳食尚可，大便溏稀。处方：

柴胡15 g	半夏10 g	黄芩10 g	瓜蒌皮10 g	黄连5 g
枳壳10 g	木香5 g	炒酸枣仁15 g	生酸枣仁15 g	石榴皮30 g
灵芝10 g	炙甘草10 g	14剂		

6月16日二诊：睡眠、大便有所改善，其他无不适，想为丸药一并治疗胆囊息肉。水丸：

柴胡90 g，乌梅180 g，瓜蒌皮、半夏各60 g，黄连90 g，黄芩、木香、枳壳、石榴皮各60 g，生酸枣仁、炒酸枣仁、僵蚕各90 g，熊胆20 g。每日2次，每次9 g。

9月25日三诊：反馈胆囊息肉由1 cm×0.6 cm缩小至0.5 cm×0.3 cm，大便也正常了，每日1次、成形，睡眠也有很大改善，既往有咽炎，偶有咳嗽、无痰。舌苔如常。处方：

| 乌梅 30 g | 虎杖 15 g | 蝉蜕 5 g | 僵蚕 10 g | 天竺黄 10 g　7 剂 |

水丸：乌梅 180 g，瓜蒌皮 60 g，半夏、黄连、黄芩、枳壳、僵蚕、石榴皮各 90 g，熊胆 20 g，木香 60 g，莪术、金荞麦各 90 g，桃仁 60 g，水丸，每日 2 次，每次 9 g。服完后胆囊息肉完全消失。

【辨治思维】本案用柴胡陷胸汤合济生乌梅丸加减。柴胡陷胸汤即《伤寒论》小柴胡汤合小陷胸汤，由日本汉方医家最早合用，治疗胃炎、胆囊炎有效。济生乌梅丸出自宋代名著《济生方》，只有两味药，乌梅、僵蚕，原书记载治疗"肠风、下血"。四川一位名医认为做药丸可以消除息肉，我习之用治肠息肉、胆囊息肉、声带息肉都有效，胆囊息肉加枳壳、莪术、木香下气，能够加熊胆清热利胆则更好。

05. 右胁疼痛：肝内胆管结石（大柴胡汤、乌梅丸）

刘某，男，64 岁，2001 年 5 月 17 日初诊：自诉 5 年前因为慢性胆囊炎、胆结石反复发作，不断引起感染、疼痛，进行了胆囊摘除手术，手术后不到半年，右胁下疼痛又发作，1995 年 11 月再次进行 B 超检查，结果：肝脏大小正常，胆管扩张，发现肝内胆管多发性结石，肝左右两叶都有，右叶可见 3~4 个光斑团，最大的直径 1.2 cm×2.0 cm，左叶可见 5~6 个光斑团，最大的直径 1.0 cm×1.8 cm，随即进行了肝内胆管结石清除术。半年后，结石又复发，再次进行手术，但被告知，胆管内小结石甚多，这次手术后，已经不能再做手术，建议找中医治疗。

患者身体较胖，面色红润，右胁下时时胀痛，胃口尚好，嗜好烟酒，口渴口苦，大便秘结，小便黄，近年来体质下降，经常感冒，发冷发热，平时也比以前怕冷。舌苔黄厚而腻，脉滑数。处方：

柴胡 10 g	黄芩 10 g	枳实 12 g	白芍 10 g	茵陈 15 g
虎杖 30 g	大黄 10 g	半夏 10 g	炙甘草 10 g	海金沙 10 g
鸡内金 15 g	郁金 10 g　15 剂			

6 月 20 日二诊：服上方 30 剂，右胁下胀痛有所减轻，大便通畅，有时腹泻，口苦、口渴减轻，但食欲比以前差，比以前更怕冷，舌苔仍然黄腻，脉弦细滑。处以丸药：

乌梅50 g，黄芩30 g，黄连15 g，当归、红参、附子各30 g，花椒20 g，桂枝、干姜各30 g，细辛15 g，预知子、五灵脂、虎杖、海金沙、鸡内金各30 g，郁金50 g，硝石、芒硝、白矾各15 g，熊胆5 g。水丸，每日2次，每次10 g。1剂可服2个月左右。

10月30日三诊：服完1剂丸药后感觉还好，继续又服1剂。目前自觉体质增强，右胁下已经不痛，食欲改善，大小便通畅，舌苔薄黄，脉弦缓。10月28日B超检查：肝脏大小正常，肝内部分胆管壁增厚，有小的回声放射，未发现结石。临床获得痊愈。

【辨治思维】这一案例说明，有些病并非能够"一刀了之"。患者5年内前后3次手术，每次都只能去其果，而不能除其因，故结石拿掉又长，而患者体质受到很大的损伤。一诊时，见到患者似乎呈实热之证，故立法于疏肝、利胆、通腑，用大柴胡汤加减，用过之后，呈现寒热错杂、虚实夹杂的证候，故用乌梅丸加减。因为病位在肝胆，以黄芩代黄柏，改以丸剂缓图，坚持数月，乃获痊愈。

乌梅丸出自《伤寒论》，共乌梅、黄柏、黄连、附子、桂枝、干姜、花椒、细辛、人参、当归10味药。以干姜、附子、细辛、桂枝、花椒温寒，黄连、黄柏清热，人参补气，当归补血，在《伤寒论》中主要治疗厥阴病寒热错杂之吐蛔证以及久利。后世运用范围很广，凡是寒热错杂、虚实夹杂之证，都可以考虑使用。但实验证明，本方没有直接杀死蛔虫的作用，其作用机制有以下几方面：第一，有麻醉效果，从而抑制了蛔虫的活动。第二，作用于肝脏，促进肝脏分泌胆汁。第三，使胆道口括约肌松弛扩张。第四，对多种致病细菌有抑制作用。以上4点研究结果，对于胆囊炎、胆结石的治疗都是有利的。对于胆道结石，在做药丸缓消时，我常用10味药构成的化石组合。即以熊胆配三金（海金沙，郁金，鸡内金）三盐（硝石，芒硝，白矾），加预知子理气，虎杖活血，五灵脂化浊，这是我惯用的化石效方。所加的10味药物，经临床证实，均有不同程度的溶石作用。方中人参与五灵脂同用，起相畏相激的作用，对溶石、排石有利，不必顾忌。肝胆结石的治疗，必须把辨证与求因结合起来，才能取得痊愈。

06. 无症状：胆管结石、肾结石（彭氏十味溶石方）

高某，女，55岁，2019年5月21日初诊：检查显示胆囊内可见一大小为 2.6 cm×0.9 cm 强回声光团声影，双肾结石，其中右肾盏内可见一大小为 0.5 cm×0.3 cm 强回声光斑后伴声影，左肾内可见一大小为 0.3 cm×0.2 cm 强回声光斑后伴彗尾征。脂肪肝。无明显不适证候。

水丸：水蛭 120 g，海金沙 90 g，柴胡、半夏各 60 g，黄芩 90 g，牛膝 60 g，滑石、鸡内金、硝石、芒硝、白矾各 90 g，牵牛子 50 g，郁金 90 g，五灵脂、预知子各 60 g，虎杖 90 g，熊胆 20 g，枳实 60 g。每日 2 次，每次 9 g。

9月26日二诊：反馈上剂丸药服两剂后，双肾结石已无，胆囊内可见大小为 2.6 cm×0.9 cm 强回声光团后伴声影。脂肪肝程度亦有减轻趋势。近来颈椎不舒，背部紧束感，出汗，头脑发懵。处方：

苍术 30 g	黄柏 30 g	葛根 60 g	仙鹤草 90 g	黄芪 50 g	鸡血藤 30 g
豨莶草 30 g	鹿衔草 30 g	7 剂			

水丸不更方，再服 1 剂。

【辨治思维】本案肾结石、胆管结石，所运用的十味溶石丸，是我多年摸索研究出来的经验方。一般都有效，特别是没有疼痛感的结石，在服过一剂或几剂药丸后检查，多数能够消除。此方由虎杖、预知子、五灵脂、硝石、白矾、芒硝、鸡内金、海金沙、郁金、熊胆组成。胆结石一般加柴胡、黄芩、枳壳；肾结石一般加牛膝、牵牛子。本案肾结石先消，继续服药物消胆管结石。

07. 手抖、转氨酶高（柴芩温胆汤）

钟某，男，33 岁，2021 年 2 月 4 日初诊：人生经历挫折，抑郁酗酒成瘾，每日都要靠酒精麻痹自己，手抖，睡眠差，每日晨起需咳 1 小时左右，面如猪肝色，面部有红肿结节突于皮肤表面。自述有轻度脂肪肝，尿酸、转氨酶偏高。丙氨酸氨基转移酶：138 U/L↑，小便黄、大便稀溏。处方：

牡丹皮 10 g	栀子 10 g	柴胡 10 g	黄芩 10 g	黄连 15 g	陈皮 10 g
半夏 10 g	茯苓 15 g	枳实 10 g	竹茹 10 g	酸枣仁 30 g	琥珀 10 g
延胡索 20 g	百合 30 g	车前子 30 g	茵陈 10 g	五味子 10 g	马齿苋 30 g
金荞麦 30 g	炙甘草 10 g	14 剂			

3月6日二诊：酒瘾难除，服药期间睡眠稍稍改善，心慌，面色如醉状。手心出汗。丙氨酸氨基转移酶 119 U/L↑，肝区无痛感。

上方加连翘 15 g，丹参 30 g，紫草 15 g，女贞子、墨旱莲各 30 g，14 剂。

3月25日三诊：前日复查转氨酶指标已经全部正常，纳食差，每晚需起夜一次，精神欠佳，睡眠早醒，二便无异。处方：

> 白术 10 g　　茯苓 15 g　　炙甘草 10 g　　西洋参 10 g　　芡实 30 g　　金樱子 30 g
> 酸枣仁 10 g　　远志 10 g　　14 剂

【辨治思维】酒精引起的肝功能损害，导致转氨酶升高，是临床常见病症。我常用柴胡、茵陈、黄芩、炙甘草、五味子、金荞麦、马齿苋、女贞子、墨旱莲降转氨酶，效果很好。其中，金荞麦合马齿苋能够降低顽固性转氨酶，是我在治疗一个严重的肝病患者时意外发现的。本案患者因为睡眠不好，咳嗽有痰，大便稀溏，故以柴胡温胆汤为主方，加黄连解毒，加百合、车前子降尿酸。二诊后，转氨酶完全正常，故三诊以健脾益肾为主，以四君子汤合水陆二仙丹加减。然而，患者不下决心戒酒，终究会导致肝硬化。柴胡温胆汤出自《医宗金鉴》，即温胆汤加柴胡、黄芩，疏肝清热。

胃

痛

（7例）

01. 心下疼痛：慢性胃炎、胆囊炎（柴胡陷胸汤）

陶某，女，56岁，2010年3月14日初诊：患者胸闷，心下痛，引至背痛背胀，胃中有灼热感，口苦、稍口干。舌瘦，舌尖暗红、苔黄，二便可，有多年慢性浅表性胃炎和慢性胆囊炎病史。处方：

柴胡10g	法半夏10g	黄芩10g	瓜蒌皮15g	半夏10g	黄连8g
枳实10g	石斛10g	7剂			

二诊：服药后上述症状大为减轻，现颈部不舒、疼痛，改变体位后尤甚，眠差。处方：

葛根80g	炙甘草10g	黄芩10g	黄连5g	法半夏10g	石斛10g
天麻10g	茯神30g	酸枣仁30g	香附子10g	7剂	

药后症状消失。以上两方，患者经常自己在不适时抓几剂服用，每每有疗效。

【辨治思维】柴胡陷胸汤为小柴胡汤与小陷胸汤合方，是治疗慢性胃炎、食管炎、胆囊炎的主方之一，但必须见到胃中有烧灼感、口苦、舌苔黄腻等证候，才可谓"方证对应"。

小陷胸汤出自《伤寒论》第138条，原文云：

"小结胸病，正在心下，按之则痛，脉浮滑者，小陷胸汤主之。"

原方共3味药：瓜蒌皮、半夏、黄连，可以清热、化痰、开结，这是一首典型的治疗胃痛属于痰火的方剂，古代医家如吴鞠通经常在小陷胸汤中加枳实，用之消痞除胀，民间认为蒲公英是治疗胃病的上品，又无芩、连的苦寒，故加之；近年来有医家提出，败酱草治疗胃病的效果比蒲公英还好。这些都出自临床实践，有很好的参考价值。我喜欢在方中加石斛，这味药为滋养胃阴之佳品，慢性消化道炎症用多了黄连、黄芩等苦寒燥湿之类的药物，容易伤阴，而石斛则有养阴护胃的作用。经常见到舌苔黄腻、久久不去者，在用芩、连时，加以石斛，即容易消退。二诊表现为颈椎不适，故改用葛根芩连汤加减。

02. 胃痛：慢性胃炎、十二指肠球部溃疡（三合清中汤）

张某，男，45岁，2006年7月22日初诊：胃胀不舒，内有烧灼、嘈杂感，按之疼痛，得温则舒，呃逆，泛酸，餐前明显，夜间尤剧，睡眠不实，患病5年。经胃镜检查有慢性浅表性胃炎，十二指肠溃疡，口苦，小便黄，大便秘结。舌红、苔黄腻，脉滑数，此为中焦痰火郁结，拟用三合清中汤加减：

黄连6g	半夏10g	瓜蒌皮10g	枳实10g	干姜3g	栀子10g
香附10g	草豆蔻5g	陈皮5g	蒲公英25g	浙贝母10g	乌贼骨10g
虎杖15g	神曲10g	苍术10g	7剂		

8月12日二诊：上方服后，胃胀、烧灼、呃逆、泛酸等症状均好转，停药1周后，因为饮食不当，昨起又胃胀、胃痛，胃中烧灼，疼痛从心下旁及两胁，呃逆，但不泛酸，舌红、中心苔黄腻，脉滑数，仍用原方加减：

黄连6g	半夏10g	瓜蒌皮10g	枳实10g	栀子10g	香附10g
川芎10g	神曲10g	蒲公英25g	延胡索10g	地榆10g	预知子10g
青皮5g	7剂				

8月22日三诊：药后疼痛基本缓解，舌红、苔薄黄，脉滑，告之此病须服药半年以上，才有可能治愈，患者要求服散剂，处方：

黄连6g	半夏10g	干姜10g	瓜蒌皮10g	枳实10g	栀子10g
香附10g	川芎10g	神曲10g	蒲公英30g	虎杖30g	地榆30g
延胡索10g	郁金10g	九香虫10g	琥珀15g	血竭10g	三七10g
白及15g	乌贼骨10g	浙贝母10g	2剂		

研末，每日 3 次，每次 3 g，两餐中间及睡前各 1 次，开水送服。

上方服后，病情稳定，续服半年，2007 年 2 月 15 日胃镜检查，显示慢性浅表性胃炎，排除十二指肠球部溃疡。

【辨治思维】三合清中汤是我自组的治疗胃痛的处方，由黄连、栀子、瓜蒌皮、半夏、枳实、陈皮、茯苓、甘草、草豆蔻、川芎、香附、神曲、苍术、干姜 14 味药组成，即《伤寒论》之小陷胸汤、《统治方》之清中汤、《张氏医通》之清中蠲痛汤 3 方合方，去生姜、大枣，加枳实。3 方均可治疗胃脘热痛，但侧重点略有不同。合方后以黄连清胃热，二陈汤加瓜蒌皮、枳实下气化痰，香附、川芎、苍术、栀子、神曲疏解气、血、痰、火、食、湿六郁，以少量草豆蔻、干姜反佐，温寒止痛，共奏清热化痰、解郁止痛作用。

如胃镜检查，见黏膜充血、肿胀、糜烂，可加蒲公英、连翘、虎杖以清热解毒；如胃黏膜红白相间、树枝样血管透见，黏膜呈颗粒样或结节样增生等改变，病理活检提示肠化生和不典型增生，则加三棱、莪术、路路通、浙贝母以化痰逐瘀通络；如胃黏膜相间出血或渗血，则视病及血分，加失笑散（五灵脂、蒲黄）、赤芍、三七粉以止血不留瘀。如属糜烂性胃炎，则加白及；胆汁反流性胃炎加赭石、旋覆花或酒制大黄。

从我的临床经验来看，即使是辨证为"实热证"的慢性胃炎，因患病日久，已非纯热证，往往是寒热错杂，兼夹气血痰湿诸郁，遣方用药时，不能一味寒凉清热，当佐以少量温药，并兼以解郁，三合清中汤正是为此而设。这类患者的证候特点是：胃中灼热胀痛，时痛时止，喜冷饮冷食，但饮食后不舒。胃中热，但手足冷，能食而消瘦，大便或干结，或溏稀，小便黄，舌赤苔黄腻，脉滑数。如果诊断为十二指肠溃疡、胃溃疡、复合性溃疡，我用白及、血竭、三七、白矾等分研末，以汤剂送服，每次 2 g，每日 2 次，对愈合溃疡面，有佳效。

慢性胃炎很少有见证单纯的，多呈错综复杂的局面。本案属于痰热互结，气机阻塞，可明确诊断，但胃脘部得温则舒，说明仍有中焦虚寒的病机夹杂于内，用药不可过凉。故初诊用三合清中汤，清温并用，以清为主，加浙贝母、乌贼骨制酸，蒲公英、虎杖清热解毒通便。二诊因饮食不慎而发，以痛及两胁为主症，故仍用原方加减，加神曲消食，延胡索、预知子、青皮理气活血止痛。鉴于慢性胃炎及溃疡均须长期服药方可痊愈，特别是消化道的疾病以散剂最为合适，三诊在一诊方的基础上，增加愈合溃疡的药物，制成散剂，并嘱咐在胃部排空的时段服用，坚持半年，不仅症状消除，溃疡也告愈合。

03. 胃痛彻背：自主神经功能紊乱（夏度衡肝胃百合汤）

喻某，女，39 岁，2020 年 12 月 15 日初诊：膻中处、两乳、后背上半夜胀痛难舒，白天较平稳，夜间尤显，不作呕，无烧灼感，二便调，月经经量不多，3 日即毕，无瘀块，痛经严重，伴随乳房疼痛，行经时胃痛加剧。今日月经在身已是第三日。

柴胡 10 g	百合 30 g	丹参 30 g	白芍 30 g	炙甘草 10 g	黄芩 10 g
香附 10 g	乌药 10 g	三七 10 g	蒲黄 10 g	五灵脂 10 g	北沙参 30 g 7 剂

12 月 29 日二诊：胸膈中一整圈胀痛，从胸彻背的疼痛服用上方明显缓解，但睡眠差，行经时痛经加剧。

柴胡 10 g	百合 30 g	丹参 30 g	黄芩 10 g	香附 10 g	乌药 10 g
白芍 30 g	枳壳 10 g	三七 5 g	蒲黄 5 g	五灵脂 10 g	北沙参 10 g
肿节风 15 g	延胡索 20 g	炙甘草 10 g	14 剂		

2021 年 4 月 17 日三诊：服药期间胃痛基本缓解，月经期加重胃痛的程度，痛经仍严重，伴乳房胀痛，月经量少。

柴胡 10 g	白芍 30 g	炙甘草 10 g	丹参 30 g	百合 30 g	香附 10 g
黄芩 10 g	蒲黄 10 g	五灵脂 10 g	北沙参 10 g	乌药 10 g	延胡索 20 g
枳壳 10 g	三七 10 g	肿节风 15 g	14 剂		

待疼痛时服用。此后很少疼痛，14 剂药陆续服了半年。

【辨治思维】本案胃痛，用肝胃百合汤。此方由湖南名老中医夏度衡教授创制，由百合、柴胡、丹参、黄芩、白芍、炙甘草、乌药、丹参、郁金 9 味药组成，药性平和，适用范围广泛。疼痛剧烈，郁金改为延胡索，并加三七、蒲黄、五灵脂。古谚云："心痛欲死，速觅延胡。"据此临床上我常用延胡索代替郁金，止痛效果似更好。

04. 胃痛：萎缩性胃炎（朱良春舒胃散）

温某，男，54 岁，2021 年 7 月 11 日初诊：患胃病十余年，近期检查为萎缩性胃炎、鳞状上皮细胞增生，胃部经常饱胀，食物不消化，口苦，大小便尚可。舌苔黄腻，脉细数。处以水丸：

乌梅 120 g，刺猬皮、石榴皮、水蛭、土鳖虫、蛴螬、三七、石斛各 90 g，三棱 60 g，莪术、鸡内金、黄芩各 90 g，黄连 60 g，厚朴、枳实各 90 g，灵芝孢子粉 30 g。每日 3 次，每次 6 g，上午 10 点、下午 4 点、晚上睡前温开水送服。

2022 年 1 月 11 日二诊：上方连续吃了半年，胃镜检查，已经排除萎缩性胃炎，两年来，也无任何不适。近几天感觉胃部饱胀，担心复发，要求继续做药丸，舌质暗、舌苔白。

上方去蛴螬，加九香虫 30 g、石见穿 90 g，为水丸，每日 2 次，每次 6 g，上午 10 点、下午 4 点、晚上睡前空腹服。

【辨治思维】 萎缩性胃炎不同于一般胃炎，胃黏膜硬化，有鳞状上皮细胞增生，属于胃癌前期病变，需要很长时间用药丸治疗。本方学习国医大师朱良春经验，用刺猬皮、鸡内金、三棱、莪术、水蛭、土鳖虫、蛴螬、石见穿、九香虫等一大队药，软坚散结，消除增生，黄连、黄芩清热燥湿，厚朴、枳壳理气，乌梅、石榴皮酸柔收敛，石斛、灵芝孢子粉养阴扶正。半年后治愈，实属不易。

舒胃散是国医大师朱良春创制的治疗萎缩性胃炎的一首方剂，共 15 味药：黄芪、党参、山药、枸杞子、莪术、鸡内金、穿山甲、刺猬皮、蒲黄、五灵脂、蒲公英、徐长卿、木蝴蝶、凤凰衣、甘草。其中的黄芪、莪术、穿山甲、刺猬皮 4 味药非常关键。朱老认为："黄芪配莪术，能益气化瘀。""凡病理切片报告，见肠上皮化生或不典型增生者，均应加刺猬皮、炮穿山甲，以软坚散结，消息肉，化瘀滞。"

05. 胃痛：慢性萎缩性胃炎、十二指肠炎
（养胃汤、连梅汤、朱良春舒胃散）

林某，男，68 岁，2005 年 10 月 9 日初诊：患者有 30 余年胃肠疾病的

历史，长期胃痛，腹痛腹泻，消化不良，时好时坏，未做系统治疗。2年前做胃镜并活检，诊断为慢性萎缩性胃窦胃炎，十二指肠炎、部分糜烂。察之形体黑瘦，精神尚可，胃脘部烧灼胀痛，呃逆则舒，能食，但食后腹胀不消，腹痛腹泻，小便黄，口渴、不能多饮。舌红干瘦、薄黄苔，脉弦数。处以养胃汤合连梅汤加减：

石斛30 g	北沙参15 g	麦冬10 g	生地黄10 g	扁豆10 g	杏仁10 g
蒲公英15 g	乌梅15 g	黄连5 g	白芍15 g	生甘草10 g	厚朴花10 g
佛手10 g	鸡内金10 g	川楝子10 g	延胡索10 g	30剂	

11月25日二诊：服上方后胃痛、胃胀、腹泻均已好转，偶尔有消化不良现象，患者要求服散剂，拟用朱良春舒胃散加减。

绿萼梅花30 g，北沙参15 g，耳环石斛25 g，莪术50 g，地榆30 g，刺五加、黄芪各30 g，穿山甲、刺猬皮各10 g，蒲公英30 g，乌梅25 g，黄连10 g，鸡内金、徐长卿各15 g，蒲黄、五灵脂各10 g，娑罗子15 g，九香虫30 g。1剂，研末，每日3次，每次3 g，餐前服。

上方服1年后，所有症状均已消失，胃镜检查为浅表性胃炎，已排除萎缩性胃炎。

【辨治思维】 凡慢性胃炎一般治疗周期长，而且停药容易复发，尤其是慢性萎缩性胃炎，属于癌前期病变，病机复杂，目前西医没有特效的治疗药物。中药疗效甚佳，但辨证要准确，一旦有效，则须长期坚持服药，经过1年左右的疗程，有可能治愈。本案患者形体黑瘦，胃中灼热疼痛，脉舌均呈现一派阴虚火郁、气机阻滞的病机，故一诊处方用连梅汤、益胃汤、芍药甘草汤、金铃子散合方加减，以上诸方理气消食清解之力尚嫌不够，故加厚朴花、佛手理气，扁豆、鸡内金消食，蒲公英清热解毒。患者虽有腹痛腹泻，为气机失调所致，不必忌讳生地黄等养阴药。

养胃汤出自《临证指南医案·吐血》，共6味药，以沙参、麦冬养肺胃之阴，杏仁降肺胃之气，扁豆、甘草、糯米健脾养胃，治疗吐血后肺气不降，阴虚胃弱。连梅汤出自《温病条辨·下焦篇》，共5味药，吴鞠通称之为"酸甘化阴，酸苦泄热法"，以乌梅配沙参、麦冬、阿胶养胃阴，以乌梅配黄连清胃火。以上两方相合，去糯米、阿胶的滋腻碍胃，共奏健脾养胃、泄热滋阴的作用。因为胃部疼痛，故加芍药甘草汤缓急止痛、金铃子散理气活血止痛。金铃子散出自《太平圣惠方》，共2味药，以川楝子疏肝理气、延胡索行气活血止痛。

二诊在初诊基础上，针对慢性萎缩性胃炎的病理改变，加强活血化瘀、软坚散结，用舒胃散加减。

我根据本案患者的具体情况，取朱老舒胃散中的黄芪、莪术、刺猬皮、穿山甲、蒲黄、五灵脂、徐长卿 7 味药，加乌梅软坚散结，黄连、地榆清热凉血，刺五加、沙参、石斛益气养阴，梅花、娑罗子、九香虫疏肝理气，同样研末为散。服用一年，使得病情逆转。

本案有本人的几处用药心得。其一，清解胃热首重蒲公英。蒲公英甘平无毒，清热解毒之力甚强，但又不像黄连、黄芩之类寒凉药容易化燥伤阴，苦寒败胃。古人非常推崇此药，《本草新编》云："蒲公英至贱而有大功，惜世人不知用之。蒲公英泻胃火之药，但其气甚平，既能泻火，又不损土，可以长服久服而无碍。""蒲公英虽非各经之药，而各经之火，见蒲公英而尽服。"缪希雍认为其为"甘平之剂，能补肝肾"，凉血、乌须发。总之此药为清、补两兼的平和之品。我在治疗慢性盆腔炎、慢性胃炎等多种慢性炎症时，长期使用没有不良反应。其二，养胃滋阴重用石斛。无论是慢性浅表性胃炎，还是慢性萎缩性胃炎，属于热证的，大多数有胃中阴液受伤的病机，而石斛是滋养胃阴的上品，无麦冬、生地黄易滋腻留邪的弊病。入煎剂宜用金钗石斛，量宜大，煎宜久，入丸散宜用耳环石斛，药效更为集中。其三，止痛娑罗子配九香虫。这一对药轻灵走窜，纯入气分，止痛效果迅速而强劲，但很少为人知晓。我在临床，发现与另一沉凝迟缓、纯入血分的对药蒲黄、五灵脂合用，有相得益彰之妙，但宜用于丸散。

06. 呃逆：膈肌痉挛（旋覆代赭汤）

靳某，女，67 岁，2019 年 7 月 27 日初诊：每日打嗝无数，严重影响生活质量。纳食、喝水均不能缓解，无烧心、无疼痛感。睡眠差，耳鸣。容易出汗，大便黏滞。舌苔厚腻，脉滑。

旋覆花 10 g	赭石 30 g	半夏 10 g	柴胡 10 g	酸枣仁 30 g	远志 10 g
石菖蒲 10 g	人参 10 g	生姜 10 g	大枣 10 g	炙甘草 10 g	7 剂

8 月 8 日二诊：服上方打嗝缓解，睡眠稍改善，耳鸣未效。

旋覆花 10 g	赭石 10 g	半夏 10 g	木香 10 g	酸枣仁 15 g	远志 10 g
石菖蒲 15 g	人参 10 g	生姜 10 g	大枣 10 g	炙甘草 10 g	7 剂

水丸：旋覆花 60 g，赭石、半夏、柴胡、酸枣仁、远志、石菖蒲、高丽参各 90 g，木香、炮姜各 60 g，苍术、黄柏各 90 g。午饭后、晚上睡前各服 9 g。打嗝消失、睡眠改善，耳鸣有所减轻。

【辨治思维】本案即《伤寒论》旋覆代赭汤证，原文第 161 条云：

"心下痞，噫气不除"。

西医学认为打嗝是膈肌痉挛。该方由旋覆花、赭石、半夏、人参、炙甘草、生姜、大枣组成。睡眠不好，与情志有关，故加柴胡、酸枣仁、远志、石菖蒲疏肝解郁安神。舌苔厚腻，大便稀溏，故做药丸时加二妙散（黄柏、苍术）。

07. 胃中有水声：胃液过多（苓桂术甘汤）

李某，男，2018 年 1 月 20 日初诊：胃中感觉有水响来诊。既往有"小三阳"史，目前已转阴，肝区不痛，怕冷，肝功能正常。纳食一般，睡眠不好，精神一般。面黄、舌淡，脉滑。水丸：

茯神、桂枝各 90 g，苍术 120 g，炙甘草、木香、墨旱莲、酸枣仁、女贞子各 90 g，仙鹤草 180 g，茵陈 60 g，半夏、五味子各 90 g，熊胆 20 g。每日 2 次，每次 9 g。

4 月 12 日二诊：服上方胃中水响有明显改善，咳嗽有黄痰，面色仍黄，形体很瘦，睡眠比初诊改善，口味尚可。脉弦数。水丸：

黄芪 180 g，茯苓、苍术、桂枝各 90 g，仙鹤草 180 g，半夏、五味子各 60 g，刺五加、酸枣仁各 90 g，茵陈 60 g，炙甘草、灵芝各 90 g。每日 2 次，每次 9 g。服后，胃中水声及咳痰均消失。

【辨治思维】根据我的理解，张仲景有三大类调节机体失常的方剂，临床使用概率很高。第一类属于气机升降失常，用小柴胡汤及其变方；第二类属于血液循环失常，用桂枝茯苓丸；第三类属于水液代谢失常，在肺用小青龙汤及其变方，在胃用苓桂术甘汤，在肠用己椒苈黄丸，在膀胱用五苓散。《金匮要略·痰饮咳嗽病篇》对于水液代谢失常有详细论述。水饮内停，一般会出现咳嗽、眩晕、心悸、呕吐、小便不利等证候，本案并没有，只是胃中有水响，参考其怕冷，舌淡，津液多，脉缓等脉证，确定为胃消化功能不良，胃液分泌过多，故予以苓桂术甘汤。考虑到患者原来有乙肝"小三阳"病史，易疲劳，消瘦，面黄，睡眠不好，再合二至丸（墨旱莲、女贞子），温阳化水，益气柔肝，共为药丸。两个多月后见到疗效，则二诊原方加减继续为丸巩固。

四

腹痛与腹泻

（12例）

01. 腹痛腹泻：慢性肠炎（白头翁汤、痛泻要方）

邹某，女，63岁，2020年1月3日初诊：腹痛腹泻多年，腹泻频繁，伴腹痛，大便黏滞，严重影响生活质量。既往有慢性肠炎史，西药、中药服后不见效；空腹血糖偏高，靠饮食控制，未服用西药，其他情况均正常。舌苔黄腻，脉弱。

白头翁 10 g	刺猬皮 10 g	陈皮 10 g	防风 10 g	黄柏 10 g	黄连 5 g
木香 10 g	炮姜 10 g	秦皮 10 g	人参 10 g	石榴皮 10 g	乌梅 15 g
仙鹤草 90 g	白芍 30 g	白术 10 g	7剂		

2月29日二诊：服药1周腹泻情况明显改善。仅是感冒受寒时才会出现腹泻情况。想继续巩固疗效来诊。处方：

白头翁 10 g	刺猬皮 10 g	陈皮 10 g	防风 10 g	黄柏 10 g	黄连 5 g
木香 10 g	炮姜 10 g	秦皮 10 g	人参 10 g	石榴皮 10 g	乌梅 15 g
仙鹤草 90 g	白芍 30 g	白术 10 g	7剂		

水丸：白头翁90 g，黄连50 g，黄柏、秦皮各60 g，刺猬皮90 g，陈皮、木香、炮姜各60 g，乌梅、仙鹤草、高丽参各90 g，苍术、砂仁、防风各60 g，茯苓50 g。2剂，每日1次，每次9 g。

9月12日三诊：由于疫情影响，上方丸药2剂一直持续服用。腹泻已近痊愈，除受凉或者感冒拉肚子以外，大便都能成形。睡眠安稳，饮食正常。水丸：

山药 90 g，**扁豆** 60 g，**白术** 90 g，**白芍** 60 g，**白头翁** 50 g，**黄连** 90 g，**黄柏** 50 g，**秦皮** 60 g，**高丽参** 90 g，**茯苓** 60 g，**砂仁** 30 g，**陈皮** 50 g，**炮姜** 60 g，**神曲** 50 g，**苍术** 60 g，**续断、补骨脂、刺猬皮各** 90 g。每日 2 次，每次 9 g，服完 1 剂后，至今 3 年未复发。

【辨治思维】本案用痛泻要方合白头翁汤加减。本案的证候十分明确：腹痛、腹泻，两者相伴，这明明是刘草窗痛泻要方所治，西医学认为是慢性结肠炎，不知道为何会迁延多年，久治无功。痛泻要方由白芍、陈皮、防风、白术 4 味药组成，临床十分有效。因为大便黏滞，舌苔黄腻，又有糖尿病史，故合白头翁汤；腹泻次数每日 3~5 次，故加刺猬皮、石榴皮固塞，重用仙鹤草，既可止泻，又可益气。最后用药丸收功。

02. 腹痛腹泻：慢性非特异性溃疡性结肠炎
（朱良春仙桔汤、白头翁汤、柏叶汤）

游某，女，63 岁，2005 年 10 月 28 日初诊：患慢性结肠炎 18 年，自诉因在农村吃了生冷腥物而起，长期大便不成形，每日 3~4 次，大便中常有白色黏液，腹胀、脐周隐痛，得温则舒，手足冷，饮食稍微不慎或受凉时即加剧，近年来大便中时夹有鲜血，多次经肠镜检查，确诊为慢性非特异性溃疡性结肠炎，无有效药物治疗。昨日因为受凉，腹痛腹泻，一日达 7~8 次，大便中有多量红白色黏液，面色白，舌淡、苔腻，脉紧，拟用仙桔汤加减：

仙鹤草 50 g (先煎代水)	柏叶 10 g	艾叶炭 10 g	干姜炭 5 g	桔梗 30 g
木槿皮 10 g	白头翁 15 g	蒲公英 30 g	白芍 15 g	白术 15 g
木香 5 g	槟榔 5 g	乌梅炭 10 g	甘草 10 g 7 剂	

11 月 5 日二诊：服上方后，腹泻腹痛、脓血便逐渐减少，到第 5 剂药时已经完全消失。现精神转好，饮食恢复正常，大小便正常，舌淡红、苔薄白，脉弦缓，改用白头翁汤加减为散剂：

琥珀、三七各 30 g，**血竭、儿茶各** 15 g，**白及** 30 g，**珍珠粉、黄连各** 10 g，**秦皮、黄柏各** 15 g，**刺猬皮、地榆、乌梅炭各** 30 g，**干姜炭、附子各**

15 g，木香、槟榔各 10 g，白芍、当归、白头翁、木槿皮各 15 g。1 剂，研末，每日 3 次，每次 3 g，两餐中间及睡前开水送服。

以上散剂每剂可服一个多月。连续服 3 剂后，一年多来，症状完全消失，也未再做肠镜检查。

【辨治思维】 本案是已经确诊的慢性结肠炎，一诊用仙桔汤加减。朱良春先生说：

"慢性泄泻，迭治不愈，缠绵难解者，辨证往往有脾虚气弱的一面，又有湿热滞留的存在，呈现虚实夹杂的征象，所以在治疗上，既要补脾敛阴，又须清化湿热，才能取得效果，余之仙桔汤即据此而设，主治脾虚湿热型慢性泄泻。适用于久泄便溏，夹有黏冻，纳呆肠鸣，腹胀乏力，苔腻舌尖红，脉象细濡等症，包括过敏性结肠炎、溃疡性结肠炎、慢性痢疾急性发作者。其中，仙鹤草除善止血外，并有治痢、强壮之功。《滇南本草》载'治赤白痢'。个人体会本品不仅可治痢，还能促进肠吸收功能的恢复，而对脾虚湿热型慢性泄泻最为有益，可谓一药数效。《别录》载桔梗'利五脏肠胃，补血气……温中消谷'；《大明》载'养血排脓'；《本草备要》载治'下痢腹痛'。久泻用其排脓治痢，凡大便溏泻夹有黏冻者，用桔梗甚效。白术、木香健脾调气；白芍、乌梅、甘草酸甘敛阴，善治泄泻而兼腹痛者，腹痛甚者可加重白芍、甘草之用量，白芍用至 15~30 g。木槿花甘平，清热利湿，凉血，对下焦湿热能迅速改善症状，木槿花是朱老特用药，但药店不备，可用木槿皮代替。槟榔本是散结破滞，下滞杀虫之药，小量则善于行气消胀，对腹泻而腹胀较甚者，芩、连宜少用、短时用。因苦寒之味，过则伤脾，损阳耗阴，久泻脾虚尤需注意。白头翁配木槿花，可增强清泄湿热之效而无弊端。脾虚湿热之久泻，处理不当，往往顾此失彼。甘味健脾之品，过则助湿生热；苦寒燥湿之属，重则伤阳损阴。仙桔汤补泻并施，有健脾敛阴，清泄湿热之功，对虚实夹杂之证，既不壅塞恋邪，亦无攻伐伤正之弊。本方桔梗伍槟榔，升清降浊；槟榔伍乌梅炭，通塞互用；木香伍白芍，气营兼调。方中无参、芪之峻补，无芩、连之苦降，无硝、黄之峻猛，盖肠道屈曲盘旋，久痢正虚邪伏，湿热逗留，一时不易廓清，进补则碍邪，攻下则伤正，故宜消补兼行，寓通于补，始于病机吻合。"

从我的临床经验来看，本方最大的创意，是选择大剂量仙鹤草为主药，避开苦寒，避开温燥，不用攻下，不用补药，专以调节气机，调养气血，对于慢性结肠炎属于寒热错杂、虚实夹杂、迁延不愈者，本方开辟了一种新的治法。

因为是受寒引起，中焦虚寒突出，故合用张仲景的柏叶汤，以温中止血。二诊重点在修复溃疡面，排除各种不利因素，防止复发，故选择白头翁汤加减方，加附子、干姜以温阳，珍珠、白及、琥珀、血竭、三七、刺猬皮以活血敛疮，愈合溃疡面，乌梅、木槿皮以脱敏，制为散剂，以便长期服用，并讲究服药的时间，以适合于胃肠道疾病的特点，坚持一年，最终获得治愈。

03. 腹痛腹泻：慢性肠炎（补中益气汤、四神丸、附子理中丸）

代某，男，51岁，2010年4月25日初诊：患者慢性腹泻20余年，每日大便4~5次，甚至7~8次，从来没有成形过，大便前腹部隐隐作痛，得温稍舒，口不渴，不能吃凉性食物。察之形体消瘦，面色萎黄，头晕，精神不振，食欲尚可，但不敢多吃。舌胖淡、苔白腻，脉沉细弱。用补中益气汤合附子理中丸、四神丸加减：

红参10 g	黄芪50 g	陈皮10 g	白术30 g	柴胡10 g
升麻10 g	炙甘草10 g	干姜10 g	肉豆蔻10 g	补骨脂10 g
五味子10 g	吴茱萸6 g	7剂		

5月4日二诊：服上方后，腹泻次数明显减少，每日2~3次，由原来的稀溏便开始成条，怕冷减轻，腹部隐痛消失，精神好转，但腹胀，口微渴，舌淡红、舌苔黄白相间，脉弦细数。仍用上方加半夏10 g、黄连6 g、木香10 g。7剂。

5月15日三诊：服上方后，感觉尚好，大便每日1~2次，舌脉同前。用原方加减为丸：

红参60 g，黄芪80 g，陈皮15 g，白术50 g，柴胡、升麻各15 g，炙甘草、干姜、肉豆蔻、补骨脂、半夏各30 g，黄连15 g，木香、当归各30 g，白芍、乌梅各60 g。1剂，为水丸，每日2次，每次5 g。服完2剂后，基本治愈，未再复发。

【辨治思维】由慢性肠炎引起的慢性腹泻,可以持续数年甚至数十年。患者吃过各种抗生素和中药煎剂、成药,多半开始有效,后来则无效。初诊见患者一派阳气虚寒之象,即用补中益气汤合理中汤去中焦虚寒,用四神丸温下焦虚寒,加附子照顾全身虚寒,很快取得疗效。二诊见腹胀,口微渴,舌淡红、舌苔黄白相间,脉弦细数,不必疑惧,这是温摄、升提稍过,少佐黄连清,半夏降,木香通,仍然服汤剂。三诊在进一步取得疗效之后,加当归、白芍,合原方的红参、黄芪补养气血,加乌梅,是因为此品乃张仲景治疗慢性腹泻的要药,乌梅丸方后有明确记载"又治久泻"。诸药做成水丸,以求彻底治愈。

补中益气汤出自《脾胃论》,共 10 味药,以黄芪、人参、白术、炙甘草健脾益气,陈皮理气,升麻、柴胡升阳,当归补血,生姜、红枣调和营卫。本方为李东垣治疗脾胃气虚,阳气不升的名方,患者可见头晕乏力,倦怠懒言,提气不上,饮食减少,大便稀溏或腹泻,舌淡,脉弱等。

四神丸出自《校注妇人良方》,共 4 味药,以吴茱萸散寒、肉豆蔻温脾、补骨脂补肾、五味子收敛,集中于温脾肾,止泻泄,是治疗"五更泻"的著名方剂。所谓五更泻,即每日半夜五更时分,就出现腹痛、腹泻的症状,泻过之后,疼痛缓解,多见于慢性结肠炎。

本案所使用的补中益气汤、理中丸、四神丸、乌梅丸都是治疗慢性腹泻最普通、最有效的名方,每位医生都熟悉,但从我的经验来看,有两点仍然值得注意:其一,凡是慢性胃肠道疾病,用药丸比用煎剂效果好,药丸宜用水丸而不宜用蜜丸。本案一诊先用煎剂,是为了看方证是否相合,一旦无误,则改为水丸。我在临床,擅长用药丸对付慢性病,往往先开 7 剂、14 剂煎剂或者免煎剂,投石问路,一旦有效,则做药丸。因为做药丸也需要 7 天,本书大部分医案都有这个特点。其二,凡是多年不愈的疾病,多数呈寒热错杂,虚实夹杂,很少有单纯寒证、热证、虚证、实证的。本案一诊所见,似乎一派寒证,但用过纯温阳之品后,胃中"伏火"开始冒头,所以佐以黄连。最后更加当归、白芍等,以期气血同补,温凉并用,既突出重点,又照顾全面,才能保证药丸能够长服、久服,彻底治愈疾病。

04. 腹痛腹泻:肠道息肉 (济生乌梅丸、白头翁汤)

杨某,女,37 岁,2012 年 4 月 27 日初诊:患者于半个月前在广州某医院住院，经电子直结肠镜检测，为多发性乙状结肠息肉、慢性结肠炎、直肠炎，其中最大的一块，是距肛门 24 cm 处见一 1.5 cm×1.0 cm×1.0 cm 息肉，表面溃疡出血，取活检一块，组织软，未见癌细胞。医生建议手术。患者已经因患结肠息肉，连续 5 年，每年做一次手术，仍然复发，故不想再手术，希望服中药消除。察之患者气色尚好，周期 25 日左右，有白带，但不多，腹中经常隐隐作痛，大便一日 2~3 次，有时 4~5 次，偏稀溏。舌淡红，脉弦细。用济生乌梅丸合白头翁汤加减为水丸：

乌梅 300 g，**僵蚕** 100 g，**穿山甲、黄连、黄芩、干姜、炙甘草**各 60 g，**白芍** 100 g，**白头翁** 50 g，**黄柏** 60 g，**秦皮** 30 g，**蒲公英** 60 g，**乳香、没药**各 50 g，**五倍子、石榴皮**各 60 g，**苦参** 50 g，**木香** 30 g，**三棱** 50 g，**莪术** 60 g。1 剂，每日 2 次，每次 9 g，餐后开水送服。

8 月 15 日二诊：本方服了近 4 个月，感觉尚好，原来腹中隐隐作痛，大便次数多、稀溏，均有好转，只是容易疲劳，舌淡，脉弦细。效不更方，原方加黄芪 90 g，当归、白术各 60 g，砂仁 50 g，仙鹤草 90 g，继续做成水丸，服法同前。

2013 年 6 月三诊：上方于今年年初服完，因为在外地，不方便就诊，又无其他不适，故继续做药丸服 1 剂，于上周作结肠镜检，原来的结肠息肉已经消失，没有新的息肉产生，慢性结肠炎、直肠炎也不明显，停药观察。2014 年、2015 年经过两次检查，再未发现息肉。

【辨治思维】一诊用济生乌梅丸、白头翁汤加减，做成丸剂缓消。《伤寒论》的乌梅丸可以治疗"久利"，但这里采用的乌梅丸，是《济生方》中的乌梅丸，原方治疗"肠风下血"。主药为乌梅、僵蚕，一收一散，寓意良深。我曾经读到当代名老中医龚志贤的医案，他用之消除肠道息肉，颇有心得。于是效法其方，再加穿山甲、三棱、莪术，协同僵蚕以软坚散结；加五倍子、石榴皮，协同乌梅以收敛固涩，寄望在一收一散、一张一弛的强化用药中，缓消息肉于无形之中。这是"治标"。

然而，肠道的炎症，是息肉滋生的温床，治病必求于本。《伤寒论》第 371 条云：

"热利下重者，白头翁汤主之。"

这首处方共 4 味药：白头翁走血分，凉血解毒，黄连、黄柏走气分，清热解毒，秦皮清热涩肠，共同组合成治疗热性痢疾和急性肠炎的良方。我再加蒲公英助白头翁凉血消瘀，加黄芩、苦参助黄连、黄柏苦寒燥湿，加木香调气，乳香、没药活血，芍药、甘草缓急止痛。为防止寒凉过度，加干姜温中，做成水丸缓图，以求"治本"。

二诊时，见原方有效，症状改善，但略显疲劳，舌淡、脉弦细，故加黄芪、当归、白术、砂仁，益气养血，健脾醒胃。再加入仙鹤草，该药民间又称"脱力草"，除了止血之外，还有强壮之功，更是一味治疗痢疾的重要药物。国医大师朱良春创制过一首"仙桔汤"，主治脾虚湿热型慢性腹泻，即以仙鹤草为主药。

肠道息肉属于良性增生物，手术切除虽不失为一种常规的治疗方法，但肠道的炎性环境得不到改善，则可能还会产生新的息肉来。特别是多发性肠道息肉，割了又长，除之不尽，本案患者在 5 年之中，一连做过 6 次肠道息肉手术，痛苦难言。显而易见，手术只能治标，不能治本。要防止息肉增生，重点在于改善胃肠道的内环境。十多年来，我以此方为主加减，采取标本兼治的方法，设计成丸剂缓图，治疗肠道息肉患者上百例，都有很好的疗效。

05. 腹痛消瘦：神经性腹痛、十二指肠溃疡、贫血
（保和丸、黄芪建中汤）

董某，男，11 岁，2004 年 12 月 21 日初诊：患者 7 岁前能吃能睡，发育正常，3 年前开始腹痛，经常发作，频繁时，每日发作 4~5 次，每次几分钟到十几分钟不等，休息半刻，可自动缓解，疼痛的部位主要在肚脐周围，多为痉挛而痛，血红蛋白较低，只有 8 g/L 左右，做过多次检查，排除地中海贫血、蛔虫症，近来查出有十二指肠溃疡，服用治疗溃疡的西药仍然不见疼痛好转，服用铁制剂也不见血红蛋白上升，特从广州来长沙求治。察之面色㿠白，眼圈发青，形体消瘦，精神尚可，胃口不佳，腹部柔软、压之无痛感，素来大便干结，有时须服泻药才能解出，现已 2 日未解，腹胀，小便黄。舌胖淡苔黄腻，脉弦缓。此为食积所致，当先用消法，处以保和丸加减：

炒麦芽 15 g	炒山楂 15 g	神曲 10 g	莱菔子 10 g	陈皮 5 g	半夏 5 g
茯苓 10 g	连翘 10 g	炒白术 10 g	广藿香 10 g	胡黄连 5 g	5 剂

12月27日二诊：服上方后，胃口稍好，大便每日1次、气臭，仍然阵发性腹痛，每日2~3次，舌苔已净、舌质白而胖淡，脉缓弱。中焦虚证已显，当温补气血，处以黄芪建中汤加减：

黄芪 30 g　　桂枝 6 g　　生白芍 30 g　　炙甘草 10 g　　生姜 10 g　　大枣 15 g　　饴糖 30 g　　蒲公英 10 g　　三七 3 g　　7剂

2005年1月5日三诊：药后胃口转佳，大便通畅，7日中腹痛仅仅出现1次，原方加当归10 g，续服30剂。

2005年3月，患者按上方服药50余剂，腹痛再未出现，十二指肠溃疡已排除，血红蛋白正常，面色白里透红，体重增加5 kg，食欲、大小便均正常，舌淡红无苔，脉弦缓，病已痊愈，嘱不必再服药。

【辨治思维】黄芪建中汤出自《金匮要略·血痹虚劳病篇第六》第19条，原文云：

　　　"虚劳里急，诸不足，黄芪建中汤主之。"

里急，即腹中拘急、疼痛。本例不明原因的腹痛、溃疡、贫血3种疾病集中在一个患儿身上，西医在治疗上有一定困难，故长期未能痊愈。儿童不明原因的神经性腹痛，用《伤寒论》芍药甘草汤、小建中汤一般皆有效，从本例患儿贫血、面色㿠白、眼圈发黑等全身证候来看，呈现一派虚证，属于《金匮要略》所说的"虚劳"，当用黄芪建中汤，但初诊时，见患者舌苔黄腻，用建中汤又有所顾忌，仔细询问患者父母，平常不见此种舌苔，意识到应为旅途活动过少，食积于胃肠所致，故暂用保和丸消食，加藿香化湿，胡黄连泻下。二诊时见舌苔退净，舌质白而胖淡，虚证本质已露，始用黄芪建中汤加减，因西医检查有十二指肠溃疡，故加蒲公英清热消痈，三七活血止痛。三诊守方不变，坚持数十剂，终于使得这一复杂的病例治愈。患者坚持服2~3个月，不仅溃疡得愈，体质也得到加强。

张仲景的小建中汤是温中补虚的祖方，以桂枝温阳，白芍益阴，饴糖补脾，生姜散寒，炙甘草、大枣甘温补中，其中，重用白芍合炙甘草，为芍药甘草汤，有缓急止痛之效。如有短气、自汗、肢体困倦、脉虚大等气虚证，本方加黄芪益气，即《金匮要略》黄芪建中汤。

我在临床运用本方很多，很多小孩有经常性的腹痛，西医检查为神经性腹痛，肠系膜淋巴结肿大，虽然疼痛偶发，但多见营养不良，面色萎黄，精神不振，容易感冒，以黄芪当归两建中汤合用，服用数十剂，则小孩抵抗力增强，腹痛也不再犯。本方药味甘甜，患儿多能接受，但宜在餐后服用，以免影响食欲。

一部分为胃和十二指肠球部溃疡患者，辨证为中焦虚寒者，以脘腹部隐痛喜按为主要指征，往往以黄芪建中汤加蒲公英治之，这是朱良春先生从章次公先生处学到的经验。

保和丸出自《丹溪心法》，由山楂、麦芽、神曲、莱菔子、陈皮、半夏、茯苓、连翘 8 味药组成。本方为治疗食积的通用方，重用山楂，以消肉食去油腻，麦芽消面食，神曲消酒食，陈皮、半夏、茯苓化痰，连翘去积热，而炒莱菔子则消食、化痰、下气、除胀、止痛、定喘、攻积，一物而兼七用，平和而不燥烈，有条畅胃肠气机的特殊作用。朱丹溪谓"莱菔子治痰，有穿墙倒壁之功"，张锡纯谓"此乃化气之品，非破气之品，盖凡理气之药，单服久服，未有不伤气者，而莱菔子炒熟为末，每餐后移时服钱许，借以消食顺气，转不伤气，因其能多进饮食，气分自得其养也"。故莱菔子在本方中的作用非凡，不可忽视。

从我的临床经验来看，本方似乎平淡，但运用极多，这是因为现代中国人的饮食结构较之以前发生了很大变化，从小孩到成人，营养过剩导致胃肠有积滞的情况相当多。凡小孩发热，有相当一部分属于积食发热，即俗话说的"滞烧"，患儿不咳、不流涕，咽喉不红肿疼痛，头与四肢摸之不热，而腹部久按之烫手，舌苔厚腻，胃气较重，大便气臭，此为食积发热，可用本方消滞退热。小孩长期消化不良，也可用本方加鸡内金为丸剂缓图。凡成年人饮食营养过度，内有积滞，引起血脂、胆固醇增高，脂肪肝，胃肠功能失调者，本方有很好的调节作用，如果舌苔黄腻，加黄芩 10 g、黄连 5 g；长期嗜酒，加葛花、茵陈各 10 g，砂仁 5 g；大便秘结，加枳实 10 g、大黄 5 g；腹胀明显，加厚朴、苍术各 10 g。老年人消化功能减退，不欲饮食，食后饱胀不舒，加白术 10 g，木香、砂仁各 5 g。

06. 腹痛便秘：肠粘连、腹膜炎（膈下逐瘀汤）

寻某，女，47 岁，2021 年 2 月 4 日初诊：去年 6 月行腹膜炎手术，开腹后发现有肠粘连，仅将黏液清除后，未行其他手术治疗并关腹。后腹痛反复发作，现腹痛近两个月，疼痛不适在脐周处，自己感觉肠道蠕动不良，大便不畅，4 日解 1 次，小便可，为进一步治疗，患者只能求助中医。

五灵脂10 g	赤芍10 g	香附10 g	桃仁10 g	红花5 g	延胡索20 g
川芎10 g	当归15 g	红藤30 g	蒲公英30 g	败酱草30 g	皂角刺30 g
蜈蚣5 g	全蝎5 g	7 剂			

2 月 20 日二诊：腹痛明显减轻，肠道蠕动要比服药前提高，大便 2 日 1 次，过程比先前顺畅。以水丸缓图：

莪术、三棱、皂角刺、五灵脂、赤芍各 60 g，川芎 50 g，当归、香附、桃仁各 60 g，红花 30 g，延胡索、红藤、蒲公英各 90 g，大黄、土鳖虫、水蛭各 60 g，蜈蚣 50 条，全蝎 50 g，黄芩 60 g，黄连 30 g，枳实、三七各 60 g。每日 2 次，每次 9 g。

3 月 27 日三诊：基本无腹痛，仅食辣就有少许便溏，睡眠不佳。水丸：上方加黄芪、仙鹤草各 90 g，灵芝粉 30 g。每日 2 次，每次 9 g。

【辨治思维】本案即用王清任膈下逐瘀汤，原方即五灵脂、当归、川芎、赤芍、桃仁、红花、牡丹皮、香附子、延胡索、乌药、枳壳、炙甘草组成，治疗膈下有瘀血引起的腹痛。因为腹膜炎、肠粘连是由严重的炎症和水肿导致的，故加红藤等 4 味药消炎，蜈蚣、全蝎止痛，确定疗效后，做药丸巩固疗效，防止复发。

07. 腹痛：产后小腹抽痛（黄芪建中汤）

陈某，女，25 岁，2018 年 10 月 27 日初诊：妊娠 2 个月，HCG 不翻倍，当时未见红，胎停，无奈流产。无任何不适感，未开药。

12 月 13 日二诊：胎停清宫术后，纳食后腹部抽搐疼痛，月经已行，正常。精神一般，内热外寒，手脚冰冷，睡眠尚可。舌红，脉数。处方：

| 桂枝10 g | 白芍30 g | 炙甘草10 g | 黄芪30 g | 当归10 g | 川芎10 g |
| 生姜10 g | 大枣10 g | 人参10 g | 高粱饴糖30 g | 15 剂 | |

2019 年 1 月 24 日三诊：服上方腹中抽搐疼痛已缓减，服药期间大便溏稀。备孕中，寐梦多，月经、白带正常，精神尚可，夜间少许腹胀。水丸：

黄芪180 g，当归90 g，白芍180 g，桂枝60 g，阿胶90 g，炮姜50 g，炙甘草、川芎、木香、黄芩各60 g，白术、白参各90 g，神曲60 g，酸枣仁

180 g。**每日 2 次，每次 9 g。**

服药丸期间感觉舒适，继续再服 1 剂。

【辨治思维】本案用《金匮要略》黄芪建中汤加减，原方即治疗腹中虚寒疼痛，加当归、川芎、人参等加强补气血作用，对产后气血亏损腹痛有效，为彻底治愈，替下次妊娠做准备，则做药丸巩固。

08. 腹痛、腹胀、腹泻：肠系膜淋巴结结核（圣愈汤等）

袁某，女，13 岁，2018 年 12 月 25 日初诊：10 月 30 日胆总管囊肿手术胆囊摘除，肠系膜淋巴结结核史。患者虚脱乏力，面色苍白，形瘦，来诊时抬头都无力。痛经，月经周期 21 日左右，经期 4 日，无瘀块，量偏多，腹泻，嗜睡。舌红无苔，脉细软无力、重按乃无。

黄芪 60 g	炙甘草 10 g	西洋参 10 g	生地黄 30 g	当归 10 g	白芍 15 g
川芎 10 g	蒲黄 10 g	五灵脂 10 g	玄参 15 g　7 剂		

2019 年 2 月 28 日二诊：经常腹胀腹泻，颈椎有形态改变，有痛经史，精神不济，面色无华，嗜睡，脉沉细无力。

黄芪 50 g	炙甘草 10 g	升麻 10 g	白芍 30 g	白术 30 g
枳壳 10 g	人参 10 g	仙鹤草 90 g	石榴皮 10 g	火麻仁 30 g
建曲 10 g	柴胡 10 g　14 剂			

3 月 14 日三诊：腹泻稍改善，偶尔大便成形，经常腹痛，饮食尚可，嗜睡，面色苍白，疲劳依旧。

补骨脂 10 g	肉豆蔻 5 g	吴茱萸 10 g	五味子 10 g	石榴皮 10 g	黄芪 30 g
人参 10 g	炙甘草 10 g	升麻 10 g	桔梗 10 g　7 剂		

3 月 23 日四诊：腹泻依旧，本月月经两至，现是第 2 次月经的第 2 日，面色少许好转，仍然精神不济，容易上火，腹痛，舌白苔薄。

黄芪 50 g	炙甘草 10 g	补骨脂 10 g	升麻 10 g	柴胡 10 g	黄芩 10 g
神曲 10 g	陈皮 10 g	白芍 30 g	木香 10 g　5 剂		

4 月 4 日五诊：服药可缓腹胀，但腹泻次数增多。不服药腹胀亦现。上方还剩 5 剂未服，加仙鹤草 90 g、石榴皮 10 g 继服。

4月9日六诊：腹胀、腹泻依旧，一般情况是先腹胀几小时然后欲大便，解完后腹胀感尚存，未觉轻松。脸色发黄，上月行经仍两次。精神委靡不振，每次来诊均为全身乏力，易上火，发口溃，无口干口苦等症状，上方均不得法。考虑肠系膜淋巴结结核所致。嘱备肚痛整肠丸1瓶，腹痛即服。

> 附子10 g　炮姜10 g　人参10 g　白术30 g　炙甘草10 g　仙鹤草90 g　3剂

4月11日七诊：服上方大便已成形，腹痛已缓，现在低热（37.5 ℃），舌淡，纳可，头不痛，精神依旧不济。汗未出。

> 附子10 g　麻黄10 g　细辛5 g　干姜10 g　人参10 g　白术15 g
> 炙甘草10 g　饴糖30 g(冲兑)　3剂

4月18日八诊：腹泻腹胀暂无，痛经，现在月经第4日，无口干口苦，面色苍白，疲乏无力，形瘦舌淡。

> 肉桂3 g　小茴香5 g　干姜10 g　川芎10 g　当归30 g　乳香10 g
> 没药10 g　延胡索15 g　赤芍10 g　五灵脂10 g　黄芪30 g　当归10 g
> 附子10 g　人参10 g　白术15 g　炮姜10 g　炙甘草10 g　5剂

4月25日九诊：月经已干净，纳食尚可，晚上腹痛仍然服"肚痛整肠丸"控制，精神差，全身乏力。

> 人参10 g　附子10 g　干姜10 g　炙甘草10 g　桂枝10 g　白芍30 g
> 白术10 g　大枣10 g　黄芪30 g　当归10 g　神曲10 g　饴糖30 g　10剂

5月14日十诊：面部瘙痒，出现结节1周，触碰会有疼感，吃西药2天，面部瘙痒可缓解，腹泻、腹痛偶发。现在处于月经第3日，痛经，经量正常。精神差，纳食偏少。

> 黄芪30 g　当归10 g　忍冬藤30 g　炙甘草10 g　白芷2 g　皂角刺10 g　7剂

6月1日十一诊：腹泻、腹痛症状明显缓解，偶感轻微腹痛。痛经服上方仅2日即缓解。

> 附子10 g　炮姜10 g　人参10 g　白术10 g　炙甘草10 g　五灵脂10 g
> 蒲黄10 g　当归10 g　黄芪30 g　神曲10 g　甜叶菊10 g　14剂

6月15日十二诊：痛经日数明显减少，月经量不多，舌淡少苔，面色稍回暖，嗜睡症状减轻。仅受凉后出现腹泻和腹痛。

黄芪 30 g	白术 10 g	柴胡 10 g	人参 10 g	陈皮 10 g	升麻 10 g
炙甘草 10 g	炮姜 10 g	当归 10 g	附子 10 g	延胡索 15 g	木香 10 g 14 剂

6 月 29 日十三诊：肚痛整肠丸停药后腹痛立即出现。精神不济，面色苍白，睡眠饮食尚可，无腹胀。

附子 10 g	人参 10 g	白术 10 g	炮姜 10 g	炙甘草 10 g	黄芪 30 g
当归 10 g	10 剂				

7 月 23 日十四诊：痛经比较严重，本次月经 6 日，经量一般，疼痛 4 日，腹痛偶尔发作（肚痛整肠丸可缓），精神委靡，嗜睡。纳食、睡眠尚可，二便调。

人参 10 g	白术 10 g	炮姜 10 g	炙甘草 10 g	黄芪 30 g	当归 10 g
升麻 10 g	柴胡 15 g	陈皮 10 g	14 剂		

8 月 6 日十五诊：现在仅是偶尔腹痛（两侧天枢穴附近），纳食尚佳，舌淡，精神振作，痛经缓解，本月月经暂未行。不腹胀，偶有大便溏稀。

桂枝 10 g	白芍 30 g	炙甘草 10 g	炮姜 10 g	大枣 10 g	黄芪 30 g
当归 10 g	人参 10 g	白术 10 g	饴糖 30 g(冲服)	10 剂	

经过十五诊 8 个月的治疗，腹泻、腹痛症状明显缓解，痛经症状有所缓解，患者精神状态明显好转。

【辨治思维】本案一共用了 9 首古方加减或合用，如大补气血的圣愈汤，治疗腹痛的失笑散，益气升阳的补中益气汤，治疗五更泻的四神丸，温肾健脾的附子理中丸，温阳发汗的麻黄附子细辛汤，治疗痛经的少腹逐瘀汤，益气补血治疗腹痛的黄芪建中汤，益气养血去痘疮的当归补血汤等。方随证转，历经 8 个月，始得缓解。

09. 腹痛：克罗恩病（白头翁汤、膈下逐瘀汤）

李某，男，39 岁，2020 年 10 月 6 日初诊：多发性肠道溃疡 10 年，诊断为"克罗恩病"。近年来水样便有 2 个月余，右侧腹部于腹胀时可见突起。平素腹痛频繁发作。患者形瘦，面黄少华，精神不振。

白头翁 10 g	黄柏 10 g	黄连 10 g	秦皮 10 g	枳实 10 g	厚朴 10 g
木香 5 g	桃仁 10 g	红花 5 g	五灵脂 10 g	香附 10 g	乌药 10 g
赤芍 10 g	川芎 10 g	当归 10 g	神曲 10 g 7 剂		

10 月 13 日二诊：腹痛、腹胀缓解，腹部突起亦有变软趋向，整个腹部在服药期有麻胀感，水样便消失，精神渐清。效不更方，上方加人参 10 g，14 剂。服后症状完全消失。

【辨治思维】 本案运用了白头翁汤与膈下逐瘀汤合方，仅仅 7 剂，即取得初步效果，说明中医药治疗克罗恩病是有前途的，但这个病需要做药丸长期吃才能够痊愈，可惜患者中途放弃了。

10. 腹痛：肠套叠急性发作（芍药甘草汤、四磨汤、己椒苈黄丸）

关某，男，54 岁，2021 年 3 月 4 日初诊：去年 9 月份发现脊髓瘤，手术后导致神经受损，术后双脚无知觉，下肢处于肌无力状态，10 月份双下肢开始浮肿，伴有全身淋巴结肿大，肠系膜淋巴结肿大致肠套叠，持续腹痛近 3 个月不缓。查体发现右下颌部肿物，质硬，边界清，活动度小。今腹痛加剧来诊，患者痛苦面容，面色无华、灰暗无泽，大便不畅。舌胖无色、质暗、苔白腻，脉沉数。

大黄 10 g	木香 10 g	枳壳 10 g	槟榔 10 g	乌药 10 g	蜈蚣 5 g
全蝎 5 g	白芍 30 g	炙甘草 10 g	厚朴 10 g	半夏 10 g	黄芩 10 g 3 剂

3 月 6 日二诊：服上方后大便如米糊状、量偏多，恶臭无比，腹痛明显缓解，少量腹胀气。上方加大腹皮、人参、芒硝各 10 g，5 剂。

3 月 11 日三诊：服药后大便通畅，如水状、色转黄，恶臭程度随减，腹痛减轻。淋巴结穿刺活检结果显示为高危型霍奇金淋巴瘤，主要集中在肠道和右下颌。患者精力不济，咽中少许痰，面色无华、青灰暗白。舌苔薄白，脉缓。

吴茱萸 10 g	白芍 50 g	党参 10 g	炙甘草 15 g	木香 10 g	枳壳 10 g
乌药 10 g	槟榔 10 g	大黄 10 g	蜈蚣 2 条	全蝎 5 g	厚朴 10 g
半夏 10 g	黄芩 10 g 7 剂				

水丸：壁虎 90 g，蜈蚣 50 条，全蝎 30 g，白芷 50 g，忍冬藤 90 g，皂

角刺60 g，玄参、鳖甲各90 g，牡蛎60 g，大蟥、水蛭、土鳖虫各90 g，蝉蜕、僵蚕各50 g，山慈菇90 g。每日2次，每次6 g。

3月18日四诊：进食后腹痛腹胀，肠鸣严重，嗝逆频繁。西医建议患者进行放疗、化疗，但患者拒绝一切西医治疗，而选择中医中药。

> 白芍100 g 炙甘草30 g 蜈蚣3条 全蝎10 g 大黄10 g 防己10 g
> 椒目10 g 葶苈子30 g 7剂

平日腹痛之时：健脾整肠丸（一般药店均有购）。

4月1日五诊：丸药服用4日，腹痛又现，痛时无明显腹胀伴随，肠鸣时间减少，大便稀。右下颌部淋巴结明显缩小。精神尚可，面色依旧无华，唇白无血色。

> 白芍120 g 炙甘草30 g 蜈蚣2条 全蝎5 g 椒目10 g 防己10 g
> 葶苈子30 g 大黄10 g 7剂

继续服第三诊药丸，每日2次，每次6 g。

【辨治思维】本案治疗运用了3个古方。即《伤寒论》芍药甘草汤，用大剂量白芍，以缓解痉挛；四磨汤加大黄、厚朴、半夏，下气通便；止痉散即蜈蚣、全蝎，缓急止痛。用《金匮要略》己椒苈黄丸，原文为："腹满，口舌干燥，此肠间有水气。"治疗水饮聚集脘腹，水走肠间，沥沥有声，使持续多日的肠套叠腹痛、便秘得以缓解，使患者的生存质量得以提高，又做药丸试图缓解高危型霍奇金淋巴瘤带来的并发症。但终未联系到患者，不知最终结果。

11. 少腹疼痛：急性盆腔炎（大黄牡丹汤）

袁某，女，53岁，未育，2019年7月6日初诊：急性盆腔炎，少腹疼痛难忍，大便稀，易感冒，既往有子宫肌瘤，绝经5年余，平日无白带。子宫有萎缩迹象，过2个月欲植受精卵来诊。舌黄薄苔，脉象如常。

> 红藤30 g 蒲公英30 g 败酱草30 g 牡丹皮10 g 桃仁10 g 赤芍10 g
> 土鳖虫10 g 忍冬藤30 g 延胡索30 g 白芷10 g 皂角刺10 g 7剂

7月18日二诊：服上方少腹疼痛基本缓解，偶尔少量隐痛感，畏寒，易上火，属寒热错杂。目前主要任务是调理内环境，为后续打基础。

桂枝 10 g	茯苓 10 g	牡丹皮 10 g	桃仁 10 g	赤芍 10 g	当归 10 g
黄芪 30 g	红藤 30 g	蒲公英 30 g	忍冬藤 30 g	玄参 10 g	白芷 10 g
神曲 10 g	14 剂				

【辨治思维】本案属于急性盆腔炎，消炎止痛是主要目的。我借《金匮要略》大黄牡丹汤为主加减。原方治疗肠痈初起，右少腹拒按，按之疼痛。以大黄、冬瓜子、牡丹皮、桃仁、芒硝五味药泄热散结、活血消肿。同时，此方也可以治疗急性盆腔炎、急性胰腺炎、肠梗阻等。因为患者大便稀溏，故去大黄、芒硝、冬瓜子，加红藤、败酱草、蒲公英、忍冬藤、白芷、皂角刺清热解毒，延胡索、赤芍、土鳖虫止痛活血。

12. 腹痛：手术后伤口溃烂不愈合：坏死性胰腺炎
（仙方活命饮、三黄泻心汤、天然牛黄）

陈某，男，32 岁，2022 年 7 月 30 日初诊：2021 年 7 月 1 日突发腹痛，诊断为急性坏死性胰腺炎。病初在基层县级医院医治，住院期病情加重，于 7 月 5 日转送中南大学湘雅二医院急诊科，入住 ICU 医治（住院 25 日）。7 月 9 日手术，7 月 15 日肠内大出血二次手术，相继做了 8 次大手术，最后转入中南大学湘雅三医院。2022 年 3 月拔出第一根引流管，4 月伤口未长好，又植入引流管再次引流，在身心俱疲的情况下，患者姐姐建议改换中医药治疗，以辅助伤口的愈合。

一诊时，见左侧腰腹部有一条宽 3 cm、长 7 cm 的创口未愈合，伤口周边有黄色分泌物渗出，无臭味，伤口不痛，可见红肉。既往病史：2015 年发现有慢性肾病，肌酐不高，蛋白尿（++），隐血试验（++）。平时大便难，偏干结。舌红、苔黄，脉滑。处方：

大黄 10 g	黄芩 10 g	黄连 10 g	忍冬藤 30 g	五倍子 20 g
黄芪 60 g	当归 10 g	皂角刺 10 g	白及 10 g	血竭 2 g
甘草 10 g	蜂房 10 g	10 剂		

另外，天然牛黄 2 g，分 10 日冲服。

9 月 17 日二诊：伤口仍有 2 cm 宽、7 cm 长未愈合，但明显留出来的浓水清澈很多，周围黄色的脓状物也减少，红肉部分颜色亦变淡。服药期大便不干结，药停大便开始硬，8月18日已经将伤口处的第二根引流管取出，伤口不痛。上方去天然牛黄、蜂房，加乳香、没药、白芷、天花粉、赤芍各10 g，炮穿山甲3 g，浙贝母10 g，10剂。

10月25日三诊：左侧腹部伤口已经不流水，伤口周围肉色不再鲜红，有慢慢收口趋势，体重还有所增加，西医暂时未复查，尿蛋白情况亦未知，欲吃完本次的药后再去西医院检查身体恢复的情况。大便时硬时软。无口干口苦。舌薄苔，脉沉弦。丸药缓图：

大黄、黄芩各90 g，黄连60 g，忍冬藤90 g，五倍子180 g，猫须草90 g，炮穿山甲30 g，地龙90 g，白及、血竭各60 g，儿茶90 g，蜈蚣30条，黄芪90 g，当归60 g，刺猬皮90 g，蒲黄炭60 g，棕榈炭50 g。每日2次，每次9 g。

12月6日反馈：伤口已全部愈合，体重已达65 kg。

【辨治思维】患者是由于治疗不当而引发的一系列不必要的大手术，至此近一年多的时间内伤口反复感染不愈合，加之有慢性肾病，身体状况可谓一落千丈。初诊之时形瘦如柴，胃口不佳，只能服流质或软烂易化之食。

第一诊选用三黄泻心汤加味。三黄泻心汤出自《金匮要略》，原方治内火炽盛、热伤血络引起的吐血、衄血等症，通过清热解毒泻火通便而达到止血作用，该患者从舌、脉、大便干结等证候来看，还有内火存在，故用此方为主，加忍冬藤、甘草、皂角刺、蜂房、天然牛黄，强化其消除炎症作用，加白及、血竭、五倍子，收敛创口，黄芪、当归益气补血。

二诊选取仙方活命饮加减，原方出自宋代陈自明《妇人良方·疮疡门》，原书中记载该方：

"治一切疮，未成者即散，已成者即溃；为止痛消毒之良剂也。"

前人说本方神功浩大，能够消肿止痛，起死回生，治一切痈疽，不论阴阳疮毒、化脓生肌、散瘀消肿，功似仙方神药，所以叫做"仙方活命饮"。原方13味：白芷、贝母、防风、赤芍、当归、甘草、皂角刺（炒）、炮穿山甲、天花粉、乳香、没药、金银花、陈皮。加五倍子、白及、血竭、儿茶、蜂房收敛止血、活血定痛、生肌长肉。

在前面两诊有效的前提下，三诊将两方合一，做药丸便于长期服用。刺猬皮有很好的收敛创口作用，只能做在药丸中，加棕榈炭、蒲黄炭，消除创口周围少量渗血，加猫须草、蜈蚣、地龙是因为这几味药有治疗肾病作用。吃完一剂药丸，大约2个月后，这个久治不愈的创口，终于平复。

五 肛门疼痛

（1例）

肛门疼痛：肛周脓肿（仙方活命饮）

赵某，女，31岁，已婚未孕，2021年4月17日初诊：今日于肛肠科诊断为肛周脓肿，肛周红肿疼痛明显，痛时坐立不安，平时肛周无潮湿、无渗出液，住院治疗。开具如下处方：

忍冬藤60 g	皂角刺30 g	乳香10 g	没药10 g	当归10 g	天花粉10 g
赤芍10 g	浙贝母15 g	白芷10 g	黄芪30 g	黄芩10 g	黄柏10 g
甘草10 g	地榆30 g	槐花10 g	4剂		

患者反馈，第一剂服用后肛周肿胀、疼痛明显减轻。服药第二天即可久坐。在服药期间肛周有脓液渗出。药停渗出液体即无（肛周脓肿所排脓液）。后又续免煎剂10剂，肛门指诊后提示：肛门内侧脓肿已消失，肛门周围三点方向有一小肿胀部位，压之疼痛，不压则无感觉。现无发热，无明显疼痛不适。神志清，精神可，纳可。二便正常，睡眠可。自行服用"丽珠得乐"后有时缓解，服保和丸后疼痛减轻。

【辨治思维】本案即用仙方活命饮加减。原方去穿山甲，加黄芩、黄柏清热解毒，加黄芪益气，增强排脓解毒作用，加地榆、槐花直达病变部位。因为是急性炎症，故14剂即告痊愈。

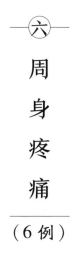

六

周身疼痛

（6 例）

01. 四肢烦疼：不明原因（柴胡桂枝汤、二妙散、止痉散）

周某，女，62岁，农民，2010年4月24日初诊：患者四肢疼痛酸胀多年，遇到天气变化或劳累加重，时发时愈，做过各种检查，类风湿因子不高，有轻度腰椎骨质增生，饮食二便尚可，最近周身疼痛，右下肢从臀部到小腿胀痛较重，活动稍舒，躺下尤剧，以致心烦不眠。舌淡苔薄黄，脉弦细。处以柴胡桂枝汤合二妙散、止痉散：

柴胡 10 g	桂枝 10 g	白芍 30 g	炙甘草 10 g	黄芩 10 g	党参 15 g
半夏 10 g	生姜 10 g	大枣 10 g	黄柏 10 g	苍术 10 g	蜈蚣 1 条
全蝎 10 g	7 剂				

5月2日二诊：服上方后臀部及小腿胀痛显著好转，全身酸痛也有改善，颈部不适，精神疲倦，舌淡，脉弦细。原方去蜈蚣、全蝎，加葛根50 g、黄芪30 g，7剂。

5月10日三诊：服上方后头颈部及上身疼痛全部缓解，精神亦好转，仅臀部留有酸胀感，舌脉同前，以二诊方去葛根加木瓜30 g、牛膝15 g、薏苡仁30 g、当归10 g，7剂。

服后臀部的酸胀感也消失，一如常人。

【辨治思维】在经方中治疗因为风寒湿热导致周身疼痛的方剂不少，大多数以温阳散寒利湿清热为治，如乌头汤、白术附子汤、麻黄杏仁薏苡甘草汤、桂枝芍药知母汤，等等。临床治疗，习惯于用经方者，常常根据辨证论治的需要，选取以上方剂。然而柴胡桂枝汤的立意却与以上方剂有显著的不同。《伤寒论》第151条云：

"伤寒六七日，发热，微恶寒，支节烦疼，微呕，心下支结，外证未去者，柴胡桂枝汤主之。"

该方共9味药：柴胡、桂枝、法半夏、黄芩、白芍、炙甘草、党参、生姜、大枣。

从证候来分析，"支节烦疼"是指四肢烦劳酸疼，虽不剧烈，但缠绵不已；从方剂的组合来分析，是由小柴胡汤与桂枝汤合方，两方都以"和法"为治疗原则，而不是以祛风、散寒、去湿、止痛为目的。这种病痛，最常见于中老年或体质比较虚弱的患者，最容易在劳累过后、天气变化、季节更替时发生，各种检查都显示不出有严重疾病，用药偏凉、偏温患者都感觉到不适。这是身体虚弱或年龄趋于衰老，肌肉筋骨不胜劳累，不能适应温差、湿度变化所致，这种因为身体不能和调而出现的病痛，不能当做风湿一类病来治疗，应当视为"亚健康状态"，采用"和法"调治，故以小柴胡汤与桂枝汤合用，和阴阳，和表里，和营卫，和气血。全方药性平和，不偏温，不偏凉，具有调补与治疗兼施的特点，故在中老年人和亚健康人群中运用很广。疼痛是因为气候变化引起的，如开春季节湿热萌生，则合用二妙散，即加苍术、黄柏；如属劳累所致，则合用当归补血汤，烦疼而致睡卧不安，再加鸡血藤、酸枣仁、茯神；如疼痛以臀部腿部为甚者，则合用四妙散，即二妙散加怀牛膝、薏苡仁；如疼痛牵涉颈部，则合用葛根汤，即加葛根；如疼痛剧烈，则合用止痉散，即加蜈蚣、全蝎等。

还有一些中老年人，总感到有一股气在身上窜动，气走到哪里，则哪里疼痛，按之即打嗝，令人称奇，用寻常疏肝理气之法不效。我后来从刘渡舟先生的《伤寒论十四讲》中得知，当用此方治疗。总之，中老年人好比一部使用了几十年的机器，部件老化，容易出现这里那里的故障，肢体经常会有一些莫名的不适，不宜大补大泻，只需调节、维修，而此方是特别适合的方剂。

02. 全身关节疼痛不堪：不明原因
（柴胡桂枝汤、二妙散、止痉散、活络效灵丹）

黄某，女，81岁，2018年9月20日初诊：患者坐在轮椅上呻吟不止，诉说筋骨疼痛，关节部位尤为甚，膝关节处有积液、水肿。患者是一出家尼众，生活清苦，寺院居住环境阴冷潮湿，才起此病，西医打针、止痛片均不起任何作用，各种检查均未查出病因。患者疼痛欲死，大便未解。舌有厚腻苔。

柴胡 15 g	半夏 10 g	黄芩 10 g	生姜 10 g	大枣 10 g	桂枝 10 g
赤芍 10 g	苍术 30 g	黄柏 30 g	蜈蚣 5 g	全蝎 5 g	炙甘草 10 g
延胡索 15 g	牵牛子 10 g	乳香 10 g	没药 10 g	党参 10 g	7 剂

9月27日二诊：服上方第一剂疼痛显著减轻，仅肩膀处还有疼痛。大便结，小便少、灼热，头也觉得昏沉。舌苔黄腻，脉弦数。

| 萹蓄 10 g | 瞿麦 10 g | 车前子 30 g | 苍术 10 g | 黄柏 30 g | 牵牛子 10 g |
| 茯苓 10 g | 猪苓 10 g | 泽泻 10 g | 西洋参 10 g | 大黄 5 g | 滑石 15 g　7 剂 |

服完后，痊愈。

【辨治思维】 本案住院半个月，查不出任何导致剧烈疼痛的原因，故找中医治疗。一诊基础方为柴胡桂枝汤、二妙散、止痉散，完全同第一个案例，我的理解是，一部机器用了几十年，部件都会老化，一个人的年纪大了，肌肉关节必然劳损，难以适应气候的变化，尤其是天气潮湿时，更是如此。患者久居湿地，舌苔厚腻，膝关节积液、水肿，故用上述三方加牵牛子祛湿利水；疼痛剧烈，加乳香、没药、当归、丹参活血止痛。这四味药，名活络效灵丹，出自《医学衷中参西录》，对于各种剧烈疼痛，均有佳效，故7剂之后，疼痛若失。二诊从舌脉及大便干、小便少的证候来看，有化热倾向，故用八正散合二妙散、猪苓汤加减，清利下焦湿热，得以善后。

03. 湿热身痛：类风湿关节炎（二妙散）

张某，女，55岁，2014年7月24日初诊：患者15年前患类风湿关节炎，全身关节疼痛，查类风湿因子、血沉与抗链球菌溶血素 O（简称抗"O"）均高。长期服用激素类药物与雷公藤制剂，效果不理想，指标也未完全正常。察双手指关节已经变形，右手指关节如鸡爪样，全身酸胀疼痛，四肢关节疼痛，晚上尤剧。小便黄，大便稀溏，食欲尚可。舌苔黄腻，脉滑数。水丸：

苍术、黄柏各 180 g，忍冬藤、络石藤、青风藤、海风藤各 60 g，乳香、没药、姜黄各 50 g，黄芪 120 g，当归 50 g，鸡血藤 90 g，蜈蚣 60 条，蕲蛇 60 g，1 剂。每日 2 次，每次 9 g，餐后开水送服。

服丸药后，身体酸胀疼痛和关节疼痛大为缓解。舌苔变薄，大便不稀溏，继续做水丸服。持续吃了 1 年，类风湿因子、抗 O、血沉都已正常，身体关节已基本不痛，能够胜任正常的生活和劳动，唯变形的关节不能恢复，变天时有所不适。

【辨治思维】二妙散出自《丹溪心法》，由苍术、黄柏两味药构成。本方以黄柏为君药，苦以燥湿，寒以胜热，善祛下焦湿热；以苍术为臣药，苦以燥湿，温以健脾，使湿去而邪不再生。二药合用，可标本兼治，使湿去热清，诸症悉除。

最初我认为，本方所适合的病机只是下焦湿热。大凡腰腿酸疼，下肢无力，足膝红肿疼痛，白带色黄，下部湿疮等，见到舌苔黄腻，小便色黄者，均须考虑到是湿热所致，本方运用的机会很多。北京同仁堂制作的成药二妙丸，也只介绍了治疗妇女带下。后来发现，李东垣的清暑益气汤、王清任的身痛逐瘀汤，都融进了二妙散，从而领悟到此方诚为治疗湿热流注于四肢经络引起的全身疼痛的主方。我再加忍冬藤、络石藤、海风藤、青风藤四藤疏通经络，乳香、没药、姜黄活血止痛，黄芪、当归、鸡血藤益气补血，并借蜈蚣、蕲蛇两虫搜剔顽痹。为丸缓治，疗效颇佳。

04. 全身疼痛：多发性肌炎（二妙散、宣痹汤）

劳某，男，58 岁，2018 年 5 月 3 日初诊：患者 3 个月前因咽喉疼痛就医，以为是普通感冒所致。医院治疗多日未见好转，全身乏力。西医诊断为：多发性肌炎。目前全身疼痛不已，甚是乏力，手、足、头有很严重的束缚感，左侧头痛厉害，呻吟不止。吐清口水，咽喉壁充满了血丝。饮食尚可，大便不畅，需2~3日1次。

| 苍术 15 g | 黄柏 15 g | 葛根 50 g | 黄芩 10 g | 玄参 30 g | 半夏 10 g |
| 黄连 5 g | 炙甘草 10 g | 麦冬 10 g | 忍冬藤 30 g | 木瓜 30 g | 7 剂 |

5月10日二诊：上方服到第3剂时，咽喉感到舒服很多，但是全身乏力症状还是存在，肌肉酸痛症状未缓解。实验室检查（括号内为正常参考值）：L-乳酸脱氢酶 375.4 U/L↑（100~200 U/L），肌红蛋白 94.7 ng/mL↑（0~85 ng/mL），红细胞 $9.93×10^{12}$/L↑（$3.97~9.15×10^{12}$/L）。四肢除末端外，全身关节部位疼痛。少许咳嗽、有痰。纳食无味，口苦。

黄芪 30 g	炙甘草 10 g	苍术 30 g	黄柏 30 g	麦冬 10 g	五味子 5 g
葛根 30 g	陈皮 10 g	泽泻 10 g	茯苓 10 g	猪苓 10 g	西洋参 10 g
升麻 10 g	7 剂				

5月17日三诊：药后症状稍有改善，凌晨1~2点感觉全身骨头烧灼感疼痛得厉害，伴肌肉疼痛。饮食乏味，咽喉不适，口干，吐清口水，耳鸣，尿黄，周身乏力。

赤小豆 30 g	连翘 15 g	防己 10 g	滑石 30 g	栀子 10 g	杏仁 10 g
薏苡仁 30 g	半夏 10 g	姜黄 10 g	黄芪 30 g	西洋参 10 g	蚕沙 10 g
白豆蔻 5 g	7 剂				

6月7日四诊：服上方咽痛、下肢的疼痛得到缓解，但两臂肌肉疼痛明显，动则乏力，纳食无味，口苦、口涩、口不干，头发蒙，牙齿酸软，大便尚可。

| 砂仁 10 g | 黄柏 30 g | 苍术 30 g | 木瓜 30 g | 黄芪 50 g | 西洋参 10 g |
| 炙甘草 10 g | 石斛 10 g | 14 剂 | | | |

6月21日五诊：患者告知服药至今所有症状基本改善，但不能劳累，多言或多动则头内嗡嗡作响，两臂、肩部、大腿处皮肤麻木，眼睛发胀，人容易疲倦，二便正常了。纳食一般。舌苔黄、有裂纹，脉弦。

【辨治思维】多发性肌炎属于难治性疾病，全身肌肉骨头疼痛，多项指标不正常。大多数属于湿热夹阴虚，缠绵难愈。一诊用二妙散合葛根芩连汤加半夏、忍冬藤、玄参、麦冬，效果不佳，二诊用清暑益气汤加减，有所改善。三诊用《温病条辨》宣痹汤，开始大有转机，至五诊时患者自我感觉好了百分之八九十，可惜没有检测指标改善的情况，也没有坚持服药，半年后又复发。

05. 身痛胸痛：风湿疼痛、冠心病
（改订三痹汤、瓜蒌薤白半夏汤）

张某，女，52岁，2005年1月12日初诊：患者全身关节肌肉疼痛，胸闷痛，头痛头晕，畏冷，检查有冠心病，颈椎病，脑供血不足。自述从1999年子宫肌瘤手术后即如此，每遇天冷或变天加剧。察之面色㿠白。舌胖淡、苔薄白，脉沉细弱。此为阳气虚弱，不能温煦周身，当温阳散寒，拟用改订三痹汤加减：

炙川乌10 g（加蜂蜜30 g先煎1小时）	桂枝10 g	黄芪15 g	红参10 g
白术15 g	茯苓10 g	当归10 g	白芍15 g	川芎10 g
防己10 g	瓜蒌皮25 g	薤白10 g	半夏10 g	丹参15 g
生姜10 g	大枣15 g　7剂		

2月5日二诊：上方服14剂后，感到全身转暖，身痛、头痛均消失，无口干、咽喉疼痛等"上火"之象，效方不改，续服14剂。

9月26日三诊：间断服上方，情况一直平稳，5日前因受寒，又出现怕冷，头痛头晕，颈胀，恶心欲呕，胸闷痛，有痉挛感，全身肌肉关节疼痛，仍用上方加减，汤、散并投：

葛根30 g	桂枝10 g	苍术15 g	附片10 g	茯苓30 g	泽泻30 g
黄芪15 g	当归10 g	白芍15 g	炙甘草10 g	川芎10 g	生姜10 g
大枣15 g　14剂					

散剂：红参50 g，三七、琥珀、丹参、血竭、丹参各30 g，鸡血藤15 g，九节菖蒲60 g，远志15 g，茯神30 g，香附子60 g，鹿茸10 g，苍术30 g。1剂，研末，每日3次，每次3 g，餐后开水送服。

患者按照以上药方，以散剂为常服药，偶尔服几剂汤药，至2014年3月见面时，始终状况良好，身痛、头痛、胸闷痛均未发作。

【辨治思维】改订三痹汤出自清代伤寒名家张石顽的《张氏医通》，由炙川乌、党参、黄芪、炙甘草、白术、茯苓、桂枝、防风、防己、细辛、当归、川芎、白芍、生姜、大枣15味药组成。本方以炙川乌、桂枝、细辛温寒止痛，防风、防己祛风去湿，黄芪、党参、炙甘草、白术、茯苓益气健脾，当归、白芍、川芎养血活血，生姜、大枣调和营卫，合而为一首能够扶正祛邪、治疗风寒湿三痹的方剂。

　　从我的临床经验来看，本方的核心是以扶阳为主，阳气得以振奋，则血行因而流畅，风寒湿邪等阴霾之气为之四散。本方堪称"经方派"大医家张石顽的代表作，取名"改订三痹汤"，意即将陈自明《妇人大全良方》三痹汤加以修改、订正，去掉了原方中的独活、秦艽、桑寄生、杜仲、牛膝、续断、生地黄，添加了乌头、白术、防己、细辛。方中所去掉的7味药，属于阴柔之品，以防其恋邪而对祛风寒湿不利；所添加的4味药，属于温燥之品，以加强原方温阳燥湿散寒的作用，方中恰好将仲景的乌头汤、附子汤、真武汤、黄芪桂枝五物汤、当归四逆汤、防己黄芪汤以及朱丹溪的玉屏风散熔于一炉，且"以防风搜气分之风，川芎搜血分之风，细辛搜骨髓之风"。全方一片阳刚之气，体现了这位"尊经派"临床大家的风格。

　　本案全身关节肌肉疼痛，怀疑有类风湿关节炎，做过各种检查，最终被排除。但多年来只能靠每日服解热镇痛药以缓解疼痛，又因为胸闷痛、头痛，检查为冠心病、颈椎病，服各种治疗心脑血管疾病的西药，均无法消除疼痛，以至于患者对治疗几乎丧失信心。从中医的辨证角度来看，病因起于妇科手术之后，气血大亏，又素体阳气不足，故每遇天冷或天气变化则加剧，从舌脉观察，与上述病机相吻合，故一诊用《张氏医通》改订三痹汤，合瓜蒌薤白半夏汤以宣通心胸的阳气。方证相符，故患者服后感觉舒畅，间断服用长达半年。二诊因为颈椎病发作，稍作变通，用桂枝加葛根汤、茯苓泽泻汤加黄芪、苍术、附子之类，仍然以温阳、祛寒、利湿为治，把重点放在心脑血管疾病方面，长期服药，得以痊愈。

06. 浊瘀痹：痛风（朱良春泄化浊瘀汤）

　　周某，男，45岁，2013年初诊：患者得痛风病8年，经常复发，每发作则右脚踇趾关节处红肿疼痛，吃西药别嘌醇，两三日后可以缓解。近年来，发作越来越频繁，尿酸始终偏高。今日中午发作，疼痛难忍，痛处红肿，不能按压。察之面色红润油亮，舌红苔黄腻，脉滑。处方：

土茯苓 60 g	萆薢 30 g	薏苡仁 30 g	威灵仙 30 g	秦艽 15 g	泽泻 15 g
赤芍 15 g	泽兰 15 g	土鳖虫 12 g	黄柏 15 g	苍术 15 g	忍冬藤 30 g
蜈蚣 2 条	百合 30 g	车前子 30 g	7 剂		

服上方后，当天痛止，第 2 天肿消。吃完后检查，尿酸已经降至正常。

嘱咐患者注意饮食清淡，少吃含蛋白质高的食物，每日用百合、车前子各 30 g 泡水当茶喝。一年多来痛风未发作，尿酸未升高。

【辨治思维】 泄化浊瘀汤是国医大师朱良春 20 世纪 90 年代创制的治疗痛风的方剂。原方共 9 味药：以土茯苓、萆薢、威灵仙、秦艽、薏苡仁、泽泻祛湿排浊，赤芍、泽兰、土鳖虫活血化瘀。方中以土茯苓、威灵仙、萆薢 3 味为主药，3 药合用，有显著的排尿酸作用。我常加忍冬藤协助土茯苓清热解毒，加蜈蚣助土鳖虫止痛，加黄柏、苍术清热燥湿，加百合、车前子润肺利尿。感觉疗效更好。

百合、车前子是我从患者那里得到的一个民间验方，患者每次发作时煎服一二剂，即大量排尿，病情很快能够控制。后来得知，百合含有秋水仙碱，车前子利尿作用强大，这可能是这首单验方能够发挥作用的原理。这首单验方简单易行，尿酸高的患者可以每日当茶喝以巩固疗效，防止复发。

痛风是古今中医、西医共同拥有的病名，西医的痛风，内涵比较确切，是指嘌呤代谢紊乱引起的高尿酸血症的痛风性关节炎。中医的"痛风"病名，最早见于李东垣、朱丹溪的著作，泛指剧烈的关节疼痛，包括现代意义的风湿性关节炎、类风湿关节炎、痛风在内。为了辨证更为准确，治疗更加有效，朱老在 1989 年提出了"浊瘀痹"的新病名，以代替中医"痛风"的旧病名，获得了中西医界的认同。

我对于痛风病的治疗经验有限，朱老在泄化浊瘀汤后有若干加减法，对于治疗严重的痛风患者，可供参考：

局部红肿已化热，加葎草、虎杖、黄柏等；痛甚加全蝎、蜈蚣、延胡索、五灵脂；漫肿加僵蚕、白芥子、胆南星；关节僵硬加露蜂房、蜣螂、穿山甲；偏热一般处于发作期，加生地黄、知母、寒水石、水牛角；偏寒一般处于缓解期，加炙川乌、炙草乌、桂枝、细辛、鹿角霜；偏虚加熟地黄、补骨脂、骨碎补、黄芪；腰痛、尿血，加海金沙、金钱草、小蓟、茅根等，以防止痛风性肾炎。

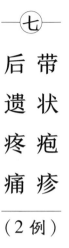

—七—

带状疱疹后遗疼痛

（2例）

01. 大腿部带状疱疹后遗痛（活络效灵丹、二妙散）

林某，女，47岁，2019年8月13日初诊：3个月前右下肢大腿内侧发生带状疱疹，由于肌肉丰富疼痛的程度并非很剧烈，但局部畏风。平日头痛头昏，腰疼，大便偏稀。脾脏切除。伏天室外行走并不怕热。舌淡红，脉缓。

| 乳香 10 g | 没药 10 g | 当归 10 g | 丹参 30 g | 牛膝 30 g | 苍术 30 g |
| 黄柏 30 g | 桂枝 10 g | 赤芍 15 g | 炙甘草 10 g | 生姜 10 g | 大枣 10 g　7 剂 |

8月20日二诊：右腿处的带状疱疹后遗疼痛已缓解80%，目前胃部有烧灼感，嗝气，口干口苦，大便稀溏，1日3次，心中有发空感，睡眠差。舌脉如常。

柴胡 15 g	黄芩 10 g	半夏 10 g	丹参 15 g	当归 10 g	乳香 10 g
没药 10 g	木香 10 g	延胡索 10 g	苍术 30 g	黄柏 30 g	蒲公英 30 g
忍冬藤 30 g　7 剂					

服完后，带状疱疹后遗疼痛及其他症状均消失。

【辨治思维】本案虽然是带状疱疹后遗症，但幸好疱疹生在大腿部，没有严重侵犯神经，故疼痛不剧烈，一诊用止痛广泛有效的活络效灵丹，加牛膝引药性往下肢走，合二妙散去湿热，二诊因为胃不舒服，睡眠不好，故仍然用活络效灵丹合小柴胡汤加减，很快痊愈。

02. 胸胁部带状疱疹初起（季德胜蛇药）

　　楼某，男，72岁，左胸胁部疼痛半个多月，做了各种检查找不到原因，2022年10月15日来找我就诊时，怀疑是带状疱疹，让患者拉开衣服，发现左边胸胁部皮肤上已经出现几个红色水疱。嘱咐患者赶快购买季德胜蛇药3瓶，每日3次，每次5片。同时，把每一个冒出来的水疱，用点燃的灯草烧破。3日后皮肤上还在不断冒出疹子，每次出来，都用灯芯点燃烧破，并不感觉疼痛，而且很快结痂，吃药片1周后，疼痛完全消失，疱疹长出的痕迹，共有一尺之长。

　　【辨治思维】 季德胜蛇药片，是人人皆知的中医名牌药，是国医大师朱良春在20世纪50年代从民间发掘出来的"南通三枝花"之一，我在2022年10月30日给深圳同行做讲座，介绍另外"一枝花"金荞麦治疗肺部感染时，查阅"南通三枝花"有关资料，意外发现季德胜蛇药片可以用来治疗带状疱疹疼痛，觉得很有道理，首次用于临床，即见到了显著疗效，这个老药新用，值得推广，因为带状疱疹的疼痛，尤其病毒侵犯了肋间神经和三叉神经，不仅疼痛剧烈，而且没有特效的药物。

　　又，据广州中医药大学冼建春教授介绍，广东省彭某先生家传三代治疗带状疱疹秘方：灯心草、大米、花生油、醋、葱和尤加利叶（桉树叶），相互配合，愈人者众，供参考。

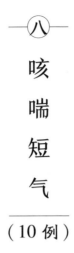

八

咳喘短气

（10 例）

01. 咳喘短气：慢性阻塞性肺部疾病、肺气肿
（金水六君煎、小青龙汤、苓桂术甘汤、参蛤散）

赵某，男，68 岁，2005 年 10 月 27 日初诊：患者咳嗽 30 余年，每日均咳，痰多浓稠色白，遇寒或季节交替时加重，剧烈时，连咳带喘，近年来，走路、上楼均觉乏力，短气，头晕，时有心忡、心率不齐，饮食尚可，大便干结，小便黄，察之面色晦暗。有长期吸烟历史，西医检查有慢性支气管炎、肺气肿、部分肺纤维化、早期肺源性心脏病。舌淡、苔浮黄，脉滑。此为肺肾两虚，挟有痰饮，拟用金水六君煎加减：

熟地黄 50 g	当归 50 g	陈皮 10 g	半夏 10 g	茯神 30 g	炙甘草 10 g
白芥子 10 g	紫苏子 10 g	莱菔子 10 g	葶苈子 15 g	桂枝 10 g	苍术 50 g
生姜 15 g	大枣 30 g	15 剂			

2006 年 3 月 17 日二诊：服上方后，患者感到效果十分明显，咳嗽次数减少，痰量减少，大便通畅，体力增加，抵抗力增强，头晕、心忡等也很少出现，故将原方断断续续服用了 100 余剂。不料 3 日前淋雨，又诱发慢性支气管炎，现咳嗽，吐痰色白、清稀中带有浓稠块，微喘，不发热。舌淡、苔厚腻，脉紧。此为寒邪引动伏饮，拟用小青龙汤合苓桂术甘汤加减：

| 麻黄 10 g | 桂枝 10 g | 炙甘草 15 g | 细辛 5 g | 干姜 10 g | 半夏 10 g |
| 白芍 10 g | 五味子 10 g | 苍术 50 g | 茯神 30 g | 地龙 30 g | 5 剂 |

3月23日三诊：服上方后，咳嗽减轻大半，拟回老家调养，汤药仍处以金水六君煎加减，另外制作蜜丸一料同服。

熟地黄 50 g	当归 50 g	陈皮 10 g	半夏 10 g	茯神 30 g	炙甘草 10 g
白芥子 10 g	紫苏子 10 g	莱菔子 10 g	葶苈子 15 g	桂枝 10 g	
苍术 50 g	生姜 15 g	大枣 30 g	15 剂		

丸剂：红参须 50 g，蛤蚧 2 对，五灵脂、紫河车各 30 g，地龙 50 g，鹿茸 10 g，紫石英、三七、丹参、琥珀、肉苁蓉、山茱萸各 30 g，沉香 10 g，核桃仁 60 g，五味子、川贝母各 30 g。2 剂为一料，研末，蜜丸，每日 2 次，每次 6 g，一料大约可服 3 个月。

2007 年 3 月 5 日四诊：服上方后，一年来，咳嗽气喘基本未发，很少感冒，体质增强，经过 X 线及 CT 检查，慢性支气管炎不排除，但肺气肿、部分肺纤维化、早期肺心病已否定，未再用药。

【辨治思维】初诊所见，为典型的精血亏损，肾不纳气，痰饮上泛，故取金水六君煎为主方，补肾纳气，降肺化痰，合三子养亲汤、葶苈大枣泻肺汤，以加强降气化痰的作用，合苓桂术甘汤，以化饮而宁心。

金水六君煎出自《景岳全书》，即二陈汤加熟地黄、当归。方中以陈皮、半夏、茯苓、炙甘草即二陈汤健脾、燥湿、化痰，当归、熟地黄滋阴补血，以助肺肾之气；二陈汤得归、地，则燥湿不致伤阴，归、地得二陈汤，则滋阴而不助湿。本方重在调补肺肾，肺属金，肾属水，共 6 味药，故曰金水六君煎。原方云：

> "治肺肾虚寒，水泛为痰，或年迈阴虚，血气不足，外受风寒，咳嗽呕恶，多痰喘急等证神效。"

熟地黄、当归须重用。

三子养亲汤出自《韩氏医通》，主要功能为下气化痰，其中白芥子化寒痰，苏子降肺气，莱菔子降胃气。再加葶苈子，即合用了《金匮要略》中的葶苈大枣泻肺汤，葶苈子苦寒泻肺逐痰，大枣甘温健脾扶正。三方合用，肺脾同治，标本兼顾，对于中老年人咳嗽气喘，食欲不佳，痰多色白，时而清稀、时而黏稠者，甚为切合。然而患者尚有心忡、短气、头晕，这是水饮凌心所致，故再加桂枝，即合用了苓桂枝术甘汤，通阳降冲，化气行水。

初服 15 剂，感觉良好，服至 100 余剂，症状大为改善，体质得到增强。

不料因为感冒又诱发了咳喘，辨证属于寒邪引动伏饮，故二诊用小青龙汤合苓桂术甘汤，很快控制了病情。

小青龙汤由麻黄、桂枝、炙甘草、细辛、干姜、半夏、白芍、五味子8味药组成，以麻黄、桂枝发汗解表，宣肺平喘，半夏、干姜、细辛化痰蠲饮，五味子敛肺止咳，白芍和营，炙甘草调和诸药。《伤寒论》第40条云：

> "伤寒表不解，心下有水气，干呕，发热而咳，或渴，或利，或噎，或小便不利、少腹满，或喘者，小青龙汤主之。"

运用小青龙汤治疗咳喘，望诊极其重要，患者一定是咳痰清稀，如泡沫状，舌淡、舌苔薄白，舌头上布满水液，这是有水饮的舌像。如果舌苔白腻，咳痰黏稠，则是三子养亲汤所主。

三诊为固本起见，除了汤剂继续服金水六君煎标本兼治之外，丸剂以固本为主，以参蛤散为主方。

参蛤散出自《普济方》，仅仅两味药，以人参补肺益气，蛤蚧补肾纳气，是治疗咳嗽气喘培元固本的名方。再加紫河车、鹿茸、地龙、肉苁蓉、山茱萸、五味子、核桃仁，大力补肾益精；加沉香、紫石英助人参降气，加川贝母化痰，五灵脂、三七、琥珀、丹参活血，构成一首以补为主，补中兼消的方剂，适合于慢性阻塞性肺气肿（简称慢阻肺）处于病情缓解期，虚实夹杂，以虚为主的病机。

在这里，我有几处用方心得：其一，在运用苓桂术甘汤温化痰饮时，凡见肺气肿、肺心病有心率不齐时，则茯苓改用茯神，苍术用至50 g以上，有很好的调节心律的作用。其二，我常于小青龙汤方中加杏仁10 g、地龙30 g，主要是考虑：小青龙汤具有宣散之力，可以导致气机向上，而咳喘的病机，本来就是气逆于上，如加杏仁、地龙以降气、止咳、平喘，则使得肺气的升降失常，能得到更好的调节。何况借杏仁、地龙的柔韧，可制约麻、桂的刚烈；麻黄虽升压，地龙可降压，如果患者血压高，大便不稀，地龙可以加到50 g。只是有严重的心脏病时，麻黄须慎用，可以去原方中的麻黄，加附子10 g。现代药典中说附子畏半夏，其实不完全正确，因为在《伤寒论》小青龙汤原方加减法中，明明就记载着半夏与附子同用。经过我多次临床使用，并无任何不良反应，虽然药房每次要我签字负责，但从未有患者投诉，也从未发生过医疗事故。其三，在运用参蛤散加减时，如有肺纤维化等器质性改变，方中必加五灵脂，人参合五灵脂，不仅没有不良反应，而且可以加快肺纤维化的逆转，缩短病程。在治疗其他纤维组织增生性疾病如多囊卵巢综合征时，也可以运用这一思路。

在临床几十年中，我在治疗慢阻肺一类疾病时，按照这样的思路用方，往往取得了较好的效果。

02. 喘咳：支气管哮喘

（大柴胡汤、柴胡加龙骨牡蛎汤、皂荚丸、桂枝茯苓丸、参蛤散）

杨某，女，61岁，2009年6月14日初诊：患者自述患支气管哮喘30余年，每遇劳累、天气变化、吹风、受寒、受热时均易发作，以晚上发作为剧。每发时须端坐呼吸，不能躺卧，伴咳嗽吐痰。近年来，发作频繁，服氨茶碱和中药方皆无效，须用西药喷雾剂始能缓解。察之面色潮红，呼吸气粗，胸闷烦躁，咳嗽痰黄、黏滞于咽喉、为之难受不已，唾出方舒，口渴口苦，小便黄，大便偏干，饮食精神尚可。舌暗红、苔黄腻，脉滑数。处以大柴胡汤、柴胡加龙骨牡蛎汤、皂荚丸加减：

柴胡 15 g	半夏 10 g	枳实 10 g	黄芩 15 g	赤芍 10 g	大枣 10 g
生姜 10 g	虎杖 30 g	龙骨 30 g	牡蛎 30 g	茯苓 15 g	猪牙皂 10 g 5剂

6月20日复诊：服药后，当晚气喘减轻，未用喷雾剂也能平卧，现活动后仍有些气喘，咳嗽有少量痰，口干口苦，纳食可，大便通畅。舌暗红、苔薄黄，脉弦数。拟用大小柴胡汤、桂枝茯苓丸加减：

柴胡 10 g	半夏 10 g	炙甘草 10 g	白参 10 g	枳实 15 g
赤芍 10 g	虎杖 15 g	黄芩 15 g	生姜 10 g	大枣 10 g
肉桂末 3 g(冲服)	牡丹皮 10 g	桃仁 10 g 7剂		

6月29日三诊：哮喘、咳嗽已经基本消失，倦怠、乏力，腰膝酸软，舌暗红、苔薄白，脉细缓。拟用小柴胡汤、桂枝茯苓丸、参蛤散加减为丸：

柴胡15 g，半夏、炙甘草、赤芍、虎杖、黄芩、枳实、牡丹皮、桃仁各10 g，茯苓15 g，肉桂、沉香各5 g，高丽参10 g，蛤蚧1对，紫河车10 g，猪牙皂5 g，生姜、大枣各10 g。5剂，为蜜丸，每日2次，每次10 g，大约可以服2个月。

上方服了3次约半年后停药，至今未发作。

【辨治思维】我最早见到用大柴胡汤为主治疗哮喘，是在经方大师胡希恕的医案上，当时感到难以理解，一则因为《伤寒论》原文没有提到此方可以治哮喘，二则因为柴胡的药性是疏达、提升的，而咳喘一类的病需要沉降，认为药证不符。本案哮喘，我先后用过定喘丹、小青龙汤、厚朴麻黄汤、射干麻黄汤等麻黄制剂，效果不显，才最后回想到用柴胡制剂。仔细思考，小柴胡汤证的"胸胁苦满"、柴胡加龙骨牡蛎汤证的"胸满烦惊"，与喘满的病机是相同的，即气机升降失常，《神农本草经》谓柴胡主"心腹肠胃中结气"，也早有明训，畏其升提之性而不敢用于治疗哮喘，是没有读到《本经》的原文，更没有理解《伤寒论》制方之妙：乃以柴胡之升达疏畅，与半夏、枳实、芍药、龙骨、牡蛎之潜降酸收，相互配合，达到调节气机、治疗喘满的道理。哮喘往往有顽痰阻塞气道，故患者时有黏痰卡住咽喉，必唾出为快，一诊光用大柴胡汤合柴胡加龙骨牡蛎汤，化痰之力尚嫌不足，故更合用皂荚丸，力辟顽痰。皂荚丸见于《金匮要略·肺痿肺痈咳嗽上气病脉证并治》，原文云：

"咳逆上气，时时吐浊，但坐不得眠，皂荚丸主之。"

药仅1味皂荚为蜜丸，枣糕和汤送下。二诊见哮喘趋于平缓，则改用小柴胡汤合桂枝茯苓丸，兼以补虚和活血。三诊更合以后世名方参蛤散补肾纳气，制成蜜丸长期服用，标本兼治，得以数年不再发作。大柴胡汤本有大黄，本案以虎杖代替，虎杖于近年来频繁用于治疗急性支气管炎和肺炎，包松年先生认为：据现代药理研究，虎杖可抑制多种细菌，消除炎症，虎杖苷水解后可生成大黄泻素，有轻泻作用；肺与大肠相表里，取其通腑，解除毒素对脏器的影响，腑气通则肺气降，毒素除则肺气宁。虎杖一名清血龙，具有良好的活血作用，慢性支气管炎常有肺郁血及肺纤维化形成，虎杖通过其活血作用，可改善肺循环及肺纤维化，促进肺脏功能的恢复。且虎杖有镇咳功效，可谓一药多功。我用虎杖代替大黄的原因，还有一层考虑：大黄必须后下，才有泻热通便的作用，煎药者往往难以精心做到这一点，疗效必然打折扣，而虎杖可以同其他药物同煎，不影响疗效，避免了煎药过程中的麻烦。

03. 喘息性咳嗽：慢性阻塞性肺气肿（射干麻黄汤）

李某，男，88岁，2019年7月6日初诊：咳嗽一年余，痰鸣音明显，白浓痰不易咳出，夜间半卧位入眠。西医注射抗生素治疗无效，目前患者呼吸困难，上午9时许，下午4时许，有胸闷感，既往有慢性阻塞性肺气肿病史、冠心病安装血管支架史，有反流性食管炎史。舌苔白腻，脉弦滑。

射干10g	麻黄5g	厚朴10g	半夏10g	蜈蚣5g	全蝎5g
葶苈子30g	紫苏子10g	茯苓10g	杏仁10g	人参10g	虎杖30g 7剂

7月13日二诊：服上方5剂，咳嗽、浓痰症状几乎缓解，胸闷感暂无，无喘息，痰鸣音稍现。咽痒，稍有轻度咳嗽，白黏痰。

射干10g	麻黄5g	五味子10g	细辛5g	半夏10g	紫菀10g
款冬花10g	炮姜5g	蜈蚣5g	全蝎5g	葶苈子30g	大枣15g 7剂

丸剂：射干、麻黄、五味子各60g，细辛30g，半夏60g，葶苈子、金荞麦、鱼腥草各90g，仙鹤草180g，紫菀、款冬花各60g，蛤蚧3对，高丽参、厚朴各90g。每日2次，每次9g。

服完后，症状消失，能胜任日常生活。

【辨治思维】本案主方以射干麻黄汤加减，因为有痰鸣音。此方出自《金匮要略》：

"咳而上气，喉中水鸡声，射干麻黄汤主之。"

水鸡声即青蛙叫的声音，形象地比喻痰鸣声。原方由射干、麻黄、半夏、细辛、五味子、紫菀、款冬花、生姜、大枣组成。此方属于小青龙汤变方之一，小青龙汤属于水饮射肺，故痰清稀如水；射干麻黄汤属于痰阻气道，故痰是浓稠的，发出痰鸣声。因为难以平卧，再加厚朴、杏仁、苏子、葶苈子、茯苓降气平喘，毕竟年事过高，加人参益气扶正，虎杖消除呼吸道炎症。病情稳定后，原方合参蛤散，做药丸提高免疫力，防止复发。

04. 咳喘：哮喘（三子养亲汤、参蛤散、湘雅二医院虎梅散）

曹某，女，56岁，2019年6月27日初诊：哮喘史十余年，易感冒，咳嗽、有白色浓痰，量多。咽喉无痛痒。平常靠喷雾剂缓解喘息。发作时呼吸急促，端坐抬肩，有三凹征。发作时间不定，喷雾剂不敢离身。其余均可。

水丸：苏子90g，莱菔子60g，白芥子、厚朴、半夏、石菖蒲各90g，蛤蚧 5 对，高丽参 90 g，黄芩 60 g，红景天 90 g，猪牙皂 60 g，乌梅、虎杖各 90 g。每日 2 次，每次 9 g。

10 月 19 日二诊：服上方症状有所缓解，感冒已不易上身，咳嗽暂缓。哮喘发作的频率比先前降低，服丸药期基本可以停用喷雾剂。

水丸：射干 90 g，麻黄 50 g，乌梅、厚朴各 90 g，五味子 60 g，细辛 50 g，半夏、紫苏子各 90 g，高丽参 50 g，蛤蚧 3 对。葶苈子、地龙、石菖蒲、远志各 60 g。每日 2 次，每次 9 g。

后续回访：吃药时病情平稳，不吃丸药又如原状。

【辨治思维】本案以三子养亲汤下气化痰、参蛤散益气补肾为主方，因为哮喘多为顽痰所致，故加猪牙皂、厚朴、半夏、石菖蒲化痰，地龙协助参蛤散平喘。还加用乌梅、虎杖，此两味相配名虎梅散，出自中南大学湘雅二医院自制剂，乌梅收敛止咳喘，虎杖对呼吸道炎症有特殊治疗作用，久咳者虎梅冲剂有效。经过 3 个月药丸治疗，服药时有效，停药时则又回到原状，说明疾病的顽固，除了处方需要进一步调整完善之外，也须劝说患者要有耐心，十年之恙，非数月能痊愈，坚持服药，才能够摆脱对西药的依赖。

05. 咳喘：过敏性哮喘

（射干麻黄汤、湘雅二医院虎梅散、苏葶丸、厚朴麻黄汤）

李某，女，34 岁，2020 年 4 月 18 日初诊：过敏性哮喘史多年，每逢春季稍带咳嗽即引发哮喘。现欲咳，有少许白痰和气喘，气短，乏力来诊。舌苔白薄苔。

| 射干 10 g | 麻黄 10 g | 厚朴 10 g | 半夏 10 g | 紫菀 10 g | 款冬花 10 g |
| 葶苈子 30 g | 紫苏子 15 g | 麦冬 10 g | 乌梅 30 g | 虎杖 30 g | 人参 10 g　7 剂 |

4 月 25 日二诊：上方效果甚佳，气喘的情况基本控制。少量的泡沫白痰中夹杂黄痰。欲巩固疗效，防止哮喘发作。

| 射干 10 g | 麻黄 5 g | 厚朴 10 g | 半夏 10 g | 紫菀 10 g | 款冬花 10 g |
| 葶苈子 30 g | 紫苏子 15 g | 麦冬 10 g | 乌梅 30 g | 虎杖 30 g | 人参 10 g　7 剂 |

2021 年 3 月 30 日复诊：每年 4 月就会哮喘发作，现处于发作期，咽部

瘙痒，有清晰白色泡沫状，时夹有黄痰，晚上喘息重于白天，二便可，不畏寒，不上火。舌多津液、有薄黄苔，脉浮数。

厚朴 15 g	半夏 10 g	细辛 5 g	炙甘草 10 g	白芍 10 g	五味子 10 g
麻黄 10 g	杏仁 10 g	石膏 30 g	干姜 10 g	蛇床子 10 g	蜈蚣 5 g
全蝎 5 g	10 剂				

服药后，哮喘平息。

【辨治思维】 本案一诊、二诊用射干麻黄汤合苏葶丸合虎梅散加减，因症状不显著，没有剧烈发作，故很快得以控制。一年后4月正式发作，虽然没有明显的寒热，但清稀痰中夹有黄痰，这恰恰属于寒热错杂的病机，故用厚朴麻黄汤。此方出自《金匮要略》，原文云：

　　"咳而上气，脉浮者，厚朴麻黄汤主之；脉沉者，泽漆汤主之。"

厚朴麻黄汤原方为：厚朴15 g，麻黄12 g，石膏60 g，杏仁、半夏各9 g，干姜、细辛各6 g，小麦18 g，五味子9 g。此方也是小青龙汤变方，虽然同样是治疗咳喘，小青龙汤是寒饮射肺，故痰清稀如水；射干麻黄汤是饮化为痰，阻塞气道，故出现哮鸣音；厚朴麻黄汤是寒饮开始化热，寒热错杂，故痰清稀中夹有黄痰。患者属于寒热错杂，故用厚朴麻黄汤，加蛇床子、蜈蚣、全蝎，止痒、缓解痉挛。

06. 咳浓痰：肺部慢性炎症
（黛蛤散、千金苇茎汤、朱良春清肺三味方）

丰某，男，80岁，2020年9月15日初诊：右肺上叶切除，肺不张，有支气管扩张史，伴有真菌感染，近来痰多浓稠，偶尔还痰中带血，伴头晕。大便可，夜尿有3次。舌苔黄，脉细滑。

青黛 10 g	海蛤粉 10 g	仙鹤草 90 g	鱼腥草 30 g	金荞麦 30 g
白花蛇舌草 30 g	半枝莲 30 g	白及 10 g	桔梗 10 g	甘草 10 g
黄芩 10 g	薏苡仁 30 g	芦根 30 g	冬瓜子 30 g	浙贝母 15 g
胆南星 10 g	蒲黄 10 g	皂角刺 30 g	忍冬藤 30 g	14 剂

11月28日二诊：服药后浓痰量仍较多，精神状态稍好，痰中带血的情况减少，纳可，大便稀软。原方加贯众10 g、红景天15 g，14剂。

12月12日三诊：浓稠痰多的状况未明显改善，今早凌晨3点痰中带血，血量较大，服用左氧氟沙星后痰中带血情况稍好转，服用西黄丸后感觉精神好转来诊。上方去蒲黄，加白茅根30 g，继续服14剂。

12月26日四诊：仅头晕有所缓解。浓黄痰仍多，本周痰中渗血有两次，夜尿频数，大便次数增多且偏稀，整体情况未见明显好转。

青礞石 30 g	鹅管石 50 g	陈皮 10 g	半夏 10 g	白茅根 30 g
鱼腥草 30 g	仙鹤草 90 g	茜草 30 g	贯众炭 15 g	棕榈炭 10 g
芦根 30 g	冬瓜子 30 g	白及 10 g	桔梗 15 g	甘草 10 g
黄芩 10 g	薏苡仁 30 g	胆南星 10 g	浙贝母 30 g	玄参 30 g
海蛤粉 10 g	青黛 10 g 5剂			

2021年1月2日五诊：黄色浓痰逐变为白色清稀，服药期未现痰中带血，午后出现脚水肿，大便稀，小便依旧多。上方加芡实30 g、白果10 g，14剂。服后诸症减轻，尚未完全消失。

【辨治思维】本案属于高龄肺部慢性真菌感染，吐浓痰，咯血。用黛蛤散、千金苇茎汤、朱良春清肺三味方加化痰、止血药。黛蛤散即青黛、海蛤粉，出自民间验方，青黛凉血止血，海蛤粉化痰散结，由宋代张杲收录进《医说》一书中，曾用之治愈宋徽宗妃子的咳嗽痰多症。千金苇茎汤出自《金匮要略》，由芦根、薏苡仁、冬瓜子、桃仁组成，排脓、解毒、活血，治疗肺痈。

朱良春清肺三味即仙鹤草、金荞麦、鱼腥草。金荞麦是朱老在20世纪50年代发现的一味清热、解毒、消炎的重要药物，对治疗肺脓肿、肺空洞有特殊疗效，朱老的弟子、国家级名中医史载祥通过视频采访，介绍了他用金荞麦治疗肺脓肿的实例。中国中医科学院曾经专门派了3位专家来南通考察研究，发现金荞麦对细菌没有直接杀灭作用，但朱老在临床运用，不仅对肺脓肿、肺空洞有卓越的治疗效果，而且能够消除胃肠道炎症、妇科炎症，对病毒和癌症也有控制作用，朱老称之为"中药广谱抗生素"。我用之多年，对消除肺部感染有很好的效果，加白花蛇舌草、半枝莲更佳。但是这种肺部慢性真菌感染十分顽固，痰多始终没有减少，直到第五诊加青礞石、鹅管石这两味重镇化痰药之后，才由黄老痰转为清稀痰，再没有出血，说明感染得到控制，但并未痊愈。本案原可以用猪牙皂角，辟痰的作用峻猛，考虑到患者年事已高，没有加入。

07. 发热：肺部感染
（小柴胡汤、朱良春清肺三味方、升降散、礞石滚痰丸）

徐某，女，64 岁，2018 年 5 月 4 日初诊：老年痴呆患者，2 个月前胫骨骨折手术后发热，自 3 月 28 日来体温徘徊在 37.2 ℃~37.3 ℃1 个月余，在门诊静脉输液左氧氟沙星 7 日，无明显好转。

醋柴胡 15 g	黄芩 10 g	西洋参 10 g	半夏 10 g	炙甘草 10 g	茯苓 10 g
白术 15 g	砂仁 10 g	金荞麦 30 g	鱼腥草 30 g	仙鹤草 90 g	7 剂

5 月 12 日二诊：服上方到第 3 剂退热，50 多日未吃饭，没有胃口，靠吊水维持体能，精神尚可。患者目前插胃管。

山药 15 g	扁豆 10 g	人参 10 g	白术 10 g	茯苓 10 g
炙甘草 5 g	升麻 5 g	知母 5 g	化橘红 15 g	金荞麦 30 g
鱼腥草 30 g	仙鹤草 90 g	14 剂		

6 月 5 日三诊：此次有点咳、痰多，肺部痰鸣音很重。流清涕，磨牙，大便结，腹部体温高于其他位置。人消瘦，插胃管。不能言语，不知道张嘴。

蝉蜕 5 g	僵蚕 10 g	姜黄 5 g	大黄 3 g	木香 5 g
陈皮 10 g	半夏 10 g	紫苏叶 10 g	杏仁 10 g	金荞麦 30 g
鱼腥草 30 g	化橘红 10 g	5 剂		

同时服礞石滚痰丸，每日 3 次，每次 6 g。

中途因为癫痫发作，多次服用丸药控制，主方是地黄饮子加减。

2021 年 5 月 11 日反馈服用礞石滚痰丸和清肺三味方，咽喉及食管中的痰显著减少，憋气的时间亦大大缓解。

【辨治思维】本案治疗肺部感染引起的低热，初诊用小柴胡汤合朱良春清肺三味，热退后二诊，因为胃口极差，故用"治疗小儿百病"的银白散，既健脾又能退虚热，原方见儿科病"小儿白血病"。三诊因为感冒带动风火、痰火，故用杏苏饮合升降散、礞石滚痰丸。本案始终用了朱良春清肺三味，根据情况变化合用其他方，肺部感染得以消除。不过，对于老年痴呆、癫痫没有用药。

08. 咳嗽痰黄：肺部感染

（小柴胡汤、桔梗甘草汤、当归补血汤、生脉散、仙方活命饮）

曹某，男，57岁，2017年10月17日初诊：因咳嗽、咳痰、胸闷来诊。患者既往弥漫大B细胞淋巴瘤史，于半年前放疗、化疗全部结束。目前咳嗽、咳黄色浓痰，常觉胸闷感，CT检查结果显示右侧胸腔积液。精神差，睡眠不好，饮食可，二便调。舌苔薄黄，脉滑。

柴胡 15 g	黄芩 10 g	半夏 10 g	炙甘草 10 g	枳壳 10 g	瓜蒌皮 10
桔梗 10 g	皂角刺 30	白芷 10 g	金银花 15 g	西洋参 10 g	乳香 10 g
没药 10 g	金荞麦 30 g	鱼腥草 30 g	14 剂		

2018年1月27日复诊：白细胞低（3.8×10⁹/L），肺部炎症，咳嗽、咳黄痰症状未缓解，睡眠差，精神不济。

黄芪 60 g	当归 10 g	西洋参 10 g	玄参 15 g	浙贝母 15 g
皂角刺 30 g	黄芩 10 g	甘草 10 g	乳香 10 g	没药 10 g
金荞麦 30 g	鱼腥草 30 g	14 剂		

3月15日三诊：反馈上方每吃一剂精逐渐好转，咳黄痰症状缓解，胸闷已愈。

浙贝母 30 g	玄参 30 g	黄芩 15 g	乳香 10 g	没药 10 g
壁虎 15 g	皂角刺 30 g	黄柏 15 g	黄连 5 g	薏苡仁 30 g
金荞麦 30 g	鱼腥草 30 g	15 剂		

4月26日四诊：服上方完毕后CT检查结果显示原右侧胸腔少量积液，现已吸收，心包未见积液。目前口干，饮食、大小便正常。舌淡，脉弦。

| 西洋参 10 g | 仙鹤草 90 g | 黄芪 30 g | 麦冬 15 g | 灵芝 15 g | 五味子 5 g |
| 鸡血藤 15 g | 玄参 10 g | 金荞麦 30 g | 鱼腥草 30 g | 14 剂 | |

6月9日五诊：白细胞依旧低于正常值范围，咳嗽、咳痰减少，气温变化感觉鼻子内潮湿。口干，睡眠不佳，饮食、大小便尚可。舌淡红，脉弦细。

生地黄 30 g	麦冬 30 g	西洋参 10 g	茯苓 15 g	刺五加 30 g	仙鹤草 90 g
地榆 30 g	白芷 10 g	鸡血藤 30 g	当归 5 g	酸枣仁 15 g	补骨脂 10 g
黄芪 30 g	10 剂				

7月19日六诊：咳嗽咳痰未完全缓解，口渴欲饮，动则汗出、尿频的证候，睡眠易惊醒，自觉疲劳。大便溏，饮食尚可。

黄芪60 g	女贞子30 g	鸡血藤30 g	西洋参10 g	麦冬15 g	仙鹤草90 g
茯神30 g	酸枣仁30 g	地榆30 g	15剂		

9月18日七诊：口干，痰黏咳不出，大便不畅，进食后腹胀，动则汗出，疲劳，眠差（每日仅睡5小时），多语声嘶，舌黄，脉滑。

仙鹤草90 g	酸枣仁30 g	生地黄15 g	西洋参10 g	石菖蒲10 g
麦冬10 g	神曲10 g	山楂30 g	炒麦芽30 g	茯苓10 g
石斛10 g	木香10 g	14剂		

服完后逐渐好转，乃停药。

【辨治思维】 小柴胡汤治疗咳嗽，在原文中有记载，是七个或然证之一。这种咳嗽，辨证当属于肺有郁火。经方桔梗甘草汤有排脓解毒作用，两方合用，治疗肺部感染，是切中肯綮的。然而，力量仍然不够，故加仙方活命饮中的乳香、没药、忍冬藤、浙贝母、皂角刺等，再加专治肺部感染的经验药金荞麦、鱼腥草，合而为方。二诊咳嗽有所减轻，患者也觉得精神一天比一天好，但感染仍然在，白细胞稍低，故二诊去小柴胡汤，合当归补血汤。三诊加强仙方活命饮的清热解毒作用。四诊时，肺部感染已经得到控制，积液已经吸收，当扶正祛邪并用，用生脉散加黄芪、仙鹤草、金荞麦、鱼腥草、玄参善后。肺部感染的治疗，西医主要用抗生素，有时候效果不好，用中药治疗，大有前途。

09. 咳痰咯血：支气管扩张、肺脓肿

（柏叶汤、附子理中汤、仙方活命饮、千金苇茎汤、西黄丸、参蛤散）

欧阳某，女，73岁，2015年10月14日初诊：患者自诉患支气管扩张10余年，病情反复，生活不能自理，身体极度虚弱，反复咯血，稍微不注意就会大咯血，1个月前晚上，受寒而起，又大咯血一次，300～400 mL，出汗不止。因为以往用抗生素、止血药失去作用，故在家中静卧，由家人用毛巾擦汗，不断轻轻按摩背部，得以睡眠。1周后，咯血逐渐止住，洗了头，洗了澡，自觉恢复很快。现仍然白天黑夜咯大量黄脓痰，不易咳出，

且有腥臭味，任何刺激性气味都不能闻，身体怕冷，六月天要用枕头捂住胸口，手指脚趾麻木，膝盖冷痛受不了，胃像冰箱一样制冷，尤其是吃完东西后胃就更冷更痛，经常因为胃痛剧烈导致咯血。二便正常，睡眠能够断断续续睡 3 小时，自觉咽干口苦。舌苔薄黄，脉滑数。

患者曾经两次找我看病，她保留了当时的处方。第一次是 2012 年 10 月 9 日，因为咯血来就诊。处方为：水牛角、生地黄、赤芍、牡丹皮、黄芩、黄连、大黄炭、仙鹤草、鱼腥草、金荞麦、西洋参、蛤蚧，为药丸。服 1 剂后，稳定了 1 年。第二次是 2013 年 11 月 5 日，因为咳痰、短气来就诊。处方为：西洋参、蛤蚧、紫河车、三七、葶苈子、猪牙皂、桔梗、甘草、金荞麦、鱼腥草、乳香、没药、黄芩、浙贝母、玄参、仙鹤草，为药丸。服后情况稳定。平素自己采用食疗方法有沙参麦冬粥、山药肉桂粉粥、百合银耳雪梨羹等。察之舌苔厚腻，舌体胖大，两边有齿痕，脉沉细滑。处方水丸：

附子 50 g，炮姜、艾叶炭各 30 g，侧柏叶、白术各 60 g，炙甘草 30 g，高丽参、三七、白及、鱼腥草、金荞麦、芦根各 60 g，桃仁 30 g，薏苡仁 50 g，西牛黄 5 g，黄芩、浙贝母、玄参各 50 g，乳香、没药、穿山甲各 30 g，忍冬藤 50 g，皂角刺 30 g，1 剂。每日 2 次，每次 5 g，餐后开水送服或化服。

12 月 15 日二诊：服完丸剂后，身体已经不怕冷，精神转好，胃中已舒，仍然有少许咳嗽、咳痰。舌淡、苔薄黄，脉沉细。仍以丸药善后：

西洋参 90 g，蛤蚧 3 对，紫河车、三七各 90 g，白及 60 g，葶苈子 50 g，桔梗、甘草、金荞麦、鱼腥草各 60 g，乳香、没药各 50 g，黄芩、浙贝母、玄参各 60 g，仙鹤草 90 g。每日 2 次，每次 5 g，餐后开水送服。

服完后，几年未复发。

【辨治思维】 初诊从患者的证候表现来看，是典型的寒热错杂，虚实夹杂。身冷膝冷、胃冷胃痛、咯血，为阳虚不能摄血，故用侧柏叶汤合附子理中汤温阳益气止血；唯恐力量不够，加三七、白及活血止血消瘀。咯大量黄痰腥臭，为肺有脓疡，用千金苇茎汤去冬瓜子加鱼腥草、金荞麦，仙方活命饮去防风、天花粉、赤芍、当归、白芷、陈皮，排脓解毒；唯恐力量不够，加黄芩、玄参清热凉血，再加牛黄，合方中的乳香、没药，取西黄丸之意，使排脓解毒之力倍增。

柏叶汤出自《金匮要略·惊悸吐衄下血胸满瘀血病脉证并治第十六》，原文云：

"吐血不止者，柏叶汤主之。"

由柏叶、艾叶、炮姜组成，治疗咯血、吐血等虚寒性出血。

附子理中汤由附子、人参、白术、干姜、炙甘草组成，实则《伤寒论》理中汤合四逆汤，治疗由脾肾阳虚引起的各种病症。从新的六经辨证来归类，这三首方都属于太阴病里证、寒证、虚证的处方。

千金苇茎汤出自《金匮要略》，由芦根、薏苡仁、冬瓜子、桃仁组成，排脓、解毒、活血，是治疗肺痈的主方。仙方活命饮出自《妇人大全良方》，由金银花、乳香、没药、防风、当归、赤芍、白芷、浙贝母、穿山甲、皂角刺、甘草、陈皮12味药组成，是治疗内外痈疽的名方。西黄丸出自《外科证治全生集》，由牛黄、麝香、乳香、没药组成，药简、味浓、气雄、力专，是治疗毒火炽盛、阳证痈疽的首选方。

二诊仍然用2013年11月5日有效处方，即参蛤散加止血、活血、排脓、解毒之品，去猪牙皂之峻猛剔痰，改用白及之强力收敛。

10. 咳嗽气喘：间质性肺炎

（皂荚丸、苏葶丸、湘雅二医院虎梅散、金龙胶囊）

黄某，女，2001年出生，8岁时找我看过病，后来又到全国遍求名医，终得不到有效治疗，2017年8月26日来诊：患儿自小就经常咳嗽、咳痰，家长按照西医的治疗模式，退热药，消炎药、打消炎吊针，效果均不佳。6岁后发现感冒频率增加，而且动则喘，咳嗽有大量的黄痰，伴高热，引发肺部的炎症感染。诊断：弥漫间质性肺炎。西医治疗效果差，被认为前景不乐观，在用中药治疗期间病情也是反复。患儿隔三岔五感冒高热，咳嗽气喘、肺部感染，如此周而复始的没有间断，将近有两年之久。平常咳嗽，有大量的黄痰，大便干结如羊屎状，容易上火，精神尚可，饮食、睡眠无碍。舌红无苔，脉滑数。

水丸：金荞麦、鱼腥草各90 g，猪牙皂60 g，葶苈子90 g，麦冬、半夏各60 g，紫苏子、虎杖、乌梅各90 g，蛤蚧3对，鸡矢藤120 g，紫河车90 g，麻黄、地龙、神曲各60 g，牛黄3 g，黄芩60 g，大黄30 g。每日2次，每次6 g。

11月4日二诊：感冒，咳嗽，咽喉痒，喘息较急促，伴吐浓黄痰。

金荞麦 30 g	鱼腥草 30 g	麦冬 10 g	杏仁 10 g	紫苏叶 10 g	半夏 10 g
蜈蚣 5 g	全蝎 10 g	虎杖 30 g	桑白皮 10 g	乌梅 10 g	僵蚕 10 g
蝉蜕 10 g	玄参 10 g	黄芩 10 g　7剂			

12月16日三诊：感觉上方咳喘稍微有好转，服药期喘息要缓和点。再为丸药缓图肺部的炎症。

水丸：乌梅、虎杖、玄参各90 g，半夏60 g，麦冬、地黄、猪牙皂、葶苈子、化橘红各90 g，蛤蚧3对，麻黄60 g，紫河车、神曲、鸡矢藤各90 g，黄芩60 g，大黄50 g，牛黄3 g。每日2次，每次6 g。

2018年2月27日四诊：情况稳定。

水丸：黄芩60 g，大黄30 g，金荞麦、鱼腥草、葶苈子各90 g，麦冬60 g，紫苏子、虎杖、乌梅各90 g，蛤蚧3对，牛黄3 g，紫河车、鸡矢藤、三七、玄参、黄芪各90 g。每日2次，每次6 g。

5月12日五诊：服中药丸剂期间有大半年的时间未感冒咳嗽，喉咙里有痰，动则有点喘息，指甲发紫，呈杵状指。晨起有白痰，精神很好，暂不咳嗽。西医诊断：肺部弥漫性病变，考虑间质性肺炎。

化橘红 30 g	人参 5 g	天竺黄 10 g　15剂

配合药丸继续服。

6月9日六诊：患者自服药丸以来，感冒频率大大减少，西医CT复查：双肺支气血管束增多，弥漫间质肺炎。感觉上比服药前要好很多。目前有少许黏痰，要隔几日才可以咳得出来。平时不咳嗽，不服药大便就干结，服药可以改善，每日1次。现在睡觉有磨牙现象，呼吸比其他小孩气息要粗，晨起口干。

水丸：猪牙皂、黄芩各90 g，大黄30 g，金荞麦、鱼腥草、紫苏子、葶苈子各90 g，麦冬60 g，乌梅、虎杖各90 g，莪术60 g，壁虎90 g，牛黄2 g，三七、白参、玄参、鸡矢藤各60 g，蛤蚧5对。每日2次，每次6 g。

8月25日七诊：上剂药丸快服完毕，家长反馈基本不怎么感冒，也不气喘，咽喉有痰响，指甲偏白，如杵状。晨起口渴，无口苦，大便偏干。舌苔呈剥落状，面色黄。由于先前肺部存在的病灶，现虽未发作，但肺部的瘢痕依旧存在，肺部纳气的功能及运输氧的能力比先前还是有所改善。

水丸：石菖蒲、石斛、化橘红、玄参各90 g，麦冬、虎杖各60 g，乌梅90 g，莪术、槟榔各60 g，蛤蚧3对，牛黄2 g，鸡矢藤、猪牙皂、金荞麦、鱼腥草、紫河车各90 g，高丽参60 g，黄芩90 g，木香50 g，壁虎90 g。每日2次，每次6 g。

10月23日八诊：前几日发热，现已退，遇热咳嗽甚，绿痰，咳之不出，流清涕。晚上睡时出汗，大便可。舌红。

金荞麦15 g	鱼腥草15 g	黄芩10 g	厚朴10 g	麻黄5 g
浙贝母10 g	杏仁10 g	虎杖30 g	乌梅15 g	桑白皮10 g
地骨皮15 g	麦冬10 g	炙甘草10 g　7剂		

10月30日九诊：反复低热（37 ℃~38 ℃）5日，大便干结，咽痒欲咳，绿色浓痰，咳之不出。鼻涕亦如痰色，大便如羊屎。头、四肢不疼痛。身上、四肢起湿疹、瘙痒。

玄参30 g	浙贝母15 g	葶苈子30 g	蜈蚣3 g	全蝎3 g
牛黄1 g(分3等份，每日1次冲服)　5剂				

2019年7月13日复诊：去年一年几乎没有感冒和发热，平素气喘、气短等现象明显缓解。复查CT：右肺部分纤维化灶；右心室比例增大，左侧心室偏小；肺动脉高压；患者自述比同龄孩子的肺活量差很远，不可进行剧烈运动。其余的与常人无异，学习成绩优异，记忆力非常好。月经基本正常，舌红少苔，脉缓、细、软。建议服李建生金龙胶囊。

【辨治思维】本案属于痰火瘀积于肺，酿成严重慢性疾病，这在8岁小孩，是很少见的，故西医认为难以活过几年，给家长造成严重心理负担。造成这种情况的原因，是由于小孩从小一旦发热，肺部感染，即用抗生素控制，反复感染，反复用抗生素压制，慢性炎症始终没有消除，最终发展成弥漫性肺炎、间质性肺炎。找名老中医治疗，也是治标不治本，所以仍然反复发热。从这里也可以看出：对付急性炎症，西医有上百种抗生素可以控制，一旦转为慢性炎症，则无能为力，只能任其发展成严重的病变。本案以皂荚丸、苏葶丸、虎梅散为主方，加大黄、牛黄泻痰火。经过5年的治疗，病情稳定，生长发育都没有受到影响，但是肺部纤维化等器质性改变仍然没有好转，于是，我建议长期服用李建生金龙胶囊。

金龙胶囊主要成分只标明了鲜壁虎、鲜蕲蛇、鲜金钱白花蛇，功能主治为破瘀散结，解郁通络，用于原发性肝癌血瘀郁结证。金龙胶囊是朱良春大师的学生李建生创制的，其最大的特点，是所有的鲜活动物药不经过烘烤，而是经过低温杀死，保持了其生物活性。我最初得知金龙胶囊，是读到一篇文章，介绍非典期间，在北京中日友好医院凡是经过大剂量激素治疗，同时又服了金龙胶囊的患者，没有一个出现肺部纤维化。因此介绍给这个患者，相信能够最终治愈。

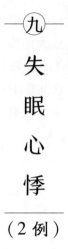

—九—

失眠心悸

（2 例）

01. **重度失眠：抑郁症**（柴胡加龙骨牡蛎汤）

苗某，女，51 岁，2015 年 3 月 7 日初诊：自诉由于长期工作压力大，家庭失和，失眠多年。近 4 年来，病情加重，服一般的安眠药无效，医院诊断为抑郁症，服镇静剂和治疗抑郁症的药，不良反应很大，睡眠仍然不能改善。服过多种中药成药、老中医开的煎剂，都不见疗效。现在每日服怡诺思胶囊，才能勉强睡 2~3 小时，第 2 日头晕乏力，打不起精神，口苦，食欲不佳。察之面色萎黄，两目无光泽。舌淡红，脉弦细。

> 柴胡 125 g（醋炒）　法半夏 50 g　黄芩 45 g　党参 45 g　生姜 30 g
> 大枣 30 g　　　　炙甘草 30 g　龙骨 60 g　牡蛎 60 g　酸枣仁 100 g
> 茯神 50 g　　　　香附子 30 g　天麻 30 g　5 剂。12 碗水煎成 2 碗，每日临睡前服 1 碗，可服 10 日。

3 月 21 日二诊：服药后，每日都能睡 7~8 小时，这是近几年从未有过的状况，患者异常高兴。察之面色已有光泽，舌淡，脉弦。仍处以上方，嘱之备而不服，一旦又出现失眠，则煎服 1 剂。

【辨治思维】一诊用柴胡加龙骨牡蛎汤加减，以重镇安神，疏肝解郁。此方见于《伤寒论》第 107 条：

"伤寒八九日，下之，胸满烦惊，小便不利，谵语，一身尽重，不可转侧者，柴胡加龙骨牡蛎汤主之。"

刘渡舟先生在《伤寒论十四讲》中说："柴胡加龙骨牡蛎汤由小柴胡汤减甘草，加桂枝、茯苓、大黄、龙骨、牡蛎、铅丹而成。治少阳不和，气火交郁，心神被扰，神不潜藏而见胸满而惊，谵语，心烦，小便不利等症。故用本方开郁泄热，镇惊安神。临床对小儿舞蹈病，精神分裂症，癫痫等，凡见上述证候者，使用本方往往有效。"

在仔细阅读《伤寒论》有关原文后，我发现几乎所有的柴胡剂条文都牵涉到情志的问题，如小柴胡汤的"胸胁苦满，默默不欲饮食，心烦喜呕"；大柴胡汤的"呕不止，心下急，郁郁微烦"；柴胡桂枝汤的"支节烦疼"；柴胡桂枝干姜汤的"往来寒热，心烦者"；柴胡加龙骨牡蛎汤的"胸满烦惊"等。毫无疑问，柴胡剂都有疏肝解郁除烦的作用，而柴胡加龙骨牡蛎汤，则重镇安神的作用更加优于其他柴胡剂。严重的失眠症显然与情志不调密切相关，所以我将此方视为治疗失眠、抑郁症的最佳选择。

在临床运用时，我不用原方，主要取方中的小柴胡汤加龙骨、牡蛎，茯苓改为茯神，再加香附、酸枣仁。香附配茯神名"交感丸"，酸枣仁则用大剂量。使全方药力集中于疏肝解郁，重镇安神。元气不虚，则去人参；大便秘结，仍然用大黄；寒热错杂，仍然用桂枝。同时，尚可加丹参、灵芝、百合等，以助安神。

值得一提的是本方的剂量。在煎剂中用酸枣仁100 g安神，在前人的医案中偶尔可见，不算出奇，但柴胡1剂用至125 g，并且只煮一次的煎药方法，这是我不久前才学到的新鲜经验，这个经验，出自香港中文大学中医学院的李宇铭博士。几年前，英国中医师学会主席马伯英教授极力推荐我认识李博士，认为他是当代经方派的后起之秀。其后，李博士寄给我他出版的著作《原剂量经方治验录》（中国中医药出版社），读后大有斩获。李博士赞同经方中的一两折算成当今15 g多的研究成果，小柴胡汤中的柴胡原剂量为半斤，故他开出的小柴胡汤，柴胡用120~125 g。《伤寒论》中小柴胡汤的煎服法是：

"以水一斗二升，煮取六升，去滓，再煎取三升，温服一升，日三服。"

他悉遵原煎服法，只煎一次，12碗水煎成3碗，服3次。他的医案中记载了用小柴胡汤治疗感冒，发热，胁痛，下腹痛，癫狂等多种病症，无一例有不良反应，也没有发现对身体产生药源性损伤。

　　由于被叶天士"柴胡劫阴"之说的阴影所笼罩，受到日本汉方医学"辨病不辨证"地滥用小柴胡制剂、导致肝脏受损的影响，当代大部分中医对柴胡及小柴胡汤的使用心存疑惧，我也不例外。在学习了李博士的经验、心中有底之后，我的第一次实践，是治疗一例只有 3 岁的急淋白血病小孩，肺部感染，高热 80 多日，抗生素用到顶级的"万古霉素"，住院花费 4 万多元，感染仍然无法控制，每日靠发汗剂"美林"退热，退后又起。我认为这种发热就属于"往来寒热"的一种表现形式，用小柴胡汤加鱼腥草、金荞麦等，柴胡一剂用 50 g，真的是"一剂知，二剂已"。一周后来复诊时，家长痛哭流涕，说：要知道中医有这样好的疗效，早一点找中医看，孩子要少受多少罪！

　　由于对柴胡和小柴胡汤有了新的认识，我在治疗严重失眠症，特别是表现为烦躁、焦虑，有抑郁症倾向的患者时，经常使用上述改订过的柴胡加龙骨牡蛎方，12 碗水，只煎 1 次，煎成两碗，只在晚上睡觉之前服 1 碗，1 剂药服两天。疗效很好。然而，柴胡须用醋炒，才有收敛镇静作用。不用醋炒，剂量过大，则可能出现叶天士所说"劫阴"的副作用。

　　失眠是自古即有的病症，中医治疗失眠的专方，为数众多。如《黄帝内经》有"半夏秫米汤"，治疗"胃不和则卧不安"；《金匮要略》有"酸枣仁汤"，治疗"虚劳虚烦不得眠"；《千金要方》有"孔圣枕中丹"，治疗读书人用心过度，失眠多梦；道宣（简称《局方》）和尚传"天王补心丹"，治疗和尚白天念经诵佛，晚上辗转难眠；《太平惠民和剂局方》有"归脾养心丸"，治疗心脾两虚的失眠；等等。这些名方，至今仍然在临床运用，辨证准确，则效果显著。

　　然而，由于环境复杂，工作紧张，生活节奏快，精神压力大，现代的人，尤其是城市里人、职场中人，比古代失眠症发病率更高，程度更严重。长期失眠的困扰容易导致抑郁症，而对于抑郁症，如何有效地治疗，是中西医都在探索研究的课题。

　　我对于严重的失眠症，以及由此导致的抑郁症，常用柴胡剂加减，有较好的疗效，但须中病即止，不可久服。

02. 心悸：心脏神经症（炙甘草汤）

　　潘某，女，34 岁，1987 年 3 月 6 日初诊：患者一年前突然昏倒，几分钟后苏醒，昏倒时，无抽搐、吐白沫等现象，以前也没有昏倒以及头晕的病史。查脑电图正常，心电图严重紊乱，多为二联率、三联率，有心电轴位移、T波倒置，但胆固醇、甘油三酯等均不高。心血管、神经内科多次会诊，怀疑有冠心病、心脏神经症。始终无法确诊，医生告诫，夜晚睡觉不能离人，怕患者出危险。一年来，遍尝西药B族维生素、谷维素、普罗帕酮、美西律、黄杨宁等，中药温胆汤、十味温胆汤、天王补心丹、养心汤、炙甘草汤等，均罔效。患者每遇工作紧张、休息不好时易发作，发作多在夜间，出现心悸、口干，不能平卧，几小时后才勉强昏睡。近来发作频繁，几乎每日必发。询之小便清长，大便干结，经常几日不大便，饮食尚可，察之面色白。舌胖淡，脉结代，宜用炙甘草汤，处方：

> 生地黄60 g　　炙甘草15 g　　桂枝10 g　　党参15 g　　阿胶10 g(甜酒蒸兑)
> 麦冬15 g　　酸枣仁15 g　　生姜10 g　　大枣15 g　　7剂

3月14日二诊：服上方后，当天即心悸好转，平卧如常，服药期间，大便畅快，食欲如常，偶尔心悸，但比以往任何发作的时候都要好。察之面色开始红润，舌胖淡，脉缓弱，续服30剂。

患者至今已经72岁，再未发生过心悸。

【辨治思维】 本案患者每次发病时，不仅症状表现严重，心电图检查结果也很不理想，但发病之后，患者又能够恢复正常，并未妨碍学习和工作，心电图也无异常，得病20年，始终未能确诊是冠心病，还是心脏神经症，或是其他疾病，中西医均找不到对症的药物，故在初得病的那年，有西医根据心电图的结果，建议患者安装起搏器，遭到拒绝，因为患者认为自己还年轻，还有自我恢复的能力，何况疾病毕竟是阵发性的。一诊时，我也感到奇怪，明明以前的许多中医治疗方案是正确的，特别是炙甘草汤乃治疗"心动悸，脉结代"的经典方，完全符合患者的脉证，为什么没有疗效？思考良久，我仍然选择了炙甘草汤，不过在剂量上作了调整。自连续服炙甘草汤30余剂之后，20年来，患者很少发病，每年发病平均不到1.2次，每次发病，适当休息即可缓解，有时服原方几剂，即保平安，维持了较高的生活质量，至今仍然未安起搏器，也未确诊究竟是何病。

炙甘草汤出自《伤寒论》第177条，原文云：

"伤寒，脉结代，心动悸，炙甘草汤主之。"

原方共10味药，以炙甘草、人参、大枣甘温益气，补养心脾；干地黄、麦冬、阿胶、酸枣仁养心补血，润燥生津；桂枝、生姜、清酒性味辛温，通阳复脉，与滋阴养血药物相配，则动静结合，温而不燥，共收益气复脉，滋阴补血之功。

从我的临床经验来看，长期心律失常，气血虚的居多，首选方当为张仲景的炙甘草汤，凡是患者面白神疲，舌淡脉细，或脉结代，无论心电图检查有没有器质性改变，都有良效。其中，人参可根据情况用红参、白参、党参，或用西洋参，服药后即使患者有口渴等轻微上火的现象，也不可轻易减去桂枝，须借其温通血脉。原方本有火麻仁，无酸枣仁，清代尤怡认为当用酸枣仁，改得甚好。原方的干地黄，即现今的生地黄。

该案有本人的一处用药心得，即大剂量运用生地黄。有关炙甘草汤中生地黄的剂量问题，历来有不同见解，如岳美中先生提出：方中的生地黄当用48 g，因为这个病是气血两亏所致，阴血不能速生，非大剂量不可，但阴又主静，无力自动，必借阳药催动。然而，阳药的剂量不能与阴药等同，否则"濡润不足而燥烈有余，如久旱之禾苗，仅得点滴之雨露，立见晒干，又怎能润枯泽燥呢？"岳老还提到叶天士经常用此方治疗荣卫亏损的全身、半身麻痹感，这很可能是心脏供血不足引起的。此说对我很有启发。

本案的治疗我采用了岳美中先生的思路，炙甘草汤中的生地黄用到60 g，当然，最主要的还不是岳先生的理论说服了我，而是见到患者经常大便干结而非稀溏，胃口尚佳而非纳呆，这就有了用大剂量生地黄的基础。通过这个病例，我不仅对炙甘草汤有了新的认识，而且对重用地黄的方剂有了新的认识。例如：张景岳的金水六君煎治疗咳嗽气喘，熟地黄用30 g，陈士铎引火汤治疗咽喉疼痛，熟地黄用90 g，临床只要辨证准确，往往疗效卓著。其辨证的关键，在于大便秘结而食纳尚可，这是阴血亏虚，火浮于上的证候，用大剂量地黄，一方面是滋养阴血，另一方面，是利用地黄的滋腻沉降之性，引火下行。本案的心悸、脉结代、不能平卧，也可视为阴血亏虚，火浮于上所致。

十

淋

病

（7 例）

01. 尿频、腹泻：慢性尿道炎、慢性肠炎（八正散、白头翁汤）

黄某，女，63 岁，2019 年 11 月 19 日初诊：慢性肠炎，慢性尿道炎，经常腹泻，腹痛时立即要如厕，大便溏稀，尿频尿急，严重影响生活质量来诊。余无异。舌淡，脉弦。

水丸：萹蓄、瞿麦、车前子、黄柏、黄芩、白头翁各 90 g，黄连 60 g，白芍、乌梅各 90 g，灵芝孢子粉 30 g，五倍子 60 g，仙鹤草 90 g。每日 2 次，每次 9 g。

2020 年 1 月 9 日二诊：经常腹痛明显好转，大便已成形，尿频尿急有所缓解。

水丸：萹蓄、瞿麦、车前子、黄柏、黄芩、白头翁各 90 g，黄连 60 g，白芍、乌梅各 90 g，木香 60 g，灵芝孢子粉 30 g，仙鹤草 90 g，五倍子 60 g，马鞭草 90 g。

【辨治思维】本案用八正散合白头翁汤加减，从表现证候来看，属于慢性肠炎、慢性尿道炎。老年妇女的慢性尿道炎，多数为腹泻肛门所累及，因为肛门与尿道距离比较近，频繁的腹泻不及时清洗导致细菌残留和繁殖从而阴道及尿道受累。可以说，西医对付急性炎症，有上百种抗生素可用，一旦转为慢性炎症，则无计可施，只是在发作时，能够控制一下。而中药做药丸，是对付慢性炎症最好的办法。八正散出自《局方》，对于妇科炎症和泌尿系统病属于湿热者，效果卓著。原为八味药：扁蓄、瞿麦、车前子、木通、滑石、栀子、大黄、甘草。本案只取前三味，并加治疗妇科炎症的要药马鞭草，加乌梅、五倍子收敛，加仙鹤草、灵芝孢子粉益气扶正，得以痊愈。

02. 遗尿多年：不明原因（水陆二仙丹、易黄汤）

周某，女，22岁，2021年10月8日初诊：脸上长痘痘，向来有遗尿的证候多年，遗尿的量并不多，无疼痛感，亦不尿频尿急。月经准时、量正常，白带多。睡眠尚可，但有遗尿就会从睡眠中醒过来。舌苔薄黄，脉细数。

扁蓄 10 g	瞿麦 10 g	白果 30 g	芡实 90 g	黄柏 18 g	车前子 10 g
山药 30 g	金樱子 50 g	栀子 10 g	石榴皮 10 g	金银花 10 g	甘草 6 g
土茯苓 30 g	7 剂				

10月17日微信反馈：服药的这一周没有遗尿，药一停的当晚就出现遗尿的现象。脸上的痘痘消退90%。其余均尚可。

水丸：芡实150 g，白果、山药、石榴皮、扁蓄、瞿麦各90 g，忍冬藤120 g，金樱子90 g，五味子60 g，车前子50 g，黄芪90 g，土茯苓120 g，甘草、天葵子、蒲公英各60 g，天然牛黄2 g。每日2次，每次9 g。

【辨治思维】本案以水陆二仙丹补肾缩尿，易黄汤治疗带下。水陆二仙丹出自《洪氏集验方》，由芡实金樱子组成，有补肾滋阴、收敛固本作用，治疗男子遗精，女子带下，以及遗尿作用，但剂量要大，方中芡实用90 g。易黄汤出自《傅青主女科》，是治疗黄带的名方，由芡实、山药、黄柏、车前子、白果组成，这两首方是临床常用方，因为长痘，加忍冬藤、土茯苓等清热解毒，加扁蓄、瞿麦，是强化治疗妇科炎症作用。有效后，做药丸以巩固疗效。

03. 尿频、尿急：前列腺术后感染（八正散）

杨某，男，81岁，2022年1月8日来诊：去年12月进行前列腺肥大部分电切手术。术后皮肤干燥，3日后发现尿频、尿急、尿痛。日复加剧，前来就医。目前伤口处还有痛感，阴茎根部不适感，不可久坐。既往膀胱癌复发史。

萹蓄 10 g	瞿麦 10 g	车前子 30 g	黄芩 10 g	栀子 10 g	木通 10 g
滑石 10 g	炙甘草 10 g	10 剂			

2月10日二诊：服用上方后尿频、尿急、尿痛未见明显好转，中途逢春节年假，停药半月余，近来大便偏干、色黑。自觉内热重，消化不良。喉内有浓痰。阴茎根部不适，久坐尤显。舌苔黄腻。上方加礞石10 g，生地黄30 g，猪苓、茯苓各10 g，芡实30 g，大黄3 g，土鳖虫、桃仁、蒲黄各10 g，龙血树叶2 g（1包），7剂。

2月17日三诊：尿频、尿急、尿痛还是未除，有浓痰咳不动，有便意，但服药5剂的时候大便才拉得畅快点，并且偏干。

马齿苋 30 g	大黄 10 g	土鳖虫 10 g	水蛭 10 g	瞿麦 10 g	萹蓄 10 g
浙贝母 30 g	玄参 30 g	车前子 30 g	栀子 10 g	木通 10 g	生地黄 30 g
蒲黄 10 g	滑石 15 g	甘草 10 g	猪苓 10 g	茯苓 10 g	黄芩 10 g
礞石 10 g	芡实 30 g	桃仁 10 g	3 剂		

2月22日复诊：尿频、尿急、尿痛还未断，小便尿量并不多，大便不畅快，下身有灼热感，食后腹胀。

大黄 10 g	栀子 10 g	生地黄 30 g	玄参 30 g	麦冬 30 g	牵牛子 10 g
萹蓄 10 g	瞿麦 10 g	车前子 10 g	木通 10 g	蒲黄 10 g	滑石 10 g
甘草 10 g	土鳖虫 10 g	10 剂			

另：牛黄1 g分前5剂药中服用。

3月3日四诊：小便时疼痛、灼热感基本缓解，大便干结时解小便还有少量痛感。尿频、尿急基本不复。大便比前顺畅，基本不硬，服药间偏稀居多。

大黄 10 g	栀子 10 g	生地黄 30 g	玄参 30 g	麦冬 30 g	延胡索 10 g
瞿麦 10 g	萹蓄 10 g	车前子 10 g	木通 10 g	牵牛子 10 g	蒲黄 10 g
地榆 30 g	马鞭草 30 g	枳壳 10 g	滑石 10 g	甘草 10 g	土鳖虫 10 g
10 剂					

另：牛黄1 g分前5剂药中服用。

3月15日复诊：尿频、尿急、尿痛吃药基本上近愈。大便不畅偶尔出现，尿色较深，口臭，纳食不佳。上方去牛黄加神曲10 g，蒲公英、忍冬藤各30 g，栀子10 g，10剂。服后症状消失。

【辨治思维】本案是前列腺手术后消炎治疗出现的尿频、尿急、尿痛，很明显的是尿道炎急性发作，主方以八正散，此为治疗热淋的常用方，因湿热下注膀胱所致。湿热下注蕴于膀胱。患者因中途逢春节年假，服用剂数不够，二诊以来大便干结、痰多，考虑术后一定会有瘀血残留，故加下瘀血汤（出自《金匮要略》大黄、桃仁、土鳖虫，治疗产妇瘀阻腹痛及瘀血阻滞、腹中癥块等）合礞石滚痰丸投之，配龙血树叶消除炎症，蒲黄止血通淋。后几诊大便一直未通畅故炎症难以消除下来，合增液汤以增水行舟，加牛黄清热解毒，对顽固性的炎症或感染性疾病有很好的作用，直至收尾，患者解除了急性发作的痛苦。

04. 少腹痛、腰痛：输尿管破损引发肾积水并发尿道炎
（五苓散、八正散）

李某，女，59岁，2019年2月19日初诊：因5年前的宫颈癌子宫全切术发生医疗事故弄破了输尿管，通过两次手术修复后，左肾仍有积水（报告单未见积液量），经常左边的少腹及后腰疼痛，无尿频、尿急、尿痛、漏尿等症，近来频频发痛，实属难忍，求助于中医。

> 萹蓄10 g　瞿麦15 g　车前子30 g　黄芩10 g　马鞭草30 g　牵牛子10 g
> 黄柏15 g　琥珀10 g　栀子10 g　7剂

水丸：猪苓90 g，茯苓60 g，牵牛子90 g，泽泻60 g，白术50 g，黄柏、萹蓄、瞿麦、车前子各90 g，乳香50 g，没药50 g，马鞭草90 g，栀子、牡丹皮、黄芩各60 g，炮穿山甲30 g，红藤90 g，牛黄2 g。每日2次，每次10 g。

4月27日二诊：上方效果非常好，服丸药的两个月时间少腹部没有发生疼痛，日常容易疲乏，晚上睡眠不佳。无上火、怕冷的症状，其他一切均可。舌淡，脉弦。

水丸：猪苓90 g，茯苓60 g，牵牛子90 g，泽泻、琥珀、丹参各60 g，酸枣仁、萹蓄、瞿麦、车前子各90 g，乳香、没药各50 g，牛黄2 g，马鞭草90 g，炮穿山甲30 g，刺猬皮、五倍子、儿茶、白及各60 g。每日2次，

每次 9 g。

7月2日三诊：经常尿路感染，少腹痛，睡眠差。反馈初诊的方剂效果最佳。

瞿麦 10 g　　萹蓄 10 g　　车前子 15 g　　桂枝 10 g　　茯苓 10 g

牡丹皮 10 g　桃仁 10 g　　赤芍 10 g　　　牵牛子 10 g　人参 10 g

琥珀 10 g　　酸枣仁 10 g　7 剂

水丸：淫羊藿 90 g，仙茅 50 g，仙鹤草 90 g，瞿麦、萹蓄、车前子、桂枝、茯苓、牡丹皮、桃仁、赤芍各 60 g，土鳖虫 90 g，水蛭 120 g，蛴螬、牵牛子、琥珀各 60 g，酸枣仁 90 g，灵芝孢子粉 20 g。每日 2 次，每次 9 g。

10月22日四诊：尿路感染并发肾脏积水伴高热住院半月余，刚出院，西医抗生素注射消炎治疗。小便尚可并无浑浊但有泡沫，左侧少腹、胯骨疼痛（平时隐痛，发作时大痛），现疼痛感不显著，少腹如有气游走，矢气后缓解。

萹蓄 15 g　　瞿麦 15 g　　车前子 30 g　　牵牛子 10 g　茯苓 10 g

猪苓 10 g　　泽泻 10 g　　马鞭草 30 g　　仙鹤草 90 g　淫羊藿 30 g

黄芩 10 g　　木香 10 g　　10 剂

2021 年 4 月 16 日电话回访，输尿管内置低级管支撑，尿道顺畅，肾积水的量还有少量。疼痛偶尔一晃而过，不持续，大大减轻了困扰。

【辨治思维】本案手术后输尿管破裂，经几次修复，仍然疼痛，说明有慢性炎症存在，故用五苓散合八正散利水消炎，恐力量不足，故在药丸中加天然牛黄、穿山甲两味贵重药，加乳香、没药活血止痛，加刺猬皮、五倍子、儿茶、白及，收敛修复创口，疼痛显著减轻。患者经历了四诊，一年后微信回访，输尿管内安装了管子，小便通畅，故后来没有再服中药。

05. 阴囊肿大：睾丸及附睾炎（金铃子散）

甘某，男，60 岁，2019 年 8 月 14 日初诊：两个月前爬山劳累，起始为下肢酸胀，未引起重视，致后来的一侧阴囊肿大不适，彩超检查结果：左侧附睾头大小 9 mm×7 mm，其内可见一大小约 10 mm×5 mm 囊性暗区，两侧睾丸大小：37 mm×19 mm（左）；49 mm×32 mm（右）。附睾头大小：

9 mm×7 mm（左），37 mm×20 mm。阴囊内右侧睾丸门位置可见迂曲管状暗区。右侧睾丸可见丰富血管。考虑睾丸附睾炎，不排除睾丸不完全扭转。打针未见起效，阴囊肿大，隐隐作痛，行走不便。西医建议手术摘除右侧睾丸，患者拒绝此方案，故来中医处寻找希望。

忍冬藤 30 g	蒲公英 30 g	延胡索 30 g	川楝子 10 g	牵牛子 10 g
黄芩 10 g	柴胡 15 g	车前子 30 g	浙贝母 10 g	橘核 10 g　7 剂

9 月 12 日二诊：一侧阴囊肿大，服上方自查消肿的效果比较明显，仅余点点肿胀，暂无痛感，走路亦无大碍。大便尚可。其他无不适感。

荔核 15 g	橘核 15 g	乌药 10 g	香附 10 g	川楝子 10 g	延胡索 30 g
忍冬藤 30 g	蒲公英 30 g	白芷 10 g	青皮 30 g	牵牛子 10 g	黄柏 10 g
黄芩 10 g　7 剂					

【辨治思维】本案应该说是一个很普通的案例，主方为《局方》金铃子散，由川楝子、延胡索两味药组成，有疏肝泄热、活血止痛作用。阴囊处于肝经循行之处，故以此方为主，加柴胡、黄芩疏肝清热，忍冬藤、蒲公英清热解毒，加牵牛子、车前子利尿消肿，浙贝母、橘核化痰散结，7 剂即肿消痛止，免除手术之忧。

06. 阴囊肿大：鞘膜炎、积液（橘核丸）

欧阳某，男，3 岁，2018 年 2 月 3 日初诊：左侧睾丸鞘膜炎，有积液；左侧阴囊明显肿大，有鹌鹑蛋大小肿物，触感包膜明显、可滑动、无痛感，阴茎无红肿，起因不明，病史约半年。睡眠、饮食、大便尚可，有点尿床。舌淡多津，脉弦。

水丸：牵牛子 90 g，荔核、橘核各 60 g，青皮 50 g，炮穿山甲、土鳖虫、栀子、车前子、萹蓄、瞿麦、川楝子各 60 g，蝼蛄 30 g。每日 2 次，每次 5 g。

5 月 12 日复诊：上方感觉左侧阴囊肿消 60%～70%，仅剩蚕豆大小的肿物。右侧睾丸可见血流信号。现阴茎口稍有痛感，饮食、二便睡眠均正常。

水丸：牵牛子、荔枝核各 90 g，橘核 60 g，青皮 50 g，土鳖虫、栀子各 60 g，车前子 90 g，萹蓄、瞿麦、川楝子、黄芩各 60 g，木香 50 g，皂角刺

90 g，*海马*、*蝼蛄各 50 g*。

【辨治思维】这类偏疝病古医书记载很多，因为属于慢性病，有积液，有肿块，消除时间比较长，小孩服煎剂难以坚持，故做药丸服。本方出自《济生方》，但未用原方，以牵牛子、蝼蛄、车前子、萹蓄、瞿麦利水，消除积液；以荔枝核、橘核、青皮、穿山甲、土鳖虫软坚散结，缩小肿块，以栀子、川楝子清热消炎。3 个月后，有显著疗效，原方去穿山甲，加小海马，消中有补，继续做药丸至完全消除。橘核丸出自宋代《济生方》，由橘核、木香、厚朴、枳壳、桃仁、延胡索、川楝子、木通、肉桂、海藻、昆布、海带组成，治疗疝气，睾丸肿胀偏坠。

07. 无症状：肾炎蛋白尿（验方五倍子散、青娥丸）

各种慢性肾病引起的蛋白尿，是令医生和患者都十分头痛的事情，西药主要用激素控制，中药难以找到有效的方药，病情容易反复，患者心理负担很重。我对肾病没有深入的研究，但几年前曾经治愈过一例因为过敏性紫癜性肾炎引起的蛋白尿患者。

2012 年 2 月 4 日，患者曾某，女，42 岁，特地从深圳前来就诊。患者主诉：得病已经 3 年多。2008 年 12 月，发现双下肢出现许多小红点，不痛不痒，第 2 日早上自行消失，故未去医院。2009 年 1 月，感冒一星期没好，医生开了些消炎药和众生丸，自己服用生姜汁兑可口可乐，3 日后发现小便颜色棕红，小腿再次出红点，第 2 日是大腿及胳膊也有，第 3 日红点变成红斑，到医院做尿常规检查，蛋白尿和血尿都是（+++），医生开了泼尼松服用，用量是第 1 周 8 颗，下周 7 颗，按此减量。吃到第 4 日时，身上的红点及斑消失，至今再也没有出再过红点、红斑，其间每半个月做一次尿检结果蛋白尿和血尿都是（+++）。后又在深圳北大医院治疗，医生开了泼尼松、复方肾炎片、钙片和雷公藤之类的药。2009 年 3 月回衡阳，在衡阳医学院附一医院住院，做肾活检，医生开的药是活力源片、钙片、雷公藤、双嘧达莫片、丹参片、硫糖铝和缬沙坦，吃了半年多中西药又在衡阳中医院吃了半年中药煎剂，尿蛋白和尿血都是在（++）和（+++）徘徊。2010 年经朋友介绍，在长沙找某中医教授看病，吃了 4 个月的中药，未见疗效。因求医心切，无意间看到中央台走进科学节目，5 月又跑去北京在东直门医院住了一个多月院，每日吊瓶肾康注射液，口服肾炎康复片和厄贝沙坦，煎中药处方是薏苡仁、栀子、络石藤、射干、黄芪、大青叶、北柴胡、天麻、地龙、法半夏、黄芩、乌梢蛇、炒僵蚕、桃仁、红花、牛膝、泽兰、茵陈、鱼腥草等，吃了半年复查结果还是反复不定。2011年，继续到长沙找某中医教授，开了知柏地黄汤加当归、白芍、炒龟甲30剂，黄芪大补阳丸30剂，后几次复诊处方都差不多加了虫草花、地榆，尿检结果蛋白尿和血尿也是在（+）、（++）和（+++）上下不定。对中西医都几乎丧失信心。

察患者面色不华，饮食、睡眠尚可，月经正常，白带不多，无其他不适。舌淡，脉缓，处以验方：

五倍子500 g、蜈蚣300条，打粉，装胶囊。每次5粒，每日2次，用仙鹤草50 g，煎水送服。

6月17日二诊：患者未来，打电话告知：服药后，无其他不适，血尿和尿蛋白也在若有若无之间，有时候感觉腰酸无力。用青蛾丸加减为水丸：

续断、杜仲、补骨脂、蝉蜕各60 g，蜈蚣90条，五倍子150 g，冬虫夏草90 g，茜草120 g，阿胶90 g。每日2次，每次6 g，用仙鹤草50 g，煎水送服。

8月20日三诊：仍然用上方，加蝉蜕50 g做水丸，用快递寄给患者，服法同前。

10月20四诊：仍然用8月20日方，做水丸，用快递寄给患者。

12月20五诊：腰酸好转，精神仍然疲惫，舌淡，脉缓。

水丸：续断、杜仲、补骨脂各90 g，蝉蜕80 g，蜈蚣90条，五倍子250 g，冬虫夏草100 g，茜草120 g，阿胶90 g，黄芪120 g，当归50 g，刺五加100 g。每日2次，每次6 g，用仙鹤草50 g，煎水送服。

3个月后检查，尿蛋白、尿血完全消失。仍然以上方为丸，继续吃3个月巩固疗效。

2013年9月初、12月中检查，2014年、2015年又经过多次检查，仍然没有尿蛋白和尿血，患者面色红润，精神转好，舌淡红，脉缓。病告痊愈。

【辨治思维】本案初诊主要用验方五倍子散，由五倍子、蜈蚣两味药组成，用仙鹤草煮水送服。五倍子又称文蛤，文蛤散即五倍子研末，最早见载于《金匮要略》，用以治疗"消渴"。我在临床，除了用于治疗糖尿病之外，对于慢性阴道炎、糜烂性胃炎、口腔溃疡，也经常使用，疗效颇佳。

但用之治疗尿蛋白，则是读过王幸福所著的《杏林薪传——一位中医师的不传之秘》（人民军医出版社，2011）之后，才学习采用的。根据书中的介绍：王医生多年来用单味五倍子研末装胶囊，每次 1 粒，大约 0.3 g，每日 3 次，治疗肾炎、过敏性紫癜、糖尿病、肾病综合征等出现的蛋白尿，有效率在 90% 以上。我也效法其方，用于临床。本案一诊，即以五倍子为主，辅以蜈蚣，后者则是许多老中医用于控制尿蛋白的经验药物。五倍子善收涩，蜈蚣善穿透，两者相得益彰而又主次分明。仙鹤草有强壮、收敛、止血作用，唯剂量宜大，故煎水送服胶囊。服两个多月之后，病情没有加剧，也没有其他不良反应，只是仍然腰酸无力。

二诊根据中医的辨证，患者仍然腰酸，当属肾虚。国医大师朱良春在《朱良春虫类药的运用》（人民卫生出版社，2011）一书中，介绍五倍子治疗蛋白尿时说："五倍子入肾与膀胱经，可摄精止遗固涩。""蛋白尿往往因肾气不足，失于闭藏，精微外泄所致。"由此可见，治疗蛋白尿除了用五倍子强力固涩之外，还需补肾益精固本。故二诊合青娥丸，即加续断、杜仲、补骨脂；又取法《黄帝内经》四乌鲗骨一藘茹丸意，加茜草、阿胶，即以五倍子代替乌鲗骨（即乌贼骨），以阿胶代替雀卵，用以凉血、补血；加冬虫夏草补肾，蝉蜕脱敏。做水丸，仍然用仙鹤草煎水送服。第五诊再加黄芪、当归、刺五加益气补血。经过一年标本兼顾的治疗，病情不再反复，得以痊愈。至今已经 10 年，没有再反复。

肝硬化

（2例）

01. 腹中肿块、下肢水肿：肝硬化（三甲散）

胡某，女，60岁，2019年6月25日初诊：肝硬化，左少腹巴掌大硬块，下肢浮肿，脾大，脸色萎黄，睡眠时间少，饮食、大便正常，小便少，既往有糖尿病史。舌暗淡，脉沉缓。

鳖甲10g	土鳖虫10g	牵牛子10g	玄参10g	牡蛎10g
茯苓10g	柴胡10g	党参10g	黄芩10g	鸡内金10g
半枝莲10g	白花蛇舌草15g	女贞子10g	黄芪30g	神曲10g 14剂

丸药：鳖甲、土鳖虫、水蛭、牡蛎、玄参各60g，蝼蛄、牵牛子、石见穿、急性子各50g，蛴螬60g，蜣螂90g，灵芝孢子粉30g，柴胡、黄芩各50g，女贞子、白花蛇舌草、半枝莲、五味子、黄芪各60g，神曲50g。水丸，每日2次，每次9g。

7月28日复诊：服药2个月，面色恢复接近常人，饮食、大便正常，小便少，下肢时有浮肿，左少腹肿块软化变小，睡眠质量转好，精神情况佳。去医院复查了血液和B超。B超提示：肝硬化声像，门静脉增宽，脾大；胆囊壁水肿；腹腔少量积液。血常规检查（括号内为正常参考值）：白细胞，$1.44×10^9$/L↓（$3.5×10^9$/L～$9.5×10^9$/L）；红细胞$2.45×10^{12}$/L↓（$3.8×10^{12}$/L～$5.1×10^{12}$/L）；血红蛋白63g/L↓（115～150g/L）；总胆红素

37 μmol/L↑（3.6~26 μmol/L）；直接胆红素 25.8 μmol/L↑（0~8.6 μmol/L）；白蛋白 32.7 g/L↓（40~55 g/L）。

原方丸药加紫河车、鸡血藤、高丽参各 90 g，做水丸，每日 2 次，每次 9 g。服后感觉良好，检查各项血常规指标仍偏低，胆红素偏高，需要长期服药丸才能逐步改善。

【辨治思维】 本案以三甲散为主加减。原方出自《温疫论》，由鳖甲、龟甲、穿山甲、土鳖虫、牡蛎、蝉蜕、僵蚕、白芍、当归、甘草组成。治疗发热，脉数，肢体时疼，胸胁刺痛。为客邪留恋，与营血相互胶固，留滞于血脉而成的一种病证。后世多以此方加减，治疗肝硬化。我则去穿山甲、龟甲，加水蛭、蜣螂、鸡内金、急性子、石见穿软坚散结，加蝼蛄、牵牛子消水肿，加柴胡、黄芩、白花蛇舌草、半枝莲清热解毒，加黄芪、女贞子、五味子、灵芝孢子粉养肝护肝。后又加紫河车、鸡血藤、高丽参，改善血常规，治疗多例肝硬化均有效，但不容易逆转，需要很长时间。

02. 腹胀、腹痛：肝硬化、肝腹水（己椒苈黄丸）

龙某，男，55 岁，2018 年 2 月 8 日初诊：患者自述纳食饱胀，腹痛，有长期的乙肝"大三阳"病史，肝功能情况未知。面色青黄，形体消瘦，西医诊断为肝硬化伴有肝腹水。由于病程中无任何痛苦，基本没有怎么治疗，直至两个月前出现腹胀、腹痛后，方引起重视。检查显示：腹水达 117 mL。腹部隆起如妊娠 5 个月状，腹痛感觉明显，舌苔黄腻，脉弦沉细。

丸剂：防己、木瓜、葶苈子各 50 g，鳖甲 30 g，黄芪 50 g，蝼蛄 60 g，牵牛子 50 g，苍术 60 g，槟榔、木香、枳壳、乌药、土鳖虫各 30 g，高丽参 90 g，大腹皮、厚朴各 50 g，椒目 30 g。水丸，每日 2 次，每次 9 g。同时，辅以人胎盘片，每日 3 次，每次 2 片，每周吃一次黄芪煲猪蹄汤。

3 月 13 日二诊：服上方，腹水由 117 mL 下降至 41.8 mL，腹胀、腹痛明显改善。继续服丸剂。同时，丙氨酸氨基转移酶（谷丙转氨酶，ALT）49 U/L；天冬氨酸氨基转移酶（谷草转氨酶，AST）70 U/L；胆红素 17.6 μmol/L；总胆汁酸 63 μmol/L；总胆红素 35.3 μmol/L；都偏高。

丸剂：防己、木瓜、葶苈子、鳖甲、黄芪各 50 g，蝼蛄 60 g，牵牛子 50 g，苍术 60 g，槟榔、木香、枳壳、土鳖虫各 30 g，高丽参 90 g，大腹皮 50 g，椒目 30 g。水丸，每日 2 次，每次 9 g。

4月28日三诊：目前患者肝功能的指标还有些不正常，血液中的尿酸548 μmol/L；尿素氮 7.49 mmol/L。

丸剂：土茯苓50 g，女贞子、墨旱莲、百合、车前子各30 g，五味子10 g，白花蛇舌草、半枝莲、萆薢、秦艽各30 g。水丸，每日2次，每次9 g。

5月15日四诊：服上方后感觉脚无力，而且有少许水肿。腹腔B超和肝功能检查：肝周、脾周可见不规则游离液暗区回声，较深约41.8 mm。实验室检查（括号内为正常参考值）：丙氨酸氨基转移酶41 U/L（0~42 U/L）；天门冬氨酸氨基转移酶50 U/L↑（0~40 U/L）；总胆红素25.7 μmol/L↑（3~20 μmol/L）；间接胆红素12.8 μmol/L↑（1.7~6.8 μmol/L）；总胆汁酸103 μmol/L↑（0~10 μmol/L）。乙肝病毒表面抗原149.33 IU/mL↑（0~0.03 IU/mL）；乙肝病毒e抗原体99.9 Inh%↑（0~50）；乙肝病毒核心抗体496.2 C.O.I↑（0~1）；都偏高，"大三阳"毫无疑问，还有一项转氨酶偏高。纳食依旧饱胀。

苍术 30 g	黄柏 30 g	猪苓 15 g	金荞麦 30 g	马齿苋 30 g
黄芩 10 g	茵陈 10 g	女贞子 30 g	墨旱莲 30 g	五味子 10 g
黄芪 30 g	白花蛇舌草 30 g	半枝莲 30 g 14 剂		

服后检查，转氨酶、胆红素正常。

【辨治思维】患者有肝硬化，大量腹水，肝功能异常。见其气色和身体状况尚可，一诊先着重于消除腹水，以己椒苈黄丸加减。此方出自《金匮要略·痰饮咳嗽病脉证并治第十二》：

"腹满，口舌干燥，此肠间有水气，己椒苈黄丸主之。"

这是张仲景治疗腹水的主方之一，方中共4味药：防己、椒目、葶苈子、大黄。其中，前3味药利水消肿，大黄通便。因为患者大便不结，故去大黄，加厚朴、大腹皮、木香、枳壳、乌药、槟榔、木瓜、苍术、牵牛子、蟋蟀，以理气消水；加土鳖虫、鳖甲软坚散结；消水的同时要益气，加黄芪、高丽参。做成药丸缓图。又恐腹水消除过度，正气不支，元精耗伤，故辅以人胎盘片，并嘱咐每周煲黄芪猪蹄汤服一次。黄芪猪蹄汤出自甘肃省卫健委主任刘维忠的经验，他认为这个食疗的验方比输白蛋白效果还好，曾经著文大力推广，我也经常介绍给患者作食疗方法，但要用文火煲6小时以上，可以放少许盐。二诊腹水显著减少，患者身体状况比以前还好，但转氨酶与尿酸高，除继续做药丸进一步消除腹水之外，用二至丸合泄化浊瘀汤加减，服免煎剂，护肝护肾降转氨与尿酸。

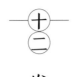

发

热

（10 例）

01. 高热：病毒性感冒（大青龙汤）

胡某，男，7 岁，2010 年 3 月 12 日初诊：患儿昨天半夜发热，服感冒灵、泰诺，至今晨未退，也未出汗。上午 9 点来看病时，量肛表 39.8 ℃。头痛，面赤，烦躁，身痛，全身滚烫如火烧，皮肤干燥，无一丝汗，怕冷，大便正常。起病在昨天白天受寒，淋了雨没有及时擦干所致。医院担心患脑炎，要做骨髓穿刺等各种检查，家长不同意。察之舌淡红，咽喉不红肿、按之不疼痛，小孩意识清楚，脉数。用大青龙汤加苍术：

麻黄 12 g	桂枝 5 g	杏仁 6 g	炙甘草 10 g	石膏 30 g	生姜 3 片
大枣 5 个	苍术 10 g	1 剂			

叮嘱家长：煎药时，用 9 小碗水，先煎麻黄，用大火煮开后，再用小火煎，边煎边去掉浮在药罐上面的泡沫，煎 15 分钟后，加入其他药物，再煎15~30 分钟，约得 3 碗药汁。先服第 1 碗，盖被子，不见风，约 15~30 分钟，身上开始出汗，持续出汗半小时左右，体温会逐渐下降至正常，出汗自然停止。如果不出汗，或出汗不多，体温没有完全降下来，仍然较高的话，过两小时后，再温服第 2 碗。如果还没有完全降下来，两小时后，可服第 3 碗。一般喝完第 1 碗药，即可完全退热。热退后注意保暖，让患者安睡，

身冷的话，喝 1 碗热粥，剩下的药不能再服。

第二天家长告知：患儿只服了 1 剂药的第 1 碗，服完后，刚开始有些烦躁不安，体温略微上升，10 分钟后，持续微微出汗半个多小时，热即完全退下，一早起来，便若无其事玩耍了。

【辨治思维】大青龙汤是治疗流感、重感冒初起：高热、不出汗、烦躁、怕冷、头痛、身痛，起效最快、最安全的方药，然而，会用此方的人不多，我对此方的认识也有一个过程。几年前，学生尹周安医生到衡阳南华医院中医科工作不久，来电话询问我：他在会诊时见到不少白血病患者，每次急性发作时，总是高热、怕冷、不出汗、烦躁、头痛、身痛、脉紧，该用什么方？我顺口而出：大青龙汤。然而，他说用了没有效。我也没有仔细推敲不效的原因在哪里，因为自己用得也不多。后来他从福建一个年轻的经方高手方志山医生那里得知：不效的原因就在于剂量不对，煎服的方法不到位。听到这个信息之后，我赶紧又仔细温习了一遍《伤寒论》的原文第 38 条：

> "太阳中风，脉浮紧，发热恶寒，身疼痛，不汗出而烦躁者，大青龙汤主之。若脉微弱，汗出恶风者，不可服之，服之则厥逆，筋惕肉瞤，此为逆也。
>
> "麻黄六两，去皮节，桂枝二两，去皮，甘草二两，杏仁四十枚，去皮尖，生姜三两，切，大枣十枚，擘，石膏如鸡子大，打碎"。
>
> "上七味，以水九升，先煮麻黄，减二升，去上沫，内诸药，煮取三升，去滓，温服一升，取微似汗。汗出多者，温粉扑之。一服汗者，停后服。若复服，汗多亡阳遂虚，恶风，烦躁，不得眠也。"

从原文的记载来看，所有的症状与流感、重感冒初起的高热、怕冷、不出汗是完全相符的。从处方中 7 味药的剂量来看，除了杏仁用四十枚有疑问之外，桂枝二两，相当于 6 g；生姜三两，相当于 9 g；石膏如鸡子大，相当于 60 g；大枣十枚，相当于 30 g，这都不成问题。关键在于麻黄用六两，相当于 18 g，是桂枝剂量的 3 倍，大大超过现代麻黄的用量。麻黄发汗解表的力量很大，如果认证不准，煎之不当，服之不当，真的会如张仲景所说的那样"服之则厥逆""汗多亡阳"。因此，晋唐之后，特别是从明清到如今，许多医家"畏麻黄如虎"，说白了，就是害怕出医疗事故，宁可不用麻黄，用之也不敢超过三钱，即 9 g。然而，《伤寒论》对大青龙汤煎法、服法是有明确规定的，只要严格遵守，并不会导致医疗事故。汉代的一升水究竟是多少毫升？历来有争论。我不想参与这种文字之争，只从最后"煎成三升，先温服一升"，来比照今人服药的剂量，一升水，应当相当于一饭碗，即 250 mL。因为我们一般服药，每次就是服一饭碗。回过头来看，大青龙汤"以水九升"，就是用 9 碗水，先煎麻黄，边煎边要去掉浮上来的泡沫，大约 15 分钟后，再下其他药，最后煎成 3 碗。这个煎药程序十分重要。服法也重要：先服 1 碗，出了汗，热一退，就停服。由此可见，张仲景用药是极其谨慎、极其仔细的。如此去煎麻黄，如此服大青龙汤，就不会导致医疗事故。我们不光要学经方，而且要学习经方中体现出来的这种严谨的科学态度和负责精神。此事对我的教训深刻，深感学用经方，一定要丝丝入扣，不可马虎大意。

明白了这一点，我在临床运用大青龙汤退高热时候，一般成人麻黄用 18~24 g，小孩用 12~15 g，在处方上仔细写明白，并慎重嘱咐患者家属必须严格遵守煎服法，每次只开 1 剂药，并留下我的手机号码，以便出现状况时及时处理。几年来，我用之治疗看似十分严重的流感、重感冒，哪怕高热达到 40 ℃，往往如《黄帝内经》所说，仅 1 剂药，即"覆杯而卧，汗出而愈"。从来没有出现过医疗事故，许多西医觉得不可思议。医生的职业是高尚的，也是高风险的，医生应当尽力为患者治好病，但也要谨防出医疗事故，却不能因为害怕承担风险而放弃有效的治疗措施。唯有如孙思邈所说的那样："胆欲大而心欲小，智欲圆而行欲方。"这句至理名言，应该成为每个中医师的座右铭。

02. 高热：重感冒 (清瘟败毒丸)

周某，男，39 岁，2001 年 4 月 24 日初诊：患者于 5 日前淋雨受寒，晚上即发高热，达 39.5 ℃，头痛欲裂，痛剧时呕吐，周身肌肉疼痛，畏冷，不出汗，急送长沙市某医院住院治疗，高热一直未退，徘徊在 38.7 ℃ ~ 39.7 ℃之间，做过各种检查，发现白细胞不高，怀疑为流行性脑炎，要求作脑脊液穿刺，患者家属不同意。察之面色红，表情痛苦，呻吟不止，仍然畏冷，未出汗。咽喉红，口不渴，腹部软，压之不痛，5 日来，大便解了两次，量不多，小便黄，舌红、苔厚腻、黄白相兼，脉紧数，此为寒湿束表，热郁于内，仍当解表，宜用清瘟解毒丸，处方：

生地黄 10 g	玄参 15 g	天花粉 10 g	赤芍 10 g	黄芩 10 g	山豆根 10 g
金银花 10 g	连翘 10 g	竹叶 10 g	柴胡 15 g	葛根 15 g	羌活 10 g
防风 10 g	白芷 10 g	川芎 6 g	甘草 5 g	3 剂	

水 3 碗，煎 10 分钟，温服 1 平碗，以汗出热退为度。不汗出，则 2 小时后再服 1 碗。

4 月 26 日二诊：服上方第 1 剂第 1 碗药时，觉苦涩难咽，药入胃后不到 5 分钟，即全部吐出，嘱继续补服，服完含话梅或糖块 1 枚，以免再吐。第 2 碗服完未吐，但体温上升了 0.2 ℃，达 39.6 ℃，头更痛，身更胀，脸色更红，嘱勿惊慌，此为药物瞑眩，注意保暖。半小时后，周身徐徐汗出，持续了 10 多分钟，高热退至 38.2 ℃，患者感觉轻松许多，想吃东西，嘱余药不再服，以待明天。第二天早上 8 点量体温，腋下 37.8 ℃，嘱上午 10点、下午 4 点服药。晚上 9 点量体温，已不再发热。第三天一整天未发热，患者头痛、身痛等全部症状均已消失，只是疲劳、乏力、思睡，舌苔厚腻虽减，仍然黄白相兼，嘱第 3 剂药继续服完，以巩固疗效，另外处以补中益气汤加栀子、藿香、神曲 7 剂，带回家煎服以善后。

【辨治思维】 本案属于重感冒。在南方春季乍暖还寒之时，温差大，湿度大，湖南人谓之"倒春寒"，患流感、重感冒的人甚多，病势凶险陡峻，症状表现严重，体温常在 39 ℃ 以上。西医采取物理降温和其他对症治疗的方法，有时热退不下来，拟进一步做脑脊液穿刺，以确定是否脑炎，家属往往不肯配合。该病用中药治疗，只要得当，常一剂知，二剂已。这类病从季节上来看，应当属于温病中的"风温""春温"，但用辛凉解表诸方，如银翘散、桑菊饮等，几乎没有疗效，用辛温解表诸方，如桂枝、麻黄、大青龙汤等，也不解决问题。因为空气中夹有寒湿，这时两类治法及其方剂都不完全对证。过去我常投《此事难知》九味羌活汤，多 1~2 剂而汗出热退，头痛恶寒、周身酸痛等症状悉除，虽然退高热也是治疗中的一个重要环节，但有的患者咳嗽旋起，久久难平。可能是这些患者先内有伏热，而方中羌、苍、辛、芷等温药又助热化燥，并引动肺气上逆所致，从西医来看，可能是继发感染了急性咽喉炎、急性支气管炎等，我长期未找到对证的成方。

10 多年以前，在为海南出版社整理故宫藏珍本医书时，从清廷御药房所备丸散膏丹及其炮制方法的手写本上发现此方，深感与重感冒、流感病风寒湿外束、内有伏热的病机吻合，施之临床，疗效显著。

本方取九味羌活汤中的羌活、防风、白芷、川芎、黄芩、生地黄、甘草，去掉其中辛温的细辛、温燥的苍术，取柴葛解肌汤中的柴胡、葛根，取银翘散中的金银花、连翘、竹叶，加玄参、山豆根清火解毒，赤芍、天花粉凉血滋阴，构成一首清热透表、清火解毒的方剂。

03. 发热、昏迷：流行性乙型脑炎（安宫牛黄丸）

2008 年 7 月，我校外事办一个老师的亲戚因为昏迷，住在中南大学湘雅二医院抢救，请我前去诊疗。患者是一个 20 岁的女孩，姓颜，复旦大学的学生。一个多月之前，在下乡进行社会活动时患病，高热昏迷，确诊为流行性乙型脑炎。父母接回长沙后，在这个医院治疗已经一个月。我去察看时，患者每日低热，在 38 ℃～38.6 ℃之间，一直昏迷不醒，用冰敷降温，察之舌红、苔灰腻，脉细滑数，我开了 5 剂甘露消毒丹加减。二诊时，发热已退，仍然没有苏醒，时发抽搐，还在使用冰敷。医院认为办法用尽，建议转到上海医院去治疗。家长正在犹豫。我则告知：不管西医将来怎么治疗，中药可以用安宫牛黄丸，要用含金箔的那种，镇静安神止抽搐的效果更好。早晚各一粒。此后，我没有再去看。到了冬季，忽然接到女孩母亲发来的一条短信："我女儿昏迷 200 日后，苏醒了，下周来看病。"一周后，母女来到百草堂诊室，我问道："不是说要转院到上海吗？"母亲回答："上海方面说，湖南的诊断是正确的，他们也没有办法，不肯收治。我们舍不得放弃，仍然留在这个医院，住在走廊上，只进行了最简单的维系生命的措施，坚持服安宫牛黄丸，一直到女儿苏醒。一共服了 162 日，光安宫牛黄丸的费用就花了 10 多万。"令人不可思议的是，苏醒后的女孩几乎没有任何后遗症，肝肾功能完全正常，体内重金属的检测也正常。女孩来百草堂就诊时，神志正常，思维清晰，说话流利，唯左手抬举时，有一些迟缓。舌脉均正常，准备在家休息一个月后，回学校去上课。未开药。

【辨治思维】安宫牛黄丸出自《温病条辨》，全方由麝香、牛黄、朱砂、雄黄、冰片、丹参、郁金、黄芩、黄连、栀子等 10 味药组成，是治疗温病热入心营、痰火闭窍、神志昏迷的著名中成药。不仅用于温病，凡是昏迷不醒，属于痰火闭窍的患者，都有醒脑开窍的强大作用。此药在临床使用了 200 余年，救治了无数危重患者，是中医药宝库中的无上明珠。本案患者昏迷不醒，舌红苔黄腻，脉细滑，与安宫牛黄丸所适合的病机相吻合，故我坚持要患者家属服用安宫牛黄丸，因为时发抽搐，必须用含有金箔的那种，才有镇静安神的作用。患者在高热昏迷的时候，用冰敷降温的方法，在西医来看，似乎无可非议，但在低热、体温正常的时候，还在使用冰敷，就有一些匪夷所思了。这种措施，延缓了安宫牛黄丸醒脑开窍的进程，以至于服用了 162 日，女孩才苏醒过来。

安宫牛黄丸在西方国家是绝对禁止使用的。然而十几年前，一个患者的治愈，改变了人们的观念。2002 年 5 月 10 日，香港凤凰卫视新闻节目主播刘海若，在英国伦敦火车脱轨事故中受了重伤，陷入深度昏迷，在英国治疗无效，被送回中国，住进北京宣武医院重症病房。当时她的病情十分危险，一个月内 3 次高热，已经对所有的抗生素都产生了耐药性，抢救小组决定停服所有抗生素，完全使用中药和物理降温的方法，早晚鼻饲安宫牛黄丸。2 周后，体温基本正常，3 周后，睁开了眼睛。其中安宫牛黄丸的醒脑开窍，起了关键作用。接着还连续报道了她功能恢复的情况。我的好友、英国中医师学会主席马伯英教授，曾经用安宫牛黄丸成功救治过两例深昏迷患者。其中一例：×××，女，23 岁，艺术学院学生。2010 年 1 月 10 日下午 4 时应邀就诊。患者病起于元旦之前，曾有高热达 41 ℃，在某医院求诊，给服退热药片。该晚入睡至半夜，室友被"咯吱咯吱"声吵醒，发现是患者抖动致床铺摇晃发出响声，且患者神志不清。急送附近医院，入 ICU 治疗观察。做了气管切开，装置呼吸机并使用该高级医院一切可能使用的抢救措施及西医药物，请专家会诊，还是诊断不明，依旧昏迷不醒。马教授到达时已是她入院第 10 日，所见仪表显示，生命体征平稳（BP 120/70 mmHg，P 78 min/次，T 37 ℃，ECG 正常），但患者深昏迷及全身抽搐（每 10~20 分钟抽搐 2~5 分钟）没有改善。患者面色紫黑，脸部肿胀大如小脸盆。眼白上翻，上下肢不时抽搐，按压眶上神经孔、人中等部位，毫无反应，是深昏迷无疑。脉象略涩，次数正常。勉强撬开嘴巴，见舌淡红，苔光。然随之牙关痉挛，舌头被咬住不能回缩而呈紫色，迅速肿胀。终于撬开牙关后将舌头塞回。患者病情危殆，医院已竭尽所能，确实回天乏力。马教授认为此患者乃病毒性感冒高热并发脑部炎症引致昏迷并发癫痫。故建议可以试用安宫牛黄丸磨汁从鼻饲管注入。1月12日晚9时，患者母亲电告已经如法注入安宫牛黄丸一颗之量，知觉似有所复。1月13日中午电告其女儿已能自行睁闭眼睛，对呼叫有反应。嘱再用一丸。14日医生护士称不知何因"昨晚患者苏醒要自行拔去输液管子"。患者仍不会说话。抽搐减少但仍有。15日，已能下床，抽搐仅发作一次。拔除气管插管。17日移入普通病房。19日电告能自行上厕所，但尚不会说话，易发脾气。嘱予服安神补心丸。21日电告服后好转，能认识男友，并喜依附其身。然仍不能认识其母。23日马教授前往探视，其母谓"今日开口说话，并认出妈妈"。见患者肿胀全退，面色姣好，能断续回答问题。不过身体尚较软弱，上厕所曾跌倒一次，抽搐偶发。至此判断，患者基本复原。2月12日，出院。出院后抽搐仍断续有所发生，是后遗症癫痫表现。

安宫牛黄丸被西方列为禁用药，其主要原因是药丸中有雄黄、朱砂两味药，雄黄含有砷，朱砂含有汞，按照现代药理学分析，这两种有害金属在肝脏、大脑、骨头中间沉淀，不容易排除，对身体造成危害。然而，至今为止，我没有看到过一例有关服用安宫牛黄丸导致砷、汞中毒的报道，而且这位颜姓女孩服用了162日，并没有发现重金属在体内沉淀、损伤肝肾功能的情况。由此可见，中医治病，是以方剂为主，方剂中药物之间的相互作用，以及在体内的代谢过程，非常复杂，是当代科学并没有研究透彻的一个领域，决不能只见到方剂中某一味药有毒性及不良反应，就否定和禁用整个方剂。这既不科学，又不符合临床实际情况。当然，安宫牛黄丸的使用，也不能滥用，第一要对证，第二要中病即止，不宜过分使用。

04. 发热：乙型肝炎？（黄芩滑石汤）

贺某，男，32岁，2005年5月12日初诊：患者因为低热已住院17日。最开始是头痛，流清涕，体温38.5℃～39℃，服药后，感冒症状基本消失，只是每到下午4点左右开始发热，温度37.8℃～38.2℃，晚上11点左右退热，发热前有一阵畏冷，肌肉酸痛，退热前有一阵烦躁，畏冷加剧，然后微汗出，汗出过后，热虽退，但仍然感到周身不适，天天如此。现在头不痛，咽喉不红、不肿，不咳嗽，住院做了各种检查，血常规不高，也排除急性肝炎、类风湿关节炎等病的可能。察之面色微黄，口不渴，小便黄。

舌淡黄，脉弦。此为湿热流连气分，当清热利湿，宜用黄芩滑石汤，处方：

黄芩10 g	滑石30 g	茯苓皮10 g	大腹皮10 g	猪苓10 g	豆蔻6 g
通草5 g	香薷10 g	茵陈15 g	3剂		

先用开水3碗将药浸泡15分钟，用盖捂好，煎开7~8分钟，筛出1大碗，于下午3点钟左右趁热服，每日只服1次。

5月15日二诊：服上方第1剂后，不到半小时，遍身均匀出汗，汗黏滞粘手，一刻钟后汗止，觉全身舒畅，当天下午和晚上未发热。服第2剂后，只有少量汗出，服第3剂后，不出汗，一连3日未发热。又观察2日未发热后，患者出院，出院前再做了一个固相放射免疫分析（即所谓"两对半"）检查，反而发现第2、第4、第5项指标呈阳性，说明患者这一次可能得的是急性乙型肝炎，但无形中已经治愈了。

【辨治思维】本案不是感冒，只是类似于感冒，因为在住院治疗期间，为了查清病因，给患者做过乙型肝炎检查，并未发现异常，而治愈后再做"两对半"检查，反而显示患者近期内感染过乙型肝炎病毒，已经痊愈，并且自身产生了抗体。因此，我怀疑他的感冒症状只是病毒性肝炎初期表现出来的体征，由于治疗得当，阻断了疾病发展的进程，使得这个乙型肝炎未能最后形成。从我的临床经验来看，很多严重的传染病，包括病毒和细菌引起的传染病，初起的症状，往往类似于普通感冒，在没有发展到一定程度之前，即没有完成由量变到质变的过程之前，无法通过理化检查加以确诊。如果在起始阶段就用发汗解表等治法，力求透邪于外，往往可以阻断疾病的进程，使其消灭于始萌。张仲景的"六经辨证"和温病学家的"卫气营血三焦辨证"之所以能够成为中医治疗各种传染性疾病和病毒性疾病的有力武器，就是因为这两大辨证体系把这些疾病发病的共同规律和共同体征，进行了准确的归纳，并且提供了成系列的治疗效方。无论是张仲景还是叶天士，都特别重视各种治法中的首要方法"汗法"，这是阻断病毒性疾病发展的第一道屏障，通过"发汗"透邪，达到退热、消炎，使病毒及其代谢产物通过汗腺排出体外的作用，这就是中医用解表法治疗感冒和其他病毒性疾病的优势所在。当然，其药理作用可能不至于这么简单，只是现代科学尚缺乏更深入的研究，但绝非某些庸俗学者说的那样："汗法"只相当于喝一杯白开水，或者吃几片阿司匹林出汗。

本案就是使用的汗法透邪。选用黄芩滑石汤的主要理由，出自《温病条辨》卷二第63条：

> "脉缓身痛，舌淡黄而滑，渴不多饮，或竟不渴，汗出热解，继而复热……黄芩滑石汤主之。"

从证候来看，本案患者与条文颇合，但从患者出汗前后的情况来看，显然用原方透达之力尚不够，故在黄芩滑石汤清热利湿的基础上，加香薷发汗祛湿，加茵陈清热利湿，以强化原方透达清利的作用，并选择在发热之前1小时左右服药，从而达到一鼓而汗出热退的效果。

黄芩滑石汤出自《温病条辨》，由黄芩、滑石、茯苓皮、大腹皮、猪苓、豆蔻、通草7味药组成，以黄芩清泄湿热；以茯苓皮、猪苓、滑石、通草清热利湿；豆蔻、大腹皮理气化湿。合而使湿去热清，是治疗湿温病主方之一。

从我的临床经验来看，本方可视作三仁汤的后续方，从临床实际来看，本方也确实常用于三仁汤之后。湿温患者在服过三仁汤、银翘散之类方之后，经常出现汗出热退，接着又发热的情况，按照叶天士的见解："此水谷之气不运，湿复阻气，郁而成病，仍议宣通气分，热自湿中而来，徒进清热不应。"疾病仍在气分，仍在中焦不能化湿，但湿已开始郁而化热，然而并未形成燥热之证，其重要标准为"舌淡黄而滑"，故仍然以化湿为主，兼以清解郁热，用药偏重于中下焦。总之，"汗出热解，继而复热"属于湿阻者，在外感病的临床极多，本方的运用机会也极多。

05. 夏季低热：病毒感染？（清暑益气汤）

仇某，男，45岁，2004年6月14日初诊：患者于10年前夏天感冒过一次，拖延近3个月才好。其后每进入夏天即浑身不适，或者发低热，或者周身乏力，头目昏沉，困乏思睡，睡而不醒，工作效率差，饮食无味，但勉强能食，身体消瘦，大便稀溏。夏季一过，即慢慢恢复正常，做过病毒性肝炎的各种检查，均未发现异常。现在已经低热半个月，听朋友介绍，前来就诊。察之面色淡黄，神情憔悴，自诉成天委靡不振，注意力不集中，小便黄短，大便黏滞、解出不畅，每到下午3~4点即感到全身烘热，口渴不多饮，量体温37.3℃~37.5℃，晚上11点左右热退，退热时，微微出汗。舌淡苔黄腻，脉濡。此为"疰夏"，俗称"夏季热"。当益气养阴，清湿热，宜用清暑益气汤加减，处方：

黄芪 15 g	党参 15 g	炙甘草 10 g	麦冬 10 g	五味子 5 g	升麻 10 g
葛根 30 g	苍术 15 g	白术 10 g	陈皮 10 g	青皮 5 g	黄柏 15 g
泽泻 10 g	神曲 10 g	石斛 10 g	茵陈 10 g　7 剂		

6 月 29 日二诊：服上方后，不再发热，感到神清气爽，全身轻快，有饥饿感。前几天去爬山，回来后虽然疲劳，仍然同房，以至这两天又感到恢复原状，只是未发热，倦乏的程度也比服药前减轻。舌淡红、苔薄黄，脉濡，仍用原方加减，党参改西洋参 10 g，黄柏减为 10 g，加茯苓 15 g，刺五加 30 g，15 剂，2 日 1 剂。但告诫服药期间，不要做激烈运动，戒烟酒，忌同房，禁冷饮，忌辛辣，保护元气，保存精力。处方：

8 月 25 日三诊：上方共服 30 剂，每 2 日 1 剂。2 个月中，身体状况之好，为 10 年来所未有，头脑清醒，精力充沛，食欲较佳，大便正常，小便清长。察之面色红润有光泽，舌淡苔薄白，脉濡。嘱之停药以观察。其后 3 年，未再出现夏季低热。

【辨治思维】本案为长达 10 年的季节性发热，西医做过结核、病毒性肝炎、风湿热等无数次各种检查，年年都查不出病因，只能归结为"不明原因发热"。患者是学西医的，怀疑自己体内潜伏着某种未知的病毒，曾经打了 3 年的干扰素，这 3 年果真没有发热，但第 4 年再用，却失去疗效。患者从未服过中药煎剂，一诊时，希望我根据他提供的思路，选择有抗病毒作用的中药来治疗。其假设不是没有道理的，其建议也曾给我以诱惑，使我马上联想到了治疗"邪伏膜原"的达原饮，想到用板蓝根、大青叶、贯众、白花蛇舌草、金银花等实验证明有抗病毒作用的药物，但这种思维的干扰只是一刹那间的事情，我很快找回了自我，中医至高无上的治疗法则是"辨证论治"，而不是"辨病原微生物论治"。从证候来看，这种病应当属于"疰夏"，即夏天出现的长期低热，具有明显的季节性，虽然"疰夏"一病几乎是小孩夏季发热的专有名词，俗称"夏季热"，但老人和抵抗力差的成年人也常有。暑天湿热并重，一旦汗出不畅或小便不利，湿热不攘，邪无出路，则耗气伤阴，出现午后发热、身热不扬（低热）、四肢困倦、胸闷不饥、口渴等一系列证候，而且可以缠绵很长的时间，甚至年年到季节即发作。因为该患者发病已久，病史较长，故一诊不用香薷饮、三仁汤、甘露消毒丹等清暑解表或清热利湿的方剂，而选择李东垣的清暑益气汤加减，以益气养阴清湿热，服后立见成效。

之所以出现反复，是因为患者症状改善后，一时高兴，忘乎所以，不讲禁忌所致。故二诊仍然守方不变，向患者交代清楚禁忌，把服药的疗程拉长，最终获得痊愈。

清暑益气汤出自李东垣的《脾胃论》，本方以补中益气汤改柴胡为葛根健脾益气，加苍术、黄柏、泽泻以清热燥湿利湿，加麦冬、五味子以养阴，加神曲以助运化。其中，白术、苍术同用，目的在通过一静一动，加强本方扶正祛邪的作用，诚如黄元御《玉楸药解》所云："白术守而不走，苍术走而不守，故白术善补，苍术善行。"陈皮、青皮同用，目的在通过一升一降，加强本方调节全身气机的作用，诚如《本草纲目》所云："陈皮浮而升，入脾肺气分；青皮沉而降，入肝胆气分，一体二用，物理自然也。"改柴胡为葛根，则因为旨在升提阳明脾胃之气，况且葛根又可升津养阴。如此组方，共奏健脾升阳、益气养阴、清热利湿的作用。

从我的临床经验来看，本方是治疗暑湿和湿热困脾以致耗气伤阴的最佳方剂，有其他温病方不可替代的价值。王孟英一句"有清暑之名，无清暑之实"的差评，误导了后世许多临床医生，使其至今不知道掌握运用本方的要领，而方剂学教材仍然把王孟英的清暑益气汤作为正方，把李东垣的清暑益气汤作为附方，只是顺带一提，不予分析，这是完全不了解临床实际所致。四季温病，按照病机可分为燥热与湿热两大类，在暑季则分为暑温与暑湿。燥热为邪，在气分者，当以甘寒清热养阴为主，如人参白虎汤、三石汤；湿热为邪，在气分者，当以清热化湿为主，如三仁汤、黄芩滑石汤。当暑温之邪耗气伤阴，出现体倦少气，口渴汗多，舌红而干，脉虚数时，可用王孟英的清暑益气汤，也可用生脉散等；当暑湿之邪耗气伤阴，出现体倦少气，头晕乏力，胸闷不饥，舌苔黄腻，脉虚软时，则是李李东垣的清暑益气汤所主。王氏方与李氏方两者不可替代。虽然李氏方中没有荷叶、西瓜皮之类的清解暑热的专用药，化湿也不用温病学家所喜用的豆蔻、藿香、滑石、薏苡仁之类，但该方能够解除暑湿之患，是毋庸置疑的，王孟英的评价属于不实之词。从我见到的临床实际来看，李氏方运用的概率比王氏方大得多，这也许是本人所生活的地域暑季炎热潮湿所致。故每当暑季治疗一些年老体弱的患者，见其身倦乏力，胸闷不饥，舌苔黄腻，小便黄，长期低热不退时，投本方疗效甚佳。有时介绍给老弱之人作为养生防病之方常服之，大都能安然度过暑季。

06. 持续低热：肺炎？（柴胡桂枝汤）

袁某，女，46岁，2019年8月29日初诊：无明显诱因连续反复低热20余天。体温徘徊在37.1℃上下，发热时身疲乏力畏冷、出汗，头痛，无恶心感，热退出汗并不多。少量咳嗽，有浓痰，咽喉稍痛，无口干口苦。二便调，睡眠不大好。血常规检查白细胞不高。西医诊断：肺炎，西医注射消炎针一周未见明显效果。舌苔厚腻，脉弦。

柴胡15 g	黄芩10 g	人参10 g	半夏10 g	桂枝10 g	白芍10 g
炙甘草10 g	生姜10 g	大枣10 g	玄参30 g	合欢花10 g	酸枣仁15 g
麻黄5 g	10剂				

9月26日二诊：上剂服后连续低热未再起。经常怕冷，现在感觉疲劳、乏力。平素易感冒，不身痛，月经、饮食尚可。睡眠一般。舌脉如常。

黄芪30 g	炙甘草10 g	人参10 g	防风10 g	白术10 g	附子10 g
当归10 g	桂枝10 g	白芍10 g	生姜10 g	大枣10 g	15剂

服后一如常人。

【辨治思维】本案白细胞始终不高，咳嗽不剧烈，诊断为肺炎，注射消炎针一周症状未缓解，可能不是细菌引起的，应该是病毒引起的感冒，徘徊在太阳病与少阳病之间，故用柴胡桂枝汤，加少量麻黄透达，因为汗出不多。热退之后，疲劳乏力，平素容易感冒，阳气不足。故二诊用玉屏风散合当归补血汤、桂枝汤、参附汤，以温阳益气补血。

07. 手术后反复发热：不明原因（甘露消毒丹）

李某，女，54岁，2019年7月2日初诊：2个月前一次摔伤致右侧胫骨骨折，手术后反复发热。体温在38.5℃~39℃之间徘徊，发热时间均集中在16:00左右。患者坐起非常费力，靠担架抬进诊室，有咳嗽，出汗，无身痛、头痛，每次发热后约2小时可自行退却。反反复复持续了2个月之久，夜间口干尤甚。手术位置已无痛感。纳食量少，二便尚可，舌红、舌苔黄腻，脉滑。在某教授处服用柴胡桂枝汤，服药热退，药停热起。红细胞沉降率（简称血沉）136 mm/h↑，肾上有囊肿，既往有干燥综合征。

藿香 10 g	连翘 15 g	茵陈 10 g	黄芩 15 g	滑石 30 g	射干 10 g
薄荷 10 g	浙贝母 10 g	豆蔻 5 g	忍冬藤 30 g	石菖蒲 15 g	通草 5 g
麦冬 10 g	半夏 10 g	牛黄 1 g(分作五等份)	5 剂		

7月6日二诊（家人代替问诊）：服药期间仅一次发热 38 ℃，出汗多尚存。下牙痛，乏力，卧床无力支撑坐起，不咳嗽。右眼有点发红，饮食、二便均尚可。

黄芩 10 g	青蒿 10 g	滑石 30 g	陈皮 10 g	半夏 10 g
黄柏 15 g	知母 10 g	茵陈 10 g	连翘 15 g	忍冬藤 30 g
生地黄 10 g	牛黄 1 g(分作十等份)	10 剂		

7月20日三诊：药停 5 日未见发热，目前可坐轮椅前来就诊，精神面貌大改于前。舌上、口腔内溃疡，无口苦口干。耳闷、耳堵。贫血，干燥综合征史。解大便费劲，有内外混合痔疮，偶有出血，粪便软硬适中，小便尚可。舌苔厚腻，脉滑。

柴胡 15 g	黄芩 10 g	枳实 10 g	半夏 10 g	黄连 5 g	石斛 10 g
麦冬 10 g	玄参 10 g	炮姜 5 g	地榆 30 g	西洋参 10 g	火麻仁 30 g
7 剂					

服后口腔溃疡消失，大便顺畅。

【辨治思维】本案治疗主方用甘露消毒丹，患者属于湿热内蕴，这是许多反复发热、缠绵不已的主要原因。前面所服某教授的柴胡桂枝汤虽然没有解决问题，但有重要参考价值。促使后继者从新的角度思考。患者舌红苔黄腻，说明内有湿热，而红细胞沉降率高者，无论是哪种病，大多数是湿热造成的，故选择用甘露消毒丹。此方出自叶天士，由茵陈、木通、黄芩、射干、川贝母、藿香、连翘、滑石、豆蔻、石菖蒲组成，治疗湿温、时疫，湿热并重，热重于湿者。考虑到此病折腾已久，加牛黄清解内热，2个月的发热，就此而愈。

08. 发热、咽痛、全身疼痛：新型冠状病毒肺炎
（银翘散、麻杏石甘汤、二妙散）

王某，男，57岁。2022年12月18日微信反馈：发热38℃，未出汗，不畏寒，身痛，咽痛，口干。舌淡红、苔薄黄。新型冠状病毒肺炎核酸检测阳性。处方：

忍冬藤30g	连翘15g	薄荷10g	荆芥10g	桔梗10g
炙甘草10g	牛蒡子10g	黄芩10g	石膏30g	麻黄5g
杏仁10g	苍术10g	黄柏10g　3剂		

一剂药汗出、热退，体温36.8℃，全身疼痛消失，嘱咐患者，三剂药全部吃完。一周后经检测，已经转阴。

【辨治思维】一部中医史，最重要的部分就是历代名医与各种急性传染性疾病斗争的历史，在2020年初新型冠状病毒肺炎疫情发生不久，我就得到国家中医药管理局通知，准备7月份给第四批中医"优秀人才班"做一次讲座。由于西医当时声称没有治疗药物也没有疫苗，我的讲座题为"中医从来不是慢郎中"，提出中医有治疗外感热病的三大体系，其中，张仲景的《伤寒论》与吴鞠通的《温病条辨》就是其中最重要的两部著作。无论哪种病毒引起的急性传染性疾病，书中大多有相对应的治疗方剂。本案即是《伤寒论》的麻杏石甘汤与《温病条辨》银翘散的合方，因为身痛，再加上二妙散。这三首名方及其所治疗的外感发热病，在本书中已经有过详细介绍，这里不再重复。

特别要强调的是：新型冠状病毒肺炎包括所有的外感疫病，都有寒热之分，属于寒湿疫的，清肺排毒汤有效；属于温（湿）热疫的，本方有效，连花清瘟胶囊也有效，因为连花清瘟胶囊就是在麻杏石甘汤与银翘散两首名方基础上加减而成的。只有分清寒热，在辨病论治的前提下，采取辨证论治的方法，统计学上的数字才是真实可靠的，否则，不能取信于人，西医更不会承认。例如：说"清肺排毒汤"治疗新型冠状病毒肺炎的疗效达到90%以上，只能是针对"寒湿疫"的患者，针对"温（湿）热疫"的患者，不可能有效。同样，连花清瘟胶囊只对"温（湿）热疫"的患者有效，对"寒湿疫"的患者不可能有效。有资格代表中医讲话的人，一定要向科

学界、向西医、向老百姓讲明白中医这个最重要的道理。

09. 低热、咳嗽痰难出、精神委靡、新型冠状病毒抗原呈阳性：肺部感染（达原饮、朱良春清肺三味方）

李某，男，83 岁，2022 年 12 月 22 日女儿清晨发现父亲发热 37.9 ℃、精神委靡不振，小咳有痰难出，咽拭子检测新型冠状病毒抗原呈阳性，因就医不方便，没有做肺部 CT 检查。大便 3 日未解，乏力，不愿意动，不思饮食，口不渴。夜卧不安。舌苔黄、厚腻如积粉，脉滑。处方：

金荞麦 50 g	鱼腥草 30 g	仙鹤草 90 g	礞石 10 g	槟榔 10 g
厚朴 10 g	法半夏 10 g	草果 10 g	知母 10 g	白芍 10 g
黄芩 10 g	炙甘草 10 g	柴胡 10 g	生姜 10 g	大枣 10 g　7 剂

另天然牛黄 3 g 分作 6 日服用，每日 0.5 g 随汤药下。

吃到第三剂药时，体温已复正常，舌苔依旧黄厚，胃口开。烦闷已除，药服完后，精神状态好转，痰量明显减少。抗原依旧呈阳性。直到症状消失一周后抗原才转阴。

【辨治思维】此患者是视频网诊的，因年事已高，发热以低热为主，委靡不振，咳痰无力，舌苔厚腻如积粉，恐有病邪伏于肺部黏膜之嫌，故选择吴又可先生的"达原饮"，该方源自《瘟疫论》，是为瘟疫秽浊毒邪伏于膜原而设，唯宜辟秽化浊、宣透膜原，使秽浊去而阳气宣，阳气宣而热自降。

方用厚朴苦温燥湿，下气消痰；草果燥湿化浊，芳香辟秽；槟榔消谷利水，破气行痰，三药直达膜原以宣利五脏六腑津气壅滞，能使秽浊之邪速溃。湿浊去则水道通，三焦理而气机畅，阳气不受湿遏。"热伤津液，加知母以滋阴；热伤荣气，加白芍以敛阴；黄芩清燥热之余，甘草和中之用。"

清肺三味在本书中多次运用，凡是肺部有急慢性感染的，包括肺部有结节，我都首选朱良春清肺三味方，药味不多，其中的君药是金荞麦。

关于金荞麦，古医书几乎没有记载，是国医大师朱良春在 20 世纪 50 年代从民间经验中发掘出来的"南通三枝花"之一，其中最有名的是季德胜蛇药片，而金荞麦尚未得到临床医生的广泛认识和运用。金荞麦在当年是用于治疗肺脓肿、肺空洞，非常有效，是朱老在民间采访而得到的。听到这个消息后，中国中医药研究院马上派了三个专家前来验证，在当地用器皿做细菌培养的对照实验，结果意外发现：加了金荞麦药液的器皿中的脓痰，细菌不但没有杀死，反而长得更快。后来，专家们回到北京，进行放射性同位素示踪实验，发现喝了金荞麦煎剂的患者，药物都走向了肺部。2022年8月，朱良春的弟子、国家级名中医、中日友好医院大内科主任史载祥教授，做了一个视频讲座，谈到他当年收治了500例肺脓肿、肺空洞的患者，有效率达到93%，其中一个患者有26个空洞，服药后全部消失。如今，肺脓肿、肺空洞的患者已经不多，但金荞麦的运用却不断扩大，2012年，全国雾霾严重，电视台采访朱老时，他提出可以吃金荞麦片来预防和消除雾霾颗粒对肺部的伤害。他认为金荞麦有清热解毒、杀菌消炎、抗病毒作用，药性平和，不良反应小。朱老认为："金荞麦相当于西药的'广谱抗生素'，对肺部感染、胃肠道炎症、妇科慢性炎症等，都有良好的作用。20世纪60年代，北京流行麻疹，这是病毒性疾病，侵犯肺部后，引起高热、咳嗽，用金荞麦治疗，效果很好。"2022年10月，深圳市举行呼吸道疾病年会，邀请我参加，我做了一个"金荞麦治疗肺部感染的疗效和前景"的视频讲座，提出把金荞麦作为预防和治疗新型冠状病毒肺炎的重点药物，建议大家多实践，多运用，多推广。我在这次治疗新型冠状病毒肺炎及其后遗症的患者时，运用了大量金荞麦。

本案使用了天然牛黄。学生容丽辉跟我坐堂半年，每周1次，她在"跟诊笔记"中"牛黄的妙用"一则中说："彭老师喜用牛黄，这在临证过程中随处可见，基本每次临证必有开牛黄的组方，常用于火体之人，如小孩的便秘、急性扁桃体炎、慢性鼻炎，成人皮肤相关的疾病。水丸一剂常用2g，单用则为1g，分3日服。"本案用天然牛黄的原因，在于用之消除肺部感染，虽然患者没有做CT检查，但肺部感染是这次新型冠状病毒肺炎导致老年人死亡最重要的原因，故加牛黄是治疗与预防兼顾。我认为牛黄是治疗各种急、慢性炎症最有效的药物，鉴于各种抗生素对于急性炎症越来越失去作用，对慢性炎症几乎没有药物可治，所以牛黄的运用前景十分可观。对于慢性炎症和慢性炎症形成的其他病，我选择用方证对应的药物加牛黄做药丸缓消；对于急性炎症，我选择直接冲服。牛黄有天然牛黄与人工牛黄两种，前者昂贵，后者便宜，病情严重，用于救命，还是要用前者。

10. 全身畏冷、不发热、干咳无痰、失眠、核酸检测阳性：新型冠状病毒肺炎（麻黄附子细辛汤、甘草干姜汤）

严某，男，67 岁，2022 年 11 月 15 日初诊：患者长期失眠，难入睡、睡眠时间短，吃各种治疗失眠的中药、西药，都不能改善，因为睡眠不足，白天疲惫不堪。血压、血糖不高。3 日前突然全身怕冷，咳嗽无痰，咽喉不痛，口不干。舌淡，脉沉细数。体温 37.5 ℃，核酸检测阳性。处方：

> 麻黄 10 g　　　附子 5 g　　　细辛 5 g　　　干姜 60 g
> 炙甘草 10 g　3 剂，3 碗水，先煎附子、甘草、干姜 15 分钟，后下麻黄、细辛再煎 5 分钟。　只在晚上睡前喝一次。

11 月 17 日二诊：服上方后，全身暖和，睡眠大为改善，入睡快，睡眠时间增加一倍，干咳好很多，体温 36.5 ℃。仍然舌淡，咽喉不痛，脉沉细。处方：

> 干姜 60 g　　　　炙甘草 5 g　　　　附子 5 g　7 剂

服完 7 剂后，睡眠继续改善，核酸检测阴性。

建议用干姜 20 g，炙甘草、红糖各 10 g，每日睡前服 1 次。

【辨治思维】本案患者怕冷、舌淡、脉沉细、低热，这一系列证候，与《伤寒论》"少阴病，始得之，反发热，脉沉者"所说相吻合，方证对应。为何要加干姜 60 g？这是得益于几个月前，我从抖音上看到一条消息，内容是北京某三甲医院主任医师介绍一首民间土方子，治疗顽固性失眠，服完倒头就睡。我一看所谓土方子即干姜 60 g、附子 5 g，当时吃了一惊：这哪里是民间土方子呢？明明是《伤寒论》中救命的经方干姜附子汤！这怎么可以治疗失眠呢？治疗失眠一般都用酸枣仁汤、柴胡加龙骨牡蛎汤、天王补心丹、柏子养心丸等清热滋阴、潜阳安神的方药。感觉不可思议，也没有记下这个教授的名字。遇到这个患者后，才忽然领悟到其中的道理：《伤寒论》云"少阴之为病，脉微细，但欲寐也"。这种"但欲寐"，不正是极度疲劳想睡又睡不着吗？于是加入麻黄附子细辛汤中，果真获得疗效。可见任何病，在中医看来，都有阴阳寒热之分，这是辨证论治的关键。我从这个教授那里，又学到了新的知识，只是不明白干姜如何要用这么大的剂量。

第二类——妇科病

一

痛

经

（5 例）

01. 原发性痛经（佛手蛋）

成某，女，17岁，长沙某中学高三学生，2001年4月25日初诊：患者自13岁来月经，每次均在第1天疼痛不已，无法上课，须卧床休息，月经周期尚准，经期5日，有少量血块。西医检查有子宫发育不良，曾经吃过数十剂中药，不见疗效。患者厌倦服药，勉强来就诊。察其面色无华，每次月经来时，即便秘严重。舌淡，脉细。处以佛手蛋，嘱其来月经时，提前4~5天服，平常不服。

当归30 g　　川芎15 g　　大枣5个　　枸杞子15 g　　黑豆30 g　　桑椹30 g
生姜15 g　　红糖30 g　　鸡蛋1个　煎好药后，兑蜂蜜30 g。　服5日，每日1剂

另外，乳香、没药、花蕊石、血竭、三七各5 g，研匀，装胶囊分5日以药汁送服，每次5粒。

5剂药服完后，疼痛大减，可以去上课，血块极少，大便亦通畅。嘱第2个月经周期仍然照原方服。第3个月经周期即去胶囊，只服佛手蛋，半年后，痛经完全消除，且容光焕发，子宫发育不良已被排除。

【辨治思维】当归、川芎，是四物汤的一半，古称佛手散，有活血通经的作用，古人早就用于治疗痛经，再加生姜温寒以助归芎活血，且能散寒止呕，红糖活血又能补血，加鸡蛋补虚，煮熟后，吃蛋、喝汤，变成民间

普遍使用的一首食疗方，很多做母亲的经常会用来帮助女儿缓解痛经。然而，伯父认为：四物汤之四味药物本为刚柔相济，佛手散取其中刚烈的两味，虽然是为了活血通经之需，又加了红糖、鸡蛋，毕竟稍嫌燥烈，有时服用后咽喉疼痛，如果再加大枣、黑豆、枸杞子3味，既能克服原方可能带来的不良反应，而长远的效果又超过原方，且仍然不改食疗方的本色。

伯父生前推崇陆九芝、张山雷的著作，所加3味药的根据，皆化出于二人的著作。陆九芝《世补斋医书》的"坎离丸方论"云：

"坎离丸者，山左阎诚斋观察取作种子第一方，最易最简，最为无弊。方乃红枣、黑豆等分。红枣色赤入心，取其肉厚者，蒸熟去皮核；黑豆色黑入肾，即大黑豆，非马料豆，椹汁浸透，亦于饭锅内蒸之，蒸熟再浸再蒸。二味合捣如泥，糊为丸，或印成饼，随宜服食。亦能乌须发、壮筋骨，以此种玉，其胎自固，而子亦多寿。"

而张山雷的《女科辑要笺正》亦云：

"大枣补心脾，黑豆补肝肾，而调之以桑椹汁，确是养阴无上妙药。黑大豆尤以一种皮黑肉绿者更佳。豆形如肾，确能补肾，且多脂液，而色黑兼绿专补肝肾真阴，尤其显然可知。"

伯父取方中大枣、黑豆二味，另改桑椹汁为枸杞子，因其更为简便易得。我使用的经验证明：有痛经的未婚、未育妇女，每逢月经来时即服几剂佛手蛋，不仅能够使得月经通畅，而且有利于发育和将来的生育，原先因为痛经、血行不畅而导致的脸色晦黯无光泽，也会逐渐好转。

02. 痛经 (宣郁通经汤)

张某，女，24岁，未婚，1998年10月12日初诊：患者痛经3年多，月经常提前4~5天，来之前一周即烦躁，睡眠不好，乳房胀痛，脸上长痤疮，月经后症状减缓，口苦。舌红、苔薄黄，脉细数，约5日后月经将来。用宣郁通经汤加减：

白芍 30 g(酒炒)	当归 15 g(酒洗)	牡丹皮 15 g	栀子 10 g	黄芩 10 g
香附 10 g	郁金 10 g(醋炒)	预知子 10 g	刘寄奴 10 g	
琥珀 10 g(布袋包煎)	合欢皮 10 g	甘草 3 g	柴胡 5 g	7剂

10月29日复诊：上方服完，月经即来，疼痛、烦躁、失眠诸症均减

轻。嘱原方不改，每次月经前服 7 剂，连服 3 个月。3 个月后告知已经痊愈。

【辨治思维】宣郁通经汤出自《傅青主女科》，由白芍、当归、牡丹皮、栀子、柴胡、甘草、香附、白芥子、郁金、黄芩 10 味药组成。方中以白芍、当归柔肝活血为君药；以牡丹皮、栀子、黄芩清肝泻火为臣药；柴胡、香附、郁金、白芥子，疏肝理气、解郁化痰为佐药；甘草调和药性为使药。本方能够补肝之血，解肝之郁，利肝之气，降肝之火，故能使肝火郁结所致的痛经得以迅速消除。

本方是治疗痛经使用频率最高的方剂之一。治疗肝经郁火，古方有丹栀逍遥散，本方即出自该方，但从立意来看，所适合的病机有很大的不同。即去掉了原方中的白术、茯苓、薄荷、生姜，重用白芍、当归、牡丹皮，轻用柴胡、甘草，再加香附、郁金、白芥子、黄芩，以理气活血、化痰清热。使柔肝活血、清肝解郁散结成为构方的重点，疏肝理气退居次要，健脾渗湿予以取消。显然，宣郁通经汤治疗痛经，是建立在养血活血为本，清解郁火为标的基础之上，方中的白芍须用酒炒，不能用生白芍，当归用酒洗，郁金用醋炒，都必须遵古法，向药店交代明白，否则效果大打折扣。加减，乳房胀痛，加蒲公英、预知子各 10 g；月经排出不畅，加刘寄奴 15 g、九香虫 10 g；疼痛剧烈，加川楝子、延胡索各 10 g；瘀块多，加蒲黄、五灵脂各 10 g；血量多、时间长，加蒲黄炭 10 g、血竭 5 g。

03. 原发性痛经（生龙活虎丹）

李某，女，21 岁，香港人，长沙某大学大一学生，2005 年 9 月 28 日就诊：患者 14 岁初潮，从 17 岁开始即痛经，每次持续 2~3 天，有紫色血块，月经周期或前或后不定期，食欲不佳，面色萎黄。舌胖淡，脉沉细。服过许多中药煎剂，未见明显好转，此次月经刚过。处以生龙活虎丹加减：

丸剂：当归、白芍各 50 g，柴胡 10 g，牡丹皮 20 g，白术 25 g，高丽参 15 g，炙甘草 10 g，三七、琥珀、血竭各 20 g，阿胶、花蕊石各 30 g，香附 10 g，蒲黄、五灵脂各 20 g。1 剂，为蜜丸，每日 2 次，每次 10 g，可服 1 个月。

11 月 8 日复诊：上述丸药已经服完，7 日前来月经，遵嘱月经期间亦未停药，本次经来疼痛大减，血块少了许多，5 日干净，自我感觉良好。察脉舌变化不大，但面色转好。仍用前方为蜜丸，连服 3 个月。3 个月后复诊，告知痊愈。

【辨治思维】生龙活虎丹由柴胡、当归、白芍、炙甘草、茯苓、白术、牡丹皮、香附、三七、琥珀、人参、阿胶 12 味药组成。

据我伯父彭崇让先生说，本方出自养天和药铺，属于经验方，原来制成成药出售，是这个药铺的招牌药。这首方也是丹栀逍遥散加减，去栀子，是嫌其太凉，加香附理气，三七活血，琥珀定痛，人参补气，阿胶养血，标本兼顾，考虑周全，制成丸剂缓图，不仅可以治疗痛经，也可用于调经。是气血不足、身体虚弱患有痛经女性的最佳选择。

04. 痛经：卵巢囊肿（温经汤）

刘某，女，32 岁，已婚，小孩 5 岁，2001 年 11 月 21 日初诊：患者月经紊乱 3 年，每次月经均错后 1 周左右，来时小腹胀痛，量少，颜色黯淡，时有血块，手足不温，面色晦黯，头晕。舌淡，脉沉涩，2001 年 9 月，B 超检查左侧有卵巢囊肿，约 4.2 cm×3.0 cm ×2.8 cm。处以温经汤加减：

当归15 g	白芍10 g	川芎10 g	牡丹皮10 g	阿胶10 g (蒸兑)
麦冬10 g	吴茱萸5 g	桂枝10 g	党参10 g	生姜10 g
半夏10 g	炙甘草10 g	三棱10 g	莪术10 g　7 剂	

患者因为路途较远，复诊不便，连服本方 50 余剂，中间两次来月经，均只有轻微疼痛，手足转温，精神较以前好，两次月经中间的间距为 31 日，2002 年 3 月 4 日，B 超检查已不见卵巢囊肿。

【辨治思维】本方出自《金匮要略·妇人杂病脉证并治第二十二》，原文云：

"问日妇人年五十所，病下利，数十日不止，暮即发热，少腹里急，腹满，手掌烦热，唇口干燥，何也？师日：此病属带下。何以故？曾经半产，瘀血在少腹不去。何以知之？其证唇口干燥，故知之，当以温经汤主之。"

方剂后的说明中进一步指出：

"亦主妇人少腹寒，久不受胎，兼取崩中去血，或月水来过多，及至期不来。"

全方共吴茱萸、桂枝、当归、白芍、川芎、牡丹皮、阿胶、麦冬、党参、炙甘草、半夏、生姜 12 味药。方中以吴茱萸、桂枝、党参、炙甘草益气温阳，通利血脉，为君药；四物汤去熟地黄加阿胶、牡丹皮，养血调经，活血祛瘀，为臣药；半夏、麦冬、生姜降逆滋阴止呕，为佐使药。共奏温寒补血、活血祛瘀之功。

从我的临床经验来看，本方适合的病机是阳虚血寒，血虚挟瘀。方中暗合胶艾四物汤、桂枝汤、吴茱萸汤、麦门冬汤在内，组方深合"气为血之帅，气行则血行""血得寒则凝，得温则行"之旨，因而广泛运用于血虚血瘀、阳虚有寒的各种妇科病，如痛经、闭经、月经推后、崩漏、不孕、子宫肌瘤、卵巢囊肿等，本方均可使用。我在临床，不仅用于妇科病，只要病机相符，男性同样可用，如久治不愈、属于阳虚有寒、血虚血瘀的头痛等。倘若伴随着严重的呕吐、头痛的痛经，往往借鉴蒲辅周先生的经验，用益母草 60 g、生姜 30 g，先煎汤代水，下其他药再煎，吴茱萸可用至 30 g，但一定要加红糖 30 g 同煎，才不至于温燥过甚。

05. 痛经：子宫内膜异位症
（少腹逐瘀汤、桂枝茯苓丸、止痉散、调肝汤）

陈某，女，32 岁，已婚，小孩 4 岁。2012 年 5 月 24 日初诊：患者产后痛经，每次在月经快完时疼痛，疼痛 3~4 日到 1 周，平时月经推后 4~5 日，检查有子宫内膜异位症。现在是月经第 4 日，即将干净，小腹开始疼痛，仍然有少量血块，手足怕冷，面色㿠白，舌淡、有瘀斑，脉小紧。用少腹逐瘀汤、桂枝茯苓丸加减：

炮姜 10 g	延胡索 15 g	乌药 10 g	蒲黄 10 g	五灵脂 10 g	没药 10 g
小茴香 5 g	赤芍 10 g	当归 10 g	炙甘草 10 g	蜈蚣 1 条	全蝎 5 g
桂枝 10 g	茯苓 15 g	牡丹皮 10 g	桃仁 10 g 7 剂		

6 月 7 日二诊：服上方后，剧烈疼痛没有发生，但仍然隐隐空痛，持续了 1 周，舌淡、有瘀斑，脉小弦。改用调肝汤加减，为丸剂缓图：

当归 60 g，巴戟天 50 g，白芍 90 g，炙甘草 30 g，山茱萸、山药、阿胶各 50 g，桂枝、茯苓、牡丹皮、桃仁各 30 g，乳香、没药各 15 g，小茴香

10 g，*穿山甲*15 g，*蒲黄、五灵脂、蜈蚣、全蝎*各30 g。1*剂，为水丸，每日*2*次，每次*6 g。

11月10日三诊：连续服上方3剂，经历了5次月经，已经完全不痛，月经日期也趋于正常，没有血块。嘱继续服1剂后，做B超检查，看子宫内膜异位是否消失。

【辨治思维】少腹逐瘀汤出自《医林改错》，由小茴香、肉桂、干姜、当归、川芎、赤芍、蒲黄、五灵脂、没药、延胡索10味药组成。本方以当归、赤芍、川芎养血活血为主药，蒲黄、五灵脂、延胡索、没药行瘀止痛，小茴香、肉桂、干姜温经散寒为辅药，共奏活血化瘀、温寒止痛的作用。王清任在"少腹逐瘀汤说"中指出：

> "此方治少腹积块疼痛，或有积块不疼痛，或疼痛而无积块，或少腹胀满，或经血见时，先腰酸少腹胀，或经血两月见三五次，接连不断，断而又来，其色或紫、或黑，或块，或崩漏，兼少腹疼痛，或粉红兼白带，皆能治之，效不可尽述。更出奇者，此方种子如神，每经初见之日吃起，一连吃五付，不过四月必成胎。"

在王清任所创的活血化瘀诸方中，这首方是后世用得最多的方剂之一。凡是血瘀寒凝于少腹所导致的男女各种病症，本方均可考虑使用。本方以"失笑散"蒲黄、五灵脂为基础，取"手拈散"中的延胡索、没药，"四物汤"中的归、芎、芍，"暖肝煎"中的小茴香、肉桂，再加干姜，去掉其他方中的气药、补药，纯走温通活血化瘀一途，因而气雄力专，止痛效果甚佳。可以说，凡是小腹疼痛，属瘀属寒的，此方都有一定疗效。不仅治疗痛经，对妇科慢性盆腔炎、输卵管堵塞、卵巢囊肿、子宫肌瘤，宫外孕、不孕症、习惯性流产、子宫内膜异位、盆腔瘀血症，以及慢性肠炎、结肠炎等，灵活运用，都有良效。因为本案瘀血较多，疼痛较剧，本方还合用了桂枝茯苓丸与止痉散。

调肝汤出自《傅青主女科》，共7味药，以当归、阿胶、白芍、山茱萸补肝，山药、甘草健脾，巴戟天益肾。其中，甘草合芍药、山茱萸，酸甘养阴，可缓急止痛；巴戟天大辛甘温，温肾暖冲任，治少腹冷痛，用量很少，则寓有"阴中求阳"之意。全方共奏补肝暖肾、养血止痛的作用。

从我的临床经验来看，本方治疗少腹疼痛，所适合的病机是肝肾虚寒，尤以血虚为主。妇女以血为本，月经之后，血海空虚，体弱之人，容易产

生少腹空痛和其他各种病症，而养肝益血，调补冲任，是解决问题的根本
方法，故傅青主云：

> "此方平调肝气，既能转逆气，又擅止郁疼，经后之症，以此方调
> 理最佳，不特治经后腹疼之症也。"

本方的创制，有类于左归饮的思路，左归饮以补肾阴为主，兼顾肝、
脾；调肝汤以补肝血为主，兼顾脾、肾。本方与魏柳州的一贯煎、张景岳
的暖肝煎相比，一贯煎适合的病机是肝阴虚而肝气郁结，暖肝煎适合的病
机是肝阳虚而肝气郁结，然调肝汤适合的病机则是肝血虚而肝气郁结，本
方不用川楝子、乌药等任何理气药来疏肝止痛，巧用少量温药巴戟天以启
迪肾气，阴中助阳，有助于肝气的舒展，这些用药经验，只有对"肝为刚
脏，体阴而用阳"有深刻理解，才会有如此妙招。领会了其中的道理，才
能掌握好调肝汤的运用范围。我常于原方中加黄芪、党参、熟地黄、川芎，
即合用圣愈汤，以加强补气养血的作用，疼痛较剧，加预知子、绿萼梅以
疏肝理气。在临床，除了治疗痛经之外，还常用于月经不调、闭经、慢性
前列腺炎、阳痿、慢性肝炎等。

一般子宫内膜异位是在来月经时疼痛，而且一天比一天痛剧，有大血
块排出。本案不同之处在于，是月经过后疼痛，用桂枝茯苓丸合少腹逐瘀
汤加减之后，虽然没有出现往常那种剧烈疼痛的情况，但仍然隐隐疼痛了
一周。这说明此案病机属于虚实夹杂。虚为任脉虚寒，实为血瘀有寒，当
温补与温消结合。傅青主的调肝汤，温补任脉，滋养精血，治疗月经过后
腹中虚痛，颇为合适。而桂枝茯苓丸合少腹逐瘀汤加减，活血化瘀，散寒
止痛。三方合用，虚实兼顾，故能够取得满意效果。子宫腺肌病引起的严
重痛经，近年来西医用海扶手术，有一定疗效。

崩

漏

（6 例）

01. 崩漏：少女功能失调性子宫出血

（牛角地黄汤、黄连解毒汤、四乌贼骨一藘茹丸、陈筱宝不补补之方）

刘某，女，13 岁，2012 年 7 月 12 日初诊：患者 3 年前即 10 岁初潮，1 年后月经失调。每次提前 7~8 日，经期 10 多日，刚开始量多，有少许血块，后期拖拉，呈现咖啡色血。2011 年 7 月在某医院妇科经 B 超诊断为双侧多囊卵巢综合征（PCOS）改变，接受该院"国家科技部'十一五'国家科技支撑计划中医治疗常见病研究"，用协定处方不间断治疗整整 1 年多，花费 5 万~6 万，没有任何疗效。本月 1 周前月经才干净，现在又来 3 日，量多、颜色鲜红、有少量血块，不痛。舌红，脉弦数。用牛角地黄汤、黄连解毒汤加减：

水牛角 30 g	生地黄 15 g	赤芍 10 g	牡丹皮 10 g	黄连 10 g
黄芩 15 g	黄柏 30 g	茜草 30 g	蒲黄 10 g	3 剂，每剂加山西陈
醋 100 g 同煎。				

7 月 19 日二诊：服上方 3 剂，血即止住，没有拖拉，小腹微微隐痛。舌淡红，脉弦细。用上方加减为丸：

水牛角 50 g，生地黄 90 g，赤芍、牡丹皮各 30 g，黄芩、黄柏、黄连各 60 g，茜草 90 g，乌贼骨 30 g，阿胶 60 g，艾叶炭 30 g，蒲黄炭、白术各

60 g，乌梅90 g。1剂，研末，加陈醋1瓶为丸。每日2次，每次5 g。

11月10日三诊：服上方后，连续两个月稳定，月经按照正常时间来，量也不多。10月下旬，因为参加运动，又提前来月经，仅3日止住。不到半个月，又来月经，今天已经是第2日，量不多、色鲜红、无血块。舌淡、无苔，脉弦细。用牛角地黄汤加减：

> 水牛角 30 g　　生地黄 15 g　　赤芍 10 g　　牡丹皮 10 g　　黄芩 15 g
> 茜草 30 g　　蒲黄炭 10 g　　山茱萸 30 g　　7剂

11月17日四诊：没有完全干净，有少量咖啡色，拖拉了2日。用不补补之方：

> 熟地黄 30 g　　熟地黄炭 30 g　　续断炭 30 g　　黄连 10 g　　白芍 30 g
> 枸杞子 30 g　　5剂

11月25日五诊：服上方3日后，血完全止住，仍然用牛角地黄汤合黄连解毒汤加减为丸：

玳瑁50 g，生地黄90 g，赤芍、牡丹皮各30 g，黄芩、黄柏各60 g，黄连30 g，茜草90 g，乌贼骨30 g，阿胶60 g，艾叶炭30 g，蒲黄炭、白术各60 g，乌梅90 g，山茱萸60 g，知母30 g，熟地黄60 g，熟地黄炭、续断各30 g。1剂，研末为丸。每日2次，每次5 g。

此后连续观察了3年，再未出现过月经异常的情况。

【辨治思维】本案少女10岁即来月经，一直不规则出血。从生理来看，属于垂体和内分泌系统尚未发育健全。某医院最初诊断为多囊卵巢综合征，后来又认为是功能失调性子宫出血，按照科研协定处方治疗1年多，没有任何疗效。初诊时见月经来后又来，色红、量多，不痛，血块不多，显为血热，气分亦热，用牛角地黄汤合黄连解毒汤加茜草、蒲黄止血，很快止住。二诊为图治本，采用一诊方，合四乌贼骨一藘茹丸，加艾叶、白术、乌梅，在清凉之中，兼以温、补、涩，为丸剂缓图，连续稳定了两个月。又因参加激烈运动再次血崩，再用一诊方仍然有效，但月经后几天，血量少，如咖啡色，用不补补之方收尾，并将此方合到前方中，使"截流，清源，固本"三者合一，制成药丸，继续服用。

犀角地黄汤出自《千金要方》，共4味药，以犀角凉血，生地黄滋阴，赤芍、牡丹皮活血凉血，是治疗血分有热的主方，今以水牛角代替犀角。

黄连解毒汤出自《外台秘要》，共4味药，以黄连清中焦之热，黄芩清上焦之热，黄柏清下焦之热，栀子清三焦浮游之热，是治疗气分有热的主方。两方相合，常用于治疗气血两燔的各种病症。

四乌贼骨一藘茹丸属于"《内经》十三方"之一，共3味药，以乌贼骨收敛止血，茜草凉血，雀卵补虚，治疗"血枯"。藘茹即茜草，雀卵常以阿胶代替。

妇科病经常可以看到月经淋漓不止，血如咖啡色，是为"漏证"，很不易治。我从《刘亚娴医论医话》中，获得妇科名医陈筱宝的一首治漏方，名"不补补之方"：熟地黄、熟地黄炭各30 g，枸杞子、白芍各15 g，黄连10 g，用来治疗本病有效。我常加茜草30 g，乌贼骨10 g，续断炭15 g，棕榈炭10 g。因为二地用量大，脾胃虚弱者，服后常有些腹泻，则加神曲。本案崩、漏二证均有，故根据不同情况施以犀角地黄汤合三黄汤治崩，不补补之方治漏，最后将三方合之为药丸长期服用。

我治疗血崩症，凡是大量出血，颜色鲜红，没有血块时，常在对证药方中加山西陈醋100 g同煎，有止血、散瘀作用，酸收而不留邪。有少量碎血块时，用之不妨，但血块大，腹部疼痛剧烈时，则宜慎用。古方犀角地黄汤，因为犀牛角禁用，目前代之以水牛角，每剂剂量须30 g，气味很重。

02. 崩漏：功能失调性子宫出血

（胶艾汤、归脾汤、柏叶汤、四乌贼骨一藘茹丸）

胡某，女，32岁，已婚。1996年4月5日初诊：患者1年来经水不断。每次月经来潮4~5日，量特多，夹有血块，以后则淋漓不断，拖至20余日，一月仅有几日干净。曾进行过两次刮宫术，效果不佳，反而出血更严重。现在月经已来两天，量多、色红、有大的黯色瘀块，腹痛腰酸，头晕失眠，面色无华，食欲及大小便均可。舌淡、苔薄白，脉细滑。此属崩漏，当止血消瘀，用胶艾四物汤加减，处方：

阿胶 10 g	艾叶 5 g	生地黄 15 g	当归 10 g	川芎 10 g	白芍 15 g
续断 15 g	炮姜 5 g	侧柏叶 10 g	茜草 15 g	乌贼骨 10 g	
花蕊石 10 g（布袋包）	琥珀 10 g（布袋包）	5剂			

4月10日二诊：服完5剂后，血已渐止，腹痛、腰痛均减轻，但感到

十分疲劳，食欲不佳，胃部饱胀，大便次数多，睡眠仍差。舌淡，脉细软。当补气养血，用归脾汤加减，处方：

黄芪 30 g	红参 10 g	白术 30 g	炙甘草 10 g	当归 10 g	茯神 15 g
远志 10 g	酸枣仁 15 g	桂圆肉 15 g	广木香 5 g	焦三仙各 10 g(布袋包)	
生姜 10 g	红枣 10 g	7 剂			

4月20日三诊：服上方精神好转，食欲恢复，大便正常，仍睡眠欠佳，腰酸，略有白带，舌淡红，脉缓。上方去焦三仙，加杜仲、续断、菟丝子各 10 g，再服 7 剂。

4月28日四诊：服上方感到舒适，精神脸色均如常人，离正常月经来潮已近，在上方的基础上，续服 7 剂，处方：

黄芪 30 g	红参 10 g	白术 30 g	炙甘草 10 g	当归 10 g	白芍 10 g
生地黄 10 g	炮姜 5 g	艾叶 5 g	续断 15 g	琥珀 10 g(布袋包)	
花蕊石 10 g(布袋包)		生姜 10 g	大枣 10 g		

5月10日五诊：5月3日月经来潮，基本准时，月经量仍较多，但 5 天即干净，只有少量血块。效不更方，以四诊方去生姜、大枣，加杜仲、菟丝子各 15 g，山茱萸 20 g，鸡血藤 30 g，巴戟天 20 g，三七 10 g，血竭 10 g，3 剂。研末为蜜丸，每服 10 g，早晚各 1 次，可服 2 个月。

服完 1 剂药丸后，再未复发。

【辨治思维】初诊方胶艾四物汤出自《金匮要略·妇人妊娠病脉证并治第二十》第 4 条。原文云：

> "师曰：妇人有漏下者，有半产后因续下血都不绝者，有妊娠下血者，假令腹中痛，为胞阻，胶艾汤主之。"

其方辨证的要点在崩漏、腹痛属于虚寒者。全方共 7 味药，方中的四物汤为补血的祖方，加阿胶则补血之力更增，加甘草和中，艾叶暖宫，确为治疗属于虚寒漏证的良方。

二诊方归脾汤出自《济生方》，全称为归脾养心汤，共 12 味药。以黄芪、人参、白术、茯神、炙甘草益气健脾，当归、龙眼肉、酸枣仁养血安神，木香理气，远志化痰，生姜、大枣和营卫。其中，茯神、远志也有宁神作用。主要治疗因心脾两虚、气血不足所致的心悸怔忡，健忘失眠，体倦食少，以及脾气虚导致的统摄无权，出现便血、吐血，皮下紫癜，妇女崩漏下血等。患者舌淡、苔薄白，脉细弱。本方的配伍特点，一是心脾同治，重点在脾，使脾旺则气血生化有源，方名归脾，意即在此。二是气血并补，但重用补气，意在生血。方中黄芪配当归，寓当归补血汤之意，使气旺则血自生，血足则心有所养。大出血之后，往往有这些症状出现。故本方经常作为各种出血特别是妇科崩漏善后调养、防止再次出血的效方。

该患者病程已久，虚实夹杂，虚为血虚、阳虚，实为瘀血凝滞。故一诊处方用胶艾汤为主，加炮姜、柏叶温寒，即合《金匮要略》治疗虚寒出血的柏叶汤；加乌贼骨、茜草，即合《黄帝内经》治疗妇女血枯、时时下血的四乌贼骨一藘茹丸；加续断补肾止血；加花蕊石、琥珀活血化瘀止痛。将补虚、温寒、止血、消瘀融于一炉，不用炭类药强力止血，恐血止后造成更多的瘀滞。血止后，重要的是固本，患者气血两虚之本相已露，故二诊用归脾汤加焦三仙，两调心脾，兼以和胃。三诊以原方加杜仲、续断、菟丝子，三调心肝脾，等待月经来潮。四诊潮期已近，须未雨绸缪，在原方补气血的基础上，加艾叶、炮姜、花蕊石、琥珀等温化瘀血之品。治疗一个月经周期，基本对路，故五诊综合前四次用方的思路，制成蜜丸，以巩固疗效。

03. 崩漏：功能失调性子宫出血（加减当归补血汤、归脾汤）

谢某，女，46 岁，2016 年 3 月 8 日初诊：患者素来月经正常，2015 年 12 月 17 日来月经后，近 3 个月来，一直未止，有时候多，有时候少，颜色暗红，时有小血块。打过止血针，服激素调节，吃过几十剂中药，住过两次院，都没有止住过一天。西医检查，没有发现任何异常，诊断为功能失调性子宫出血（简称功血）。久之则精神疲惫，睡眠不佳，饮食无味。察之面色憔悴，情绪不安，舌淡，脉缓。处方：

黄芪 60 g	当归 10 g	桑叶 30 g	三七 6 g	白术 15 g	白芍 30 g
棕榈炭 10 g	蒲黄炭 10 g	7 剂			

3 月 18 日二诊：服上方 7 剂后，每日排出核桃大的血块，共计 16 块，3 日前月经完全干净，觉得异常舒服。察之面有血色，精神畅快。舌淡红，脉弦缓。处方：

黄芪 30 g	当归 10 g	炙甘草 10 g	白参 10 g	白术 10 g	茯神 15 g
远志 6 g	酸枣仁 15 g	木香 5 g	龙眼肉 15 g	大枣 3 个	生姜 10 g
15 剂					

服后再未出现过异常出血。

【辨治思维】 加减当归补血汤出自《傅青主女科》，是治疗崩漏日久不止的著名方剂。本方由黄芪、当归、三七、桑叶 4 味药组成。傅青主先生曰：

> "夫补血汤乃气血双补之神剂，三七根乃止血之圣药，加入桑叶者，所以滋肾之阴，又有收敛之妙耳。但老妇阴精既亏，用此方以止其暂时之漏，实有奇功而不可责其永远之绩者，以补精之味尚少也。服此方 4 剂后，再增入白术五钱、熟地一两、麦冬三钱、北五味子一钱，服百剂，则崩漏之根可尽除矣。"

傅青主原方中的桑叶只有 14 片，岳美中先生加至 30 g，并再加白芍 30 g、白术 12 g，云：

> "用此方止血，关键在白芍、桑叶用量要大，据《止园医话》载，白芍止血力大，我加入方中，常用一两以上大量，治愈多人。"

我在本案中加了一味棕榈炭，是读旧本《傅青主女科》所得。旧本上原来有很多则"眉批"，也不知是谁人所写，现在的版本删掉了所有眉批。这首方上面的眉批是："加棕榈炭三钱，荆芥炭三钱。"我在临床运用，感到荆芥炭止血作用不大，而棕榈炭收涩之力很大，属于强力止血之品，宜用于大量流血而血中没有血块者，如果夹有血块，须加蒲黄炭。

加减当归补血汤是傅青主为"年老血崩"而创制的，30 年前的 1986 年，我曾经用之治疗一例 82 岁的老年妇女，半年以来，每日阴道流血不断，必须天天打止血针才能减少出血，每个月不出血的时间只有几日。医院认为患妇科肿瘤的可能性非常大，因为老人已年过 80 岁，子宫萎缩，无法使用阴道镜，心脏又不好，不宜进行手术，故患者及其家属也不打算进一步检查确诊，希望采取保守疗法。我处以本方，3 剂血止。于是患者每个月吃几剂，不再流血，半年之后，终因心力衰竭而去世。本方我在临床运用很多，大部分是功血症。2000 年，曾经治疗一例 37 岁的患者，因为功血，在某医院住院 3 个月，花费七八千元，疗效不佳，服此方 5 剂，完全止住，3 年未复发。复发后，又服原方 5 剂，仍然有效。

从我的临床经验来看，本方不仅对绝经期前后妇女的功血症有效，而且对崩漏已久，虚象已显，但并无寒热之证可凭者，也卓然有效。但属于崩漏初起、血分有热者，不可运用。

古人治疗崩漏，常有"截流、清源、复旧"三步分治之说，但大部分医家都在血止之后，用归脾汤善后，效果亦佳。

04. 崩漏：排卵期出血

（当归补血汤、大补阴丸、刘奉五清肝利湿汤等）

谢某，女，24岁，大学生，1998年7月16日初诊：患者从16岁起，即月经不正常，每月来经时间长达20日以上，已无周期可言，经量时多时少，颜色有时鲜红，有时晦黯。现在月经已来5日，尚有不可遏止之势，经中夹有少量血块，面色白，精神略显疲惫。舌淡、有瘀斑，脉细缓，此属崩漏，当先止血塞流，宜用加减当归补血汤，处方：

> 黄芪60 g　　当归10 g　　桑叶30 g　　三七10 g（捣碎）　　白芍30 g
> 花蕊石10 g（布袋包）　　蒲黄炭10 g（布袋包）　　棕榈炭10 g（布袋包）
> 服3剂

7月21日二诊：服药后，血渐止，精神好转，停药2日后，今早内裤上又呈现褐色，流出大量白带、杂有血丝，腹胀，腰酸，纳差。舌淡，脉缓。处方：

> 龟甲10 g　　黄柏15 g　　牡丹皮10 g　　地骨皮15 g　　墨旱莲15 g
> 女贞子15 g　　侧柏叶10 g　　小蓟10 g　　苍术10 g　　萹蓄12 g
> 瞿麦12 g　　败酱草15 g　　地榆10 g　　7剂

8月1日三诊：服药后，白带已消失，也未出血，偶尔感到身上一阵烘热，面色转润泽，仍胃口不佳，舌淡红，脉缓。处方：

> 龟甲10 g　　黄柏15 g　　生地黄10 g　　女贞子15 g　　墨旱莲15 g
> 山茱萸10 g　　山药15 g　　牡丹皮10 g　　地骨皮15 g　　地榆15 g
> 白芍10 g　　茯苓15 g　　14剂

8月16日四诊：月经来3日，颜色鲜红，量比原来少一些，但仍多，有少量血块，微感疲劳。处方：

| 生地黄 15 g | 白芍 10 g | 地骨皮 15 g | 黄柏 10 g | 茯苓 10 g |
| 牡丹皮 10 g | 女贞子 15 g | 墨旱莲 15 g | 生蒲黄 10 g (布袋包) | 3 剂 |

8月19日五诊：月经6日干净，其他感觉甚好，舌淡红，脉缓。处方：

龟甲 10 g	黄柏 10 g	牡丹皮 10 g	地骨皮 15 g	墨旱莲 15 g
女贞子 15 g	车前子 10 g	苍术 10 g	萹蓄 12 g	瞿麦 12 g
败酱草 15 g	地榆 10 g	10 剂		

8月30日六诊：这次排卵期未见出血，也无白带，只有少量清稀透明的分泌物，除稍微疲倦外，无其他不适。处方：

龟甲 30 g，黄柏 15 g，生地黄、女贞子各 30 g，墨旱莲 20 g，山茱萸、山药各 30 g，牡丹皮 15 g，地骨皮 30 g，地榆 15 g，白芍 10 g，茯苓、苍术、萹蓄、瞿麦各 15 g，车前子 20 g，2 剂。制成蜜丸，每日 2 次，每次 10 g，连服 2 个月，以巩固疗效。至今 7 年，未再发作。

【辨治思维】这一病例比较复杂，崩漏长达 8 年，已无正常的周期可言，患者也说不清有无白带。初诊因为见到已大出血 5 日，尚不可遏止，故先以止血为要，选用了《傅青主女科》的加减当归补血汤为主治疗。二诊时，见血止没几天，又有少量出血，并伴随着大量白带，故设定为"经间期"的排卵期出血，考虑到患者有长期崩漏的历史，病机上阴虚血热与肝经湿热两种因素均有，故将加减大补阴丸与清肝利湿汤合为一方，滋阴、清热、利湿、止血熔融于一炉，因而血止带消。三诊时，根据设定，患者应处于"经前期"，当着重于培补阴血，阴生则阳长，以准备下一次月经的到来，故用大补阴丸、二至丸、六味地黄丸、清经散四方合方加减。四诊时，患者的月经期安然度过，其中，仅服清经散、二至丸合方 3 剂。五诊时，患者又处于"经间期"，仍然用二诊处方，因为不出血，故不用小蓟、侧柏叶止血，而加车前子滋阴利水，使湿热顺利排除。六诊时，患者完成一个月经周期的治疗，取得满意效果，故综合三诊、五诊的处方，制成丸剂，以巩固疗效。

长时间的月经周期紊乱，包括本例长达 8 年的崩漏，治疗的关键是需要为患者重新建立月经周期，必须找到一个切入点。本例的切入点在二诊时认定为排卵期出血，将这一点作为建立新的月经周期的起始，进行整体调节，历经一个多月，终于获得成功。

清肝利湿汤是妇科名医刘奉五治疗肝经湿热、赤白带下的效方，由萹蓄、瞿麦、车前子、木通、黄芩、牡丹皮、柴胡、川楝子、牛膝、荆芥组成。我在临床治疗血性白带、老年人慢性阴道炎引起的急性尿道炎卓然有效。

05. 崩漏：功能失调性子宫出血 (牛角地黄汤)

黄某，女，46岁，2019年9月14日初诊：功能失调性子宫出血近2个月，断断续续一直处于流血状态，量很大，伴有大的瘀血块，不痛经。有子宫肌瘤史，起夜。暂不头晕，亦未觉疲劳，精神状态一般，口干口苦。胃口尚可。舌暗红，脉弦数。

水牛角 30 g	地黄 30 g	牡丹皮 10 g	赤芍 10 g	栀子 10 g	茜草 30 g
棕榈炭 10 g	蒲黄 10 g	仙鹤草 90 g	三七 10 g	7 剂	

9月24日二诊：流血基本止住，仅小便时有少量的血渍。无尿频尿急，不疼痛。睡眠不大好。

柴胡 15 g	黄芩 10 g	车前子 30 g	萹蓄 15 g	瞿麦 15 g	炙甘草 10 g
栀子 10 g	棕榈炭 10 g	酸枣仁 30 g	琥珀 10 g	地黄 15 g	玄参 10 g
7 剂					

服完后，出血完全止，睡眠改善。

【辨治思维】 功能失调性子宫出血在临床不少见，查不到器质性变化。本案因为血流量大，有瘀血块，属于血热妄行，所以选犀角地黄汤，以水牛角代替犀角，加茜草、三七等止血而不留瘀。二诊用《刘奉五妇科经验》清肝利湿汤加减善后。

06. 崩漏：少女血崩 (补中益气汤)

彭某，女，13岁，2021年2月6日初诊：月经初潮至今有两年余，近一年时间月经量非常大，月经周期稍后延，持续时间1周，一日需要更换8~9片卫生巾，且都是浸满状态，无瘀血块，来一次月经几乎如大病一场。小女孩甚为苦恼。有贫血，但不头晕，平常精神可。容易上火，脸上冒痘，无口干口苦。晚睡，饮食二便尚可。舌淡，脉细缓。

> 仙鹤草 90 g　　黄芪 50 g　　升麻 10 g　　柴胡 10 g　　西洋参 10 g　　黄芩 30 g
>
> 黄连 5 g　　　黄柏 10 g　　牡丹皮 10 g　　栀子 10 g　　茜草 30 g　　　蒲黄 10 g
>
> 赤芍 10 g　　　棕榈炭 10 g　忍冬藤 30 g　来月经之时服药。

2 月 25 日二诊：本次月经在 2 月 15 日已经来完，行经之时服用中药，经量递减了原来的 40%，贫血，脸色㿠白，唇色淡白色。舌淡红、脉细。

水丸：仙鹤草、黄芪各 90 g，升麻、柴胡、炙甘草各 50 g，西洋参 90 g，黄芩 30 g，黄连 15 g，黄柏、牡丹皮、栀子各 30 g，茜草 60 g，生地黄 90 g，当归 50 g，玄参 60 g，阿胶、刺五加、地榆各 90 g，赤芍 60 g。每日 2 次，每次 6 g；来月经时，每次 9 g。

4 月 30 日电联：3 月份的月经量正常，4 月份暂时未行经。

【辨治思维】本案小女孩只有 13 岁，每次来月经时量大，如大病一场，必然导致贫血，属于虚实夹杂。用补中益气汤加牡丹皮、栀子、三黄（黄连、黄柏、黄芩）、蒲黄、棕榈炭等益气清火止血。其中，大剂量仙鹤草，既能益气补虚，又可止血收敛，两者兼顾。来月经时服，有效后，原方加阿胶、生地黄、玄参等做药丸巩固疗效，得以痊愈。

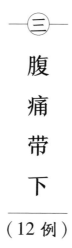

三

腹痛带下

（12 例）

01. 小腹痛：盆腔积液、卵巢囊肿（当归芍药散、金千里炮甲黄蜡丸）

周某，女，37 岁，已婚未育，2008 年 3 月 14 日初诊：患者于半年前行人工流产，月经一直未来，现乳房、小腹轻微胀痛，阴道有少量分泌物，既往每次月经前双侧乳房胀痛，小腹不适，左侧有压痛，白带多、颜色偏黄、有腥味，月经量不多，有少量血块，常持续 8~9 日。检查有子宫内膜炎、附件炎。3 月 1 日 B 超显示：左侧卵巢囊肿，大小约 34 mm×28 mm，盆腔内见到多个液性暗区，最大左侧 12 mm×9 mm，右侧 16 mm×13 mm，察之面色萎黄。舌暗红、苔薄白，脉弦涩。处方：

桂枝 10 g	茯苓 15 g	牡丹皮 10 g	桃仁 10 g	赤芍 15 g	当归 15 g
川芎 10 g	茯苓 15 g	泽泻 10 g	刘寄奴 15 g	预知子 15 g	急性子 15 g

7 剂

另外，炮甲黄蜡丸 6 g，分两次用开水送服，早晚各 1 次。

4 月 20 日二诊：服上方 5 剂后，月经即来，量不多、颜色偏黑，3 日干净。本次月经将来，小腹胀，有压痛，乳房胀，腰酸，白带多、颜色黄。舌红，脉滑数。处方：

柴胡 15 g	白芍 30 g	当归 10 g	川芎 10 g	茯苓 15 g	泽泻 10 g
苍术 10 g	黄柏 15 g	牡丹皮 10 g	栀子 10 g	枳实 10 g	蒲公英 30 g
败酱草 30 g	7 剂				

另外，炮甲黄蜡丸 6 g，分两次用开水送服，早晚各 1 次。

5月4日三诊：服上方后，月经5日干净，现小腹仍有压痛，白带较多、颜色偏黄。舌淡红、苔薄白，脉细缓。处方：

当归10 g	白芍30 g	川芎10 g	茯苓15 g	苍术10 g	泽泻10 g
黄柏10 g	芡实30 g	萆薢10 g	乌药10 g	小茴香3 g	14剂

另外，炮甲黄蜡丸6 g，分两次用开水送服，早晚各1次。

6月5日四诊：本次来月经基本正常，月经前后的白带减少，腹部疼痛轻微，月经过后3日检查，盆腔积液与卵巢囊肿均已消失。舌淡红、苔薄白，脉细缓，拟续服当归芍药散加减14剂巩固疗效。

【辨治思维】当归芍药散两次见载于《金匮要略》，首见于妇人妊娠病篇"妇人妊娠，腹中绞痛"，再见于妇人杂病篇"妇人诸疾腹痛"。共6味药，以当归、白芍、川芎和血止痛，以白术、茯苓利湿健脾，故对腹痛、白带多，属于虚证者，颇为合拍。国医大师班秀文先生擅治带下病，特别喜用当归芍药散加减，强调"治湿不忘瘀"，对于带下伴有下腹疼痛，或带下伴见面色黧黑之人，或久病带下不愈之人，常用本方治疗。我发现慢性盆腔炎患者，往往以腹痛为主，白带有时多，有时并不多，而腹中隐隐作痛或有压痛，则是最突出的证候，长时间难以消除，故认定此方是治疗慢性盆腔炎的主要方剂。《金匮要略》中所说"妇人诸疾腹痛"即泛指这种慢性盆腔炎的腹痛。我在临床，如果白带偏黄，腰痛明显，则改白术为苍术，并加黄柏，即合用二妙散；遇到盆腔炎急性发作，加红藤、败酱草、蒲公英；输卵管两侧压痛显著，加预知子、刘寄奴。慢性盆腔炎日久，经常出现盆腔中的炎性包块、盆腔积液、卵巢囊肿等，当归芍药散有时不能胜任，则须配合服用炮甲黄蜡丸，此方出自当代名医金千里的经验，以炙穿山甲研末，加等量黄蜡为丸，亦可加少量麝香。每日2次，每次3 g，1个月为1个疗程。此方药少、气雄、力专，药性透达盆腔，以峻剂缓图，有特殊的消肿、排脓、散结作用，能有效地消除盆腔内炎性包块、盆腔积液、卵巢囊肿等。

02. 小腹痛：**盆腔积液**（刘奉五暖宫定痛丸、桂枝茯苓丸）

李某，女，31岁，已婚已育。2012年5月14日初诊：患者5年前冬天，来月经时外出，感受了风寒，回家后即感到寒战、怕冷，腹部冷痛，月经有血块。至此后，即每日小腹疼痛不已。平时隐隐胀痛，或在小腹正中，或在两侧，来月经时剧烈疼痛，有血块，从未停止。白带不多，清淡无气味。4月15日B超显示：盆腔内见到多个液性暗区，最大左侧24 mm×19 mm，右侧23 mm×18 mm。求医多年，没有得到有效治疗。察之面色晦黯，舌淡无苔，舌两边有瘀斑，脉沉细涩。处以丸剂：

荔枝核、橘核、香附、乌药各50 g，小茴香10 g，延胡索50 g，胡芦巴30 g，五灵脂、蒲黄各50 g，肉桂10 g，茯苓90 g，牡丹皮、桃仁各60 g，赤芍90 g。1剂，为水丸，每日2次，每次6 g，来月经时9 g，1剂大约可以服2个月。

7月5日二诊：服上方后，腹痛大部分消失，来月经时，血块减少，精神感觉好许多。察之面色稍有光泽，舌淡无苔，脉沉细缓。仍处以丸剂：

荔枝核、橘核、香附、乌药各50 g，小茴香10 g，延胡索50 g，肉桂10 g，茯苓60 g，牡丹皮、桃仁、赤芍，穿山甲、皂角刺各50 g，红藤、蒲公英各90 g，三棱60 g，莪术90 g。1剂，为水丸，每日2次，每次6 g，1剂大约可以服2个月。

服完后经B超检查，盆腔积液已经消失。

【辨治思维】初诊用暖宫定痛汤加减。此方出自《刘奉五妇科临床经验》，由荔枝核、橘核、苦楝子、延胡索、乌药、香附、小茴香、胡芦巴、五灵脂9味药组成。这首方是从治疗寒疝的"橘核丸"化出。寒疝属于肝经寒湿凝结下焦，气机不畅，因而疼痛肿胀，其理与属于肝经寒湿的白带多、腹痛、按之有包块的证候相一致，因而作者借用橘核丸，去掉原方的肉桂、苍术等温燥药，加重其理气活血药而成。其中，橘核、荔枝核辛温，入肝经，行肝经之结气，善治少腹两侧包括男子睾丸、女子输卵管和卵巢部位的肿痛；胡芦巴、小茴香暖下焦，再配以五灵脂，以增其行气活血定痛的作用。我认为还可以加强其活血化瘀作用，故加蒲黄，合桂枝茯苓丸，以通阳活血止痛。

二诊疼痛已经基本消失，重点改为消除盆腔积液，故减少部分活血止痛药，加穿山甲、皂角刺、红藤、蒲公英、三棱、莪术，排脓解毒，软坚散结。第2剂水丸服完后检查，盆腔积液已经消除。

03. 奶水少、无恶露：产后宫腔积液（通乳丹、王不留行验方）

杨某，女，33 岁，2022 年 8 月 18 日初诊：剖宫产术后 90 日，内裤上未见有褐色分泌物排出，腰、腹并不疼痛，B 超显示：宫腔积液 30 mm×6 mm，奶水少，哺乳后口干明显。脉舌无异常。处方：

刘寄奴 15 g	预知子 15 g	忍冬藤 30 g	蒲公英 30 g	急性子 10 g
黄芪 60 g	当归 30 g	麦冬 30 g	皂角刺 15 g	王不留行 15 g
浙贝母 15 g	甘草 10 g	牵牛子 10 g	木通 10 g　7 剂	

8 月 27 日二诊：B 超显示宫腔积液 14 mm×3 mm，自觉奶水量增加，因为每每增加就会有乳房堵塞的感觉存在。哺乳后仍然口干。上方加桃仁、红花、天花粉各 10 g，10 剂。服完后，奶水增加，经 B 超检查，盆腔积液已经消除。

【辨治思维】本案剖宫产术 90 日，没有恶露，上有乳汁少，下有盆腔积液，这说明内有瘀阻所致。故一诊用验方王不留行方、通乳丹。王不留行方出自《本草纲目》，原文引用民间谚语云："穿山甲，王不留，妇人服了乳长流。"因为穿山甲昂贵，国家控制严格，当时中医馆缺货，故改用刘寄奴、急性子、预知子代替穿山甲，并加强疏通活血作用。通乳丹出自《傅青主女科》，由黄芪、当归、麦冬、桔梗、木通组成，并以药炖猪脚，补中有通。一诊取了通乳丹的几味补气养血滋阴之品，毕竟产后已经 3 个月，身体亏损必然导致乳汁减少。加忍冬藤、皂角刺、牵牛子，则是针对盆腔积液而设，以消除其中的炎症和积液。一诊有效，二诊原方再加桃仁、红花活血，服完后，得以痊愈。

04. 带下、阴痒：真菌性阴道炎（乌梅丸、白头翁汤）

周某，女，37 岁，已婚，育有一男孩，已 6 岁，2010 年 10 月 21 日初诊：自从生小孩以后，月经不调数年，每次月经来，或不畅，或淋漓不止，须拖拉 8~9 日，有少量血块、颜色暗红，月经前后阴痒、白带多、色黄、呈浆糊样、有异味，纳差，失眠。西医检查属于真菌性阴道炎，用过多种西医、中药，效果不显。察之舌淡红、津多、有齿痕，脉弦细。

丸剂：乌梅90 g，白头翁60 g，秦皮30 g，黄柏60 g，黄连30 g，干姜、花椒、桂枝、蛇床子各15 g，茯苓、当归、白参、苦参、白鲜皮、五倍子、穿山甲、蜂房各30 g，乌梢蛇60 g。1 剂，为蜜丸，每日2 次，每次10 g，1 剂大约可以服2 个月。

洗剂：苦参60 g，花椒15 g，木槿皮30 g，五倍子60 g，白矾、蛇床子、贯众、百部各30 g，白鲜皮、石榴皮各60 g，狼毒10 g，5 剂，每瘙痒时煎洗，坐浴。

2011 年1 月16 日二诊：服上方期间，来过两次月经，洗剂仅用过一次，白带显著减少，瘙痒大为减轻，月经也比原来通畅，颜色鲜红，经期缩短至5~6 日，感觉精神、睡眠均有改善，舌脉同前，效方不改，仍然以上方为蜜丸，续服1 剂。

【辨治思维】白头翁汤出自《伤寒论》第371 条，原文云：

"热利下重者，白头翁汤主之。"

原方共白头翁、秦皮、黄柏、黄连4 味药，均为苦寒清热燥湿收敛之品。乌梅丸出自《伤寒论》第338 条，原文云：

"蛔厥者，乌梅丸主之，又主久利。"

原方共10 味药，以乌梅、桂枝、干姜、附子、细辛、花椒温寒，黄连、黄柏清热，人参、当归补虚，以大剂量乌梅为主药，酸涩收敛。

从原文来看，这两首方没有一首是治疗"带下"即妇科慢性阴道炎的，显然"方证不符"，似乎渺不相涉。然而，带下的病机多为湿热下注，热利下重的病机也是湿热下注，所以，借用白头翁汤治疗带下，完全适合。但白头翁汤的药性一派寒凉，治疗带下急性期有效，用于慢性期则效减，且无法防止其再度复发，这是真菌性阴道炎的病机湿热久缠导致寒热错杂、虚实夹杂所决定的。而乌梅丸温清并用，补涩兼施，恰恰是对付这种复杂病机的一首效方。两方相合，再加入止痒、摄带的苦参、白鲜皮、蛇床子、五倍子、乌梢蛇等，制成丸剂缓图，并辅以外洗药治标，最终得以痊愈。

2014 年6 月，我应邀在第三届国际经方研讨会（北京）上作了一次主题发言，特别引用了这个病案，提出："用经方虽力求方证对应，但方证不对应时，方与病机对应，同样可以有效，这符合异病同治的道理。只有这样，才能在继承的基础上进一步发展，大大拓展经方的用途。"7 月25 日，《中国中医药报》刊登了我的部分发言稿，题为《方证病机对应之我见》，引起了中医学术界很大反响。

细菌性、真菌性阴道炎属于妇科顽疾之一，病情缠绵不已，患者苦恼不堪。找西医，无非内服抗生素，外用洗药加栓塞剂，治标不治本，时间一长，不仅疗效逐步降低，患者体质变差，而且导致菌种紊乱，真菌滋生，医生束手无策。找中医，开成药，则选择余地不大，疗效也不确切；开煎剂，一旦服用时间长，则败胃口，难以坚持到底。我在临床，治疗妇科慢性炎症，用这一组合为主，再根据患者具体情况，适当加减，做成丸剂缓图，疗效颇佳。我的微信群中有一个"妇科慢性炎症群"，每天有不少全国各地的患者，通过微信或直接来找我就诊，说是"群里的姐妹介绍来的"。

05. 腹痛带下：巧克力囊肿手术后复发（二妙散）

李某，女，31岁，2010年9月30日初诊：患者2004年因巧克力囊肿手术后，最近复发。经B超检查，囊肿大小为3.0 cm×2.7 cm×2.5 cm，月经时间尚准确，有血块，白带多、颜色偏黄，经常腰酸，腹痛腹胀，大便黏稠，舌红、苔黄腻，脉滑数。用二妙散加减丸剂：

苍术、黄柏、萆薢、穿山甲各60 g，蜂房50 g，红藤120 g，败酱草、蒲公英各60 g，三棱30 g，莪术60 g，水蛭、土鳖虫各90 g，壁虎120 g。1剂，为水丸，每日2次，每次6 g。

12月20日二诊：服上方后，白带显著减少，腹胀减轻，月经血块也少很多，但左下腹牵扯疼痛，经B超检查，囊肿为1.1 cm×1.0 cm×1.3 cm，显著缩小。舌淡红、苔薄白，脉弦细。仍然用原方加减：

苍术30 g，黄柏、萆薢、穿山甲各60 g，蜂房50 g，红藤120 g，败酱草、蒲公英各60 g，三棱30 g，莪术60 g，水蛭、土鳖虫各90 g，壁虎120 g，乳香、没药各50 g，白芍90 g。1剂，为水丸，每日2次，每次6 g。

2011年3月1日三诊：服上方后，左腹部疼痛基本消失，经B超检查，已不见复发的囊肿，尚有少量白带，颜色偏黄、少量血块。舌红、苔薄黄，脉弦。仍然用原方去白芍，加赤芍60 g，牡丹皮、黄芩、黄连各30 g，乳香、没药减至30 g。1剂，为水丸，每日2次，每次6 g。

2012年11月，患者因为其他病来门诊治疗，告知药丸持续服用了半年，经过两次B超检查，均未复发，月经和白带的情况尚可。

【辨治思维】比较严重的巧克力囊肿，口服西药、中药，都很难消除，采取手术剥离或药物注射使之萎缩是必要的。但治疗后，许多患者容易复发，动员患者再次进行手术的概率不大，同时，医生也难以保证术后不再滋生。在这个环节，用中医治疗，往往有效。根据我的经验来看，大部分患者复发的基础，仍然是盆腔内的慢性炎症。本案患者的症状表现为腰酸，白带多，大便黏稠，腹痛腹胀，属于下焦湿热，积结为痰瘀，故初诊选用了二妙散加减。加草薢、蜂房，清湿热，摄带下；加红藤、败酱草、蒲公英清热解毒，治疗盆腔内的慢性炎症；加三棱、莪术理气消胀；加穿山甲、水蛭、土鳖虫、壁虎软坚散结，活血化瘀。为药丸服用2个月后，囊肿显著缩小。左下腹牵扯疼痛，是输卵管有炎症，故二诊用原方加乳香、没药活血止痛，大剂量白芍缓急止痛。三诊时，囊肿已经完全消除。为防止复发，针对盆腔内的炎症，原方再加黄芩、黄连，清气分湿热；牡丹皮、赤芍清血分瘀热，为药丸，小剂量长期服用，直至最终治愈。

盆腔内慢性炎症，是盆腔积液、卵巢囊肿、巧克力囊肿产生的共同基础，患者不一定白带多，但多数表现为腹痛。我常用大剂量红藤为主，佐以败酱草、蒲公英。红藤又称大活血，《景岳全书》用大剂量红藤、紫花地丁治疗肠痈，民间用于治疗胃肠炎腹痛、小儿蛔虫腹痛、关节红肿疼痛。现代研究此品对多种细菌有极敏感抑制作用。红藤、蒲公英、败酱草均性味平和，不似黄连、黄芩之类苦寒燥湿，容易斫丧阳气、津液，宜于长期服用，唯剂量要大。这三味药也可以加入当归芍药散中，止痛效果更佳。

06. 带下：真菌性阴道炎

（止带汤、溻洗方、三才封髓丹、彭氏三味止痒方、刺五加地榆方）

张某，女，38岁，已婚育，2006年3月25日初诊：患有阴道炎10余年，长期使用抗生素，病情反复不定，白带量多，如豆腐渣状，阴道中奇痒，难以忍受，尤其以月经前后为剧，少腹及腰部隐痛，精神及睡眠不好，容易上火。近年来，经多次妇科检查确诊为真菌性阴道炎，双侧乳腺小叶增生，月经周期及月经量较正常，现月经干净3日，开始阴中瘙痒，有白带、颜色偏黄，心烦失眠，疲劳乏力。舌红、苔薄黄，脉细数，拟内服用止带汤加减，外洗用溻洗方加减。处方：

茵陈 15 g	栀子 10 g	黄柏 10 g	猪苓 10 g	茯苓 10 g	泽泻 10 g
车前子 10 g	牡丹皮 10 g	赤芍 10 g	苦参 10 g	白鲜皮 15 g	蛇床子 10 g
萹蓄 10 g	瞿麦 10 g	7 剂			

外洗方：

苦参 30 g	白鲜皮 30 g	川花椒 15 g	乌梅 30 g	苏合香 10 g
五倍子 30 g	白矾 30 g	贯众 30 g	百部 30 g	狼毒 10 g 7 剂

药煎好后，趁热坐浴 15~30 分钟，或用专用注射器推注到阴道中。

4 月 2 日二诊：服上方配合洗剂后，阴中瘙痒、白带多、心烦失眠均消失，但感觉疲乏无力，腰酸膝软，食欲下降。舌红苔薄黄，脉细弱，拟用三才封髓丹加减，处方：

党参 15 g	天冬 10 g	生地黄 15 g	黄柏 10 g	砂仁 10 g	甘草 10 g
地榆 30 g	刺五加 30 g	白鲜皮 10 g	木槿皮 10 g	乌梅 10 g	7 剂

4 月 10 日三诊：服上方后感觉尚好，1 周后将来月经，现又开始双侧乳房隐隐胀痛，白带增多，夹杂少量豆腐渣样块状物，小腹隐痛，腰痛，但比以前均有所减轻。舌红、苔薄黄，脉细数，拟用丹栀逍遥散加减：

牡丹皮 10 g	栀子 10 g	柴胡 10 g	白芍 15 g	当归 10 g	预知子 10 g
王不留行 10 g	穿山甲 5 g	苦参 10 g	土贝母 10 g	蒲公英 30 g	白鲜皮 10 g
木槿皮 10 g	7 剂				

外洗方：

苦参 30 g	白鲜皮 30 g	木槿皮 15 g	蛇床子 15 g	乌梅 30 g
苏合香 10 g	五倍子 30 g	白矾 30 g	贯众 30 g	百部 30 g
狼毒 10 g	黄精 50 g 7 剂			

患者坚持治疗半年，每次月经前后，均按照以上的治疗方案服药 7 剂，并配合洗药坐浴，阴道瘙痒及乳房胀痛告愈，睡眠也转佳，检查已无阴道真菌，尚有乳房轻度小叶增生。

【辨治思维】本案属于真菌性阴道炎，以阴部瘙痒、白带呈豆腐渣状为其特征，大部分患者在月经前后症状明显，此病多为细菌性阴道炎长期使用抗生素所导致，一旦罹患，则常常缠绵不已，很难治愈。同时患者往往伴随体质下降，疲劳乏力，睡眠不佳，情绪抑郁等一系列全身症状。一诊正逢月经干净后，阴部瘙痒，故用止带汤加减，并佐以加减渫洗方，瘙痒减轻，则心烦不眠自然消除。二诊在局部症状消除后，全身虚弱之象反而突出，故用三才封髓丹加减，以益气养阴，醒脾益肾，清热燥湿。三诊患者正逢月经之前，阴部开始瘙痒，兼有小叶增生，乳房隐隐胀痛，故内服药以丹栀逍遥散为主，疏肝理气消胀，外洗药仍用加减渫洗方。经过一个月经周期的治疗，各项症状大为减轻。在确定了治疗方案之后，患者坚持治疗半年，终于获得痊愈。

　　该案有本人的两处用药心得。其一，彭氏三味止痒方，即白鲜皮配木槿皮、蛇床子内服治疗慢性阴道炎。这3味药临床外用者多，很少有人内服，我用之治疗各种瘙痒，均有疗效，而未发现其不良反应。在治疗慢性阴道炎时，用药当有所分别：月经来之前，雌激素处于高潮期，白鲜皮宜配木槿皮，因为木槿皮性凉；月经来之后，雌激素处于低落期，白鲜皮宜配蛇床子，因为蛇床子性热。其二，地榆配刺五加治疗妇科慢性炎症。凡是妇科慢性炎症，久用西药抗生素或久服清热解毒药，总不免伤及阳气，抑制人体免疫功能，出现体倦乏力，食欲不佳等症状，而地榆配伍刺五加则很少有这种情况出现。盖地榆性微寒，味苦酸涩，味苦即具有清热解毒之能，性微寒而非大寒，味酸涩而非苦泻，则伤阳气、损脾胃的不良反应比一般苦寒清热之品要小得多。朱良春先生认为"地榆是一味很有前途的止血、清热、抗菌、消炎药物"，并非虚言。刺五加是一种强壮药，具有较人参更好的"适应原"样作用。所谓"适应原"，就是能使机体处于"增强非特异性防御能力状态"的药物。我将二者配合使用，不仅能帮助慢性炎症患者消除疲劳，并发现其可增强清热解毒药物的疗效。

07. 带下：宫颈炎、附件炎、子宫内膜炎、卵巢囊肿、盆腔积液（桂枝茯苓丸、固经丸、当归芍药散、金千里炮甲黄蜡丸、彭氏三味慢盆方、彭氏三味通管方）

　　王某，女，32岁，已婚未育，2005年2月27日初诊：患者于4个月前行人工流产，月经一直未来，现乳房、小腹轻微胀痛，阴道有少量分泌物，既往每次月经前双侧乳房胀痛，小腹不适，左侧有压痛，白带多、颜色偏黄、有腥味，月经量多、有少量血块、常持续8~9日，检查有子宫内膜炎、宫颈炎、附件炎，怀孕后多次流产，2 月 15 日 B 超显示：左侧卵巢囊肿，大小约 32 mm×30 mm，盆腔内见到多个液性暗区，最大左侧 10 mm×8 mm，右侧 15 mm×13 mm，察之面色萎黄，舌淡红、苔薄白，脉弦滑，拟用桂枝茯苓丸加减，处方：

桂枝 10 g	茯苓 15 g	牡丹皮 10 g	桃仁 10 g	赤芍 15 g
茜草 15 g	泽兰 10 g	穿山甲 15 g	王不留行 15 g	刘寄奴 15 g
预知子 15 g	急性子 15 g	7 剂		

另外，炮甲黄蜡丸 6 g，分 2 次用开水送服，早晚各 1 次。

4 月 12 日二诊：服上方 5 剂后，月经即来，量不多、颜色偏黑，4 日干净。本次月经将来，小腹胀痛，乳房胀，腰酸，白带多、颜色黄，舌红，脉滑数，拟用宣郁通经汤加减，处方：

柴胡 10 g	白芍 15 g	当归 30 g	牡丹皮 10 g	栀子 10 g	黄芩 10 g
香附 10 g	郁金 10 g	白芥子 10 g	预知子 10 g	王不留行 15 g
蒲公英 30 g	败酱草 30 g	7 剂		

另外，炮甲黄蜡丸 6 g，分 2 次用开水送服，早晚各 1 次。

4 月 29 日三诊：服上方后，月经已来 9 日，仍未干净，腰酸乏力，小腹有压痛，口渴，舌淡红、苔薄白，脉细缓，拟用固经丸加减，处方：

龟甲 10 g	生地黄 15 g	地榆 15 g	刺五加 30 g	续断 10 g	萹蓄 10 g
瞿麦 10 g	黄芩 10 g	黄柏 15 g	白芍 30 g	车前子 10 g	椿皮 10 g
蒲黄炭 10 g	蒲公英 15 g	败酱草 15 g	5 剂	

另外，炮甲黄蜡丸 6 g，分 2 次用开水送服，早晚各 1 次。

5 月 5 日四诊：服上方后，月经干净，但小腹空痛，腰酸乏力，精神疲惫，白带清稀，舌淡红、苔薄白，脉细缓，拟用当归芍药散加减，处方：

当归 15 g	白芍 30 g	川芎 5 g	白术 30 g	茯苓 15 g	泽泻 10 g
续断 15 g	山茱萸 10 g	巴戟天 10 g	白果 10 g	乌药 5 g	小茴香 3 g
蜂房 10 g	10 剂			

另外，炮甲黄蜡丸 6 g，分 2 次开水送服，早晚各 1 次。

5 月 27 日五诊：月经将来，距离上次月经来大约 27 日，这次反应不大，有少量白带，腹中隐痛，腰酸，乳房不胀痛，大便有点干结，舌淡红，脉弦滑，拟用当归芍药散加减，处方：

> 当归 15 g　　白芍 30 g　　茯苓 10 g　　白术 30 g　　川芎 10 g　　泽泻 10 g
>
> 地榆 30 g　　蒲黄 10 g　　蒲公英 30 g　　败酱草 15 g　　白花蛇舌草 15 g
>
> 虎杖 10 g　　5 剂
>
> 另外，炮甲黄蜡丸 6 g，分 2 次开水送服，早晚各 1 次。

6 月 8 日六诊：服上方 3 剂后，月经即来，5 日干净，干净后 3 日进行 B 超检查：未发现卵巢囊肿与盆腔积液，现白带不多，腹痛也不明显，拟用调肝汤合温脐化湿汤加减：

> 当归 15 g　　白芍 15 g　　川芎 5 g　　阿胶 10 g　　续断 10 g　　白术 10 g
>
> 茯苓 10 g　　扁豆 10 g　　山药 10 g　　巴戟天 10 g　　白果 10 g　　菟丝子 10 g
>
> 蛇床子 10 g　　14 剂

8 月 10 日七诊：已妊娠 1 个多月，现食欲不振，口苦，精神差，时有恶心，嗜睡，舌淡红、苔薄黄，脉细滑数，拟用资生健脾丸加减：

> 党参 15 g　　白术 15 g　　茯苓 10 g　　甘草 5 g　　陈皮 5 g　　麦芽 15 g
>
> 神曲 10 g　　山楂 10 g　　山药 10 g　　薏苡仁 15 g　　莲子 10 g　　芡实 10 g
>
> 砂仁 3 g　　白豆蔻 3 g　　藿香 5 g　　黄连 3 g　　桔梗 10 g　　14 剂

2006 年中秋节有人来告，已剖宫产术顺利生一男孩。

【辨治思维】从我的临床经验来看，患有多种妇科炎症者，如果炎症长期无法控制，则容易导致盆腔积液、卵巢囊肿、输卵管粘连堵塞，乃至于结婚数年而不孕，治疗的重点是要解决炎症，本案即为一例。初诊因为人工流产后数月而月经不来，察之有小腹胀、分泌物增多等月经欲来的迹象，当因势利导，故先用桂枝茯苓丸加减以通经，此方对妇科慢性炎症以及卵巢囊肿均有消除作用，用药后月经量不多，这是闭经后第一次来月经的普遍现象。三诊为闭经后第二次来月经，9 日仍然未净，显然是炎症所致，用固经丸加减，于滋阴补肾固经之中，兼以清热解毒凉血，月经得止。月经干净后出现小腹空痛，为妇科慢性炎症患者所常见，中医责之为任脉空虚，精血不足，也与长期使用消除炎症的寒凉药易斫伤身体有关，预警清热解毒凉血之品当适可而止，故四诊用当归芍药散养血活血，利水祛湿，加温肾摄带之药以继续消除慢性炎症。五诊时即将开始第三个月经周期，激素水平增高，慢性炎症容易激活，虽仍用当归芍药散加减，但所加之品以清热解毒为主，防止急性炎症出现，服药后，月经、白带均基本正常，于是，建议患者在月经干净 3 日后进行 B 超检查，发现卵巢囊肿、盆腔积液皆已消失，趁排卵期即将来临之际，六诊处以调肝汤合温脐化湿汤加减，两方均可"种子"，在补肾调冲任时，仍然注意消除慢性炎症，且很快达到了既定目标，患者得以受孕。七诊时，妊娠已近 2 个月，持续恶心，不欲食，在该患者的妊娠史上，有因此而胎儿不保者，故处以资生健脾丸原方，患者平安度过了这一敏感阶段，最终安全生产。

该案有本人的几处用药心得。其一，用炮甲黄蜡丸消除盆腔积液。患者因为长期有较严重的妇科炎症，导致盆腔积液、卵巢囊肿的产生，这两者都是西医妇科最难以对付的。我在临床遇到这种情况，最初也感到棘手，后来从金千里先生处学到此方，试用于临床，颇有疗效。

穿山甲排脓解毒，软坚散结，但煎服不仅气味难闻，而且大部分不溶于水，造成浪费。黄蜡又称蜜蜡，为蜂巢制品，味甘淡无毒，《本草纲目》云其：

> "蜜之气味俱厚，故养脾，蜡之气味俱薄，故养胃，厚者味甘性缓质柔，故润脏腑；薄者味淡性涩质坚，故止泻痢。"

穿山甲属于开破之品，不宜久用，但得黄蜡能养脾胃之助，则久用无妨。在该案的治疗过程中，配合用炮甲黄蜡丸长达 3 个多月，对于消除盆腔积液和卵巢囊肿起了不可忽视的作用。然而，黄蜡溶化参入穿山甲粉，药工认为不好加工，我改黄蜡为蜂房，效果也好，二者等分冲服。其二，用蒲公英、败酱草、白花蛇舌草治疗慢性盆腔炎，我称之为彭氏三味慢盆方。这 3 味药均药性平和，可长期使用而无不良反应，三者配合使用，对于慢性盆腔炎有较好的作用。唯一不足的是药性较淡，三者剂量均宜大。其三，用预知子、刘寄奴、急性子缓解输卵管粘连，我称之为彭氏三味通管方。慢性盆腔炎时间较久，常引起输卵管粘连，患者往往一侧或两侧小腹输卵管循行的部位疼痛、压痛，并导致不孕，这 3 味药都循肝经，走少腹，理气活血，有消除输卵管粘连的作用。其四，用资生健脾丸预防先兆流产。我治疗先兆流产一般从以下三种原因着手：一者，受孕后，胎儿不长，这是先天不足，宜用《医学衷中参西录》寿胎丸：菟丝子、桑寄生、续断、阿胶。二者，受孕后腹痛、阴道流血，这是胎气不固，宜用《景岳全书》泰山磐石散：熟地黄、当归、白芍、川芎、党参、白术、炙甘草、黄芪、黄芩、续断、砂仁、糯米。三者，受孕后严重恶心、呕吐、不食、消瘦，中医称作"恶阻"，一般不超过 3 个月，即会发生流产，宜用《兰台轨范》资生健脾丸。西医主张受孕后尽量不要吃药，因为西药不良反应大，怕药物致畸，而中药不会，古人对于妊娠期的用药禁忌有明确的规定，如果患者素有流产的历史，患者受孕后出现以上 3 种情况，应当积极服药，养胎保胎。

08. 带下：真菌性阴道炎（当归贝母苦参丸）

郭某，女，29 岁，2018 年 11 月 20 日初诊：真菌性阴道炎，平素白带多，阴痒，且有腥臭气味，腰痛。月经推后一周左右，裤子上总是有少量的咖啡色的分泌物，不干净。月经量较少，月经准时。舌红、苔薄黄，脉弦数。

黄柏 30 g	萆薢 10 g	当归 10 g	苦参 10 g	车前子 30 g
乌贼骨 10 g	贯众 30 g	薏苡仁 10 g	马鞭草 30 g	乌梅 15 g
人参 10 g	芡实 30 g　7 剂			

水丸：白头翁、黄柏、苍术、黄芩、贯众各 90 g，当归 60 g，苦参、浙贝母、地肤子、乌梅各 90 g，蛇床子 60 g，马鞭草、五倍子、刺猬皮、干王浆粉各 90 g，牛黄 2 g。每日 2 次，每次 9 g。

2019 年 2 月 23 日二诊：真菌性阴道炎好转，瘙痒明显缓解，白带减少，月经准时，其他无不适。现在想中药助孕。

淫羊藿 30 g	仙茅 10 g	当归 15 g	川芎 10 g	白芍 10 g
熟地黄 10 g	菟丝子 10 g	寄生 30 g	阿胶 10 g	续断 15 g
白芷 5 g	蛇床子 10 g　15 剂			

月经干净 3 日后服 15 日。5 月份告知，已怀孕。

【辨治思维】真菌性阴道炎往往是细菌性阴道炎长期用抗生素所导致的，是十分困扰妇女的一种慢性病。本案用当归贝母苦参丸和二妙散加减。二妙散清热燥湿，几乎适合所有湿热导致的疾病。当归贝母苦参丸则出自《金匮要略》，治疗妊娠小便难，以当归养血、浙贝母化气，苦参燥湿止痒。处方中并没有利尿之品，可见这种妊娠小便难，是妇科炎症所导致的。我常在方中加地肤子、蛇床子止痒，贯众、马鞭草、黄芩清热解毒，加乌梅、五倍子、刺猬皮收敛摄带。干王浆粉含有天然激素，天然牛黄对于顽固性慢性炎症有特殊治疗作用，故在药丸中每每使用二者。但是有乳腺肿瘤结节者不宜用王浆粉。

09. 带下、阴唇肿痛：巴氏腺囊肿
（当归贝母苦参丸）

黄某，女，33 岁，2017 年 12 月 30 日就诊：描述大阴唇红、肿、痛，大便稍稍偏硬，小便量少、无痛。白带偏多，容易上火，口不干不苦，其他均可。舌淡红，脉弦。西医诊断：巴氏腺囊肿。

当归 10 g	浙贝母 30 g	苦参 10 g	皂角刺 30 g	炮穿山甲 3 g
土鳖虫 30 g	忍冬藤 30 g	玄参 30 g	火麻仁 30 g	乳香 10 g
没药 10 g	马鞭草 30 g 7 剂			

患者于 2018 年 1 月 9 日反馈消息，阴唇已肿消痛止。

【辨治思维】本案所用的当归贝母苦参丸，出自《金匮要略·妇人妊娠病脉证并治第二十》：

"妊娠小便难，饮食如故，当归贝母苦参丸主之。"

方中苦参清热燥湿，贝母清热消肿散结，当归和血止痛，是一首针对妇科宫颈炎并发尿道炎导致小便难、艰涩疼痛的有效方剂。患者阴唇红肿疼痛，本方力有不及，故合用仙方活命饮，取其中的忍冬藤、乳香、没药、皂角刺、穿山甲，再加土鳖虫、玄参、马鞭草，清热解毒，消肿止痛。此方做药丸久服，对消除宫颈囊肿也有效。

10. 带下：HPV 高危人乳头瘤病毒感染
（济生乌梅丸、黄连解毒汤）

夏某，女，44 岁，长沙某医院医生。2013 年 11 月 5 日初诊：2013 年 3 月，患者因为外阴炎，鳞状上皮组织增生，可见挖空样细胞，进一步做 HPV-DNA 检查，发现异常，4 月指标为 656（正常值：0~1）。其中 HPV-58 为阳性，其余为阴性。注射了 40 日白介素，8 月指标为 644.39，指标下降不多。医生开了干扰素、抗病毒等药，指标反而上升至 968。曾于 10 月 9 日在全麻下做了宫腔镜检查，发现为增生状态子宫内膜，小息肉形成。并

有慢性盆腔炎。

患者白带多、颜色黄、有异味，时有阴部瘙痒，腹部两侧疼痛，来月经时加重。月经周期尚正常，有少量血块。小便黄，面色萎黄无华。舌淡、苔薄白，脉弦细。处以丸剂：

乌梅90 g，僵蚕60 g，水蛭、红藤各90 g，穿山甲、三棱、莪术、土鳖虫各60 g，乳香、没药各50 g，石榴皮、刺猬皮、五倍子、黄芩、黄连、黄柏各60 g，栀子、干王浆粉各30 g。水丸，每日2次，每次6 g。月经来时也服。

2014年3月22日二诊：白带少了很多，气味也减少，腹部右侧偶尔疼痛，偶尔阴部瘙痒，舌脉无变化。2014年2月13日，HPV-DNA检测值为200.77。效不更方，上方黄连增至90 g，加刘寄奴50 g，败酱草60 g，凌霄花、鸡血藤各30 g。仍为水丸，每日2次，每次6 g。

6月10日三诊：以上症状均减轻，月经仍然有少量血块，有时感到疲乏无力，舌淡，脉弦。3日前HPV-DNA检测值为290.80，比上次升高90。但患者告知：服第一次药丸时，继续在用白介素和干扰素，第二次服药丸时，完全停止用西药，自认为这次指标的下降，全部是用中药的效果。仍然用3月22日方，加黄芪90 g，当归、地榆、刺五加各60 g，为水丸，服法同前。

10月11日四诊：没有任何症状和不适，前天的HPV－DNA检测值为190.44，比上次降低100。病理诊断报告：增生状态子宫内膜，小息肉形成。仍处以丸剂：

乌梅150 g，僵蚕、水蛭各90 g，穿山甲60 g，天葵子90 g，急性子、干漆、三七、五灵脂、白参、干王浆粉、三棱、莪术各60 g，石榴皮、刺猬皮、五倍子、蒲公英、红藤各90 g，黄柏、败酱草、贯众各60 g，熊胆10 g。为水丸，每日2次，每次6 g。

2015年1月19日五诊：前天HPV-DNA检测值为42.31，子宫内膜增生与小息肉均未见。继续以上方为水丸，服1剂。半年以后复查，检测指标已经完全正常。

【辨治思维】10、11结合一起分析。

11. 带下：HPV 高危人乳头瘤病毒感染

（济生乌梅丸、黄连解毒汤、当归补血汤）

吴某，女，30 岁，2014 年 6 月 24 日初诊：患者十几年前得过肾盂肾炎，两年前做过子宫外孕手术和乳腺纤维瘤手术。子宫内膜薄，月经量少，两天即干净，月经周期尚准，但有少量血块，痛经，白带多。5 月份进行 HPV-DNA 检查，指标为 485（正常值：0~1）。其中 HPV-58 为阳性，其余为阴性。鉴于患者身体状况不好，医生没有使用白介素、干扰素、抗病毒等药，建议找中医治疗。察之面色㿠白，身体消瘦，疲乏无力，大便偏干，舌淡，脉缓弱。处以丸剂：

乌梅 100 g，五倍子、石榴皮各 60 g，刺猬皮 100 g，黄柏 60 g，白矾、大黄各 50 g，蒲公英 60 g，黄连 50 g，黄芩 60 g，牡丹皮、桃仁各 50 g，赤芍、穿山甲各 60 g，五灵脂 30 g，西洋参 60 g，黄芪 100 g，当归、刺五加、鸡血藤各 60 g，干王浆粉 90 g。1 剂，为水丸，每日 2 次，每次 6 g。

10 月 15 日二诊：一周前 HPV-DNA 检查，指标为 3.44（正常值：0~1）。患者看到显著的治疗效果，情绪十分乐观，因为没有生育，希望中药能够助其备孕。察之面色稍微红润，舌淡红，脉搏小弦。仍处丸药：

熟地黄、当归、白芍各 60 g，黄芪 90 g，白参、菟丝子、山茱萸、阿胶、鹿角胶各 60 g，紫河车、鸡血藤各 90 g，续断 60 g，哈蟆油 50 g，石榴皮、黄柏各 60 g，淫羊藿 50 g，穿山甲 30 g。为水丸，每日 2 次，每次 6 g。

2015 年 12 月，患者已妊娠 6 个月，因为患感冒来就诊，告知原来的病早已痊愈。

【辨治思维】 近年来，通过 HPV-DNA 检测，筛查和预防人乳头瘤病毒感染，是在妇女中广泛进行的一项保健措施。一旦查出病毒指数升高，很多妇女即感到恐慌、焦虑，担心宫颈癌病变，而西医也没有对付这类病毒的特效药物。我经过仔细观察和分析，发现这些患者都有比较严重的妇科慢性炎症，特别是慢性阴道炎。由于炎症长时间不能消除，导致上皮组织增生、变性；由于免疫功能下降，导致人乳头瘤病毒感染。从中医的角度来看，仍当从治疗"带下"着手，以"扶正祛邪"作为总的治疗原则，组方宜清热祛湿解毒、软坚散结消瘀、益气养血扶元。我采用《济生方》乌梅丸和《外台秘要》黄连解毒汤为组方的基础。

《济生方》乌梅丸主要药物为乌梅、僵蚕，原来是治疗肠风下血，用乌梅收敛，僵蚕散结，20 多年前，我效法名老中医龚志贤的经验，用于治疗肠道息肉，确有疗效。后来拓展到消除各种增生物，如声带息肉、宫颈息肉等。这两个病案增生的情况显然复杂严重得多，故在原方中加石榴皮、刺猬皮、五倍子，协助乌梅收敛固涩；加水蛭、穿山甲、三棱、莪术、土鳖虫，协助僵蚕软坚散结。

黄连解毒汤出自《肘后备急方》，主要药物为黄连、黄芩、黄柏、栀子，是清热燥湿解毒的通用方剂，故加红藤、败酱草、蒲公英等，以强化消除妇科炎症的作用。以上两首方，均祛邪有余，扶正不足，还需加蜂王浆干粉、黄芪、当归、鸡血藤、刺五加等，以扶元、益气、养血。

第 10 例病情较重，又经历了使用干扰素、白介素等所导致的曲折变化，故治疗了一年多，才接近治愈。本例病情较轻，虽然患者体弱多病，不能用干扰素、白介素等药物，反而很快获得显著疗效。两者的组方，原则上大致相同，但由于证候表现不同，体质强弱有别，因而在扶正祛邪药物的选择、用药的轻重比例方面，仍然需要精心设计。

12. 带下：HPV 高危人乳头瘤病毒感染
（当归贝母苦参丸、二妙散、牛角地黄汤、桂枝茯苓丸）

李某，女，2017 年 12 月 26 日初诊：高危型人乳头瘤病毒（HPV）：422，经西医院 3 个月的治疗高达 1 636，不但没有治愈而且数值反而越来越高，患者决定另辟途径治疗，着重中医服药为上。目前并无不适，月经时间准时，仅量较大，没有瘀血块，偶有提前，白带正常，偶感瘙痒，怕冷。舌淡，脉缓。

水牛角 60 g，地黄 90 g，牡丹皮、赤芍、桂枝、茯苓、苍术各 60 g，黄柏、乌梅各 90 g，皂角刺、忍冬藤、莪术、苦参、当归、浙贝母各 60 g，刺猬皮、贯众、五倍子各 90 g，玄参 60 g。水丸，每日 2 次，每次 9 g。

2018 年 4 月 19 日二诊：服用上剂药丸目前已经全部转阴，再吃一剂药丸巩固。白带正常，偶感瘙痒。

苍术、黄柏、苦参、贯众、刺猬皮、乌梅、干王浆粉、五倍子、莪术、草薢、黄芪各90 g，白芷60 g，金银花90 g，皂角刺60 g。水丸，每日2次，每次9 g。

8月22日三诊：药丸全部服完，于8月16日复查HPV值为：0.19（0~0.999）。反馈服药期间无不适。现在仅有少许脱发，睡眠梦多，月经量少，时间准，伴有瘀血，怕冷。舌淡，脉弦。处方：

> 熟地黄10 g　　当归10 g　　赤芍10 g　　川芎10 g　　菟丝子15 g　　阿胶10 g
> 续断15 g　　　寄生30 g　　紫河车10 g　酸枣仁15 g　　7剂

丸剂：熟地黄、当归各90 g，川芎、赤芍各60 g，菟丝子90 g，女贞子、墨旱莲各60 g，鸡血藤、续断、阿胶、桑寄生各90 g，蛇床子、紫河车各60 g，酸枣仁90 g，哈蟆油60 g，黄柏90 g，苍术60 g。水丸，每日2次，每次9 g。

【辨治思维】不少慢性阴道炎的患者，并没有明显的白带多，阴部瘙痒，只是进行妇科检查时，即发现HPV高，心理负担很重，本案患者就是这种情况。HPV指标先是422，经西医治疗3个月后，反而指标达到1 636，不但未降低反而数值越来越高，患者另辟蹊径找中医治疗。一诊发现患者湿热火毒下注的情况并不严重，故避开了过于苦寒的白头翁汤、黄连解毒汤，选用当归贝母苦参丸和二妙散为主方，加白芷、莪术、刺猬皮、乌梅、贯众、五倍子等，消散与收涩并行。另外，患者月经提前，量大，却又怕冷，有瘀块，须牛角地黄汤与桂枝茯苓丸并用，以上述四首处方加减为丸缓图。二诊时，HPV完全降至正常，月经也无异常，继续以二妙散、二至丸加减为丸，一方面巩固疗效，防止反弹，另一方面提高激素水平，增加月经量。

—四—

闭

经

（8 例）

01. 月经欲下不下：不明原因（彭氏急性子通经散）

罗某，女，32 岁，2017 年 7 月 25 日初诊：患者月经数月未行，偶感下腹部坠胀。纳食、大小便都正常，有少许心烦。无其他不适。平素月经时间尚准时，亦无多囊卵巢综合征病史。舌淡紫，脉滑。

急性子 30 g	石见穿 30 g	当归 30 g	泽兰 30 g	牛膝 30 g
山楂 30 g	莪术 15 g	皂角刺 10 g　7 剂		

8 月 22 日复诊：服上方第 5 剂即来月经。

【辨治思维】急性子通经散是我长期使用的经验方，共 8 味药，几乎每味药都有通经的作用，但药性平和，没有类似桃仁、红花的破血作用而导致崩漏。引起月经不来的因素很多，运用此方的证候是：月经到期未来，小腹坠胀，或腰痛，或乳房胀痛，时有时无。阴道 B 超检查，子宫内膜增厚，没有受孕，即可使用。如果药没有吃完，即来月经，月经量不大，可以继续服完；如果量大，则停服。如果子宫内膜只有 0.4 cm 左右，则不能用此方勉强通经；如果子宫内膜厚度有 0.8 cm 左右，仍然不够厚，则此方合四物汤加菟丝子、鸡血藤等，服 10 剂左右，即可来月经。我在临床运用此方颇多，患者有要来月经的感觉时马上服，效果最好，一般服三五剂即可。急性子一般用 10 g，但用于通经，必须用 30 g，我用过多例，从来没有出现过不良反应。

02. 闭经：多囊卵巢综合征（姚寓晨三紫调心汤）

康某，女，34 岁，已婚 8 年，未孕未育，2005 年 5 月 18 日初诊：患者月经稀发，每年仅来 9~10 次月经，近 3 年来经常闭经，吃黄体酮之类药则可来 1 次，平素工作压力较大，精神紧张，失眠多梦，最近已经连续 3 个月未行经，每个月有几天出现白带增多，小腹胀坠的感觉，似乎要来月经，又不见来，昨天又有这种感觉。去年经某医院 B 检查，左右侧卵巢大小为 29 cm×23 mm，31 cm×35 mm，双侧卵巢内均扫及 10 多个小卵泡，位于包膜下，最大的 1 个位于左侧卵巢，大 6 mm×7 mm，提示双侧卵巢回声改变，卵巢壁增厚，考虑双侧卵巢多囊改变，多囊卵巢综合征。察之面色发黯，精神疲惫，舌淡青、苔薄白，舌下静脉色紫怒张，脉滑数，自诉比别人怕冷，从不"上火"，宜用三紫调心汤加减，处方：

> 紫石英 30 g（布袋包煎）　丹参 30 g　　石见穿 15 g　　琥珀 10 g（布袋包煎）
> 卷柏 10 g　　柏子仁 10 g　　泽兰 10 g　　合欢皮 20 g　　莪术 15 g
> 急性子 15 g　　当归 30 g　　凌霄花 10 g　　7 剂
> 每剂药加红糖 30 g，绍兴加饭酒 30 g 同煎。

5 月 27 日二诊：服上方后，已来月经，量不多，两天即干净，这几天睡眠有所改善，舌胖淡、仍然有青色、苔薄白，脉滑，拟用丸剂缓图，处方：

紫石英 30 g，石见穿、穿山甲各 15 g，急性子、三棱各 10 g，莪术、丹参、琥珀、合欢皮各 15 g，鸡血藤 30 g，鹿角霜 15 g，卷柏 10 g，菟丝子 30 g，蛇床子、淫羊藿各 15 g，当归 30 g，川芎 10 g，刘寄奴、红参、五灵脂各 15 g，鸡内金、鳖甲各 30 g，白芥子 15 g，海马 1 对。3 剂，蜜丸，每日 2 次，每次 10 g，早晚用开水送服，1 剂药大约可服 3 个月。

9 月 18 日三诊：上方实际吃了 100 多日，期间来过 3 次月经，量一次比一次多，睡眠得到改善，精神也比以前好，察之面色较前光亮，舌胖淡、青色消失、舌下静脉颜色减退，脉弦缓，续用原方再服用一剂药。

2006 年 6 月来告，已经怀孕。

【辨治思维】三紫调心汤是当代名医姚寓晨所创制的治疗闭经的方剂，

共紫石英、紫丹参、紫参、琥珀末、淮小麦、合欢花、柏子仁、广郁金、生卷柏9味药。本方的设计很有特色，原方的"方解"云：

> "方中紫丹参功能活血通经，凉血除烦，为心、肝二经之要药。紫参又名石见穿，专司活血止痛。紫石英功能镇心定惊，且能暖宫。三紫相伍，上能定志除烦，下能养血通经。柏子仁功专安神、润肠，为心、脾之要药；淮小麦养心安神，专疗神志不宁，两药相配，养心安神，润燥养营。广郁金具行气解郁，活血祛瘀之功，又系疗神志之恙的要药。生卷柏既能破血通经，又能止血，破血通经当用生药，《名医别录》谓卷柏能'强阴益精'，《日华子本草》云卷柏'生用破血'。琥珀末为重镇安神之要药，合欢花功专解郁除烦，两药相合镇惊安神，畅气破瘀，以收通补兼治之效。"

从我的临床经验来看，本方适合于精神因素引起的闭经。由于工作、学习高度紧张的原因，突然闭经的青年女性很多，短则一两个月，长的可达一两年，患者并没有其他器质性的疾病，激素分泌也正常，亦无典型的虚证表现，部分患者刚开始有心烦、易怒、失眠等证候，时间一久，也逐渐消失，治疗颇感棘手。我曾经用逍遥散、天王补心丹、温胆汤之类加减调摄，常久不见功，近年来，采用姚先生创制的本方，用于临床，感到疗效明显。

多囊卵巢综合征目前在临床极为常见，多发于未婚或已婚的青年妇女，以闭经和月经稀发作为主要表现形式，发病原因不明，B超检查可发现有多个未成熟的卵泡，病程较长者，常伴随双侧卵巢壁增厚。该病不同于一般的闭经，每个月服用黄体酮类西药虽然可以促使月经来，但无法从根本上治愈。很多患者因为并无太大的痛苦，有的甚至认为不来月经反而减少每个月的麻烦，未曾积极治疗，以至于对今后的生育造成很大的困难。本案患者也是在结婚8年之后，想要怀孕，才积极找中医治疗的。一诊时，正逢患者有小腹胀、白带增多等月经要来的感觉，用三紫调心汤加减以活血通经，月经即来。闭经的妇女，有的每个月总有几天出现这种感觉，但又不现月经，有这种感觉的，比没有这种感觉的好治，能够在感觉出现时服药通经，比未出现这种感觉时服药，效果更好。二诊时仍然用三紫调心汤加减治疗，但着眼于标本兼治，以治本为主，即将温阳、补血、活血、软坚、散结融于一炉，蜜丸缓图。其后，月经逐月正常，半年后怀孕。

该案有本人的一处用药心得，即用合欢皮活血通经，兼以安神。三紫调心汤中原来用合欢花，与合欢皮虽然同可解郁宁神，但根据我在临床运用的体会，花性上扬，偏走气分，对于气郁引起的咽喉不适疼痛有效；皮则下行，偏走血分，含有收缩子宫的成分，对于治疗闭经更有利。故用此方时，我常改用合欢皮。因流产、刮宫引起的闭经，以合欢皮、凌霄花配鸡血藤、当归、菟丝子、桑寄生、阿胶，也有很好的疗效。

03. 产后闭经：不明原因 （刘奉五瓜石汤、二至丸）

曾某，女，32岁，已婚已育，2006年3月27日初诊：患者去年6月生产，产后大出血，月经至今未来，生小孩以前，月经一直提前、量多，曾两次刮宫，做过多次检查，也无明确结论。察之体型较瘦，面色偏黄，有明显的黄褐斑，头晕，睡眠欠佳，胸闷，咽中有痰，手脚心发热，食欲好，口干，大便秘结，小便黄，有少许白带、颜色偏黄。舌红而干瘦、有薄黄苔，脉细数，此为阴虚血热，宜用瓜石汤合二至丸加减，处方：

瓜蒌皮 25 g	天花粉 10 g	瓜蒌子 30 g（捣破）	石斛 30 g	生地黄 15 g
玄参 15 g	麦冬 15 g	茵陈 10 g	牡丹皮 10 g	地骨皮 15 g
合欢皮 15 g	琥珀 10 g（布袋包煎）		女贞子 15 g	墨旱莲 15 g
黄连 5 g	14 剂			

另外，哈蟆油 2 g，每日早餐做甜品吃。

4月15日二诊：服上方后，睡眠明显改善，大便通畅，头晕、胸闷、咽中有痰、口干、手脚心发热均有所好转，但仍未来月经。察之面上黄褐斑略微变淡，舌红、苔薄黄，脉弦细，仍用上方加凌霄花 15 g，服 14 剂。哈蟆油照服，另外以藏红花 2 g、红糖 15 g，每日开水泡服。

4月30日三诊：服上方后，月经已来，量不多，3日即干净，颜色偏黑，感觉全身舒畅，察之面上黄褐斑明显消退，脉舌同前，建议停药，哈蟆油及藏红花尚可吃一段时间。

【辨治思维】瓜石汤出自北京妇科名医刘奉五的经验方，共瓜蒌、石斛、玄参、麦冬、生地黄、瞿麦、车前子、益母草、黄连、牛膝 10 味药。原方云：

"本方主要治疗由于胃热灼伤津液所引起的月经稀发、后错，以及精血枯竭所引起的闭经。此类患者，平素多有阳气过盛，肝热上逆，导致胃中燥热，灼伤津液。阳明本为多气多血之经，下隶冲任二脉，若阳明津液充实，则冲任精血满盈，月经能以时下。若阳明燥热过盛，津液枯竭，不能化为月经，轻者月经稀发、后错，重者闭经数年不至。审其临床特点，虽为经闭，但无气血两虚之象，反而自觉口干舌燥、心胸烦闷、急躁多梦，甚者胸中发热、五心烦热，脉弦滑沉取无力或滑数，一派阴虚血燥征象。古人曾用三合汤（四物汤、调胃承气汤、凉膈散）治疗本病。原方由当归、生地黄、白芍、大黄、玄明粉、甘草、连翘、栀子所组成。在临床实践中，刘老医生观察到多数患者，虽有上述症状，但大便不一定干燥。而且本病又系慢性病，非数剂药能收功。如若长期服用三合汤，因其中有大黄、玄明粉等苦寒泻下之品，更易耗伤津液。而本方以瓜蒌、石斛为主药，瓜蒌甘寒润燥、宽胸利气，石斛甘淡微寒、益胃生津、滋阴除热，合用共奏宽胸润肠、利气和胃之效。另加玄参、麦冬养阴增液。因本病源于阴虚血燥，故在四物汤中去掉较为温燥的当归、川芎，用生地黄滋阴生血，瞿麦、车前子活血通经，益母草偏寒，通经活血之中又能生津液，黄连清胃热，热去则津液能以自生，牛膝引血下行，以期经行血至之目的。总之，全方以滋液清热，宽胸和胃之力，而达到活血通经的目的。由于药性平和可以长期服用。在临床应用时若见大便燥结，也可先用三合汤，待阳明燥实已解，仍可改用本方作为后续治疗。"（《刘奉五妇科经验方》）

从我的临床经验来看，本方确能治疗多囊卵巢综合征、席汉综合征、泌乳闭经综合征等十分棘手的疑难病，但应当以体瘦、口渴、大便结、小便黄、舌红、脉数、月经量少甚至闭经，病机属于阴虚火旺者为主要用药指针。

本案为产后出血导致阴血久久不能恢复而闭经，属于虚证而非实证，故用瓜石汤时，暂时减掉黄连之苦寒燥湿以免继续伤阴，减掉瞿麦、牛膝、益母草等通利药，合二至丸以加强滋阴清热的作用，同时配合服哈蟆油，以待精血慢慢生成。二诊时，由于阴血得养，诸证改善，故在原方中加凌霄花通经，再配合藏红花服用，月经终于开始恢复正常。

该案有我的几处用药心得，其一，用瓜石汤时，常用全瓜蒌。即瓜蒌皮、瓜蒌子、瓜蒌粉（即天花粉）各15 g同用，以瓜蒌皮宽胸理气化痰，瓜蒌子润肠通便，瓜蒌根（即天花粉）生津止渴。方中石斛常用至 30 g，又得瓜蒌根之助，则养胃阴之力大增。其二，用哈蟆油增加雌激素。哈蟆油又称雪蛤，为东北山林中中国林蛙雌蛙的干燥输卵管，含有天然雌激素，性凉润而味甘平，古代本草没有记载，现在也很少有医生用于临床治病，我用于治疗妇女非正常的月经量减少甚至闭经，属于雌激素水平降低者，多有疗效，可以增加月经量，减少黄褐斑。近年来餐馆中有一道美食"雪蛤木瓜羹"，食之者众，但所用哈蟆油多为山东、河北所产，质量较差，价格也便宜。正宗产于东北的哈蟆油，如小孩手掌抓拢的形状，呈黄白色，膏脂丰腴，取一个大约 2 g，冷水浸泡 7~8 小时后，膨胀至很大，有如一团棉絮，清掉夹杂在中间的黑膜，煮开即可服。此物男性不宜久服，阳虚者不能久用，我曾经用之治疗一老年男性患者，有前列腺肥大，长年咳痰不爽，连服 10 日之后，已不咳痰，但夜尿频繁，甚至失禁，可能是因导致雄激素降低所引起。其三，用藏红花养血通经。一般红花性温，活血破血，闭经属于血寒实证者适宜；藏红花性平味甘，开郁散结，闭经属于血热虚证者适宜。元代宫廷食谱《饮膳正要》中即用作食疗，明代宫廷本草《品汇精要》云："主散郁调血，宽胸膈，开胃进饮食，久服滋下元，悦颜色。"每次用 1~2 g，开水泡服，加红糖 1 勺更好，凡体质较虚或有虚热，不宜温通破血，只宜养血柔润使之自然而通的，用之缓图最妥。

04. 多次流产导致闭经（两地汤、二至丸）

吴某，女，38 岁，已婚，生有一女，2009 年 5 月 7 日初诊：患者于 25 岁结婚，婚前曾经 3 次药物流产，近 3 年来，月经量逐渐减少，每次仅 1~2 日，今年没有来过月经。用西药黄体酮、炔雌醇环丙孕酮片（达英 35）等，效果不佳，昨天经妇科检查：子宫内膜偏薄，仅 0.4 cm。睡眠欠佳，大便偏干，白带少，下阴干涩，口干口苦。舌偏红、无苔，脉弦细。此为阴虚，精血不足，用两地汤加减做成丸剂：

生地黄 90 g，地骨皮、玄参、麦冬、阿胶、白芍各 60 g，熟地黄 30 g，女贞子、墨旱莲各 60 g，柏子仁 30 g，酸枣仁 50 g，紫河车 90 g，哈士蟆油 30 g，穿山甲 15 g，神曲 30 g，山楂 90 g。1 剂，为蜜丸，每日 2 次，每次 9 g。

6月30日二诊：服上方1个月后来月经，量不多，颜色较深，睡眠改善，下阴干涩也有好转，唯大便偏稀。仍用原方加五味子、鸡内金各30 g。1剂，为蜜丸，每日2次，每次9 g。

服完上方1剂后，月经连续3个月按时来，量中等。

【辨治思维】 从我的经验来看，凡是进行过两次以上药流的妇女，不少人在若干年后出现月经量少，子宫内膜变薄，有的导致闭经，甚至提早绝经。本案患者即是由量少而逐渐闭经，并伴有失眠。我常用两地汤合二至丸加减。

两地汤出自《傅青主女科》，是治疗月经提前、量少的名方，共生地黄、地骨皮、白芍、玄参、麦冬、阿胶6味药，以滋养阴血、清虚热为主，

二至丸出自《证治准绳》，仅两味药，以女贞子柔肝，墨旱莲凉血，是治疗肝肾不足、阴虚有热的名方，因为在冬至采女贞子，夏至采墨旱莲，故称二至丸。合两地汤，再加柏子仁、酸枣仁养心安神，对于月经量少，或提前，或不提前，睡眠不佳，大便偏干，属于阴虚有虚热的妇女，非常适合。但方中一派滋腻养阴之品，不易消化吸收，有的人服后大便容易偏稀或腹泻，故加神曲以助运化。

单纯用两地汤合二至丸治疗子宫内膜变薄，往往力量不够，我经常加入紫河车、哈士膜油这两味"血肉有情之品"，富含天然激素，对于不孕症、多囊卵巢综合征、子宫内膜变薄者，随证加入，均有佳效，但有乳腺增生、子宫肌瘤等增生性疾患的妇女，则宜慎重。

05. 闭经：垂体瘤术后多囊卵巢综合征
（桂枝茯苓丸、姚寓晨三紫调心汤）

陈某，女，35岁，2011年1月3日初诊：患者5年前患脑垂体瘤，经手术治疗，已愈。自诉2年前生小孩不久，发现患多囊卵巢综合征，经常月经不来，靠吃黄体酮来月经。目前闭经又已3个月。睡眠欠佳，大便干结多年，怕冷。舌淡红、苔薄，脉沉细。用桂枝茯苓丸合三紫调心汤加减为丸剂：

肉桂15 g，茯苓60 g，牡丹皮、桃仁、赤芍、紫石英、丹参、石见穿各30 g，炮穿山甲60 g，大黄90 g，水蛭60 g，三棱、莪术、蜂房、蛇床子、

肉苁蓉各30 g, 菟丝子60 g, 急性子、当归各30 g, 哈士膜油60 g。1 剂, 为蜜丸, 每日2次, 每次9 g。

3月10日二诊: 药后月经已来, 连续2个月月经正常, 多年之大便干结症状消失, 经多家医院诊断: 多囊卵巢已无, 月经色暗, 舌质暗红。药已对症, 仍用原方加减为丸剂:

肉桂10 g, 牡丹皮、桃仁、赤芍、紫石英、丹参、石见穿、炮穿山甲各30 g, 当归60 g, 哈蟆油、鹿角霜各30 g, 肉苁蓉90 g, 淫羊藿、琥珀、郁金、卷柏、柏子仁各30 g。1 剂, 为蜜丸, 早、晚各1次, 每次9 g。以巩固疗效。

【辨治思维】桂枝茯苓丸出自仲景《金匮要略·妇人妊娠病脉证并治第二十》第2条, 原文记载:

"妇人宿有癥病, 经断未及三月, 而得漏下不止, 胎动在脐上者, 为癥痼害。妊娠六月动者, 前三月经水利时, 胎也。下血者, 后断三月, 衃也。所以血不止者, 其癥不去故也。当下其癥, 桂枝茯苓丸主之。"

该方由桂枝、茯苓、牡丹皮、芍药、桃仁5 味药组成, 具有缓消癥块、活血化瘀之功, 主妇人素有癥病, 瘀阻胞宫, 血不归经, 漏下不止之证。我通过临床验证, 本方药性平和, 不寒不热, 适应于所有瘀血体质, 除常用于妇科的子宫肌瘤、卵巢囊肿、盆腔炎、痛经等疾病外, 还广泛用于内科、外科、五官科、皮肤科等疾病, 均能获得满意疗。只要患者出现手足冷、月经有血块、面色晦暗、舌青、脉涩等瘀血阻滞的证候时, 都可以运用。本案患者有脑垂体肿瘤的病史, 闭经、怕冷, 故选用此方活血化瘀通经。

患者长期从事文艺演出, 工作压力大, 生活节奏紧张, 可能是导致闭经的主要原因, 姚寓晨三紫调心汤是治疗这一类功能性闭经的专方。桂枝茯苓丸有很好的活血通经作用, 患者有手足冷、大便干结的症状时, 我经常加大黄, 用之通阳、通便, 改善末梢循环。两者合用, 治疗闭经效果更佳。再加淫羊藿、菟丝子、蛇床子、当归、肉苁蓉、哈蟆油以温阳益精, 穿山甲、鹿角霜以软坚散结通经, 故疗效显著。至今已经2 年多, 再没有出现过闭经。

06. 闭经：厌食综合征（刘奉五瓜石汤）

某女，18 岁，法国高中生。2012 年 6 月 29 日初诊：患者青春期时，因为长期的精神性厌食，已经闭经 2 年。身体特别消瘦，易热出汗，大便干结，带下黄色，口干口渴。舌红、苔薄白，脉细弦。此为热盛伤阴，用瓜石汤加减：

瓜蒌皮 15 g	石斛 15 g	麦冬 15 g	桃仁 10 g	生地黄 15 g	瞿麦 15 g
车前子 10 g	益母草 15 g	丹参 15 g	黄连 6 g	牛膝 15 g	土鳖虫 15 g
鸡血藤 10 g	芡实 10 g	15 剂。			

7 月 19 日二诊：腹部有感觉，月经要来，可是没来。大便较易，带下减少。舌红、苔薄白，脉细弦。仍然用上方 15 剂。

8 月月经来，量少。继续服用上方。

【辨治思维】这是法国医生余博通（法文名字是 Bertrand HURPY）治验的病案。余博通先生是针灸推拿医生，在法国治病兼中医教学，是我校内科博士毕业生。他利用在读期间每年两次、每次两个月从法国到我校集中学习的机会，在我身边跟诊。这次用学到的知识治疗了一例疑难病，感到很高兴，特意发邮件告诉我。因为厌食或服用减肥药导致闭经的青年女性不在少数，其中的一类，与这个法国女学生的情况类似。由于长期营养缺乏，身体消瘦，瘦人多火，灼伤津液，精血亏虚，乃至月经不来。一诊用瓜石汤原方，加鸡血藤养血，土鳖虫活血，芡实摄带，3 味药皆平和之品，加之得当，故服药后，灼伤的阴液开始恢复，已经有月经要来的征兆，白带也随之减少。二诊守方不变，水满自然舟行，果然 20 日后来月经，只是量少，这是闭经两年之后，初次来月经必然的现象。三诊理当减少一半黄连，加女贞子、墨旱莲、白芍、阿胶、地骨皮，即合用二至丸、两地汤等，则月经恢复得更快。余博通医生仍然守原方不变，说明尚欠灵活，但这已经是难能可贵的了。

07. 闭经：多囊卵巢综合征（彭崇让减肥经验方）

杨某，女，24 岁，2018 年 6 月 7 日初诊：闭经 1 年，体毛增长，易发胖和上火。并未见长痘症状。二便调，饮食尚可。舌淡红，脉弦滑。

水丸： 生地黄、当归、枸杞子、水蛭、黄芩各 90 g，皂角刺、甘草各 50 g，海藻 90 g，石见穿、急性子、山楂、苍术各 180 g，莪术 120 g，三棱 90 g。每日 2 次，每次 9 g。

8 月 7 日复诊：反馈服药后行经两次，分别是在 6 月 27 日行经 6 日，量不算很多。第二次行经是在 7 月 26 日，行经 5 日，量稍稍比前次偏多一点。原来很容易就长胖，服药期间体重未增加。体毛的增加暂未见很明显的变化。此间未做妇科激素六项指标检查。纳食、睡眠、二便均尚可。舌脉同前。

水丸： 当归、水蛭、黄芩、生地黄、枸杞子各 90 g，皂角刺、甘草各 60 g，海藻、山楂、苍术各 90 g，蛇床子 60 g，急性子 90 g，石见穿 60 g，莪术 90 g。每日 2 次，每次 9 g。连续服用 3 剂药丸后，月经正常，体重有所减轻，于是停药。

【辨治思维】 多囊卵巢综合征有虚实之分，本案属于实证，发胖、长毛、闭经，当化痰、消瘀、养血、通经。方中用苍术、急性子、石见穿、海藻、皂角刺化痰散结，山楂、水蛭、三棱、莪术活血通经，生地黄、当归、枸杞子补肝肾养经血。其中，大剂量苍术、山楂，配枸杞子，是我伯父常用于减肥的彭氏减肥经验方，用苍术燥湿祛痰，山楂健胃消肉食，枸杞子补肝肾明目，在《神农本草经》中记载"久服坚筋骨，轻身不老"，轻身即减肥，其甘润之性还能够克服苍术的温燥之性。每日苍术、枸杞子各 30 g，山楂 60 g，煎汤代茶，连续服 1 个月可以减肥 2.5 kg 左右，大便干结者，加决明子 15 g。

08. 闭经：倒经？

（桂枝茯苓丸、三黄泻心汤、黄连泻心汤、菖阳泻心汤）

吴某，女，46 岁，2019 年 1 月 17 日初诊：半年未行经，近来身有点点红色血迹，血量不多，无块状血渍，血丝状。未出现潮热汗出等更年期症状，也无行经之感觉。B 超显示有多发性子宫肌瘤，2014 年切除一个大小如碗的肌瘤，现在又有肌瘤长大的势头，具体大小未知。乳腺增生Ⅳ期。多食不大消化，多食腹胀，大便每日 2~5 次不等，软硬适中，如厕久蹲方可出。内膜厚度看不清，手脚无力，怕冷。偶尔咳嗽痰中带血。疑似倒经？舌暗红，脉涩。

桂枝 10 g	茯苓 10 g	牡丹皮 10 g	桃仁 10 g	赤芍 10 g	神曲 10 g
枳壳 10 g	白术 10 g	木香 10 g	山楂 60 g	人参 10 g	牛膝 30 g
10 剂					

3 月 26 日二诊：闭经半年服上方第三剂（1 月 20 日）即来月经，2 月 20 日二次正常行经，3 月 20 日再次正常来月经。经量、色泽均正常。现在痰中带血，一般情况是白痰，用力嗽，咳出痰就有鲜血，量不多。此几个月中仅一次鼻流血，咯血的时间间隔不超过 3 日。怕冷依旧，大便稀，蹲厕良久方出大便。咽中有少许疼痛感，不咳。睡眠可，脉数。

大黄炭 10 g	黄芩 10 g	黄连 5 g	栀子 10 g	射干 10 g	半夏 10 g
厚朴 10 g	石菖蒲 10 g	人参 10 g	枇杷叶 10 g	竹茹 10 g	7 剂

服后血止，此后月经正常未再倒经。

【辨治思维】本案有子宫肌瘤，术后又长，应与闭经无关。但桂枝茯苓丸本来是可以治疗子宫小肌瘤的，加大剂量山楂和牛膝通经。因为腹胀、消化不好，加人参、白术健脾益气，枳壳、木香、神曲理气消食，未料 3 剂即来月经，而且连续 2 个月基本恢复正常。仍然出现咯血、痰中带血、鼻血，故用大黄黄连泻心汤、菖阳泻心汤加减。

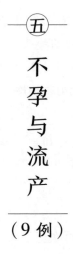

—五—

不孕与流产

（9例）

01. 不孕：不明原因（育麟丸、寿胎丸）

黄某，女，32岁，加拿大籍华人，结婚4年不孕，没有采取任何避孕措施，检查也没有查出任何问题，经其他医生调治两个月，同时用中、西药治疗均未怀孕。特意来长沙就诊，2012年4月9日初诊：患者月经尚正常，时间准，月经量稍微偏少，白带不多，面色不华，饮食、大小便、精神尚可。舌淡，脉沉细。处以毓麟珠合寿胎丸加减，嘱月经干净后3日开始服：

杜仲 15 g	续断 15 g	菟丝子 15 g	桑寄生 30 g	阿胶 10 g(蒸兑)
熟地黄 10 g	当归 10 g	川芎 10 g	赤芍 10 g	甘草 10 g
淫羊藿 10 g	紫石英 30 g	穿山甲末 2 g(冲服)	哈蟆油 2 g(另外炖服)	
14 剂				

11月6日二诊：患者本人没有来，其母亲告知：服完14剂后，5月份月经未来，检查已经怀孕，今年年底为预产期，目前状况良好。2013年1月从加拿大来电告知：顺产一女婴，重3 500 g，母女平安。

【辨治思维】毓麟珠出自《景岳全书》，共熟地黄、当归、白芍、川芎、人参、白术、茯苓、炙甘草、菟丝子、杜仲、鹿角霜、花椒12味药。本方是治疗因为气血虚弱、肝肾不足而致久不受孕的著名方剂，方中以八珍汤补气血，菟丝子、杜仲、鹿角霜温补肝肾，花椒暖胞宫，散下焦寒湿。制成丸剂缓图，久服即可怀孕。张景岳自赞"凡种子诸方，无以加此"。

从我的临床经验来看，本方对于子宫、卵巢发育不良，黄体功能不全，基础体温单向而导致不孕，属于气血不足，肝肾亏损者有效。方中的花椒，古人曾经很看重，凡是男女下焦有寒、性激素水平低下者多用之。但据我考察，此物属于纯阳之品，散寒、止痛、逐邪之效大过于温养作用，在历代本草和方书中，很少见到其壮阳、暖宫的记载，即使有，也是附带一提，且久服容易上火。故我往往去之，代之以蛇床子、淫羊藿各 10 g，紫石英 30 g。煎汤服用时，一般在月经干净后第 3 日开始服，连服 15~20 剂，无输卵管粘连、堵塞或严重的慢性炎症时，一般服两三个周期，即有可能怀孕。

据夏桂成先生介绍，南京中医药大学已故名老中医黄鹤秋所制四补三胶汤，用治奇经阴阳俱虚所致的子宫萎缩、月经闭止等，即毓麟珠去鹿角霜、花椒，加淫羊藿、紫河车、阿胶、龟甲胶、鳖甲胶。但凡先天不足而致子宫、卵巢发育不良或黄体功能不全，一般药物久治不效，均可借此血肉有情之品，制成膏滋服用为妥。

本案病情其实不复杂，故使用最普通、最常用的促孕方毓麟珠加减。少腹不冷，我常去方中的鹿角霜、花椒，代之以淫羊藿、紫石英，再合用张锡纯的寿胎丸（菟丝子、桑寄生、续断、阿胶），无气虚之证，则去人参、白术、茯苓。另外用哈士膜油炖服，穿山甲研末冲服。在月经周期正常，查不出任何器质性原因，输卵管基本通畅的情况下，此方非常有效。

02. 不孕、闭经：多囊卵巢综合征
（彭氏经验方血竭散）

付某，女，30 岁，2013 年 1 月 14 日初诊：患者从 2005 年起，月经稀发，逐渐闭经，诊断为多囊卵巢综合征，吃了两年多西药，月经仍然不正常，身体变胖。2008 年改吃中药丸，月经逐渐正常，2010 年 1 月怀孕，9 月顺产。半年后，月经又不正常，检查仍然诊断为多囊卵巢综合征，再按照原来的药方制药丸服，不料服后又怀孕，鉴于西医说剖宫产术不宜短期内生二胎，于是忍痛流产。目前孩子已经两岁半，依旧闭经，患者希望月经调治好之后，能够再生一胎。她保存了我当年开的处方，提供给我参考：

血竭、琥珀各30 g，三七50 g，鹿角霜、三棱、莪术各30 g，穿山甲50 g，皂角刺、石见穿、蜂房、白芥子、牵牛子、海藻、甘草、白参、五灵脂、蛇床子、哈士膜油各30 g。1剂，为蜜丸，每日2次，每次9 g。

我要求患者把详细的病史发给我，以便建档，让我斟酌2日，然后开方。

2013年1月17日新开丸药处方：

血竭、琥珀各30 g，三七50 g，三棱、莪术各30 g，穿山甲50 g，皂角刺、石见穿、鹿角霜、蜂房、白芥子、牵牛子各30 g，海藻、生甘草各50 g，白参、五灵脂各30 g，蛇床子60 g，哈蟆油50 g，山楂、苍术各60 g，急性子50 g，紫河车60 g，淫羊藿30 g，菟丝子50 g。1剂，为水丸，每日2次，每次6 g。

服后，月经正常，半年后，怀上二胎。

【辨治思维】这首多年以前开出的处方，是我根据患者的病机而设计的个人经验方，并非古代成方。根据我的临床观察，多囊卵巢综合征，多数属于虚实夹杂。虚为肝肾不足，实为痰瘀交阻。大凡雌激素偏低的，以虚证为主，虚中夹实；雄性激素偏高的，以实证为主，实中夹虚。虚证宜调节冲任，大补精血，兼以活血化瘀；实证宜化痰消瘀，软坚散结，兼以补益肝肾。本案患者身高体胖，雄激素高，家族有卵巢癌病史，可能还有卵巢壁增厚，从多方面分析，当属实证。故遣方用药以化痰消瘀、软坚散结为重点。

全方17味药，以血竭、琥珀、三七、三棱、莪术活血化瘀，穿山甲、皂角刺、石见穿、蜂房、鹿角霜、白芥子、牵牛子化痰散结，特意取十八反、十九畏中的海藻反甘草、人参畏五灵脂，借其相互激荡的作用，以达到化痰、散结、活血、消瘀的作用。仅仅用蛇床子、哈蟆油两味药，补肝肾，益精血。由于方证相符，故能够取效。新开的处方，在原方的基础上，再加急性子软坚散结，苍术、山楂化痰消脂减肥，菟丝子、紫河车、淫羊藿温补冲任，祛邪扶正之力，均有所加强，当服之有效。半年后，患者怀上二胎，如今，第2个小孩已经一岁多。

03. 不孕：一侧输卵管切除、两孕两流、多囊卵巢综合征
（毓麟珠、姚寓晨三紫调心汤、泰山磐石散）

唐某，女，33 岁，2004 年 9 月 4 日初诊：患者结婚 8 年不孕，月经多年不正常，经期推后，量少、颜色鲜红、无血块，经期无特殊不适。去年 1 月因子宫外孕施行左侧输卵管切除术，今年 3 月怀孕，但胚胎死于腹中。7 月 B 超检查：左右侧卵巢大小分别为 27 mm×21 mm，33 mm×25 mm，双侧卵巢内均扫及十多个小卵泡，位于包膜下，最大的一个位于右侧卵巢 7 mm× 8 mm，提示双侧卵巢回声改变，考虑双侧卵巢多囊改变。察其面色晦黯，体形较胖，自诉比旁人怕冷，腰酸，精神欠佳，易紧张，睡眠不实，白带清稀，大便干结，已经半年未来月经，舌淡、少苔，脉细滑，此为肾虚，气血不足，拟用毓麟珠加减：

熟地黄 12 g	当归 12 g	白芍 6 g	川芎 3 g	红参 6 g	白术 6 g
茯苓 6 g	炙甘草 3 g	菟丝子 12 g 杜仲 6 g		鹿角霜 6 g	续断 15 g
鸡血藤 30 g	肉苁蓉 30 g	巴戟天 15 g	30 剂		

10 月 18 日二诊：服上方 30 剂后，腰酸、怕冷、精神欠佳、大便干结均改善，仍然精神紧张，睡眠欠佳，停药 1 周后来月经，量少、颜色淡红，3 日干净，察其面色开始转红润，舌淡红，脉弦细，拟用三紫调心汤加减丸剂：

紫石英、丹参各 30 g，石见穿、柏子仁各 20 g，大海马 1 对，蛤蚧 1 对，淫羊藿、枸杞子、菟丝子各 30 g，续断 20 g，川芎 15 g，肉苁蓉、蛇床子、当归、熟地黄各 30 g，白芍 20 g，鹿茸 10 g，苏合香 20 g。1 剂，蜜丸，每日 2 次，每次 10 g，餐后开水送服。

2005 年 1 月 20 日三诊：妊娠 2 个月，食少，感觉口中发苦，头晕，腰酸，精神尚可，舌淡红，脉细滑，拟用泰山磐石散加减：

黄芪 30 g	当归 10 g	黄芩 10 g	熟地黄 10 g	白芍 10 g	川芎 5 g
砂仁 10 g	白术 30 g	炙甘草 10 g	桑寄生 15 g	续断 15 g	党参 30 g
菟丝子 10 g	30 剂				

10 月 27 日四诊：服上方 50 剂后停药，8 月 8 日顺产一女婴，重

3 500 g。现乳汁少，左侧乳房无乳胀，要求服"发奶"的药，大小便及睡眠均可。拟用通乳丹加减，处方：

黄芪 60 g	党参 30 g	当归 15 g	麦冬 30 g	桔梗 10 g
王不留行 10 g	穿山甲 5 g			
以上药炖猪蹄一个，喝汤，吃猪蹄，每周 1~2 次。				

【辨治思维】本案患者一侧输卵管切除，两孕两流，又有多囊卵巢综合征，从西医的观点看，正常孕产的可能性几乎为零，但患者坚持不懈地找中医治疗，服中药近 4 年，终获疗效。初诊见其月经推后，量少，但不痛，无血块，两孕而不育以及其他肾虚之象，当为冲任亏虚，气血不足，故选用毓麟珠加减，服药 30 剂，月经得来，取得初步效果。二诊用三紫调心汤合四物汤、五子衍宗丸加减，调心肾，养气血，再增添数味"血肉有情之品"，以加强填补冲任的作用，并制成蜜丸缓图。本来以为如此复杂的疾病，当治疗很长一段时间，不意前后仅 3 个月即怀孕，且以泰山磐石散"保驾护航"至最终顺产，这是医患两方面都始料未及的。5 年后，这个患者要求再生一胎，又以三紫调心汤合育龄丸加减为蜜丸，一剂后怀孕，并顺产。

五子衍宗丸出自《妇科准绳》，王肯堂云："嘉靖丁亥得于广信郑中函宅，药止五味，为繁衍宗嗣种子第一方也，故名。"方中菟丝子、枸杞子补肾阳，益精血；五味子、覆盆子补肾固涩；车前子亦有补肝肾之功。用于肾虚遗精、阳痿早泄、小便后余沥不清、久不生育，及气血两虚、须发早白等症。现代医学研究发现，五子衍宗丸有保护睾丸生精功能，调节下丘脑-垂体-性腺轴功能，抗衰老、降血糖、抗氧自由基、增强免疫等多种功能。我在临床发现，此方不仅有增加男士性功能作用，也能够调节妇女的内分泌功能。

通乳丹出自《傅青主女科》，共人参、黄芪各 30 g，当归 60 g，麦冬 15 g，桔梗、木通各 5 g 组成，猪蹄 2 个，炖服。原文云："此方专补气血以生乳汁，正以乳生于气血也。"我常加穿山甲 5 g、王不留行 10 g，乳汁下得更快。

关于本案，还有一段饶有兴味的插曲，这年的 8 月 10 日星期三上午，我在湖南中医药大学第二附属医院"湖湘名医馆"坐堂，患者不多，恰逢台湾的一位 38 岁的青年中医路过长沙，听完我的一堂课后，特地找到诊室来考察我看病的情况，此人曾通过台湾中医考试，并获得第 2 名，他声称自己平均每日看病 100 余人，但大多数是普通疾病，遇到许多难病仍然束手无策，感到很郁闷。我请他举一个例子，他举了多囊卵巢综合征导致的闭经、不育，认为这种病现代很多，西医无办法，中药也罔效。我抬头一望，正好这位患者的丈夫独自一人坐在候诊椅上，于是我告知这位台湾同行，其妻就是患多囊卵巢综合征，经中医药治疗后，已经怀孕。原来其妻前天顺产一女婴，重 3500 g，他今天特地来给我送喜糖，聊表谢意。虽然事出凑巧，但对这位台湾的中医俊秀触动不小。当然，多囊卵巢综合征确实是中西医都棘手的病症，但难治并非不治，在于医生的辨证准确，用药精当，更在于患者的坚持不懈。

04. 不孕：输卵管积水堵塞
（当归芍药散、彭氏通管消水药对）

李某，女，32 岁，2012 年 4 月 15 日初诊：患者结婚 4 年，因为两侧输卵管积水堵塞导致不孕，曾经在某生殖中心进行试管婴儿培植，连续 5 次没有成功。平时小腹隐痛，月经尚准时，量中等，经前乳房胀痛，白带不多。察之面色不华，舌淡红，脉弦细。用当归芍药散加减做成丸剂：

当归 60 g，赤芍、川芎、泽泻各 30 g，茯苓 60 g，白术 50 g，红藤 180 g，败酱草 60 g，牵牛子 30 g，急性子 60 g，三棱、莪术、九香虫、蜂房各 30 g。1 剂，做水丸，每日 2 次，每次 6 g。

6 月 24 日二诊：服完上方 1 剂后，即已怀孕，现感腰痛乏力，舌淡红、无苔，脉弦细数。用泰山磐石散加味：

黄芪 50 g	白参 15 g	炙甘草 10 g	当归 10 g	白芍 10 g	生地黄 15 g
川芎 5 g	白术 30 g	砂仁 20 g	续断 30 g	桑寄生 30 g	菟丝子 15 g
黄芩 15 g	15 剂				

【辨治思维】当归芍药散是治疗妇科腹中疼痛的祖方。月经不调，多为血气不和；妇科炎症，多为内有水湿。而当归芍药散之当归、川芎、白芍，柔肝和血；白术、茯苓、泽泻，健脾利湿。全方药味平和，善于流通而不滋腻，不燥烈，非常适合妇女的生理特征。但此方用于妇女慢性盆腔炎引起的腹痛，清热解毒的作用力量偏弱，故我在明确属于比较严重的盆腔炎

时，往往加大剂量红藤、败酱草，能够显著提高疗效。

我在治疗输卵管积水时，除了用当归芍药散加红藤、败酱草消除盆腔炎症之外，往往借助于 3 个药对疏通输卵管，消除积水。我称之为彭氏通管消水药对：第一个药对是急性子配牵牛子，前者走血分，软坚散结，后者走气分，化气利水。第二个药对是三棱配莪术，前者活血，后者理气，具有开破作用却药性平和。第三个药对是九香虫配蜂房，前者辛香走窜，后者咸平散结，输卵管堵塞，日久粘连，须赖虫类药入血络搜剔。严重者，九香虫改用麝香，并加穿山甲。我用此法治愈多例输卵管堵塞导致不孕者。

05. 痛经：不孕症 (温脐化湿汤)

王某，女，30 岁，已婚 4 年未育，1998 年 3 月 6 日初诊：每月月经来之前小腹绞痛，经色如茶汁，两三天后正式来月经，色紫黑、有血块、量不多，4 日左右干净，经期一般推迟 3~5 日。婚后 4 年未孕，西医查不出任何原因。视其面色黯黄，舌淡苔白腻。诊脉沉缓。询其小腹冰冷，腰部酸痛，食欲不佳，白带清稀量多。患病原因，始于 3 年前 11 月，正值来月经时，家中被洪水所淹，自身照顾不暇，故罹患此病。证属寒湿阻滞冲任，经脉不通。治宜温经化湿、通调冲任。离本次月经之来尚有四五日，身体已经开始有反应，方用温脐化湿汤加味：

白术 30 g	云苓 10 g	山药 15 g	巴戟天 10 g	扁豆 10 g	白果仁 10 g
莲子 10 g	当归 30 g	川芎 15 g	蒲黄 10 g	琥珀 10 g(布包煎)	
胡芦巴 10 g	荜澄茄 10 g	7 剂			

连服 7 剂，月经来时也服，等月经干净后再来就诊。

3 月 20 日二诊：服上方第 4 剂时来月经，遵医嘱服完 7 剂，已经停药 2 日。小腹绞痛大为减轻，茶色的经水和紫色的血块也大大减少，月经昨天已经干净，前后共 5 日。自我感觉是 3 年多来最好的一次，食欲正常，面色转红润，舌色胖淡，有薄白苔，脉缓。处方：

白术 30 g	茯苓 10 g	山药 15 g	巴戟天 10 g	扁豆 10 g	白果仁 10 g
莲子 10 g	白芍 30 g	当归 15 g	川芎 10 g	泽泻 10 g	苍术 10 g
续断 10 g	20 剂				

4月13日三诊：服上方后，食欲增加，白带减少很多，腰部酸痛消失，精神体力均恢复到得病前的情况。按正常周期计算，月经将来。拟仍用初诊方去胡芦巴、荜澄茄，云苓改茯苓10 g，加乌药10 g、沉香5 g。连服5剂。候月经干净后来诊。

4月20日四诊：上方服到3剂时来月经，这次不仅未腹痛，而且基本没有血块，颜色也较鲜红，5日干净。患者要求通过中药使其怀孕。察其面色红润，舌脉均可，继用二诊方加减：

茯苓改云苓10 g，去泽泻、苍术，白果仁、莲子捣碎，加黑豆30 g、大枣20 g、枸杞子30 g、菟丝子10 g，连服30剂。

同年6月份，有人来告知，患者已经怀孕，第2年又有人告知，已经顺产一女婴。

【辨治思维】本案不仅月经前腹中绞痛，少腹冰凉，带下如茶水之色，而且月经中有紫色血块。询其原因，为多年前来月经时，不知禁忌，感受寒湿所致。既要治带，又要化瘀，还要温寒，幸好三者可以统一，恰巧患者的脉舌又呈一派寒象，药证相符，故选用温脐化湿汤为主。

温脐化湿汤出自《傅青主女科》，共白术、茯苓、山药、扁豆、莲子、巴戟天、白果7味药。傅青主云：

"妇人有经水将来三五日前，而脐下作疼，状如刀刺者，或寒热交作，所下如黑豆汁，人莫不以为血热之极，谁知是下焦寒湿相争之故乎！""治法利其湿而温其寒，使冲任无邪气之乱，脐下自无疼痛之疚矣。方用温脐化湿汤……然必须经未来前十日服之。四剂而邪气去，经水调，兼可种子。此方君白术以利腰脐之气，用巴戟、白果以通任脉，扁豆、山药、莲子以卫冲脉，所以寒湿扫除而经水自调，可受妊矣。"

从我的临床经验来看，温脐化湿汤之立意，是以治疗带下为主。众所周知，傅青主治疗白带用完带汤，治疗黄带用易黄汤，而带下如"豆淋汁"，即黑豆汁的颜色，正是清稀白带被少量月经所染之色，兼以月经前少腹疼痛如绞，是月经为寒湿带下所阻，下来不畅的缘故，然而，方中活血通经止痛之药不够，我加当归、川芎通经，蒲黄、琥珀化瘀，胡芦巴、荜澄茄温寒化湿，故而一击中的，使得数年沉疴，始有起色。二诊仍用原方缓图，补益肝脾，体质改善。三诊仍然回到一诊的思路，去掉大辛大热的葫芦巴、荜澄茄，改用乌药、沉香理气，取所谓"病进则药进，病退则药退"之意，得到如意效果。四诊合佛手蛋之意，仅仅30余剂，患者已经种子怀胎。傅青主说此方"兼可种子"，并非虚言。临床确实有不少西医查不出实质性病变，而通过调经、治带痊愈的，此为一例。

06. 不孕：高催乳素导致多次流产
（丹栀逍遥散、当归贝母苦参丸）

刘某，女，35岁，2012年4月中旬初诊：患者2008年检查出催乳素超高达1700ng/mL，并有头痛，先用西药嗅隐亭治疗大约2个月，然后用中药治疗（药方找不到了）。2009年检查结果有改善，但仍然偏高，磁共振成像检查示脑垂体正常。2010年2月第一次怀孕，30日左右自然流产干净。然后出国2年，今年年初回来后再次怀孕（最后一次月经2月13日）。37日检查孕酮正常，HCG为500 IU/L（标准下限10000 IU/L）。42日再次检测HCG为1234 IU/L，阴道流血住院，注射黄体酮保胎，2日后再次检测HCG数值微降而放弃保胎。约47日胚胎自然流出。住院期间出现间歇性腹部剧疼，多次流血。孕囊流出约一周后才好。流出后，采用过中医按摩针灸治疗。现月经不规则，时前时后，多提前4~5日，月经量少、颜色偏黑。舌淡红，脉弦。用丹栀逍遥散加减：

白术 10 g	当归 10 g	白芍 15 g	山药 15 g	柴胡 10 g	黄芩 10 g
五味子 10 g	炙甘草 10 g	牡丹皮 10 g	荆芥 10 g	栀子 10 g	茯神 30 g
枸杞子 30 g	熟地黄 10 g	香附 10 g	郁金 10 g	菟丝子 30 g	15 剂

5月15日二诊：服上药半个月后进行催乳素检查：37 ng/mL（正常值为5~25 ng/mL，大于35 ng/mL则为催乳素升高），支原体阳性。月经过后白带多、偏黄，偶尔瘙痒，腰痛，腹部有压痛，月经量仍然不多，舌淡红，脉弦细。用丹栀逍遥散合当归贝母苦参丸加减：

牡丹皮 10 g	栀子 10 g	柴胡 15 g	蒲公英 30 g	败酱草 30 g	
当归 10 g	白芍 10 g	生地黄 15 g	茯苓 30 g	炙甘草 10 g	
土贝母 10 g	苦参 10 g	黄芩 10 g	黄柏 10 g	萆薢 10 g	
苍术 10 g	乌梅 15 g	菟丝子 15 g	15 剂		

7月17日三诊：上方服完后检查催乳素回复正常，支原体未消失。月经4月、5月、6月仍然有血块，7月9日来月经，血块消失。白带减少，舌淡红、有薄黄苔，脉弦细。仍用上方去菟丝子，白芍改赤芍10 g，茯苓、乌梅减量为10 g，加五倍子、蜂房各10 g，蜈蚣1条，15剂。

8月10日四诊（网上会诊）：服上方后，胃部不适，出现呕吐，胃疼。服用2剂后停药4日，8月23日再次服用仍然出现出汗，头晕，胃痛，疲劳等，嘱去蜈蚣、蜂房、五倍子，继续服。8月3日用西药阿奇霉素1 000 mg，4日、5日各用250 mg。6日晚意外发现怀孕停药。用泰山磐石散：

生地黄30 g	白芍15 g	当归10 g	川芎5 g	黄芪30 g	白术15 g
炙甘草10 g	西洋参10 g	黄芩10 g	续断15 g	砂仁10 g 7剂	

8月17日五诊（网上会诊）：服药1周，感觉还好，但口苦，欲呕，轻微腹胀。原方加黄连、紫苏叶各6 g，厚朴、枳壳各5 g，木香3 g，继续服15剂。

11月18日家人来告：上方一共服用约20余剂。目前已经妊娠3个多月，检查一切正常。后顺产一男孩。

【辨治思维】 催乳素升高导致妊娠后流产并非少见，患者大多数表现为肝气郁结兼有下焦湿热，我在临床主要以丹栀逍遥散合二妙散、当归贝母苦参丸加减，往往有疗效。

丹栀逍遥散出自《内科摘要》，由牡丹皮、栀子、当归、白芍、柴胡、白术、茯苓、炙甘草、生姜、薄荷10味药组成。本方以逍遥散疏肝解郁，健脾养血，加牡丹皮泻热中伏火，栀子清三焦郁火，故对于肝郁脾虚、血虚有热的月经不调，可肝脾同治，清热调经。

从我的临床经验来看，本方是治疗肝郁脾虚，生热化火的总方，其临床运用概率高于逍遥散，因为肝郁日久，很少有不从火化者。如果月经前后不定，尚可加香附、乌药各10 g，即合用验方青囊丸，气血同调；如果月经以先期为主，可加生地黄、地骨皮各15 g，即合两地汤的主药；如果月经以后期为主，色红、有血块，可加桃仁10 g、红花5 g，即合桃红四物汤的主药；如果月经前乳房胀痛较甚，可加青皮10 g、土贝母15 g，即合《景岳全书》化肝煎的两味主药。灵活加减，效果甚佳。

当归贝母苦参丸出自《金匮要略·妇人妊娠病脉证并治第二十》

第7条：

"妊娠小便难，饮食如故，当归贝母苦参丸主之。"

苦参苦寒，清热、燥湿、止痒，《神农本草经》云：治"逐水""尿有余沥"。贝母苦甘、凉润，化痰、清热，《神农本草经》云：治"淋沥、邪气"。当归和血止痛。3味合用，治疗津血枯燥而小便艰涩或灼热疼痛者。我常用于治疗妇科慢性阴道炎，白带黄而瘙痒，以及由于阴道炎发作而并发尿道炎者，有极佳疗效。

一诊时见患者月经前后不定、量少，故先用丹栀逍遥散加减，重在养血调经。二诊过后，催乳素已经完全正常。三诊时，见仍有白带，支原体没有消失，故原方加五倍子、蜂房、蜈蚣三味动物药以搜剔顽疾，不意患者服后，出现胃部不适等强烈反应，可能患者对虫类药过敏故去之。最终怀孕顺产。

07. 不孕、宫颈糜烂、一侧输卵管通而不畅：卵巢早衰、不孕症（彭氏刘寄奴方）

刘某，女，32岁，2019年7月4日初诊：盆腔积液，宫腔黏连，伴宫颈糜烂史，月经时间准、量偏少，仅第一、第二日经量稍稍多一点，后几日淋漓态。卵巢早衰迹象，一侧输卵管通而不畅，白带仅排卵期有点。平素几乎无白带。西医建议试管，患者觉痛苦，不愿尝试。处以水丸：

刘寄奴、预知子、忍冬藤、皂角刺各60 g，蒲公英90 g，三七、淫羊藿各60 g，仙茅50 g，仙鹤草、水蛭、土鳖虫、红藤、莪术、乌梅各90 g，牵牛子60 g，马鞭草90 g，黄柏60 g。1剂，每日2次，每次9 g。

9月17日二诊：服上方过程中发现已怀孕两周余，早两日小便时有咖啡色物质渗出，昨日小便时又有淡红色的血水流出，量不多。小腹不痛，腰部坠胀，欲有大便感。舌头有点发烫，舌红、少苔。纳食无碍，无呃逆、呕吐等症状。

| 菟丝子30 g | 续断30 g | 桑寄生30 g | 阿胶10 g | 杜仲15 g | 当归10 g |
| 白芍15 g | 生地黄15 g | 川芎10 g | 黄芪30 g | 黄芩10 g | 14剂 |

后微信告知，顺利生产，母子平安。

【辨治思维】本案比较复杂，既有盆腔积液、宫腔粘连、一侧输卵管不通，又有卵巢早衰迹象，导致不孕，故西医建议做试管婴儿。治疗则须多方面兼顾，主方取彭氏刘寄奴方加减。本方共 12 味药：以刘寄奴、预知子、牵牛子、莪术、水蛭、土鳖虫，理气活血，疏通输卵管；忍冬藤、皂角刺、蒲公英、马鞭草、红藤、黄柏，清热解毒，消除盆腔炎症。我经常用于治疗妇科盆腔炎和阴道炎，患者月经头几天下不来，颜色暗红，或拖拉，或腹痛，或有小血块者。本案病机基本符合，但尚有卵巢早衰，故加三仙提高激素水平，促使怀孕。三仙即仙鹤草、仙灵脾（即淫羊藿）、仙茅，含有天然激素，对于治疗卵巢早衰有效。未料到药丸未服完即已经怀孕。二诊用寿胎丸合四物汤，加黄芪、黄芩安胎，平安生产。

08. 不孕：卵巢早衰伴真菌性阴道炎
（两地汤、当归贝母苦参丸、泰山磐石散）

李某，女，34 岁，2020 年 12 月 26 日初诊：卵巢早衰，已育一子，药流两次导致月经量非常少，月经前移一周。西医诊断：卵巢功能早衰。怕热，火气大，从不畏冷。既往有甲状腺结节史，大小、类别未知。二便、饮食均可，睡眠不佳。

水丸：玄参、麦冬、生地黄、地骨皮各 90 g，赤芍 60 g，紫河车、桑椹、酸枣仁、仙鹤草、淫羊藿、菟丝子、续断、阿胶各 90 g，蛇床子、五味子各 60 g，山茱萸、鸡血藤各 90 g。每日 2 次，每次 9 g。

2021 年 3 月 18 日二诊：月经量少，先前基本的月经量是 1~2 日，1 个护垫就可以维持。现在月经量 3 日左右，经量比前稍稍增加。大便先干后面正常，真菌性阴道炎有白带，偶尔会有拉丝状的白带流出，时或又如豆腐渣状的分泌物，下身瘙痒。监测卵泡不成熟即排出，欲生二胎，久之不孕。平素咽喉中痰多，饮食尚可，睡眠不佳。仍用上方水丸，加乌梅、马鞭草各 90 g，五倍子、贯众、苦参、当归、浙贝母各 60 g。每日 2 次，每次 9 g。

5 月 20 日三诊：已经怀孕 40 日，孕酮低，HCG 不翻倍。前几日腹痛，但未见红。打黄体酮后腹痛有所减轻，腰痛，便秘。容易上火，寄希望于中医。口味目前还算可以，无口干口苦。

黄芪 30 g	仙鹤草 90 g	淫羊藿 60 g	续断 30 g	菟丝子 30 g
桑寄生 30 g	阿胶 10 g	蛇床子 10 g	当归 30 g	熟地黄 30 g
白芍 15 g	川芎 10 g	紫石英 30 g	酸枣仁 15 g	人参 10 g
杜仲 30 g	白术 30 g	枸杞子 30 g	黄芩 15 g	玄参 15 g　14 剂

后微信回访已经顺产。

【辨治思维】本案也比较复杂，虽然已经生育一个，但药流 2 次，导致月经量少、提前，受孕困难，卵巢早衰，尚有真菌性阴道炎。一诊以两地汤为主方，加山茱萸，改善月经提前量少的症状，合三仙，以提高激素水平，但患者怕热、上火，故去三仙中温燥的仙茅，改药性平和的紫河车、蛇床子、菟丝子、鸡血藤、续断；加酸枣仁、桑椹、五味子改善睡眠。二诊结合霉菌性阴道炎，合当归贝母苦参丸加减，这是我用于治疗慢性阴道炎最常用的效方，由苦参、当归、浙贝母、乌梅、马鞭草、贯众、五倍子、地肤子、蛇床子等组成。因为患者有过两次药流的历史，容易导致习惯性流产，故妊娠后必须用中药养胎，何况已经出现孕酮低、HCG 不翻倍，十分危险，故急用泰山磐石散合寿胎丸，加仙鹤草、淫羊藿、蛇床子、紫石英以大力提高雌激素水平。14 剂后，胎稳住，并顺利生产。泰山磐石散出自《景岳全书》，由八珍汤去茯苓加黄芪、黄芩、续断、砂仁、糯米组成，寿胎丸出自《医学衷中参西录》，由菟丝子、续断、桑寄生、阿胶组成，均可治疗习惯性流产和肝肾虚、气血虚所导致的先兆流产，两者合用，效果更好。

09. 胎气不固：先兆流产（资生健脾丸、保产无忧方）

杨某，女，28 岁，2018 年 11 月 3 日来诊：妊娠 3 个月余，近来头晕，纳食尚可，腰部有点点发胀，偶尔白带中夹有少量血丝。既往有过妊娠历史，因胎儿畸形，未能如愿，只得忍痛终止妊娠。夫妇二人甚为谨慎，生怕有半点闪失，急来就诊。

| 黄芪 50 g | 生地黄 10 g | 当归 10 g | 白芍 10 g | 川芎 10 g | 人参 10 g |
| 黄芩 10 g | 续断 30 g | 菟丝子 30 g | 砂仁 5 g | 椿白皮 10 g | 15 剂 |

11 月 15 日二诊：妊娠 3 个多月，有明显的饥饿感，不出汗，脚困重，乏

力。大便有点点不畅快。尾椎处有点痛。脉细数。本月 9 日西医检查：T$_3$（三碘甲腺原氨酸）3.14nmol/L↑；T$_4$（甲状腺素）268（58.1~140.6 nmol/L）↑，甲亢？

人参 10 g	白术 10 g	茯苓 10 g	炙甘草 10 g	扁豆 10 g	山药 10 g
芡实 30 g	薏苡仁 10 g	黄连 10 g	枳实 10 g	陈皮 5 g	砂仁 5 g
莲子 10 g	14 剂				

12 月 11 日三诊：服上方第 1 剂感觉饥饿感没有那样明显，大便不畅的情况也得到改善。月初西医复查甲状腺数值：179.7 nmol/L↑（58.1~140.6 nmol/L）比上次降低了 100$^+$ nmol/L。尾椎处还是有点痛，翻身有些不利索。守原方 15 剂。

2019 年 1 月 24 日四诊：妊娠 24 周，在医院保胎，口干、神疲，偶有便秘。如有紧张，腹部就会有发紧的症状（每日 3~4 次），臀部酸胀，下肢无力，牙龈易出血。

B 超显示：子宫颈前位，内为等回声，内口见漏斗形成，深约 1.54 cm，宽 1.31 cm，残余子宫颈长度约 1.3 cm；观察过程中漏斗有变化，漏斗深约 0.53 cm，宽 1.01 cm，残余子宫颈长度约 2.3 cm；外口暂无明显扩张。子宫颈内未见明显异常血流信号。

生地黄 5 g	当归 5 g	白芍 5 g	川芎 5 g	厚朴 5 g	菟丝子 10 g
木香 5 g	黄芩 10 g	枳壳 5 g	川贝母 3 g	羌活 5 g	艾叶 5 g
西洋参 10 g	升麻 10 g	地榆 10 g	荆芥炭 10 g	黄柏 5 g	黄芪 30 g 15 剂

1 月 31 日五诊：口干，疲劳、尾椎处不舒服，脚乏力都有很大改善，牙龈出血、腹部紧绷感次数也减少，大便正常，下身有少量的分泌物。大腿及阴部有胀满感。要求继续保持疗效至生产。宫颈漏斗暂未复查。

黄芪 30 g	升麻 10 g	菟丝子 10 g	木香 10 g	厚朴 5 g	枳壳 5 g
当归 10 g	川芎 10 g	白芍 10 g	生地黄 10 g	川贝母 3 g	羌活 5 g
黄芩 10 g	人参 10 g	黄柏 10 g	萆薢 10 g	地榆炭 15 g	荆芥炭 10 g
15 剂					

2 月 16 日六诊：妊娠 28 周余，反馈上方效佳，牙龈出血缓。小便次数每日 6~8 次，分泌物较多，尿黄，腰痛，腹部发紧，阴部坠胀，臀部及下肢乏力，麻木。口气重。血糖偏高，空腹血糖在 8.3 mmol/L 左右。宫颈漏

斗暂未复查。

黄芪 30 g	黄连 10 g	羌活 5 g	厚朴 5 g	枳壳 5 g	木香 5 g
升麻 10 g	荆芥炭 5 g	艾叶 5 g	地榆炭 10 g	生姜 5 g	川芎 5 g
白芍 5 g	当归 5 g	菟丝子 10 g	川贝母 3 g　15 剂		

2 月 28 日七诊：妊娠 30 周，一直服用保产无忧方，平安无事，上方服后感觉易上火，漱口牙龈易出血，口干口苦，空腹血糖 5.9 mmol/L。脚麻，易有饥饿感。大便可，宫腔的漏斗未再复查。

玄参 10 g	麦冬 10 g	五味子 5 g	栀子 5 g	苍术 15 g	黄柏 15 g
黄芩 10 g	羌活 5 g	独活 10 g	菟丝子 10 g 白芍 15 g	荆芥 10 g	
升麻 10 g	厚朴 5 g	枳壳 5 g	川贝母 5 g 白术 10 g	续断 10 g	
7 剂					

3 月 12 日八诊：妊娠 32 周，四维彩超显示胎儿体重为（1 342±196 g）。胎儿头部、颈部、腹部、脊柱、四肢、小脑蚯蚓部、大脑回声、丘脑均正常。孕妇子宫颈内口可见漏斗形成，深约 13.6 mm，宽约 9.2 mm，残余子宫颈长约 18.1 mm。孕妇腰痛，纳可。眠可。腹部坠胀感。

黄芪 10 g	当归 5 g	生地黄 10 g	赤芍 10 g	厚朴 5 g	枳壳 5 g
川芎 5 g	川贝母 3 g	黄芩 10 g	人参 10 g	茵陈 10 g	黄柏 15 g
地榆 10 g	续断 15 g	木香 5 g	菟丝子 10 g	羌活 5 g	荆芥炭 5 g
14 剂					

3 月 26 日九诊：妊娠 34 周，小便每日 5~6 次，大便每日 3~4 次，不成形，下肢酸胀疼痛。尾椎尤甚，牙龈肿痛，不出血。纳香，口不干。

苍术 30 g	黄柏 30 g	白芍 30 g	炙甘草 15 g	茯苓 30 g	泽泻 10 g
猪苓 10 g	黄芩 10 g	续断 15 g	补骨脂 10 g	枳壳 10 g　7 剂	

4 月 18 日九诊：现在妊娠 36 周，隔预产期还有半个月，正处于待产期，子宫颈口已开 3~4 指宽，胎儿体重 2 300 g，想顺产，并预防新生儿黄疸过高。

荆芥 5 g	当归 5 g	厚朴 5 g	川贝母 3 g	菟丝子 5 g	川芎 5 g
赤芍 5 g	黄芪 10 g	枳壳 5 g	羌活 5 g	黄芩 10 g	茵陈 5 g
牛黄 1 g 分作 7 份　　7 剂					

后顺利生产。

2020 年 10 月 15 日十诊：第二胎妊娠 63 日，小腹坠胀，偶隐隐作痛，白带多，容易饥饿。

山药 15 g	芡实 30 g	黄柏 30 g	升麻 10 g	车前子 30 g	香附 10 g
黄芪 30 g	当归 10 g	人参 10 g	白术 10 g	酸枣仁 10 g	生地黄 10 g
黄芩 10 g	砂仁 10 g	续断 30 g	菟丝子 15 g	炙甘草 10 g	陈皮 10 g
14 剂					

10 月 31 日十一诊：第二胎妊娠 80 日，阴道口有少量血迹，劳累时有气短、疲乏现象。腰疼易上火。口溃，子宫有下坠感。

仙鹤草 90 g	升麻 10 g	柴胡 10 g	桔梗 10 g	知母 10 g	黄柏 10 g
苍术 10 g	麦冬 10 g	西洋参 10 g	炙甘草 10 g	7 剂	

12 月 5 日十二诊：头晕，胸闷，大便费力，腹部、宫颈均有坠胀感，原来第一胎有宫颈漏斗史。腰部有小痛。

黄芪 30 g	人参 10 g	升麻 10 g	柴胡 10 g	炙甘草 10 g	当归 10 g
木香 10 g	枳壳 10 g	火麻仁 30 g	白术 30 g	黄芩 10 g	续断 15 g
桑寄生 30 g	10 剂				

2021 年 2 月 6 日十三诊：子宫颈漏斗，妊娠 24 周，疲劳，不能费力，不任劳，白带多，尾椎处有坠胀感，尿急，大便不吃药就难解。口味佳。

续断 30 g	芡实 30 g	陈皮 10 g	黄柏 10 g	金樱子 30 g	白果 10 g
黄芪 60 g	西洋参 15 g	升麻 10 g	桔梗 10 g	枳壳 10 g	炙甘草 10 g
黄芩 10 g	白芍 15 g	仙鹤草 90 g	当归 30 g	14 剂	

服后症状缓解，后得知顺产一男婴。

【辨治思维】本案是以保胎为主，保胎一般分两个阶段：前期是 1~3 个月，一诊时用泰山磐石散合寿胎丸加减；二诊时因为出现明显饥饿感，脚困重乏力、大便不畅，甲状腺指标升高，怀疑甲亢，故改用资生健脾丸。后期是妊娠 6 个月后至生产，故本案从第五诊即第 24 周起，直到顺利生产，基本上是用保产无忧方加减。总之，中医保胎的原则是前期要"安"，后期要"动"。资生健脾丸出自《先醒斋医学广笔记》，由人参、白术、茯苓、炙甘草、陈皮、山药、扁豆、薏苡仁、砂仁、桔梗、莲子、神曲、麦芽、山楂、藿香、豆蔻、黄连组成，可以健脾助运，益气清热安胎。患者出现明显饥饿感，却又困重乏力，这说明病机属于"胃强脾弱"，故此方用黄连抑制胃火，其余诸药一概用于健脾消食，醒脾祛湿。此方正是为此证而设。一旦失误，不仅可以导致甲状腺素升高，还可能导致胰岛素升高，甚至造成妊娠糖尿病，医生的这个判断非常重要。保产无忧方出自《女科产后篇》，由当归、川芎、白芍各 5 g，荆芥炭 2.5 g，艾叶 2 g，羌活 1.5 g，厚朴、枳壳各 2 g，黄芪 2.5 g，菟丝子 5 g，川贝母 3 g，甘草 1.5 g，生姜 3 g 共 13 味药组成，故又称"十三太保"。按照当时的剂量计算，药量很轻。治疗"妊娠胎动，腰痛腹痛，势欲小产，或临产时，交骨不开，横生逆下，或胎死腹中"。

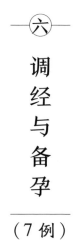

六

调经与备孕

（7 例）

01. 促孕、月经先后无定期：月经周期紊乱（定经汤）

张某，女，32 岁，已婚 8 年，生有 1 男孩，5 岁，2015 年 6 月 15 日初诊：患者近两年来月经周期紊乱，有时提前 4~5 日，有时推后 7~8 日，月经量不多，经常腰酸膝软，头晕，睡眠欠佳，胃口一般，白带较多，色白清稀，4 月 28 日来月经，现已超过半个月，仍然没有行经的迹象。察之面色不华，舌淡、苔薄白，脉缓。处方：

当归 30 g	白芍 30 g	熟地黄 15 g	菟丝子 30 g	柴胡 10 g
山药 15 g	茯神 15 g	合欢皮 10 g	香附子 10 g	石见穿 30 g
续断 10 g	补骨脂 10 g	7 剂		

11 月 20 日二诊：服上方 3 剂后，月经即来，遵医嘱继续服完，这次月经量仍然不多、颜色偏淡，腰痛慢慢好转，服药时，大便次数增多，胃口有所下降，舌淡，脉沉缓，仍用原方加减。处方：

当归 30 g	白芍 30 g	熟地黄 15 g	菟丝子 30 g	山药 30 g	茯神 30 g
柴胡 10 g	荆芥 6 g	酸枣仁 15 g	合欢皮 10 g	砂仁 10 g	神曲 10 g
10 剂，每 2 日 1 剂。					

12 月 19 日三诊：昨天药才服完，5 日前来月经，今天已经干净，这次周期较准，月经量增加，睡眠、食欲均可。要求继续服药，希望怀孕。仍

用定经汤加减，二诊处方去合欢皮，加续断15 g，桑寄生30 g，阿胶15 g，山茱萸30 g，巴戟天15 g，紫石英、蛇床子各30 g，3剂。蜜丸，每日2次，早、晚各1次，每次10 g，餐后开水送服，大约可服3个月。

上药服完后，告知已经怀孕。

【辨治思维】 本案月经周期紊乱，无明显的热象，无明显的寒象，而虚象突出，从月经量少，白带清稀，腰酸头晕，舌淡脉缓等证候来看，属于肝肾精血不足，冲任亏虚，兼以肝郁，故初诊用定经汤加减。服后诸症改善，但大便次数增多，胃口下降，是补益精血之药较为滋腻，而患者本身脾胃较弱所致。二诊仍用定经汤加减，加砂仁、神曲醒脾和胃消食，2日1剂，观察下次月经来时的情况。三诊时，月经按时而来，患者已经有了可以受孕的基础，故仍然以定经汤加减为蜜丸缓图，3个月后，已然受孕。

定经汤出自《傅青主女科》，由白芍、当归各30 g，熟地黄、山药各15 g，茯苓10 g，菟丝子30 g，柴胡3 g，荆芥穗6 g组成。本方重用白芍、当归，以养血柔肝，重用菟丝子，合熟地黄、山药，以补肾益精；又恐重用之药滋腻沉降，故皆用酒制，以利于升散条达；柴胡疏肝解郁，茯苓淡渗利湿；黑芥穗引血归经。从我的临床经验来看，本方仍然是逍遥散的加减方，同样是调经，傅青主只是通过几味药的更迭，特别是剂量的调整，制作的讲究，使得以疏肝健脾为主的古方，一变为补益肝肾精血为主、舒展肝气为次的新方，适合于月经先后无定期，以肝肾精血亏虚见症为主的患者。月经提前为主，加牡丹皮10 g、地骨皮15 g；月经推后为主，加肉桂3 g、威灵仙15 g；月经不畅，加红花、乌药各10 g。此外，月经先后无定期常见于妇女更年期，故我常用本方治疗更年期综合征。如潮热、阵汗、面部烘热，加牡丹皮10 g，地骨皮、山茱萸各15 g，龟甲10 g，熟地黄改生地黄15 g；失眠多梦，加丹参15 g，首乌藤30 g，白蒺藜15 g；心情郁闷，悲伤欲哭，加淮小麦、大枣各30 g，炙甘草10 g，石菖蒲15 g，郁金10 g。

该案有本人的两处用药心得。其一，茯神、香附、合欢皮合用，以调节心神。凡是属于肝郁而致心神不安、失眠的，我常以此3味药配合使用，非常有效。茯神合香附，名交感丸，《杂病源流犀烛》和《串雅》有载，合欢皮则古人嵇康《养生论》有云"合欢蠲忿，萱草忘忧"，具有活血与安神两重功用，这三者合用，香附理气，合欢皮活血，茯神去湿，以疏达调节为主，极具流通之性，不同于一般养血安神或重镇安神之品。其二，寿胎丸加蛇床子、紫石英种子。寿胎丸为张锡纯先生所创，由续断、桑寄生、阿胶、菟丝子组成，用于习惯性流产，我加蛇床子、紫石英，用于治疗不孕症属于冲任亏虚者，常有佳效。作煎剂时，每于月经干净后 3 日开始，服十几剂，往往一两个月经周期，即可受孕。

近年来，由于我国调整了生育政策，广大只生过一胎的适龄妇女都跃跃欲试，准备生二胎，"备孕"成为当前的热门话题、流行词语。我的患者百分之七八十是妇女，故经常会有许多中青年妇女走进诊室说："医生，我在备孕，想吃点中药调节。"在我看来，只要生过一胎的适龄妇女，一般不会有输卵管堵塞不通的问题，通常的妇科炎症，也不会影响怀孕。重点是要调节好月经周期，周期紊乱，就不会有正常排卵。周期紊乱包括月经先后无定期、月经先期、月经后期几类。月经量很少、经 B 超检查子宫内膜薄的，多半是有过多次流产的历史，虽然不影响受孕，但患者担心怀孕后胎儿质量不高。还有的患者出现卵巢早衰的，只要能够坚持服药，尚有一定希望。这些情况，大部分可以用中药调节，达到生二胎的目的。

02. 促孕、月经先期、量少：正常生理状况或原因待查（两地汤）

商某，女，38 岁，2015 年 4 月 21 日初诊：结婚 15 年，生有一女孩，今年 10 岁。流产两个后上环，去年 5 月份取环后，近一年没有怀上，查不出原因。月经每次提前七八日，量少，有少量血块，大便偏干结，容易上火。舌微红，脉细数。丸剂处方：

生地黄、地骨皮、白芍、玄参、麦冬各 90 g，牡丹皮 60 g，桃仁 50 g，赤芍 60 g，菟丝子 90 g，当归 60 g，鸡血藤、阿胶各 90 g，哈蟆油、淫羊藿 60 g，穿山甲 50 g。1 剂，蜜丸，每日 2 次，每次 9 g，餐后开水送服。

7 月 6 日确诊怀孕。

【辨治思维】两地汤出自《傅青主女科》，共地骨皮、生地黄、玄参、麦冬、白芍、阿胶 6 味药。傅青主说：

"有先期经来只一二点者，人以为血热之极也，谁知肾中火旺而阴水亏乎！夫同是先期之来，何以分虚实之异？""先期者火气之冲，多寡者水气之验。故先期而来多者，火热而水有余也；先期而来少者，火热而水不足也。""治之法不必泻火，只专补水，水既足而火自消矣，亦既济之道也，方用两地汤。"

两地汤中的君药为生地黄、地骨皮，傅青主说：

"此方之用地骨、生地，能清骨中之热，骨中之热由于肾经之热，清其骨髓则肾气自清而又不损伤胃气，此治之巧也。"

这两味药的配合的确非常巧妙，凡是病机为阴虚有热，均可应用，不仅是月经先期、后期，量多、量少，也不仅限于妇科病。方中臣药玄参补肾水降虚火，麦冬养胃阴清心火，配合君药生地黄，《温病条辨》中命名为增液汤，治疗阴虚液枯，大便秘结，取"只专补水，水既足而火自消"之意，可谓善用傅青主方者。加上佐使药白芍和血，阿胶补血，以增加月经量，药仅6味，而丝丝入扣。

从我的临床经验来看，本方所适合的病机为阴虚血热、津液消灼。临床运用，只要月经先期量少、色红，大便不稀溏，可用原方。月经有血块者，加生蒲黄10 g。但有的人胃气较薄弱，服后饮食减少，大便次数多，甚至溏泄，可加神曲以帮助消化，或减去玄参、阿胶，加女贞子、墨旱莲、枸杞子、山茱萸等清润滋阴养血之品。更年期潮热、老年人皮肤干燥瘙痒，但见舌红、口干、大便秘结者，用本方加减多有效。我常于方中去阿胶，增加北沙参、石斛两味药，一以养肺，一以养胃，广泛应用于内妇科疾病，感到与一贯煎有异曲同工之妙，而生津润燥之力尤过之。

03. 促孕、月经先期、量多：黄体功能不足
（丹栀逍遥散、清经散、二至丸）

黄某，女，39岁，已婚已育，2005年7月15日初诊：患者上环10余年，月经一直有些提前，近年来，月经每次提前7~8日，量多、有血块，5日干净后，停一两日，又现一点，最后才完全干净，月经前乳房胀痛，月经来时小腹胀痛，烦躁，平时白带较多、颜色偏黄。西医检查有慢性盆腔炎。2004年9月生化检查（括号内为正常参考值）：卵泡刺激素8.470 U/L（15~25 U/L），雌二醇572 pmol/L↑（348 pmol/L），孕醇0.247 nmol/L，催乳素27.4 μg/L↑（20 μg/L），黄体生成素45.243 mU/mL（1~181 mU/mL），睾酮34.241 nmol/L（5~73 nmol/L）。6月25日来的月经，7月3日刚完，现在又开始乳房胀，白带增多，烦躁失眠，口苦，察之面色红润，

舌红、有薄黄苔，脉细数，此为肝郁血热，宜用丹栀逍遥散加减。处方：

牡丹皮 10 g	栀子 10 g	柴胡 5 g	白芍 10 g	当归 10 g	炙甘草 10 g
茯神 15 g	香附 10 g	苍术 10 g	合欢皮 10 g	琥珀 10 g (布袋包煎)	
蒲公英 30 g	蒲黄 10 g	五灵脂 10 g　7 剂			

7 月 26 日二诊：服上方 3 剂时，即来月经，继续把药吃完，这次月经共来 5 日，月经量减少，血块减少，经净后也未回头，目前月经已干净 3 日，有白带，量不多、颜色淡黄。舌淡红、有薄黄苔，脉弦细，宜滋阴养血，兼清热，用清经散加减，处方：

生地黄 15 g	地骨皮 15 g	白芍 10 g	牡丹皮 10 g	黄柏 10 g
茯苓 10 g	地榆 15 g	女贞子 15 g	墨旱莲 15 g	蒲公英 15 g
茜草 15 g　10 剂，2 日 1 剂。				

8 月 23 日三诊：本月 16 日药服完，17 日月经已来，这次月经周期为 30 日，乳房胀、小腹疼痛几乎未感觉到，月经量和血块均有所减少，5 日干净，其余均可，嘱按照二诊方再服 10 剂以巩固。10 月告知，已经怀孕。

【辨治思维】本案属于明显的肝郁血热，一诊针对月经前的乳房胀痛等"经前期紧张综合征"，用丹栀逍遥散清肝解郁。由于每次来月经均夹有瘀块，本方有活血化瘀之药在内，故月经虽来，仍可服用。二诊继续清热凉血，但宜缓而不宜急，选用清经散和二至丸加减，两日一剂，服至下次月经来潮。两次就诊，即达到了预期目标，最后仍然守方再服 10 剂而守全功。

清经散出自《傅青主女科》，原方只有地骨皮、牡丹皮、青蒿、黄柏、熟地黄、白芍、茯苓 7 味药，以地骨皮、牡丹皮、青蒿清热凉血，黄柏坚阴、清相火，熟地黄、白芍滋肾养血，柔肝涵木；少佐茯苓淡渗，和脾宁心。以治月经先期量多。

从我的临床经验来看，月经提前 7 日以上，量多、色红，口苦口渴，舌红苔黄腻，脉滑数者，多为血热，古法用芩连四物汤有效。然而芩连四物汤中，黄芩、黄连苦燥，当归、川芎辛温，恐进一步伤阴助热，故傅青主创制清经散，既能清血热，又不伤阴，用药更为妥贴。但我在临床用此方，往往改熟地黄为生地黄，合二至丸即女贞子、墨旱莲，加地榆、蒲公英、茜草、蒲黄炭，清血热、凉血、止血。如果月经中有瘀块，再加生蒲黄 10 g 化瘀。

04. 促孕、月经后期量少：内分泌失调（温经汤）

黄某，女，31 岁，2015 年 5 月 14 日初诊：患者 3 年前生有 1 个女孩，近期在备孕，打算生二胎。但自生育后，月经逐渐推后，月经量也少很多。半年来，每次都推后 7~8 日，白带不多，睡眠欠佳，饮食尚可，二便正常，稍微怕冷，月经刚过去 5 日，察之面色不华，舌淡，脉缓。处方：

吴茱萸 10 g	白参 10 g	法半夏 10 g	生姜 10 g	桂枝 10 g	麦冬 18 g
炙甘草 6g	白芍 10 g	当归 10 g	川芎 10 g	阿胶 6 g	牡丹皮 6 g
25 剂					

7 月 5 日二诊：服上方后，月经应当于 6 月中旬来，但至 6 月底仍未见红，昨天检查，已经怀孕。无任何不适，建议先观察，暂时不吃药。后得知顺产一男孩。

【辨治思维】温经汤是《金匮要略》中一首十分重要的调经处方，见于"妇人杂病脉证并治"篇，原方包括了吴茱萸汤、麦门冬汤、当归芍药散、芎归胶艾汤、桂枝茯苓丸等多首经方的基础在内，故应用面相当广，原文介绍了本方所治的多种妇科病症，叙述比较复杂，而原方后的说明则作了精辟的概括：

"亦主妇人少腹寒，久不受胎，兼取崩中去血，或月水来过多及至期不来。"

原方共 12 味药，即吴茱萸、法半夏、人参、生姜、桂枝、炙甘草、麦冬、当归、川芎、白芍、阿胶、牡丹皮。经方名家冯世纶教授解析道："既用吴茱萸汤去大枣加桂枝降逆止呕以祛胃之寒，又用麦门冬汤去大枣滋枯润燥以补胃之虚，另以当归、川芎、芍药、阿胶、牡丹皮行瘀和血以调经脉。胃为生化之本，气血之源，胃气利则津血生，此为生新祛瘀兼备的治剂，故带下崩中、月事不调、久不受孕者，并皆主之。"

我凡是见到月经推后、量少，手足冷，不上火，白带清稀，属于血虚有寒的患者，每用此方，倘若欲受孕，则加紫石英、淫羊藿暖宫种子，温调任督，屡屡有效。

05. 促孕、月经量少：子宫内膜薄（养精种玉汤）

黄某，女，36岁，2015年7月15日初诊：患者曾经孕4流3产1，现生有一个女孩，已经6岁，还想生二胎。月经周期基本正常，前后只差一两日，月经量很少，两三日即干净，白带不多，仅月经前有，无气味。西医检查：子宫内膜偏薄。近一年来没有避孕，但未曾受孕。察之身体偏瘦，面色萎黄，没有光泽，自觉饮食、睡眠、精力尚可，二便正常，唯性欲不强。舌淡红，脉细。丸剂处方：

熟地黄、当归各90 g，白芍、山茱萸、阿胶各60 g，紫河车90 g，淫羊藿50 g，鸡血藤、菟丝子、枸杞子各90 g，神曲60 g，木香30 g。1剂，为蜜丸，每日2次，每次9 g，可服2个月左右。

9月21日二诊：服药2个多月，第1次月经看不出变化，第2次月经明显增多，前后5日，感觉前阴湿润，分泌物增多，性欲有所增强，面色开始红润，舌淡红，脉细滑。继续为蜜丸服1剂。12月底得知，已经怀孕。

【辨治思维】养精种玉汤出自《傅青主女科》"身瘦不孕"一节，共4味药，即四物汤去川芎之辛散，加山茱萸以酸收，集中药力补肝肾、养精血。原文云：

> "治法必须大补肾水而平肝木，水旺则血旺，血旺则火消，便成水在火上之卦。方用养精种玉汤。""水煎服。三月便可身健受孕，才可种子。此方之用，不特补血，而纯于填精，精满则子宫易于摄精，血足则子宫易于容物，皆有子之道也。"

我常用此方加菟丝子、枸杞子、鸡血藤、淫羊藿，特别是加阿胶、紫河车两味血肉有情之品，使得原方补肝肾、养精血的力量更加雄厚，加神曲、木香帮助运化，以便于大队滋补药物的吸收，做成蜜丸连续服几个月，帮助备孕，卓有疗效。

中青年妇女月经量少而周期准，不提前，不推后，根据我的观察，十之有九曾经流过产，特别是流过两个以上。经阴道B超检查，一般是子宫内膜偏薄，而激素六项指标测定则正常。这种妇女，怀孕没有问题，只是稍微困难一点。在备孕阶段，能够通过补肝肾、养精血，使月经量增多一些，内膜增厚一些，体质强壮一些，对于将来的生育很有好处。

06. 促孕、月经后期：胚胎发育不良

（寿胎丸、毓麟珠、泰山磐石散）

黄某，女，29岁，2012年7月10日初诊：患者结婚3年，一直采取避孕措施，2012年3月怀孕后，到医院检测HCG和孕酮偏低，医生即开黄体酮口服。一周后抽血检查，HCG缓慢升高，孕酮亦升高。医生即要求做B超，排除子宫外孕。后B超发现宫内小液暗区。医生说基本排除子宫外孕，但发育不好。即打针增加HCG，同时继续口服黄体酮和维生素E。一周后，出现褐色分泌物。过2天后阴道流血。又上医院检查，HCG基本没升高。胚胎发育不好，建议清宫。患者要求先观察，医生增开了"固肾安胎丸"口服。几天后血流量减少，又上医院检查，HCG基本没升高，B超检查仍有液暗区，5月19日，妊娠50多日后进行了清宫术。时过两个多月，想再次怀孕，先服中药调理。

患者平时月经推后一周左右，察之面色不华，腰酸，长期怕冷，舌淡，脉沉细。用毓麟珠合寿胎丸加减：

杜仲80g，黄芪60g，桑寄生、菟丝子各90g，当归、阿胶各60g，紫河车、续断各90g，鸡内金30g，熟地黄、白芍各60g，川芎30g，鹿茸10g，淫羊藿30g。1剂，制成水丸，每日2次，每次9g，大约可以服3个月左右。

9月20日二诊：患者来短信告知，8月11日怀孕，9月11日早孕试纸测试出现水印，仍服用药丸。9月17日上医院抽血检测HCG和孕酮均升高；9月19日再上医院抽血检测，HCG和孕酮迅速升高。目前除食欲稍微减退，微微恶心的早孕反应外，无其他明显不适症状。察之面色红润，不怕冷，舌淡红、有薄白苔，脉小弦。用泰山磐石散：

黄芪30g	白术15g	炙甘草10g	党参15g	当归10g	白芍10g
川芎5g	熟地黄10g	砂仁15g	黄芩6g	续断15g	菟丝子15g
淫羊藿10g	生姜10g	红枣10g	30剂		

12月2日短信告知，妊娠3个多月，胎儿发育良好，患者无其他不适，建议停药。

【辨治思维】 妊娠后，由于胎儿发育不良导致流产，临床所见极多，中

医分后天失调和先天不足两大类治疗。所谓后天失调，责之脾胃虚弱，妊娠后经常恶心呕吐，不能正常饮食，胎儿营养跟不上，最终发育不良而流产。用资生健脾丸、参苓白术散、香砂六君子汤都有效。所谓先天不足，责之肝肾虚弱，平时经常腰酸膝软，面色不华，妊娠后并没有特殊的不适，但西医检查，往往 HCG 和孕酮偏低，用激素不能升高、翻倍。经过多次探索，我发现适龄妇女在输卵管通畅、月经规律基本正常时，服毓麟珠合寿胎丸促孕，一般都有效，即使妊娠之后，此方仍可服，而且有治疗胎儿发育不良的作用。本案患者第一次妊娠后，因为 HCG 和孕酮低，导致胎儿发育不良而流产。故在一诊时，根据患者长期怕冷、舌淡、脉沉细，在方中加鹿茸、淫羊藿温阳，为药丸。再次妊娠后，HCG 和孕酮迅速升高，胎儿发育正常，说明鹿茸、淫羊藿对于阳虚不足而 HCG 和孕酮低下的患者有促进迅速升高作用。

根据这个案例的治疗经验，对于那些处于备孕阶段、又曾经有过自然流产历史的妇女，我把毓麟珠加减作为备孕的措施，在受孕前即服用，不让 HCG 和孕酮低下导致流产的情况再次出现，提前预防，效果明显。这也是《黄帝内经》"不治已病治未病"精神在妇科领域中的具体体现。

寿胎丸出自《医学衷中参西录》，由菟丝子、桑寄生、续断、阿胶 4 味药组成，其中，菟丝子补肾益精，桑寄生、续断补肝肾、固冲任，阿胶滋阴养血，四药相合，共奏补肾安胎功效。治疗肾虚滑胎，及妊娠下血，胎动不安，胎萎不长者。

泰山磐石散出自《景岳全书》，共 12 味药组成。以八珍汤去茯苓，以防渗利伤胎，加黄芪补气养血，加黄芩清热安胎，续断补肾安胎，砂仁、糯米醒脾养胃安胎。主治气血虚弱所致的堕胎、滑胎、胎动不安或有习惯性流产历史。症见孕妇面色不华，倦怠乏力，舌淡苔薄白，脉弱无力。

与泰山磐石散齐名的安胎方是保产无忧方，出自《女科产后编》，由 13 味药组成，故又称"十三太保"：川芎、当归、白芍各 5 g，炒黑芥穗 2.5 g，艾叶、枳壳各 2 g，炙黄芪 2.5 g，菟丝子 5 g，羌活 1.5 g，厚朴 2 g，川贝母 3 g，甘草 1.5 g。药量很轻，治疗妊娠胎动，腰痛腹痛，势欲小产，或临产时，交骨不开，横生逆下，或胎死腹中。"水煎温服。保胎，每月三五服；催生，临产热服。"

泰山磐石散与十三太保的区别在于：两者均能安胎，前者补气养血之力强，主治屡有堕胎之滑胎；后者补气血之力较逊，但有理气顺产之功，主治难产，有未产能安，临产能催之用。从我的经验来看：前者适合于妊娠后的 3 个月服用，后者适合于临产前的 3 个月服用。

07. 促孕、闭经：卵巢早衰
（二仙汤、姚寓晨益肾菟地汤、寿胎丸）

向某，女，36 岁，2014 年 7 月 30 日初诊：患者自诉结婚 12 年，14 岁初潮，月经长期量少、推后，曾经诊断为多囊卵巢综合征，服西药雌激素半年后受孕，生有一男孩，现小孩 5 岁。自产后，一直没有来月经，再服用黄体酮等，没有疗效，西医诊断为卵巢早衰。没有白带，性欲很低，饮食、二便正常，平常除了稍微怕冷、睡眠欠佳之外，无其他不适。察患者皮肤白皙，缺少光泽，头发枯黄，舌嫩红，脉沉细无力。处以丸剂：

仙茅 50 g，淫羊藿、五味子、丹参各 60 g，当归 90 g，熟地黄 60 g，生地黄 90 g，白芍 60 g，巴戟天 30 g，黄柏 60 g，菟丝子 90 g，蛇床子 60 g，阿胶 90 g，石斛、山茱萸、知母、地骨皮、女贞子各 60 g，紫河车 90 g，哈士膜油 60 g。1 剂，为蜜丸，每日 2 次，每次 9 g，餐后开水送服。

10 月 16 日二诊：服上方后，白带有所增多，睡眠有所改善，但似乎更加怕冷。面色㿠白，稍微有光泽，舌质嫩红，脉沉细无力。仍处上丸方加减：去生地黄、女贞子、紫河车，加白参 60 g，鹿茸 15 g。1 剂，为蜜丸，每日 2 次，每次 9 g，餐后开水送服。

2015 年 1 月 8 日三诊：服上方后，于 11 月 24 日来月经，于 12 月 29 日第二次来月经，每次都是 5 日，月经量同生小孩之前差不多。阴道已经有正常分泌物，性欲增强，睡眠、怕冷均有改善。患者心情愉悦，希望能够再生二胎。察患者皮肤白皙红润，开始有光泽，头发也比以前柔润，舌质嫩红，脉弦细。仍以 2014 年 7 月 30 日方加：续断、桑寄生各 60 g。1 剂，为蜜丸，每日 2 次，每次 9 g，餐后开水送服。经过近 1 年的调治，2016 年 1 月已经受孕。

【辨治思维】患者生育前即有多囊卵巢综合征，服激素药得以受孕，产后月经不来已经有 5 年多，西医诊断为卵巢早衰。因为雌激素缺少，肤发枯焦，没有光泽，阴道几乎没有分泌物，性欲低下，治疗比较棘手。但患者尚年轻，故仍然有治愈的希望。治疗均以二仙汤、益肾菟地汤合方加减。

二仙汤是一首当代中医创制的治疗更年期综合征的效方，由仙茅、仙灵脾（即淫羊藿）、巴戟天、当归、黄柏、知母各9g组成，可用于温补肾阳，滋阴泻火，调理冲任，广泛用于更年期综合征。我曾经长期使用此方，取得较好的效果。后来得到姚寓晨先生的益肾菟地汤，其方有4味药与二仙汤相同，但去掉其中相对温燥的仙茅、当归，而代之以柔润的菟丝子、生熟地黄，并加白芍、丹参，在培补肾气、燮理阴阳的基础上，兼顾到肝与心，两方合用，则阴阳平调，设计更加周全。考虑到患者不到更年期的年龄即断经，发生在产后，并有多囊卵巢综合征的病史，说明其先天不足、精血亏损严重。故在原方基础上，再加五味子、女贞子、地骨皮、山茱萸、石斛、阿胶滋阴养血，蛇床子、哈蟆油，提高雌激素水平。一诊服后，有所改善，但月经未来，怕冷更加明显，说明阳气不足。故二诊加益气温阳的重剂白参、鹿茸，效果立显，连续两次正常来月经，月经量与产前相同，患者的身心状况得到很大的改善。故三诊加续断、桑寄生，即合张锡纯"寿胎丸"，一方面巩固疗效，一方面为患者备孕。

七

月经期、经期、绝经期病症围（4例）

01. 月经前水肿：经前紧张综合征
（逍遥丸、苓桂术甘汤、天仙藤散、调肝汤）

周某，女，24岁，大学生，未婚，2003年4月15日初诊：患者14岁初潮，16岁有一次来月经时，全身淋雨未及时处理，此后，每次来月经前四五日即出现眼睑浮肿，严重时，感觉眼睛睁不开，身体不适，月经来之后，水肿逐渐消退，月经干净后，需要几天身体才完全恢复。做过多次检查，未发现有肾病和其他疾病，月经周期尚准，月经量不多，白带清稀。现在正值月经前5日，眼睑开始浮肿，腰酸，头晕，心悸，失眠，小腹胀，察之面色白，舌胖淡、津液多，脉弦滑，宜用逍遥散加减，处方：

当归10g	白芍15g	柴胡10g	茯神10g	苍术15g	炙甘草10g
生姜10g	桂枝10g	香附10g	乌药10g	紫苏叶10g	天仙藤15g
茯苓皮15g	陈皮10g	7剂			

4月27日二诊：药后眼睑浮肿情况比以前大为好转，其他感觉也比以前要好，月经已经干净3日，有轻微腹痛，白带较多、色白清稀，舌淡，脉弦，宜用调肝汤加减，处方：

巴戟天10g	白芍15g	当归10g	阿胶10g	山茱萸10g
炙甘草10g	山药10g	茯苓10g	杜仲10g	补骨脂10g
续断10g	蜂房10g	7剂		

　　嘱咐患者如果服上方感觉好的话，每次月经前服逍遥散加减 7 剂，月经后服本方 7 剂，连服 3 个月经周期。

　　3 个月后，经前水肿痊愈，至 2007 年生小孩之前，再未复发。

　　【辨治思维】本案水肿属于经前紧张综合征之一，此类患者不少，病因不明，西医一般采取对症治疗的方法。患者长年周期性地服利尿药，恐其有不良反应，又不能根治，故找中医求治者颇多。此病按照一般"水肿"的治法，用健脾利水之剂，效果不佳，重点当放在肝的疏达之上，故一诊用逍遥散、天仙藤散、苓桂术甘汤 3 方合方加减，予以疏肝理气、活血温寒、化饮为治，症状得以改善；二诊在月经过后，当以调肝养血为主，故用调肝汤加减。如此调理 3 个月经周期后，疾病得愈。

　　本案有本人的一处用药心得，即用天仙藤治疗妇科水肿。妇女出现水肿，大致上有 4 种情况：其一是月经前水肿，与月经周期有关。其二是黏液性水肿，与月经周期无关。两者水肿的部位都在眼睑，肿的程度不严重，前者会随着月经的干净而消退，后者经常早肿晚消。其三是手指小关节肿胀，多出现于 40 岁前后的妇女。其四是妊娠水肿。前三种水肿西医都无法确定具体的病因，情况严重时，只能采取对症治疗的方法。中医按照"脾主湿，肾主水"的理论，从脾肾论治，效果也不显著。我观察到这四种水肿都是妇女所独有，男子则无，当与女性的内分泌有关，不能当作一般水肿来看待，而妇女的内分泌失调与肝的关系最为密切，故考虑从肝论治。《妇人大全良方》有一首"天仙藤散"，由天仙藤、香附、乌药、陈皮、紫苏叶、木瓜、生姜、炙甘草组成，治疗妊娠水肿，肿自双脚开始，往上蔓延，趾间出水。李时珍告诫："不可作水（即当作一般水肿）妄投汤药，宜天仙藤散主之。"天仙藤散原来是淮南名医陈景初的秘方，南宋陈自明称得自李伯时家。我分析全方的重点不在利水，而在理气，不在健脾，而在疏肝。特别是方中的主药天仙藤，苦温无毒，入肝脾，可行气化湿，活血止痛。我意识到本方大有用途，不必拘泥于妊娠水肿，可以广泛用于治疗妇女特有的各种水肿，我常以此方加减，治疗月经前水肿和黏液性水肿，疗效颇佳。《仁斋直指方》有一首"天仙散"，治疗"痰注臂痛"，其主药也是天仙藤，配羌活、姜黄、白芷、白术、半夏、生姜，我常改白术为苍术，治疗中年妇女不明原因的手指关节肿胀，疗效亦佳。

02. 痤疮：月经期皮脂腺分泌旺盛
（丹栀逍遥丸、五味消毒饮、仙方活命饮）

王某，女，24岁，学生，2019年10月26日初诊：痛经，伴少量瘀血块，月经准时。来潮之前脸上长脓包，布满脸颊，色红、大如黄豆大小隆起于皮肤之上，内有脓状分泌物，稍疼痛、不痒。大便几日一次。饮食、睡眠均尚可。

两方：一方治疗月经前后长痘10剂；二方治疗痛经7剂。

一方：
忍冬藤30g　蒲公英30g　紫花地丁30g　天葵子30g　皂角刺10g
天花粉15g　大黄3g　红花5g　凌霄花15g　栀子10g
黄芪30g　当归10g　10剂

二方：
牡丹皮10g　栀子10g　桃仁10g　赤芍10g　白芷10g　皂角刺10g
忍冬藤30g　当归10g　蒲公英30g　蒲黄10g　五灵脂10g　7剂

12月28日二诊：行经时尚存少量坠胀感，痛经已无。脸上红、肿脓包退却70%，仅剩下黄褐色痘印和少量的痘痘，患者向来喜晚睡，原来凸出于皮肤之上的痘已基本平复，痘有少量疼痛，并不痒。大便几日一次。

牡丹皮10g　栀子10g　忍冬藤30g　紫花地丁30g　天葵子10g
野菊花30g　甘草10g　皂角刺10g　7剂

水丸：乳香、没药、牡丹皮、栀子各60g，忍冬藤、紫花地丁、蒲公英、天葵子各90g，白芷、黄芩各60g，黄连50g，皂角刺、夏枯草、天花粉、当归、赤芍、柴胡各60g，玄参90g，浙贝母60g，香附50g。每日2次，每次9g，服完后，月经前不再长痘。

【辨治思维】青年妇女月经因为激素升高，容易长痘，也属于月经期综合征范围，可以通过调经，结合治疗痤疮的方法，用丹栀逍遥丸、五味消毒饮、仙方活命饮为基础加减，火毒重，加黄芩、黄连、大黄清热解毒，痘印红、深，加红花、凌霄花、玄参、夏枯草等活血散结。有效则做药丸服几个月经周期，才能够治愈。

03. 潮热：更年期综合征（知柏地黄丸、二妙散）

毛某，女，53岁，2022年2月22日初诊：绝经近两年半时间，近大半个月来潮热、汗出，凌晨3~5点早醒，睡眠质量不高。为缓解更年期的不适，已服用雌激素半年，还是出现潮热证候。出汗后头、颈部、四肢、肩周酸胀，周身筋疼痛。容易上火，既往经常发口腔溃疡，尿道有炎症，咳痰断断续续有段时日，均靠丸剂控制。大便小便正常（原来易干结）。欲先解决潮热和周身酸胀，口干问题。舌红、苔薄黄，脉细数。

知母 10 g	黄柏 30 g	生地黄 15 g	山药 15 g	山茱萸 30 g
炙甘草 10 g	酸枣仁 30 g	苍术 10 g	肿节风 30 g	玄参 30 g
天花粉 15 g	柴胡 10 g	黄芩 10 g 7 剂		

3月8日复诊：潮热出汗明显改善80%，周身酸胀筋痛，在服第4剂药均得到缓解。7剂药完毕后周身酸胀不复。但咳痰断断续续，2月底做肺部CT显示有炎症，服用阿莫西林、宣肺止咳片后咳嗽止。睡眠质量一般，容易在3~5点早醒。平日胃喜温。甲状腺、乳腺小结节。目前二便正常，舌脉无异。欲巩固更年期出汗的证候做一剂水丸服用。

水丸：知母、黄柏各50 g，生地黄、山茱萸、肿节风、酸枣仁、玄参、天花粉、瞿麦各60 g，萹蓄50 g，礞石90 g，黄芩、神曲各60 g，苍术50 g，牛黄2 g。每日2次，每次9 g。

【辨治思维】本案更年期综合征的主要表现为阴虚挟湿热，故一诊治疗以知柏地黄丸去茯苓、泽泻、牡丹皮，加玄参、天花粉养阴清热，以二妙散加肿节风清利湿热，以柴胡、黄芩、酸枣仁、炙甘草疏肝清热安神。二诊时，加礞石化痰，萹蓄、瞿麦、牛黄清下焦湿热，做药丸久服。

04. 乳房胀痛、潮热盗汗：绝经期雌激素波动
（消瘰丸、姚寓晨菟地益肾丸、二至丸）

孙某，女，53岁，2006年5月4日初诊：患者于2005年7月因患乳腺导管内乳头状瘤，进行手术切除，切片检查，尚未发现癌变。在此之前，因为患有多发性子宫肌瘤，进行剥离手术，另外尚有肾上腺结节、甲状腺

结节，但无任何症状。目前，雌二醇水平高于正常值 3 倍，仍然每月来月经。考虑到雌激素水平过高对乳腺的刺激大，恐导管瘤复发，医生建议其进行卵巢切除，患者不同意，于是找中医治疗，曾经服海藻玉壶汤等中药百余剂无效。目前主要症状为：两侧乳房胀痛，月经前较严重，月经过后仍然不消失，经量中等，周期尚准，时间 4 日，睡眠欠佳。察之面容清瘦，面色偏黄，面部、手足皮肤有多处老年斑，舌红、舌体偏瘦、有薄黄苔，脉细数，宜用消瘰丸加减，处方：

浙贝母 15 g	玄参 15 g	牡蛎 30 g	王不留行 15 g	穿山甲 5 g
柴胡 10 g	黄芩 10 g	木鳖子 10 g	夏枯草 15 g	莪术 15 g
蒲公英 15 g	石见穿 15 g	黄芪 30 g	蜂房 10 g	天花粉 15 g
麦芽 30 g	15 剂			

5 月 21 日二诊：药后乳房胀痛明显减轻，进行雌激素测定，各项指标开始下降，守方不变，加漏芦 15 g、僵蚕 10 g，穿山甲增至 10 g，续服 15 剂。

8 月 6 日三诊：因复诊不方便，未及时检查，连服上方 50 余剂后，检查结果显示：雌激素降至正常水平以下，出现潮热盗汗，失眠多梦，口干，舌红、苔薄黄，脉细数。宜用益肾蒐地汤合二至丸加减，处方：

生地黄 30 g	熟地黄 10 g	白芍 10 g	丹参 15 g	地骨皮 30 g
知母 10 g	黄柏 10 g	女贞子 15 g	墨旱莲 15 g	山茱萸 10 g
龙齿 30 g	蒐丝子 10 g	巴戟天 10 g	15 剂	

另外，哈蟆油每日 1 次，每次 2 g，半个月后测定雌激素水平。

10 月 5 日四诊：服上方后潮热盗汗、失眠多梦等均大为好转，服药期间，来过一次月经，尚属正常，雌激素测定已在正常范围。宜用上方合消瘰丸加减，制为蜜丸缓图，以巩固疗效，处丸药方：

生地黄 30 g，熟地黄 50 g，白芍 10 g，丹参 15 g，地骨皮 30 g，知母、黄柏各 10 g，女贞子、墨旱莲各 30 g，山茱萸 10 g，龙齿 30 g，蒐丝子、巴戟天、淫羊藿、浙贝母各 10 g，玄参、牡蛎各 30 g，穿山甲、柴胡、蜂房各 10 g，天花粉 15 g。3 剂，为蜜丸，每日 2 次，每次 10 g，餐后开水送服。1 剂药大约可服 100 日。

2007 年 3 月电告：服上方后情况稳定，所有症状消除，月经未再来，老年斑似乎有所变淡，仍用原方制成蜜丸，服半年以善后。

【辨治思维】本案先后出现雌激素过高与雌激素过低两种情况，前者是自身内分泌紊乱所致，后者是服药过度所引起，治疗后得以恢复正常，说明用中药调整内分泌失调效果是显著的。妇女年过半百仍然有月经者，目前尚不在少数，但患者有乳腺导管瘤病史，雌激素过多，显然对乳腺病不利，西医主张手术切除卵巢，被患者拒绝，因此找中医诊治。一诊见其主要症状为乳房胀痛，当以软坚散结、疏肝达郁为主，以消瘰丸加减，服 15 剂后，经检查雌激素开始下降，续服 15 剂，应当再做检查，但患者未遵医嘱，连服 50 余剂中药，导致雌激素降至正常水平以下，出现潮热盗汗等一系列的围绝经期综合征症状，故三诊用益肾菟地汤合二至丸加减，并辅以哈士膜油补充雌激素，服至雌激素正常后，改以丸剂缓图，终于治愈。

益肾菟地汤是妇科名医姚寓晨先生的经验方，由菟丝子、生地黄、熟地黄、淫羊藿、炒白芍、炒知母、炒黄柏、巴戟天、丹参组成。方中菟丝子、淫羊藿、巴戟天温补肾阳，生熟地黄、肥知母、川黄柏滋益肾阴，白芍敛肝和营，紫丹参活血养血。本方系培益肾气、燮理阴阳的方剂，临床上可灵活掌握，加减应用。

本案有一处遗憾，即在原始病案中，未见到催乳素的检查结果，也不知道乳腺导管瘤手术前的催乳素是否高？从我的临床经验来看，催乳素过高的患者，容易产生乳腺增生类疾病，雌二醇过高的患者，容易产生子宫肌瘤类疾病，细胞增生与雌激素之间存在因果关系，在用中药辨证论治时，有时需要进一步追溯激素异常增高的原因，以排除脑垂体瘤，因为脑垂体肿瘤也可导致激素分泌异常。我曾治疗过一个类似的病例，患者 40 岁，患有乳腺增生、子宫肌瘤等，长期月经提前、量多，乳房胀痛，查催乳素、雌二醇均高出正常值数倍，我以神效瓜蒌散加减治疗乳房胀痛，以清经散治疗月经提前，治疗一个月经周期后，各项症状得以缓解，两项雌激素均降至正常水平以下很多，但做 CT 检查发现有脑垂体瘤。本案虽已临床痊愈，但仍须密切观察，必要时还应做相应的检查，以免耽误病情。

第三类——男科病

一

前列腺增生与前列腺炎

（4例）

01. 尿频、尿急、夜尿多：慢性前列腺炎
（五苓散、桂枝茯苓丸）

李某，男，59岁，2018年4月28日初诊：患有前列腺炎两三年，每到春夏之交会明显加重，表现为夜尿增多4~5次，白天有尿频尿急，平时排大便也比较困难，大便成形，大便时生殖器坠胀感，会阴处也发胀，但不痛，严重影响睡眠及生活质量。舌淡，脉缓，平时也不易上火，无口干口苦现象。

> 桂枝10g　牡丹皮10g　桃仁10g　赤芍10g　土鳖虫10g　牵牛子10g
>
> 刘寄奴2g　木香10g　茯苓10g　猪苓10g　泽泻10g　车前子15g
>
> 7剂

5月5日二诊：服上方第一剂即取得良好效果，服完7剂后夜尿减少至1次，生殖器坠胀感及会阴部胀满感完全消除。要求做药丸拉长药效，缓解炎症发生。

水丸：桂枝、茯苓、牡丹皮、桃仁、赤芍、土鳖虫、牵牛子各90g，刘寄奴、木香各60g，小茴香30g，延胡索、水蛭、泽泻、白术各90g。每日2次，每次9g。

服完后症状完全消失。

【辨治思维】本案是常见的前列腺炎，所谓前列腺炎，其实是一种非炎性炎症，是一种慢性炎性增生。我以五苓散合桂枝茯苓丸治疗。患者夜尿多，白天小便也急，舌淡，脉缓，不上火，明显是阳虚膀胱之水不能化气，水饮直接从膀胱排出，这正是五苓散所主。我用原方加牵牛子、车前子，加强利尿作用，所谓"通因通用"。同时，患者还有会阴部坠胀，小便时大便也坠胀难解的症状，一般人会从气滞的角度辨证，以我的经验来看，患病两年，必定气病入血，应从瘀血凝滞入手治疗，故用桂枝茯苓丸加刘寄奴、土鳖虫软坚散结，稍加木香理气，一诊即有显著疗效。二诊加小茴香、延胡索，温元理气，加强膀胱气化作用，做药丸巩固疗效。读者可能会有一个疑问：《金匮》肾气丸恰好是治疗夜尿多的，为什么反而选择治疗小便闭的五苓散呢？不是方证不符吗？首先应该明白，无论小便多或少，只要病机都属于阳虚水不化气，这两首经方都能够用，《金匮》肾气丸偏于温补，五苓散偏于温通。患者正当中年，没有明显的腰酸膝软等肾虚症状，加上有瘀滞在内，故宜通不宜补，选择五苓散比肾气丸要好。

02. 尿后余沥、滴白：前列腺增生 (清心莲子饮)

杨某，男，48岁，2004年5月5日初诊：患慢性前列腺炎10余年，有轻微前列腺增生，小便浑浊，尿后有余沥，时有白色分泌物，阴茎胀痛、小腹胀、会阴部胀，大便时常干结，全身乏力，失眠多梦，心烦口苦，舌边尖红、苔黄腻，脉滑，拟用清心莲子饮加减，处方：

石莲子15 g	莲子心5 g	莲须10 g	车前子10 g	麦冬10 g
黄芩10 g	地骨皮15 g	刺五加30 g	地榆15 g	茯神15 g
香附15 g	川楝子10 g	延胡索10 g	虎杖10 g	14剂

5月30日二诊：服上方后，大便通畅，阴茎、小腹、会阴部胀痛的症状大为缓解，睡眠状况和精神疲乏都有改善，尿后仍有余沥，会阴部偶尔有不适感，口苦，舌苔薄黄，脉弦滑，仍用前方加减为丸：

石莲子30 g，莲子心、莲须、车前子各15 g，麦冬、黄芩各10 g，地骨皮15 g，刺五加、地榆、茯神、香附各30 g，川楝子、延胡索各15 g，水蛭、大黄、土鳖虫各30 g，琥珀20 g，穿山甲15 g，熊胆10 g。蜜丸，每日2次，每次10 g，餐后开水送服。

7 月 18 日三诊：服药后可维持不发，小便淋漓涩痛症状已经不明显，仍有小便不尽，时有腰酸、怕冷的现象，舌苔薄黄，脉弦细滑，仍用原方，加续断、淫羊藿、菟丝子、九香虫各 15 g，大海马 1 对，为蜜丸。每日 2 次，每次 10 g。

患者服蜜丸近 1 年，所有症状基本缓解，轻度前列腺增生也消失。

【辨治思维】慢性前列腺炎到底属于炎症还是非炎症，西医学界至今仍有争论，此病可以迁延多年不愈，且用抗生素疗效不好。由于前列腺以及生殖器长期处于充血、水肿状态，故产生小腹胀、睾丸胀痛、阴茎胀痛、小便浑浊余沥不尽，阳痿等一系列局部症状，并影响到全身，出现疲劳乏力、腰酸腰痛、失眠多梦等症状，时间较长，则多伴有前列腺增生，炎症与增生之间有着直接的因果关系。中青年患者炎性表现较为突出，老年患者增生特点较为明显，慢性前列腺炎在中医多属于"淋证"范畴，前列腺增生则多属于"癃闭"。在治疗方法上，慢性前列腺炎初起多宜清热通利，兼以理气活血，八正散为其代表方；中期不宜一味通利清泄，当通中有涩，利中有收，清泄之中兼以养阴益气，才能获得长期的疗效，其代表方为清心莲子饮，如果已经伴有前列腺增生，当适当参以软坚散结之品。本案以炎性表现为主，兼以轻度增生，故始终以清心莲子饮为主方加减。

本案有本人的两点用药心得：其一，莲子肉、莲子心、莲须并用。莲子肉长于健脾益气，莲子心长于清心除烦，莲须长于益肾摄精，三者同用，对于缓解慢性前列腺炎一系列局部和全身的症状，比单纯用莲子肉效果更好。原方的莲子，本为石莲子，即带黑褐色皮的老莲子，《本经逢源》云：

> "石莲子，本莲实，老于莲房，坠入淤泥，经久坚黑如石，故以得名，补助脾阴而涤除热毒，然必兼人参之大力开提胃气，方始克用。"

很显然，石莲子清热解毒祛邪的作用是普通莲子肉所不能替代的，可惜现今药店一般不备此品，根据我的经验，如果能够用石莲子，则效果比莲子肉好。

其二，地榆、刺五加并用。对于各种慢性炎症，如果既有内热存在，又因病久耗气阴伤时，我经常将地榆、刺五加并用，以期达到消炎作用持久、热清而元气不伤的效果，其中，地榆性微寒，味苦酸涩，擅长清热解毒，凉血止血，是一味不可多得的既可入气分，又可入血分的良药，朱良春先生常用之"清利通淋"，认为：

"生地榆所以能治淋者，盖缘其能解毒抗菌消炎，一也；擅入下焦除疾，二也；性涩可缓尿频，三也。本品通中寓涩，祛邪而无伤肾耗阴之弊，诚非其他淡渗清利之品所可比拟，凡遇急性或慢性泌尿系感染急性发作，皆相适宜。"

对于慢性前列腺炎的治疗，清心莲子饮本为对证的方剂，我在方中加地榆、刺五加，并以刺五加代替原方中的人参、黄芪，感觉对于改善该病局部及全身症状，效果超过原方。

03. 癃闭、会阴部胀：**前列腺增生**（朱良春刘寄奴方、青娥丸）

铁某，男，80 岁，2004 年 1 月 10 日初诊：患前列腺增生多年，经常小便癃闭，点滴不出，自行导尿才能缓解，有冠心病、高血压，经常腰酸腰痛，小腹胀，会阴部胀，大便不畅，小便清，察其面色红润，舌苔黄腻，口不渴，脉小弦，拟用刘寄奴方加减，处方：

刘寄奴 20 g	王不留行 15 g	熟地黄 15 g	山药 20 g	山茱萸 10 g
萆薢 10 g	琥珀 10 g（包煎）	沉香 5 g（后下）	杜仲 15 g	续断 15 g
补骨脂 10 g	核桃仁 30 g	肉苁蓉 30 g	14 剂	

1 月 24 日二诊：服上方后，腰痛腰酸、小腹胀明显好转，大便通畅，小便清长，会阴部胀感仍未消失，煎剂照原方续服 14 剂，另加服一料化铁丸，处方：

威灵仙、楮实子各 45 g，三七、穿山甲、土鳖虫、水蛭各 20 g，鹿角霜、大海马、乌梅、鸡内金、皂角刺、全蝎、急性子、蜂房、紫河车、淫羊藿各 30 g，九香虫 15 g。蜜丸，每日 2 次，每次 10 g，餐后开水送服。

3 月 14 日三诊：服上方后，感觉良好，会阴部胀痛也基本消失，停服煎剂，续服蜜丸：

威灵仙、楮实子各 45 g，三七 20 g，穿山甲 30 g，萆薢 10 g，桃仁 30 g，九香虫、急性子各 15 g，水蛭 30 g，大黄、土鳖虫各 15 g，莪术 50 g，皂角刺、全蝎、乌梅、蜂房各 30 g，大海马 1 对，紫河车 30 g。蜜丸，每日 2 次，每次 10 g，餐后开水送服。

5 月 16 日四诊：偶尔脚麻，腰部隐痛，检查第 4、第 5 腰椎骨质增生，口不渴，舌淡苔白，脉缓，百损丸合化铁丸加减，丸剂处方：

威灵仙、楮实子各45g，急性子20g，石见穿15g，土鳖虫20g，皂角刺10g，大海马1对，肉苁蓉、紫河车各30g，刺猬皮20g，穿山甲、淫羊藿各10g，杜仲20g，补骨脂10g，续断15g，骨碎补20g，三七、琥珀、血竭、鹿角霜、蜂房各10g，白芥子20g。蜜丸，每日2次，每次10g，餐后开水送服。

上方服至2007年，几年来小便再无困难，腰痛也未发作，但前列腺也未明显缩小。

【辨治思维】患者因为是高龄，又患冠心病、高血压等，尽管前列腺增生比较严重，但医患双方都不愿进行手术治疗，一直采用保守疗法，每当小便不出时，即实行导尿，多年来，患者自己已经掌握了导尿术，免除了住院之苦。但就诊前的半年以来，尿闭发作频繁，三五日要导尿1次，生活质量不高是可以设想的，故患者希望中医能解决问题。一诊所见证候，为肾虚瘀阻，适合用朱良春先生的刘寄奴方合青娥丸加减，二诊时，在一诊处方有效的基础上，以化铁丸缓图，丸药守方不变，患者一直吃到现在，虽然前列腺未见明显缩小，但不再需要导尿，保证了老人的基本生活质量。

该案有本人的一处用药心得，即在丸剂中，针对前列腺增生的特点，使用了大量动物药，以加强其软坚散结、缓中补虚的作用。所加动物药共11味，即水蛭、土鳖虫、穿山甲、刺猬皮、九香虫、鸡内金、大海马、全蝎、蜂房、鹿角霜、紫河车。诸动物药中，攻邪之品五味，即水蛭、全蝎、土鳖虫、穿山甲、刺猬皮，均具有深入血络、搜剔顽邪的强大作用。其中的刺猬皮较少运用，《神农本草经》云其治"阴肿痛引腰背"，《名医别录》云其"疗腹痛疝积"，现代有人单用此药治疗前列腺炎和肾结石。扶正之品共6味，即鹿角霜、鸡内金、大海马、紫河车、蜂房、九香虫。其中，鹿角霜既能温补督脉，又可软坚散结，对于中老年人由于肾气衰退引起的各种增生症，具有独到的扶正祛邪作用。鸡内金健胃消食，亦可消积。张锡纯云："不但能消脾胃之积，无论脏腑何处有积，鸡内金皆能消之，是以男子疝癖、女子癥瘕，久久服之皆能治愈。"九香虫，《本草新编》云："兴阳益精，虫中之至佳者，入丸散中，以扶衰弱最宜。"特别是大海马，我认为其堪称治疗前列腺增生的要药。李时珍评价海马的四大功效为"暖水脏，壮阳道，消瘕块，治疗疮毒肿"，其中前三项均适合于本病，因为小便不利、阳痿、前列腺增生，都是本病的主要特征。方药宜制成蜜丸以缓图，久服能改善症状，恢复功能，尚不严重的增生可得以缩小或控制发展。总之，通过临床实践可知，治疗前列腺增生，不仅需要软坚散结、活血化瘀的药物，也需要温肾壮阳，增加雄激素水平的药物，互相配合，才有可能消除增生的组织，这就是中医消补兼施的道理。

04. 尿道口灼热、会阴部胀痛：慢性前列腺炎急性发作
（桂枝茯苓丸、五苓散、八正散、当归补血汤、陈氏加减驻景丸）

周某，男，58岁，2018年6月9日初诊：慢性前列腺炎患者，起夜频繁（3~4次），有尿频尿急现象，小便不畅，目前出现尿道口有烧灼感，会阴部胀痛，既往有甲状腺功能减退病史，腰痛，饮食尚可，神经性耳鸣，眼睛有重影。舌暗淡，脉弦。

桂枝 10 g	茯苓 10 g	牡丹皮 10 g	桃仁 10 g	赤芍 10 g	猪苓 10 g
泽泻 10 g	白术 10 g	土鳖虫 10 g	黄芪 30 g	萹蓄 10 g	瞿麦 10 g
车前子 15 g	人参 10 g	14 剂			

7月12日二诊：服上方后起夜次数明显减少，尿频尿急症状缓解，尿道口灼热感消失，耳鸣逐减改善，原方加减，去猪苓、泽泻、白术、土鳖虫、瞿麦，加五味子、菟丝子各15 g，枸杞子30 g，7剂。

另以水丸巩固疗效：

桂枝、茯苓、牡丹皮、桃仁、赤芍各60 g，车前子、五味子、枸杞子、菟丝子、黄芪各90 g，当归60 g，三七90 g，全蝎50 g，楮实子、紫河车各90 g。每日2次，每次9 g。服后病情稳定。

【辨治思维】本案用桂枝茯苓丸合五苓散，因为尿道口有灼热感，故加八正散中的萹蓄、瞿麦、车前子养阴清热；耳鸣、腰痛、眼睛重影，均为肾虚，故加黄芪、人参。一诊有效后，二诊更合当归补血汤、陈氏加减驻景丸，补肝肾，治疗眼疾。陈氏加减驻景丸为已故四川名老中医陈达夫创制，由楮实子、菟丝子、枸杞子、五味子、车前子、茺蔚子、三七、紫河车、全蝎、木瓜、寒水石组成。

二

性功能障碍

（1例）

勃起不坚、早泄：性功能障碍（五子衍宗丸）

刘某，男，41岁，2019年1月10日初诊：勃起不坚3个月余，早泄，因工作压力大，情志不畅，夫妻生活不和谐，甚至根本无兴趣同房。2014年因为焦虑，出现过此况，情绪舒缓后恢复。脾气性格急躁，后背心发胀，下半身怕冷严重。肠胃容易腹泻，一般情况下大便偏稀，不成形。晨起手麻，小便、饮食、睡眠均尚可。

菟丝子 15 g	五味子 10 g	枸杞子 15 g	覆盆子 15 g	车前子 15 g
九香虫 10 g	蜈蚣 5 g	淫羊藿 15 g	仙茅 10 g	韭菜子 30 g
麻黄 5 g	10剂			

1月19日二诊：上方稍感见效，兴致稍有增加。大便偏稀，手麻稍稍缓解，为丸药长期服用。

水丸：菟丝子、车前子、五味子、覆盆子、韭菜子、枸杞子、淫羊藿各90 g，仙茅60 g，九香虫90 g，麻黄、石榴皮各60 g，白参90 g。每日2次，每次9 g。

3月16日三诊：整体感觉尚好，兴致在二诊上又有所提高，勃起的坚硬度比一诊时改善大半有多。感觉服丸药期间头皮出油，上火状不明显，咽中有痰。其他尚可，无不适。

水丸：**土茯苓** 150 g，**忍冬藤、黄柏、苍术、菟丝子、五味子、覆盆子、韭菜子各** 90 g，**海马** 60 g，**九香虫、法半夏、车前子各** 90 g，**蜈蚣** 30 条，**枸杞子** 90 g。**每日** 2 次，**每次** 9 g。

服后基本改善。

【辨治思维】本案采用五子衍宗丸加三仙、韭菜子、麻黄、蜈蚣、九香虫，这是我治疗男性患者性功能障碍或减退的常用方，临床有效。五子衍宗丸出自道教的《悬解录》，相传是张果老献给唐玄宗的养生方，有保护睾丸生精功能，调节下丘脑-垂体-性腺轴功能，还有抗衰老等作用。一诊煎剂有效，则二诊做药丸长期服，三诊见患者大便稀溏，头油多，咽喉有痰，故仍然守前方，加土茯苓、苍术、黄柏、法半夏去痰湿。

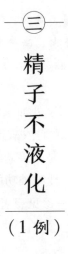

精子不液化

（1例）

无症状：**精子不液化**（知柏地黄丸）

唐某，男，30岁，2018年2月6日前来就诊：精子不完全液化，排精量少，精子活动力、精子活力都不达标。性功能无障碍。饮食、大小便均正常。舌苔黄腻，脉浮数。

生地黄 15 g	山药 15 g	山茱萸 10 g	知母 10 g	黄柏 10 g
茯苓 10 g	泽泻 10 g	牡丹皮 10 g	菟丝子 10 g	车前子 30 g
玄参 15 g	覆盆子 10 g	五味子 10 g	龟甲 6 g	地骨皮 15 g　30剂

4月26日微信反馈：现在排精量是 2.5 mL，已经正常，以前是 1.3 mL；目前的精子活动率是 40.98%，以前的精子活动率是 26.67%，精子活力较以前有好转，还是处于不正常状态。精子密度结果显示：8.48×10^6/mL，不正常。

根据患者化验结果报告显示，对比服药前后精液质量：

检查日期	排精液量	精子活动率	精子活力	精子密度
2017-01-26	1.3 mL	26.67%	不正常	16.02×10^6/mL
2018-04-21	2.5 mL	40.98%	36.07（不正常）	8.48×10^6/mL
正常值范围	≥2 mL	>60%	a 级≥25% a 级+b 级≥50%	≥20×10^6/mL

　　【辨治思维】男性不育的三大难关是无精、死精与精子不液化，其中，精子不液化的治疗虽难，尚属有法可图。本案结婚 3 年不孕，问题出在男方，除了精子不液化之外，精液量少，精子活动率也低。2017 年患者曾经吃过一个月的药丸，但服完后没有去检查。今年 2 月份，因为感到生育问题的迫切，吃完 2 个月药丸之后进行了检查，精子已经完全液化，精液量和精子活动率也有所提高。初诊时，询问患者平时并没有感到性生活障碍，仅仅凭借容易"上火"，以及舌红苔薄黄这两种证候，判断为下焦阴虚火旺，精液受到煎熬，故干涸而不能液化。此时宜甘寒滋阴而不能苦寒折火，处以知柏地黄丸加玄参、地骨皮、龟甲养阴，加菟丝子、五味子、覆盆子益精，避开偏温偏滑利的枸杞子、车前子。二诊因为精子密度不够，故去龟甲，加紫河车、蛤蚧益肾填精，仍然做药丸服 2 个月。

第四类——儿科病

一

呼吸道感冒

（10 例）

01. 风寒感冒咳嗽（参苏丸）

某女孩，7 岁，2011 年 10 月 24 日初诊：患儿平常易受风寒，经常感冒，本次感冒 3 日，咳嗽、咳痰色白，头痛发热，1 小时前量体温 38.5 ℃，不出汗，不想吃饭，今天呕过 1 次，大便正常，以前发热、咳嗽时，动辄吃消炎药，输液，每次拖很长时间才好，这次家长想改吃中药。察之面色微红，舌淡、苔薄白，咽喉不红不痛，脉浮数，用参苏丸加减：

杏仁 8 g	麻黄 5 g	紫苏叶 10 g	炙甘草 10 g	桔梗 10 g	前胡 10 g
枳壳 6 g	法半夏 6 g	陈皮 5 g	木香 5 g	葛根 10 g	茯苓 10 g
神曲 10 g	藿香 10 g	生姜 10 g	大枣 10 g　3 剂		

服 1 剂药热即退下，体温正常，仍然有咳嗽，并未加剧，3 剂药后，感冒痊愈。建议经常吃点玉屏风散，预防感冒。

【辨治思维】感冒初起时，即使发热、咳嗽，也千万不要用抗生素，或输液，因为感冒大多数是病毒引起的，抗生素只对细菌有作用，不仅不能杀死病毒，反而使人体免疫功能受到压制，使感冒久拖不愈。不必到医院就诊，可以根据个体的情况，选择中成药治疗，注意保暖，多休息，多喝开水，让人体的自愈力发挥作用。感冒一般分为两大类：一类是呼吸道感冒，一开始表现的重点是咳嗽，鼻塞，并可能伴随有头痛，发热，不出汗，或者汗不多。属于风寒者，多数有形寒怕冷，咽喉不疼，口不渴，舌淡，脉浮缓或浮数，用参苏丸；属于风热者，多数有咽喉疼痛，口渴，舌偏红，脉浮数，用银翘解毒丸，桑菊感冒片；属于"寒包火"者，既有形寒怕冷，流清鼻涕，又有咳嗽吐黄痰，用通宣理肺丸。无论是风寒感冒或风热感冒，在全身症状缓解后，余留有咳嗽未痊愈，都可以用止嗽散加减收尾。一类是胃肠型感冒，一开始表现的重点是呕吐，腹泻腹痛，并可能伴随有头痛发热身痛等。偏于寒湿重者，用藿香正气丸；偏于湿热重者，用保济丸。当然，胃肠型感冒与呼吸道感冒不是截然划分的，在咳嗽、腹泻同时出现时，则可以选择参苏丸加藿香正气丸，或银翘解毒丸加保济丸，两类感冒同治。如果有食积，消化不好，不想吃饭，口臭，舌苔厚腻，都可以加保和丸消食和胃。以上几首古方均流传了几百、上千年，一般中药店都有成药出售，十分安全有效，特别适合于小孩和老人服用。只要掌握了以上的辨证原则，每个普通人都可以选择对证的成药，不必上医院找医生，自己就可以治愈各种类型的早期感冒发热、咳嗽、腹泻。本案情况稍微有些复杂，所以我开的煎剂。

预防风寒感冒的中成药，以玉屏风散为首选。此方出自《丹溪心法》，共 3 味药，以黄芪益肺护卫，白术健脾固中，防风祛风去邪。对于元气不足，免疫功能低下，体虚汗多，食欲不佳，容易受寒，经常感冒之人，特别是老人和小孩，服之有预防作用。然而，有些小孩，也经常出汗，容易感冒，但舌红、口干，食欲好，这是有内热，服玉屏风散则没有作用，可以服桑叶乌梅汤。这首验方，出自我的经验，共 4 味药，以桑叶 15 g 清热止汗，乌梅 30 g 生津止渴，黄芪 30 g 御风固表，甘草 10 g 清热解毒。可以煎成汤剂，当做饮料喝，清热止汗，预防风热感冒。

我曾经于 2011 年 7 月 13、14 日，在央视 10 台《健康之路》栏目做过《中医看过来：小儿感冒发热咳嗽》的节目，介绍过治疗和预防感冒发热的葱豉汤、参苏丸、银翘解毒丸、玉屏风散、桑叶乌梅汤等，内容收载在拙著《我是铁杆中医——彭坚学术观点与临床心得集》上卷。在这之前，也在该栏目讲解过"千古名方""藿香正气散""小柴胡汤""小青龙汤"等，点击新浪网"彭坚的博客"，就可以看到。但由于视频节目给予的时间有限，很多细节无法讲清楚。在播出后的一年多时间，我收到各地发来的短信、邮件、微博数千条，全国许多观众都想进一步深入了解有关知识。故我在本节选择了 10 多例感冒发热咳嗽用不同方剂治疗的病案，患者都是小孩，意在尽量让全国孩子的父母、爷爷、奶奶们都能够学习和掌握。这些治疗的方法，同样适合于成人，只是用药的剂量须适当加大。

02. 凉燥感冒咳嗽 （杏苏散）

黄某，男，5 岁，2012 年 11 月 5 日初诊：患儿感冒 3 天，咳嗽，有痰声，偶尔咳出白痰，咳剧时呕吐，流清鼻涕，不发热，口不渴，不出汗，食欲尚可。察之面色白，唇淡，舌苔薄白，有津液，脉弦数。用杏苏饮加减：

杏仁 6 g	紫苏叶 5 g	炙甘草 10 g	桔梗 8 g	前胡 6 g	枳壳 6 g
法半夏 6 g	陈皮 5 g	茯苓 10 g	生姜 10 g	大枣 10 g	5 剂

服 3 剂后即痊愈。

【辨治思维】 杏苏散出自《温病条辨》，是参苏丸的减味方，治疗单纯感受了凉燥，由于肺气不宣而引起的咳嗽。这种感冒咳嗽，多半为深秋天气转凉的季节易得，故吴鞠通称之为"凉燥"，患者咳嗽、吐白痰，舌淡，口不渴，但一般没有头痛、身痛，不发热，饮食尚可，身体不虚，故减去参苏丸中解表止痛、理气和胃、益气补虚的葛根、木香、党参等 3 味药，使药味更加精炼、专一。但此方发汗解表的力量不够，如果发热，不出汗，则要加麻黄 3 g 或豆豉 100 粒、葱白 5 根发汗透表；头痛，不想进食，仍然要加入葛根 15 g、木香 6 g。

03. 寒包火感冒发热咳嗽 （通宣理肺丸）

刘某，女，10 岁，2012 年 12 月 4 日初诊：患儿感冒咳嗽 1 周，吃过感冒灵、安必仙（氨苄西林）、护彤（小儿氨酚黄那敏颗粒）等药未愈，仍然咳嗽、痰多、色黄，流清鼻涕，怕冷，不出汗，体温 38 ℃。舌淡红、有薄黄苔，脉浮缓。用通宣理肺丸加减：

杏仁 9 g	紫苏叶 10 g	炙甘草 10 g	桔梗 10 g	前胡 10 g	枳壳 6 g
法半夏 10 g	陈皮 10 g	茯苓 10 g	生姜 10 g	大枣 10 g	麻黄 6 g
黄芩 10 g	浙贝母 10 g	5 剂			

1 剂药后退热，服 5 剂后痊愈。

【辨治思维】通宣理肺丸可以视为杏苏饮的加味方，即杏苏饮加麻黄、黄芩，用于治疗风寒感冒属于"寒包火"的证候。因为仍然外有风寒未去，故鼻塞、流清鼻涕，怕冷，不出汗；风寒久滞，有往内走化热的倾向，故痰黄，舌淡而有薄黄苔，这都是"寒包火"的特征。如果鼻塞严重，清鼻涕中夹有黄鼻涕，则是感冒诱发了鼻炎，可以合用辛夷散，即加辛夷 5 g，苍耳子 10 g，白芷 5 g；如果黄痰多者，可以加浙贝母 10 g，小孩素来属于"火体"，喜欢出汗者，再加桑白皮 19 g，地骨皮 29 g，清肺热。

以上几个属于风寒感冒咳嗽的案例，全部是用参苏丸及其变方治疗的。患儿即使不找医生开煎剂，只要认准属于风寒或"寒包火"的感冒咳嗽，对证选择成药参苏丸或通宣理肺丸，都能够取得迅速治愈的效果。这两种成药，不仅适合小孩，也适合用于成人。

《局方》参苏丸堪称治疗风寒感冒的标本兼治方，在临床运用极为广泛，灵活加减，可以适合各种风寒感冒、发热、咳嗽的患者。

本方共党参、紫苏叶、葛根、半夏、前胡、木香、枳壳、茯苓、桔梗、炙甘草、陈皮、生姜、大枣 13 味药。以党参益气，紫苏叶、葛根疏风解表，半夏、茯苓、陈皮化痰止咳，枳壳、前胡、桔梗、木香升降肺胃之气，生姜、大枣调和营卫。用治虚人感受风寒症见头痛、咳嗽、痰多清稀色白等症。

如果表证郁闭的证候表现突出，不出汗，身痛，头痛，怕冷，发热或不发热，则用原方加麻黄散寒解表或用葱豉汤煎煮后，送服成药参苏丸；如果咳嗽的症状表现突出，则加杏仁降气止咳；如果兼内有郁火，则加黄芩清热，痰黄，再加浙贝母化热痰，咽喉疼痛，再加玄参清热解毒；如果脾虚突出则加白术，即合六君子汤健脾益气，特别是抵抗力下降，反复咳嗽者，尚可加黄芪，党参改白参益气固表，有很好的预防再次感冒咳嗽的作用；如果兼有肠胃不适，则加藿香、神曲、山楂以化湿、消食、开胃。

04. 风热感冒发热咳嗽（银翘散、止嗽散）

邵某，男，6 岁，2011 年 8 月 11 日初诊：患儿从昨天起感冒发热，头痛，咳嗽、有黄白色痰，咽喉疼痛，精神疲惫，吃了退热药和注射抗生素后，没有退热。半小时前量口表，体温 39.8 ℃。察之面色红，舌红，咽喉红肿，舌苔薄黄，脉浮数。扪之额头微微有汗，全身干燥无汗，大便不干结。用银翘散加减：

金银花 15 g	连翘 10 g	薄荷 6 g	荆芥 6 g	桔梗 10 g	甘草 10 g
豆豉 10 g	牛蒡子 10 g	芦根 15 g	淡竹叶 6 g	黄芩 6 g	玄参 10 g
浙贝母 10 g	2 剂				

加小葱的葱白连须 5 根，拍烂，加水 4 碗，煎开后 8 分钟，先服 1 碗，其他药泡在容器中，下次服时，煎开即可。如果热未退，2 小时后，再服 1 次，每剂药可以服 3~4 次。

服上方 1 剂后，汗出热退，第 2 剂不用葱白和豆豉，服完后，仍然有咳嗽，咽喉微痒，有痰、咳不出。舌淡红，脉缓。处方：

荆芥 6 g	紫菀 6 g	白前 6 g	百部 6 g	桔梗 10 g	炙甘草 10 g
陈皮 6 g	川贝母 5 g	玄参 6 g	3 剂		

服完后，咳嗽已愈。

【辨治思维】银翘散是治疗风热感冒的首选方剂，虽曰"散"，其实是饮片煎服。做成药丸，则称作银翘解毒丸，丸剂以水丸为佳，不宜做成蜜丸。原方出自《温病条辨》，方中以金银花、连翘清热解毒，轻宣透表为君药；荆芥、薄荷、豆豉辛散表邪，透热外出为臣药；牛蒡子、桔梗、甘草利咽散结，淡竹叶、芦根清热止渴共为佐药；甘草调和诸药为使药。治疗发热、头痛、微恶风寒、口微渴，舌微红、苔薄白等一切外感上焦风热之证。从我的临床经验来看，用本方的要点是服药的方法。一般感冒咳嗽，每天煎 1 剂药，服 2~3 次即可；风热感冒重症，则以每 4 小时服一次为妥。叶天士在《温热论》中云："温病传变最速。"风热感冒往往比风寒感冒发展变化要快，及时控制，非常重要。加之中药是天然药物，比化学合成的西药有效成分低得多，采用总剂量较大、频繁投药的方式，使药物有效成分在血液中始终保持较高的浓度，对于迅速控制和治愈疾病是十分有利的。吴鞠通很懂得这个道理，他创制的名方银翘散就是采用这种重者 4 小时服一次的频服法。然而，吴鞠通太过于拘泥"在卫汗之可也，到气方可清气"的原则，往往在温热病初起时避开苦寒药，用过银翘散几天之后仍不解时，再加黄芩、栀子等苦寒清热药，这无异于刻舟求剑，有时耽误病情。不少当代医家对此亦有微辞，如朱良春、姜春华等前辈曾撰文指出：对重症温病，一开始就要用苦寒药"截断"。

我在临床用银翘散治疗重症风热感冒发热咳嗽的患者，一开始就在原方中加葱白、杏仁、黄芩、板蓝根、玄参；若胸脘痞闷，胃纳不佳，更加郁金、石菖蒲、藿香、神曲；金银花与板蓝根常用至 30 g。每剂药用 4~5 碗水煮开数分钟，热饮 1 碗，余下的药汁让其浸泡在药中，每两三小时热饮 1 碗，使身上始终保持微汗，患者常常一天之内，未尽剂而愈，且很少有人继发支气管炎与肺部感染。

风热感冒从罹患的季节来看，春夏秋季为多，属于火体者为多。患者一般都有咽喉疼痛，发热，不怕冷，或轻微怕冷，汗出不多，舌红、舌苔薄白，脉数等症状。原方外透的力量尚不够，故我常加葱白，助热外达；汗闭得厉害，甚至可以加麻黄 3~5 g，暑天则可以加香薷 5 g。如果仍然不出汗，可以先服西药对乙酰氨基酚、布洛芬等，出汗后，继续服银翘散，则不会再反弹。因为温热之邪内传迅速，故原方加黄芩清郁火以预防，咽喉疼痛较甚，则加玄参清火解毒。如果咳嗽痰黄，则加浙贝母清热化痰。此方的煎服法也非常重要。煮开后几分钟即可，不宜久煎。2 小时服 1 次，1 日可以服 3~4 次，以汗出热退为度。如果服后汗出不多，热度继续升高，有惊厥抽搐倾向者，则加羚羊角磨服或煎水兑服。有的小孩曾经有过高热惊厥的病史，改用羚翘解毒丸，或一开始用银翘散时，即加羚羊角汁。羚羊角取汁的用法：可以用整支羚羊角放在药用磨盘中，加水，磨 5 分钟，也可以用羚羊角片 5 g，放在压力锅中加阀煮半小时，取汁，兑入煎好的药中。

止嗽散出自《医学心悟》，由桔梗、荆芥、紫菀、百部、白前、甘草、陈皮 7 味药组成。本方的最大特点是药物的组成专一于止嗽，《医学心悟》的另外一首同名方"止嗽散"，连祛风的荆芥都予以去掉，很能说明作者构方的用意。全方不宣发，不肃降，不寒凉，不温燥，不滋腻，不收敛，其平和稳妥之性，反而使得本方在治疗各种咳嗽时，有了很多加减进退的回旋余地，后世对此方治疗咳嗽的评价也很高，许多医家以此作为治疗咳嗽的通治方，我常借其平和之性，用于治疗小儿咳嗽，初起时，加杏仁 10 g，蜜炙麻黄 5 g；有内热，夜汗多，加桑白皮 10 g，地骨皮 12 g；咽喉有痰，咳之不出，加川贝母 5 g，玄参 6 g。成人、小孩在风寒、风热已解，余留咳嗽不已时，亦可用此方加减治疗，以收全功。

05. 高热、汗不出、烦燥：流感（大青龙汤）

黄某，女，半岁，2019 年 3 月 7 日初诊：高热 40 ℃，前额滚烫，脸颊通红，烦躁不安，周身无汗，舌红少苔。

麻黄 12 g	桂枝 10 g	杏仁 5 g	石膏 50 g	炙甘草 10 g	生姜 10 g
大枣 10 g	苍术 10 g	1 剂			

以水 3 碗先煮麻黄，减至两碗半，去上面飘的浮沫，纳诸药，煮取 2 碗，去滓，温服 1 碗，汗出，热退可不服第 2 碗，如热未退，续服之。

3 月 9 日二诊：服上方 1 碗热即退，热退咳起，可闻胸内有痰鸣音，未有痰出，清涕、喷嚏，手足冷。

紫苏叶 5 g	杏仁 5 g	陈皮 5 g	枳壳 5 g	前胡 5 g	桔梗 5 g
茯苓 5 g	黄芩 5 g	乌梅 10 g	虎杖 10 g	川贝母 2 g	5 剂

反馈 5 剂药后痊愈。

【辨治思维】 本案高热无汗，烦躁，符合大青龙汤证，故用原方，即使是半岁小孩，用麻黄 12 g 也无妨，但一定要严格遵守《伤寒论》煎服法，不能有丝毫失误。湖南湿气重，我用大青龙汤往往加苍术去湿，效果更好。汗出热退后，寒气还未完全消散，恐内热将起，故用杏苏饮，去半夏之温燥，加川贝母清热化痰，加黄芩、虎杖清热，乌梅止咳收敛。

06. 高热、头痛：不明原因
（升降散、牛角地黄汤、葛根黄芩黄连汤）

金某，女，7 岁，发热 3 日，温度起伏不定，最高 40 ℃，汗少，舌尖及周边红，舌心有苔、略黄厚，未大便，小便颜色不明。除了头痛之外，无任何感冒症状。当晚喝了小柴胡颗粒，推拿了几条经络，感觉热退了一点，孩子也安静入睡了。处方：

蝉蜕 10 g	僵蚕 10 g	姜黄 5 g	大黄 5 g	水牛角 30 g	羚羊角 3 g
生地黄 30 g	赤芍 10 g	牡丹皮 10 g	葛根 30 g	黄芩 10 g	黄连 5 g
炙甘草 10 g	1 剂				

水牛角、羚羊角用压力锅先煎药半小时，药汁兑入其他煎好的药中，其他药煎 15 分钟。

1 剂药后，热退身凉。岂知女孩的妹妹接着也发热头痛，症状与姐姐一模一样，同样用上方，一剂则热退。据云，孩子的同学中，这一时期不少人患同样的发热病。

【辨治思维】本方是由升降散、犀角地黄汤、葛根芩连汤三方组成的复方。从证候来看，虽然高热，并无表证，没有发汗解表的契机；舌苔薄黄，是气分有热；舌边尖红，是血分有热；大便未解而头痛是气机升降失常导致火热上走于头。首要的是：当用升降散调节气机，大便通则郁火下降；同时合用葛根芩连汤清解气分郁热，合用犀角地黄汤清血分邪热，加羚羊角息风止痛。

07. 发热咳嗽：感冒（小柴胡汤）

李某，女，7 岁，2011 年 4 月 15 日初诊：患儿感冒发热已经一周，刚开始发高热 39 ℃，服感冒药退热后，这 2 日又有一点发热，波动在 37.8 ℃~38.5 ℃。晚上体温高一点，食欲有所减退，咳嗽，有痰声，偶尔咳出黄痰，口微渴，小便黄，大便偏干，舌淡红、有薄黄苔，咽喉微红，不痛，脉细数。用小柴胡汤加减：

柴胡 12 g	半夏 6 g	炙甘草 10 g	黄芩 6 g	沙参 10 g	生姜 3 片
大枣 3 个	枳壳 10 g	桔梗 10 g	杏仁 6 g	浙贝母 10 g	虎杖 10 g　5 剂

服上方后，咳嗽痊愈。

【辨治思维】小柴胡汤有成药颗粒剂，许多家长都用来给小孩退热，但在什么情况下使用才是正确的，则很茫然。正确的使用方法应该是：感冒服退热药，汗出、热退之后，又发热，热度不高，身上微微有汗，或咳嗽，或呕吐，胸闷不欲饮食。但在小柴胡颗粒剂说明书上，"功能主治"往往是这样写的："解表散热，疏肝和胃。用于外感病，邪犯少阳证，症见往来寒热，胸胁苦满，食欲减退，心烦喜呕，口苦咽干。"生产厂家编的这条说明文字，改写自《伤寒论》第 96 条："伤寒四五日中风，往来寒热，胸胁苦满，嘿嘿不欲饮食，心烦喜呕。"第 263 条："少阳之为病，口苦，咽干，目眩。"其中，什么是"少阳证"？什么是"往来寒热"？什么是"苦满"？

什么是"喜呕"？这些专有名词，即使是中医药大学的高年级学生学习《伤寒论》时，都必须在老师的讲解下，才能够弄清楚，这样的说明书，怎么能够让现代的老百姓看明白？又怎么去推广小柴胡颗粒的运用？何况《伤寒论》记载小柴胡汤的原文，除了描述"往来寒热，胸胁苦满，嘿嘿不欲饮食，心烦喜呕"这4大主症之外，并没有完，还有7个兼证："或心中烦而不呕，或渴，或腹中痛，或胁下痞硬，或心下悸、小便不利，或不渴、身有微热，或咳者，小柴胡汤主之。"因此，小柴胡汤除了可以退热之外，也能够兼治感冒咳嗽。宋代著名的伤寒派医生许叔微有诗云"小柴治咳值千金"，说明他是擅长用小柴胡汤治疗感冒发热咳嗽的。而小柴胡颗粒并没有标明可以治疗咳嗽。然而，小柴胡颗粒不是所有感冒发热咳嗽都能够运用，中医要讲究辨证论治。《伤寒论》把感冒初起，发热、怕冷、头痛、咳嗽，疾病在表，叫做"太阳病"。这个阶段可以用麻黄汤、桂枝汤加厚朴杏仁汤、参苏丸等，也可以用我在央视10台《健康之路》"中医看过来：小儿感冒发热咳嗽"节目中提到的"葱豉汤"，发汗解表。《伤寒论》把感冒在表证阶段未愈，进入到半表半里时，叫做"少阳病"，这个阶段发热的特点是一阵发热，一阵怕冷，交替出现；或者发热退了以后，又开始发热。这就是"往来寒热"。伴随的其他症状还有：口苦咽干，头晕咳嗽，想呕，不想进食，舌淡红、有薄白苔或薄黄苔，脉弦。掌握了这些证候，用小柴胡颗粒治疗感冒、发热、咳嗽、呕吐，就目标明确了。

本案是用煎剂治疗的，用沙参代替党参，是因为其既可补气，又能止咳，一物二用。加杏仁、枳壳、桔梗，是用之调节肺部气机的升降，止咳效果更好。加浙贝母，是因为痰黄，说明风寒入里，开始化热，用以清化热痰。加虎杖，是因为大便偏干，虎杖除了含大黄素可以降火通便之外，对呼吸道炎症也有消除作用。

08. 久咳：支原体感染（小青龙汤合止痉散）

孙某，男，5岁，2010年3月15日初诊：患儿感冒咳嗽已经持续1个多月，开始时发热、咳嗽，用过3日抗生素之后，热已退，但仍然咳嗽，且日益加剧，近两日咳通宵，咳痰清稀，如泡沫状，咽喉痒，痒则咳。用过多种中、西药无效，西医说是支原体感染。小孩的父母告知，此儿从3岁起，每个月都感冒，几乎不断。察之面色青灰，消瘦，头发稀疏，食欲不佳，舌胖淡、有津液，咽喉不红，脉缓，大小便尚可。处方：

> 麻黄5g　桂枝6g　炙甘草10g　细辛3g　干姜6g　白芍10g
> 五味子5g　法半夏6g　地龙15g　蜈蚣1条　全蝎5g　7剂

3月21日二诊：服上方后，咳嗽减轻十之八九，只是偶尔咳几声，咽喉已经不痒，只是精神有些疲倦，舌淡、有津液，脉缓。用六君子汤加减：

> 白参6g　茯苓10g　炙甘草10g　白术10g　陈皮5g　法半夏5g
> 干姜5g　五味子5g　细辛3g　7剂

服上方后，咳嗽痊愈。嘱再加黄芪15g、大枣5个，服15剂。

【辨治思维】小青龙汤是温阳化饮之剂，治疗因为风寒外束、水饮内停引起的咳嗽十分有效，用于小孩咳嗽的频率非常高。当天气变冷或季节更替的时候，小孩容易受寒感冒，一见到咳嗽，特别是一旦发热，家长往往惊慌失措，赶忙送去医院输液，服抗生素。输液的结果，导致水饮内停，长期用抗生素的结果，导致阳气受到压制，发热虽退，但咳嗽可以拖很长时间不愈。医院检查的结果，经常被告之"支原体感染""衣原体感染"。这种错误的用药方法，对于属"寒体"的小孩，危害更大，因为这种小孩阳气不足，温化水饮的能力更差。我在央视10台《健康之路》做《千古名方·小柴胡汤》的节目时，提出过"抗生素儿童"的概念，在接着做《中医看过来：小儿感冒发烧咳嗽》的节目时，提出感冒发热咳嗽一开始，最重要的是宣肺、解表，不能用抗生素！本案就是一例典型的"抗生素儿童"。这类患者特别适合于用小青龙汤治疗。不论咳嗽的时间多久，不论还有没有感冒症状，只要咳痰清稀，舌淡，咽喉不红，说明寒饮仍在，尚没有化热，仍然需要温寒、化饮、宣肺、外透。可以大胆使用小青龙汤。如果已经开始化热，口渴，则加石膏15g。

小青龙汤出自《伤寒论》方，方中以麻黄、桂枝发汗解表；干姜、细辛温肺化饮；半夏燥湿化痰，五味子敛肺止咳，芍药、炙甘草益气和营，合而成为解表化饮、止咳平喘之剂。

从我的临床经验来看，本方适合的病机是肺有寒饮。凡素来阳虚，内有痰饮的慢性支气管炎患者，感受风寒后急性发作，咳嗽气喘加重，但尚未化热，无论有无恶寒发热，无论有汗无汗，但见咳嗽、气喘而形寒怕冷，唾痰色白清稀有泡沫，咽喉不红，舌胖淡、苔薄白者，皆可运用。小青龙汤堪称治疗慢性支气管炎急性发作属于寒证最有效的处方，但有些人畏之如虎，怕麻黄、桂枝上火，怕麻黄升血压，其实只要"认证无差"，是无须顾虑的。我常于方中加杏仁 10 g、地龙 30 g，主要是考虑到：小青龙汤具有宣散之力，可以导致气机向上，而咳喘的病机，本来就是气逆于上，如加杏仁、地龙以降气、止咳、平喘，则使得肺气的升降失常，能得到更好的调节。何况借杏仁、地龙的柔韧，可制约麻桂的刚烈；麻黄虽升压，地龙可降压，如果患者血压高，大便不稀，地龙可以加到 50 g。只是有严重的心脏病时，麻黄须慎用，可以去原方中的麻黄，加附子 10 g。药书虽说附子畏半夏，但经过我多次临床使用，并无任何不良反应。本方经过加味之后，多年来，我在临床使用的效果颇佳。

使用本方，辨证的关键是咳痰清稀，如泡沫状，咽喉不红，这是"肺有寒饮"最重要的体征。特别值得指出的是：目前滥用抗生素的现象十分严重，不少患者，尤其是小孩，在感冒初期，即用抗生素压制，炎症虽暂时被控制住了，咳嗽、气喘仍然迁延不止，变成慢性支气管炎，一般的止咳药罔效。如见咳痰清稀，或干咳无痰，咽喉不红，舌淡口不渴，多是寒邪闭塞于内，不论时日多久，仍须用小青龙汤大力宣发。有的小孩属于"火体"，原本容易出现咽喉红痛，用大量抗生素之后，咽喉不红，服小青龙汤时，宜合用泻白散，即加桑白皮、地骨皮各 10 g，以防止肺中伏火被温药诱发。

本案用了两味在治疗咳嗽方剂中很少见到的动物药，即蜈蚣、全蝎，目的是为了止痒。咽喉瘙痒，经常是咳嗽伴随的一个典型症状，瘙痒一日不停，咳嗽一日不愈。初起的咳嗽、咽痒，用金沸草散有效；用六神散治疗慢性咽喉炎引起的咽痒，也颇能见功；朱良春老提出在对证药中加蛇床子止痒，更不失为一种经验之谈。但是属于小青龙汤证的寒饮久伏、将化热而未化热所导致的咽喉剧烈瘙痒，痒得钻心，极难消除者，特别是所谓"支原体""衣原体"感染者，这种痒长期缠绵，时间拖得很长。根据我的经验，用蜈蚣、全蝎最有效。这两味药名止痉散，是一首验方，寻常用于止痛，很少见到有人用于止痒。但我分析：咽痒属于风邪上扰，因痒导致的剧烈咳嗽，类似于痉咳，止痉散的主要作用正是息风止痉，对于这种难治的咳嗽，理当有效。近年来，我用于治疗咽喉剧烈瘙痒引起的咳嗽，在对证的方剂中合用止痉散，常有奇效。有的家长看到小孩的药中有蜈蚣、全蝎，害怕中毒，我反问他们：吃蛇肉怕不怕中毒？不怕，原因在于蛇咬了人，唾液进入了血液，才会导致中毒，麻痹中枢神经，而蛇肉是没有毒的。普通蜈蚣、蝎子唾液中的毒性远不及毒蛇。法国大餐中有一道菜就是油炸蝎子，食其肉，享其美味，何毒之有？香港药店有一种中成药"蜈蚣散"，就是专门用来治疗久咳不愈的，特别严重者，还可以加用蝉蜕、僵蚕，协助蜈蚣、全蝎止痒愈咳。

09. 久咳、气喘：喘息性咳嗽
（厚朴麻黄汤、参蛤散、三子养亲汤）

宋某，女，9岁，2011年7月12日初诊：患儿从6岁起，经常感冒咳嗽，每次持续一两周，咳剧时，则能够听到喘息声，西医分别诊断为过敏性支气管炎、喘息性支气管炎、喘息性咳嗽等，用过抗生素、激素、氨茶碱、雾化剂等药物，见效慢，体质越来越差，本次发作已经2日，怕冷，咳嗽，口渴，小便黄，大便偏干，痰白而黏稠，白天较少咳，晚上频繁，咳嗽加剧时，可以听到喘息声。察之面色不华，微喘，烦躁，舌淡红、苔薄黄，脉弦数，平素夜尿多，食欲不好。用厚朴麻黄汤加减：

> 厚朴10 g　麻黄5 g　干姜6 g　五味子6 g　细辛5 g　石膏30 g
> 杏仁6 g　炒小麦30 g　射干10 g　紫苏子10 g　5剂

7月16日二诊：咳喘已平，服中药期间未用西药。缓则当标本兼治，用参蛤散合三子养亲汤加减为丸：

> 蛤蚧2对，白参、苏子各50 g，白芥子、莱菔子、厚朴、射干、桑白皮、黄芩、浙贝母、虎杖各30 g，紫河车60 g，淫羊藿30 g。1剂，为蜜丸，每日2次，每次5 g。1剂大约可以服2个月，餐后开水送服。

服上方期间，没有感冒咳喘，食欲增加，夜尿减少，大便顺畅，体质增强。拟再服1剂，以巩固疗效。

【辨治思维】厚朴麻黄汤与射干麻黄汤都是小青龙汤的变方，我经常用之治疗小孩喘息性咳嗽，十分有效。《金匮要略》中记载射干麻黄汤的原文是：

> "咳而上气，喉中水鸡声，射干麻黄汤主之。"

上气就是气喘，气往上逆；水鸡声就是青蛙叫的声音。这句话非常形象地描述了喘息性咳嗽的典型症状。射干麻黄汤即小青龙汤去桂枝、干姜之热，白芍之收，甘草之缓，专以麻黄、细辛宣肺，加射干利咽喉、配五味子下气，加紫菀、款冬润燥，加生姜配半夏开痰，4法荟萃于一方，分解其邪，加大枣运脾和药性。整首方剂不寒、不热，药性平和，特别适合于小孩服用。《金匮要略》中厚朴麻黄汤的原文是：

"咳而脉浮者，厚朴麻黄汤主之。"

证候记述十分简略。此方即小青龙汤去桂枝、白芍、炙甘草，加厚朴、杏仁、石膏、小麦。保留了小青龙汤中的半夏、干姜、五味子、细辛4味药，按照清代陈修园的说法，这个4味药的组合，是张仲景"治疗水饮不可挪移之品"，加石膏之后，石膏配干姜，温凉并用，说明寒饮已经化热，形成了寒热错杂的局面；石膏配麻黄，不唯辛凉解表，还擅长宣泄痰热。加厚朴、杏仁，降气平喘的作用大增，加小麦，可以益气、养胃、安神。全方以化饮、平喘、止咳为主，有麻黄之辛，干姜之温，石膏之凉、小麦之补，看似杂乱，但实际上非常适合于治疗寒热错杂、虚实夹杂的咳喘病。本案就是这种情况，我再加射干利咽喉，苏子平喘，效果更好。然而，在喘息性咳嗽急性发作时有效，在缓解时还须治本。故二诊时以参蛤散合三子养亲汤为丸剂标本兼治。

三子养亲汤出自《韩氏医通》，以苏子降气平喘，莱菔子消胀化食，白芥子利气豁痰。三子药性平和，对于老年人、体虚人消除痰涎，疗效颇佳。

10. 咳嗽、汗多：慢性支气管炎（泻白散、湘雅二医院虎梅散）

周某，男，4岁，2012年10月11日初诊：患儿经常咳嗽，有痰色黄，爱出汗，白天稍微活动即满头大汗，尤其是晚上，睡着前后的半小时，即衣服湿透，每日都需要换衣，吃过许多药，如虚汗停、玉屏风散等，没有疗效，西医认为是慢性支气管炎。察之面色红润，唇红，爱动，口渴，饮食和大小便均可，舌红无苔，脉数。用泻白散加减：

桑白皮 10 g	地骨皮 15 g	炙甘草 10 g	杏仁 6 g	炙枇杷叶 6 g
黄芩 5 g	浙贝母 6 g	麻黄根 5 g	乌梅 10 g	虎杖 10 g
山茱萸 10 g	7剂			

服上方后，咳嗽、出汗均消失，3个月来，没有再感冒。

【**辨治思维**】本案是以泻白散与虎梅散加减。泻白散加减是我在临床治疗小儿肺热咳嗽用得最多的方剂。属于"火体"、内有肺热的小孩，往往爱动，动辄出汗，尤其是晚上睡觉时，衣服汗湿，由于不能及时换衣，就容易反复出现感冒咳嗽。许多家长一见到孩子经常感冒出汗，即误以为是体质虚弱，经常给小孩用西药"卡介菌多糖核酸（斯奇康）"，服中成药"虚汗停""玉屏风散"等，多数无效。这种小孩，不需要补虚、益气、增加免疫力，而需要清肺热、化痰、敛汗，宜用泻白散加减。泻白散出自《小儿药证直诀》，药仅三味，桑白皮甘寒，清肺中实热；地骨皮甘寒，清肾中虚热；炙甘草甘平养胃，组方精炼，对于小孩咳嗽，属阴虚有热的，颇为适合。但用于目前的临床，药味稍嫌薄弱，故加黄芩、虎杖协同桑白皮清热，加杏仁、枇杷叶、浙贝母止咳化痰，加乌梅、山茱萸酸收止汗，加麻黄根既可助杏仁止咳，又可助乌梅、山茱萸止汗。虎梅散最初出自湘雅二医院自制药方，先制成颗粒剂，后制成片剂，很畅销。对于干咳、久咳、无痰，又无炎症可消，不能长期用抗生素的患者有效。这两个加减方我在临床用之甚多，对于咳嗽、汗多、活泼好动的"火体"小孩很有效，但前提是没有外感表证，或表证已解。

二

胃肠型感冒

（2 例）

01. 发热、呕吐、腹痛、腹泻（藿香正气丸）

张某，男，5 岁，2015 年 3 月 24 日初诊：前日患儿的父母带他去野外踏青，吃了烧烤，受了点寒，回家后说肚子不舒服，昨天白天腹泻 3 次，呕吐 2 次，晚上 8 点钟高热 40 ℃，送医院看急诊，输液和服抗生素一晚，高热未退。上午 9 点来看中医。进诊室前量体温，腋下 39.5 ℃，察之面色不红，头痛，恶心，今早呕吐一次，腹痛，不肯吃饭，不愿喝水，舌淡、苔白，脉浮数。处方：

> 藿香正气丸 3 包，葱白 5 根，淡豆豉 50 粒，生姜 3 片，大枣 3 个，加 1 碗水，煎开 5 分钟，得半碗药汁，分 2 次喂，上午喝完。 热未退的话，下午仍然用 3 包藿香正气丸加姜枣煎服。

当天晚上热退病愈。

【辨治思维】藿香正气丸最初的制剂是藿香正气散，出自《太平惠民和剂局方》，即把药物切成粗末煎服，这种散剂与今天的中药饮片相比，既节料又省时。方中以藿香芳香化湿，和胃止呕，兼解表邪，故为君药；紫苏、白芷、桔梗宣散解表，半夏、陈皮和胃化痰，厚朴、大腹皮消胀除满，白术、茯苓健脾利湿，均为臣药；甘草、姜枣调和脾胃，均为佐使药，诸药合用，使风寒得以表散，湿浊得以温化，脾胃得以和调，则寒热吐泻疼痛诸症得以消除。

感冒可以分为呼吸道感冒与胃肠道感冒两大类，本方所适合的病症为胃肠型感冒或急性胃肠炎初起，以腹痛，呕吐，腹泻，舌苔薄白或白腻为主症，或兼有寒热、头痛、身痛等表证。这类疾病发病率极高，一年四季均有，举凡饮食不洁，消化不良，又贪冷受凉，或刚到异地，水土不服，或季节交替、气候变化时，温差过大，湿度过大，均可影响到肠胃功能而出现以上病证。有的老年人或体弱之人，因为适应气候变化的能力以及肠胃消化吸收功能减退，往往不必等到寒热、呕吐、腹泻等证候出现，只要有纳呆、胸闷、身体酸痛、苔白腻等不适时，又有气候、饮食变动的因素在内，医生就应当考虑到胃肠型感冒的可能性，而选择本方。伯父推崇本方为"千古第一方"，实为经验所得，道出了临床的一种诀窍。他在其所工作的湘雅医院，曾治一例因急性腹痛剖腹待查的患者，临上手术台时，家属改变主意，拒绝手术，改用中药，结果一剂藿香正气散煎剂而腹痛缓解，3 剂药痊愈。他根据湖南以及江南、广东一带夏天湿重、热重的特点，对于那些夏季容易闭痧、中暑、食欲不佳的患者，每到这个季节，即劝导他们用藿香正气丸 2~3 包和六一散 1 包，每天泡茶喝，用以解暑清热利尿，起到了养生保健、预防疾病的作用。因此，掌握好运用这首方的内外环境，既可防患于未然，又可使得很多看似凶险的疾病化解于平淡的治法之中。2010 年春节，我在中央电视台 10 台科教频道《健康之路》栏目"千古名方"，专门做了一集"藿香正气散"，向全国观众隆重介绍了这首流传千古、至今仍然是最畅销的中药制剂。

古方藿香正气散目前有酊剂、水丸、蜜丸、胶囊几种剂型。酊剂发挥作用快，对于止腹痛、头痛效果最好，但小孩、患有胃病和对酒精过敏者不适合。水丸对止腹泻、呕吐效果好，但作用稍慢，有寒热表证时，宜用豆豉、葱白煎水送服；恶心、呕吐时，加生姜、大枣；有食滞时，宜用炒神曲、麦芽、山楂即焦三仙煎水送服。蜜丸的剂型不合古法，效果也稍差。用丸散时，1 日服 3~5 次为妥，每次宜 2~3 包（瓶），因为目前各种包装的藿香正气丸剂量偏小，每包仅 3 g。

02. 发热、恶心、呕吐：中暑（新加香薷饮）

陈某，男，8岁，2012年8月12日上午10时初诊：患儿昨天从乡下回城，天气闷热，加上劳累，突发高热，用口表量体温40℃，恶心，呕吐，不想进食，昨天用酒精棉花擦拭手脚心、前胸、背心等处多次，每次体温稍微降下，旋即又升高。半小时以前量体温39.8℃。察之面色红，昏睡，头微晕痛，想呕，小便短赤。舌淡红、苔薄白，咽喉不红、不痛，脉细数。用新加香薷饮合六一散加减：

> 香薷6 g　　金银花15 g　　连翘10 g　　扁豆10 g　　厚朴6 g　　滑石15 g
> 生甘草10 g　藿香5 g　　　砂仁5 g　　半夏5 g　1剂

用开水3碗泡10分钟，盖上盖子，煎开8分钟，服1碗，服后含一点梅子、五味姜之类，不让药吐出来，半小时后，如果不出汗，热不退，则服第2碗药，如果汗出，热退后，让患者静卧，4小时后再服第2碗。一剂药仅服1碗，汗出，热即退。服2碗后，第二天恢复正常。

【辨治思维】 新加香薷饮出自《温病条辨》，由香薷、扁豆、厚朴、金银花、连翘组成，是治疗感冒中暑，高热、不出汗的效方，与银翘散同为温病初起的首选方剂。两者比较：银翘散用于治疗风热闭表，感冒发热，一年四季均可用；新加香薷饮用于治疗暑热闭表，感冒发热，夏天用得多；银翘散所适合的患者火毒重，典型的症状是咽喉疼痛；新加香薷饮所适合的患者挟湿热，典型的症状是恶心，欲呕。单用新加香薷饮力量有所不逮，合用六一散，即加滑石、甘草，则使得暑热能从表散发，暑湿能从小便而出，解暑利湿的作用大增。原方再加半夏、藿香、砂仁，则降逆止呕，芳香化湿的效果更佳。

— 三 —

急慢性扁桃体炎与化脓性扁桃体炎

（3 例）

01. 高热、扁桃体红肿：急性扁桃体炎（升降散）

汤某，女，3 岁，1995 年 9 月 2 日初诊：患儿每月都因扁桃体炎高热住院，全家为此困扰不堪，西医建议动手术摘除，未获同意。目前小孩高热 3 日，上午 10 时量体温 39.8 ℃，舌红有津液，口不渴，咽红，扁桃体红肿疼痛，头不痛，无其他感冒症状，全身滚烫无汗，饮食玩耍如常，发育也良好，询之已经 3 日不大便，平常大便干结。处以升降散加减：

大黄 10 g（后下，煎 5 分钟即可）	蝉蜕 5 g	僵蚕 10 g	玄参 15 g
板蓝根 25 g	土牛膝 25 g	麦冬 15 g	生地黄 15 g

煎法悉照升降散，1 剂即大便通而热退。叮嘱家长：每遇大便干结几日不解时，即将原方服 1~2 剂，俾大便即通而火降。

2006 年 5 月，小孩来长沙，询之 10 年来，再未因为扁桃体炎而发热住院，发育成长良好。观察其扁桃体，仍然胖大，但对身体已不造成危害。

【辨治思维】升降散出自杨栗山的《寒温条辨》，更早出自明代的《二分析义》，在清代流传极广，是治疗瘟疫热病的一首名方，经常被当时的医家做成丸剂，在疫区广泛施舍。此方又称作"培赈散"，晚年吴鞠通在《吴鞠通医案》中，一反温病初起，概用辛凉解表的风格，将升降散合银翘散、普济消毒饮，去柴胡、升麻、黄连等，制成代赈普济散，治疗温毒，喉痹、项肿，发疹，发斑，温痘，牙痛，杨梅疮毒，上焦一切风热，皮毛痱痤等。

本方仅4味药：僵蚕10 g、蝉蜕5 g、大黄12 g、姜黄9 g，以加饭酒30 g同水煎药，煎好后，加蜂蜜15 g冷服。原方为散剂，也可为蜜丸，蜜丸名太极丸。僵蚕、蝉蜕药性主升，大黄、姜黄药性主降，以加饭酒同煎使药力上升，加蜂蜜冷服使药力下降。通过这种药物升降的调节，使拂郁在表里的邪热得以上下分消，化解于无形之中，组方简练，疗效卓著，极具哲学的魅力。

小孩慢性扁桃体炎反复急性发作，引起高热不退，在临床所见极多，每次发作，动辄39 ℃以上，用抗生素往往须一周左右才能退热，而对证用升降散的患儿，只须1~2剂即热退身凉。这类小孩，大部分属于"火体"，病机是阴虚内热，这有可能与营养过剩或营养失调有关。一些家长看到小孩汗多、时有咳嗽，常发高热，以为是身体虚弱所致，常给小孩服用治虚汗的补药，如黄芪制剂之类，或注射提高免疫功能的药物，这是个认识误区，不但不效，而且有害，因为这些药物助长了内热，容易激活慢性炎症。要劝说小孩多吃蔬菜、水果，少吃辛辣刺激物、冰饮料及高蛋白质、高脂肪类的食品，如炸鸡之类，以利于炎症的吸收。中医的治疗法则，应当滋阴清热为主，以钱乙的泻白散最为有效，此方出自《小儿药证直诀》，以桑白皮清肺热，地骨皮滋肺阴，炙甘草和胃。我常加麻黄根止汗，杏仁止咳。大部分小孩在发高热之前，即由慢性转为急性扁桃体炎时，往往几日不解大便，睡卧不安，或大量汗出，说明内热正在集聚，津液受到煎熬，此为发病先兆，服用对证药物如升降散之类1~2剂，大便通畅，火往下降，即可阻止发热。急性炎症得以控制后，转为慢性期，可用太极丸合泻白散加减，长期服用，以求根治。只要家长注意以上几点，又经过较长时间的滋阴清热治疗，阴虚内热的体质得到调整，慢性炎症得以缓缓吸收，最终可治愈，而不必用手术治疗。

02. 咳嗽、睡眠不安：慢性扁桃体炎（彭氏慢性扁桃体炎丸）

江某，男，4岁，2018年6月5日初诊：患儿经常性咳嗽，睡觉老翻来覆去，不安稳，刚入睡时出汗多。扁桃体容易发炎红肿，但不常发热感冒。记忆力非常强，好动。纳食不香，形体瘦小，大便干结，2~3日一次，精力旺盛。

水丸：蝉蜕、僵蚕各50g，大黄90g，姜黄30g，麦冬、玄参、生地黄各60g，桑白皮、地骨皮、木香、枳壳各50g，乌梅90g，牛黄3g。每日2次，每次5g。

8月7日二诊：家长代为描述。大便干结情况明显好转，胃口也开了，不经常咳嗽。扁桃体也未见红肿。要求再服一剂水丸，保持疗效：

蝉蜕、僵蚕、桑白皮、地骨皮、木香、枳壳、槟榔、郁李仁、杏仁、桃仁各60g，鸡矢藤90g，牛黄3g。每日2次，每次5g。

服后几年未发作。

【辨治思维】慢性扁桃体炎是小儿常见病、多发病，这种小孩体质属于风火重，往往大便干燥，睡觉前出汗多，睡觉时翻来覆去，有时还磨牙，但胃口好，精力旺盛。一旦发作，变成急性扁桃体炎，则高热不退，有的咳嗽，有的扁桃体疼痛，有的没有任何症状，照样玩耍。反复发作，则影响发育成长，我对于那些经常发作的小孩，在未发作之时，做药丸控制，消除扁桃体慢性炎症，有半年左右不发作，则可以彻底治愈。

彭氏慢性扁桃体炎丸：蝉蜕、僵蚕各90g，姜黄50g，大黄30g，桑白皮、地骨皮、黄芩各60g，玄参90g，浙贝母60g，木香、枳壳、槟榔、乌药各50g，天然牛黄2g，桔梗60g，甘草50g。每日2次，每次5g。

彭氏慢性扁桃体炎丸，方由16味药物组成，基本上是升降散、泻白散、四磨汤、消瘰丸、桔梗甘草汤组合而成，临床非常有效。然而要根据小儿实际情况加减，如咳嗽加杏仁，食欲不好加鸡矢藤等。

03. 高热、扁桃体有脓点：化脓性扁桃体炎
（仙方活命饮、彭氏控制化脓性扁桃体炎复发方）

李某，男，7岁，2006年7月6日初诊：小儿患慢性扁桃体炎，经常发作，每次因为感冒诱发，动辄高热39℃以上，必须上医院用抗生素滴注始能退热。今年来，发作频繁，平均每个月上医院一次，现发热，39.3℃，汗多，颈背汗出，咽喉疼痛，大便不结，扁桃体红肿，右侧扁桃体有一处

凹陷，旁边有米粒大黄白色脓点。询之去年发热，西医诊断为化脓性扁桃体炎。舌红、苔黄腻，口干，脉细数。当清热泻火，排脓解毒，处方：

金银花 15 g	连翘 10 g	桔梗 15 g	甘草 10 g	乳香 5 g	没药 5 g
浙贝母 10 g	黄芩 10 g	黄连 3 g	栀子 10 g	天花粉 10 g	皂角刺 10 g
穿山甲 5 g	3 剂				

每剂药煎 2 次，2 碗药共分 6~8 次喂服，每隔 2 小时 1 次，每次 1~2 匙，可加糖。

7 月 9 日二诊：服上方 1 剂后，体温开始下降，2 剂后体温正常，右侧扁桃体上的脓点消失。宜用蜜丸缓图，以巩固疗效，处方：

浙贝母 30 g，儿茶、血竭、桑白皮各 20 g，地骨皮、玄参各 30 g，僵蚕、蝉蜕各 20 g，皂角刺、穿山甲各 10 g，天花粉、黄芩各 20 g，诃子 30 g，乳香、没药各 10 g，桔梗、甘草各 30 g。蜜丸，每日 2 次，每次 3 g，餐后开水送服。

2007 年 5 月随访，至今扁桃体炎未曾发作。

【辨治思维】仙方活命饮出自《校注妇人大全良方》，由金银花、浙贝母、皂角刺、穿山甲、天花粉、乳香、没药、防风、白芷、陈皮、当归、赤芍、甘草 13 味药组成。本方是治疗痈疽毒疮的名方，方中以金银花清热解毒、消散疮肿为主药，辅以当归尾、赤芍、乳香、没药活血散瘀止痛，陈皮理气行滞以消肿，防风、白芷疏风散结以消肿；浙贝母、天花粉清热排脓以散结，穿山甲、皂角刺解毒透络，以消肿溃坚，甘草清热解毒共为佐药。合而用之，共奏清热解毒、消肿散结、活血止痛之效。脓未成者，服之可使其消散，脓已成者，服之可促其外溃。

化脓性扁桃体炎的治疗，与痈疽类似，都是细菌感染。初期脓未成之时，往往有寒战高热，扁桃体一侧有针头大隆起，呈半透明状；中期脓已成或已溃，则高热虽不退，但全身症状减轻，隆起部位出现白色、黄色脓头；脓排尽之后，则可痊愈。在初期阶段，可运用仙方活命饮，虽有防风、白芷、当归等温散活血之品亦无妨。中期则须去之以免助热，并加黄连、黄芩、栀子等苦寒药，以清热解毒。本病虽然来势凶猛，热度很高，但只要治疗得法，程序不乱，往往有惊无险，3~5 日可愈。得过一次化脓性扁桃体炎后，形成了一个病灶，容易再度复发，宜服蜜丸善后。

从我的临床经验来看，在急性扁桃体炎初起，恶寒发热，头痛，咽喉疼痛，舌淡、苔薄白，扁桃体红肿，但尚未见脓点时，可用原方煎服，也可去当归、赤芍、陈皮、白芷，加荆芥、薄荷、桔梗、僵蚕，即合用六神汤以疏风散结，则更加切合。一般服两三剂当热退、肿消、疼痛减轻。当两三日后，热未退，扁桃体一侧或两侧出现小脓点，仍然高热，头痛，舌红、苔薄黄，咽喉疼痛时，原方去陈皮，加桔梗排脓，玄参解毒，黄芩、黄连、栀子清热，一般3剂可热退脓尽，脓液排出时，疼痛与发热均会减轻。

本案有本人的一处用药心得，即化脓性扁桃体炎的善后用药。善后宜蜜丸缓图，以便长期服用，这是确定的，但古人并无成方可依。彭氏控制化脓性扁桃体炎复发方，以桑白皮、地骨皮、黄芩清泄肺热，桔梗、甘草排脓解毒，浙贝母、玄参、天花粉、皂角刺、穿山甲化痰散结，蝉蜕、僵蚕祛风化痰、消肿散结，乳香、没药活血止痛，诃子敛肺，血竭、儿茶生肌长肉，修复创面。

四 小儿白血病化疗引起肺部感染（1例）

发热咳嗽：化疗后肺部感染

（小柴胡汤、朱良春金荞麦三味方、大青龙汤、甘露饮、银白散、当归补血汤）

李某，女，3岁，2014年5月24日初诊：小孩患急性粒细胞白血病，住儿童医院化学治疗（简称化疗），发热39.5 ℃左右，已经连续44日，西医检查有肺部感染，使用万古霉素多日，仍然控制不好，反复使用泰诺灵等发汗剂，热退后，不久又起。已经花费8万余元。察之面色微红，咳嗽有痰，痰咳不出，抚之背部微润，舌红，有津液，脉细数。用小柴胡汤加减：

柴胡45 g	法半夏15 g	黄芩15 g	炙甘草15 g	西洋参15 g
生姜15 g	大枣5个	鱼腥草30 g	金荞麦30 g	仙鹤草50 g
枳壳15 g	桔梗15 g　3剂			

9小饭碗水，煎半小时，煎至6碗水，去渣，煎至3小碗水，每日3次，每次1小碗。

5月29日二诊：服药第1日，发热即逐渐退下，第2、第3日再未发热，但仍然咳嗽，欲呕，舌红，脉细数。用小柴胡汤加减：

柴胡 15 g	天花粉 6 g	黄芩 8 g	炙甘草 10 g	西洋参 5 g
生姜 5 g	大枣 3 个	麦冬 10 g	鱼腥草 15 g	金荞麦 15 g
仙鹤草 30 g	杏仁 6 g	川贝母 5 g	枇杷叶 6 g	竹茹 10 g
芦根 10 g	枳壳 6 g	桔梗 6 g 5 剂		

服上方后，已不咳嗽，肺部感染已经消失。

7 月 21 日三诊：患儿又住院进行化疗，已经 3 日，咳嗽、有痰，口腔溃疡。舌红、边尖有 3~4 个溃疡点，疼痛不肯饮食，精神委靡。西医诊断为肺部感染。用甘露饮加减：

| 生地黄 15 g | 熟地黄 15 g | 麦冬 10 g | 耳环石斛 10 g | 人中白 10 g |
| 鱼腥草 15 g | 金荞麦 15 g | 仙鹤草 30 g | 枇杷叶 10 g 10 剂 | |

服上方后，咳嗽、口腔溃疡逐渐好转。

9 月 20 日四诊：患儿又到医院进行化疗，低热，37.8 ℃左右，面色㿠白，思睡，精神极度疲倦，不欲饮食，大便稀溏。用银白散加减：

| 白参 10 g | 白术 10 g | 茯苓 10 g | 炙甘草 5 g | 升麻 10 g | 知母 5 g |
| 扁豆 10 g | 陈皮 5 g | 砂仁 5 g 10 剂 | | | |

10 月 6 日五诊：服上方后，热退，精神好转，食欲增加，大便已不稀溏，又开始咳嗽，痰黄，口渴，舌淡红，脉细数。止嗽散加减：

| 紫菀 10 g | 白前 10 g | 百部 10 g | 川贝母 6 g | 桔梗 10 g | 炙甘草 10 g |
| 枇杷叶 10 g | 鱼腥草 15 g | 金荞麦 15 g | 仙鹤草 30 g 10 剂 | | |

10 月 18 日六诊：服药后咳嗽已愈，但面无血色，头晕，精神委靡，食欲尚可。二便正常，舌淡，脉缓。西医检查，红细胞、白细胞、血小板均低。嘱咐出院后，服当归补血汤加味：

黄芪 50 g	当归 30 g	西洋参 5 g	仙鹤草 50 g	鸡血藤 30 g
补骨脂 10 g	刺五加 30 g	女贞子 15 g	穿山甲 5 g	生地黄 10 g
麦冬 10 g 30 剂				

服后检查，所有血常规指标已经正常。

【辨治思维】因为我坐诊的所在地离省儿童医院比较近，近年来，我在门诊部，每半天接诊的白血病、再生障碍性贫血病患儿，常有 5 个左右，有时候多达 10 余人。多数患者是在儿童医院住院进行常规化疗时，出现高热、咳嗽、口腔溃疡、贫血等症状，用西药控制不好时，瞒着医院，来找我诊治的。本案患儿在这次住院化疗时，以上症状全部经历过，具有一定代表性。故我选择这一病例，集中介绍在西医治疗白血病的各个环节，如何运用中药减少化疗药物的毒性和不良反应，减轻患儿痛苦的用方思路。

本案患儿初诊时，高热已经连续 44 日，西医检查有肺部感染，使用万古霉素多日，仍然控制不好，反复使用泰诺灵等发汗剂，热退后，不久又起，小孩身体逐渐虚弱，家长心急如焚。

初诊我用小柴胡汤加减。对于发高热的白血病患儿，当出现怕冷、寒战、不出汗时，我一般选择用大青龙汤：麻黄 18 g，桂枝 6 g，石膏 50 g，炙甘草、杏仁、生姜各 10 g，大枣 5 个。按照《伤寒论》的煎服法：9 碗水，先煎麻黄半小时，去上面浮起的泡沫，再加入其他药物，再煎至 3 碗水。先服 1 碗，盖被取汗，不出汗，则半小时以后，再服第 2 碗。已出汗，则停服。倘若过了几小时又发热，则服完剩下的 1 碗。一般 1 剂药热即退。如果肺部感染较重，伴随咳嗽，则加鱼腥草、金荞麦、仙鹤草。我用过多次，疗效极为迅速，没有发现不良反应。

本案患儿用对乙酰氨基酚后，多次出过汗，表已不闭，用大青龙汤发汗解表透热显然不合。这种"热退汗出，继而复汗"的情况，我认为属于"往来寒热"的一种表现，当用小柴胡汤和解。小柴胡汤须重用柴胡，其煎服法，也当遵《伤寒论》，只煎 1 次，分作 3 次服。鱼腥草、金荞麦、仙鹤草是我用来治疗肺部感染的单方组合。其中，用金荞麦与鱼腥草配伍，是学自朱良春老的经验。朱老云：

> "金荞麦虽见于《本草拾遗》，但在临床开拓运用却是近 40 多年的事。金荞麦清热解毒，祛风利湿，实验研究无直接抗菌作用，但临床治疗肺脓肿、肺炎等肺部感染性疾病及肠道炎症有较好的疗效。余治疗上呼吸道与肠道感染，喜以本品与功能清热解毒、利尿消肿的鱼腥草相伍，加入辨证方中，常能获得较为满意的疗效。"

仙鹤草又称"脱力草"，有强壮的作用，金荞麦、鱼腥草能清能利，仙鹤草能补能涩，三者配合，互为犄角，是治疗肺部感染的最佳选择。

甘露饮是我用来治疗口腔溃疡的主要方剂，对于肺胃阴虚挟湿热类型的口疮疗效颇佳。化疗容易伤肺和脾胃，肺胃阴伤出现口疮、咳嗽的，甘露饮正好相符，加金荞麦、鱼腥草则更为合拍。

银白散出自宋代《太平惠民和剂局方》，共人参、白术、茯苓、炙甘草、升麻、知母、扁豆、山药8味药。《太平惠民和剂局方》云：

> 治小儿百病，如慢惊抽搐，用麝香饭饮调下；急惊定后用陈米饮调下；惊吐不止丁香汤下；天柱倒脚软浓米饮调下；来惊伤寒薄荷白汤调下；痃气肚胀，气急多渴者百合汤调下；浑身壮热，面赤惊叫，金银薄荷汤调下；赤白痢，不思乳食，姜三片枣三枚煎汤调下；吃食不知饥饱，不长肌肉，炒麦芽一撮同生姜煎汤调下；暴泻紫苏木瓜汤调下；神形脱，言语不正及大人吐泻，藿香汤调下；诸病后无精神，少气力，不思食，煎生姜枣汤调下；禀受气怯，小儿每日一服最妙。

患儿胃口不开，故加陈皮、砂仁。此方是四君子汤加味，由于宋代健脾胃的名方很多，如异功散、七味白术散等，这首方很少有人关注和运用。我最初是从《医方集解》读到此方的。中医界一般都把补中益气汤作为甘温除大热的代表方剂，但我认为此方更是健脾益气、升阳退热的代表方。其中，四君子汤加扁豆、山药健脾益气，升麻升清阳，知母降阴火。这种"阴火"，来自体内，非从外感而来。虽然发热，但没有外感的表现，反而饮食不佳，胃口不开，倦怠乏力，舌淡，脉弱，肌肤扪之不烫手。我亲眼见到伯父用之治疗小儿脾虚发热，不欲饮食，故经常将此方运用于临床，特别是用来治疗小儿夏季热，疗效显著。

当归补血汤加味是我用来升高血常规的常用方剂，在患儿两次化疗的空隙间，能够坚持服用，可以增强免疫力，预防感冒，减少肺部感染的概率。

我用这一系列方法，在几个重要环节，减轻了数十个患有白血病、再生障碍性贫血儿童在化疗期间的痛苦，节省了不少医疗费用，辅助西医，使孩子们安然度过了幼小生命中的一大难关。这充分证明中西医在临床上密切配合，扬长避短，在对付一些世界性疑难病方面是大有可为的。可惜我国的中西医相互之间，仍然存在着很大的隔阂，乃至找我看病的白血病儿童，都是避开医院偷着来的，即使有效，也只能在病友之间私下传播，不敢公开。这不能不说是一种悲哀。

五

小儿慢性鼻炎、腺样体肥大

（3例）

01. 鼻塞、张嘴呼吸：慢性鼻炎
（苍耳子散、彭氏腺样体肥大温消丸）

李某，男，11岁，2004年10月25日初诊：患儿自3岁起即患慢性鼻炎，时好时发，本次因为感冒诱发，已经6日，鼻中流涕，清浊相兼，色白量多，睡觉时因为鼻塞，以口呼吸，时有鼾声，面色㿠白，鼻翼肥大，舌胖淡、苔白腻，脉弦。处以苍耳子散加减：

辛夷6g	苍耳子10g	白芷5g	细辛3g	荆芥5g	桔梗10g
甘草10g	诃子5g	麻黄5g	石菖蒲10g	路路通10g	7剂

11月4日二诊，服上方鼻涕减少，但有少量黄涕，鼻堵塞减轻，上方去细辛，加浙贝母、桑白皮各10g，黄芩6g，续服7剂。

11月12口三诊：鼻中流涕基本消失，西医检查：慢性鼻炎，腺样体肥大，鼻中隔轻度弯曲。患者家长要求服丸药以求根治，处以原方加减：

辛夷5g，苍耳子、白芷各10g，细辛、荆芥各5g，桔梗、甘草各10g，诃子、麻黄各5g，补骨脂10g，黄芪15g，当归、黄芩、莪术、浙贝母各10g，乌梅15g，郁李仁、白芥子、穿山甲、皂角刺、鹿角霜、蜂房、石菖蒲各10g，苏合香5g。2剂，为蜜丸，每次5g，早晚各1次，可服2个多月。

2006年上半年随访，上方前后共服3剂，鼻炎很少复发，腺样体明显缩小，睡眠不再打鼾。

【辨治思维】本案属于慢性鼻炎，南方青少年发病率极高，每遇感冒时容易发作，西医没有特效的内服药物。严重时，外用滴鼻剂，一般有效，但使用多了，容易引起鼻黏膜萎缩，嗅觉下降。特别是腺样体肥大者，睡觉时呼吸不畅，有的听力减退，影响小儿发育，西医主张手术治疗，患者家属多有顾虑。中医治疗慢性鼻炎急性发作的方药，如辛夷散、苍耳子散、温肺止流丹等，辨证使用，都非常有效。本案见证为寒证，故一诊时用苍耳子散加减。二诊时白色浊涕已经减少，只剩少量黄色浊涕，这是痰湿虽减，余者开始化热，故仍用原方，加清热化痰之药。三诊针对腺样体肥大而设，仍用原方，加软坚散结之品，以蜜丸缓图，半年后取得成效，病已痊愈。

苍耳子散出自《济生方》，由苍耳子、辛夷、白芷、薄荷4味药组成。研末，用葱白、细茶调服。本方以苍耳子散寒去湿，辛夷祛风通窍为君药。焦树德先生认为：苍耳子"偏于散头部风湿，兼治头风头痛；辛夷偏于散上焦风寒，开宣肺窍"。两味药均属治疗鼻病不可挪移之品，为君药；以白芷通窍止痛，薄荷疏散风热为臣药；以葱白之辛温，解表利窍，细茶之苦寒，清利头目为佐使药，合而治疗肺窍为风寒、风热所阻引起的鼻炎。

从我的临床经验来看，本方是治疗各种鼻炎的基本方。无论属寒属热，都可以在此基础上加减，使之更加符合辨证论治的要求。如果是风寒感冒诱发的鼻炎，症见头痛，鼻塞，畏寒，舌胖淡，鼻流清浊涕、色白，可加麻黄、细辛、荆芥、桔梗、诃子等，或合用杏苏饮；如果是风热感冒诱发的鼻炎，症见头痛，发热，鼻塞，咽喉疼痛，舌干瘦，鼻流浊黄涕，或清涕中夹有黄涕，可加金银花、连翘、菊花、桔梗、甘草、黄芩、浙贝母等，或合用银翘散；如果痰热中阻，症见头目昏重，四肢困倦，胸脘痞闷，舌苔黄腻，脉滑，黄涕量多，或兼咳嗽、痰多而黄，可加半夏、瓜蒌皮、胆南星、黄连、黄芩等，或合用小陷胸汤、千金苇茎汤等；如果是清阳不升，症见头晕乏力，反复感冒，可加黄芪、当归、升麻、柴胡，或合用补中益气汤。

该案有本人的一处用药心得，即用软坚散结之药治疗腺样体肥大症。彭氏腺样体肥大温消丸：方中共有4个对药，即郁李仁配白芥子，侧重于活血化痰；穿山甲配皂角刺，侧重于排脓解毒；鹿角霜配蜂房，侧重于散结消肿；石菖蒲配苏合香，侧重于豁痰开窍。配合全方的温散、酸收、补气血、调寒热，用蜜丸缓图，经过较长时间的服用，可以消除腺样体增生。

02. 鼻塞、张嘴呼吸：腺样体肥大
（苍耳子散、彭氏腺样体肥大凉消丸）

乐某，男，12岁，2021年3月13日初诊：腺样体增生近2年，阻塞后鼻孔约80%，近一年来有加重迹象。晚上睡觉时张嘴呼吸，要滴药才能保持通畅，平日白天头昏沉，鼻腔内无明显瘙痒，流过3次鼻血。大便不畅，偶有腹泻，无口干口苦，舌少苔、质体不红。

水丸：皂角刺90g，白芷50g，辛夷60g，苍耳子90g，黄芩60g，玄参、浙贝母、海藻各90g，昆布、桔梗各60g，甘草50g，忍冬藤90g，麻黄50g，细辛30g，乌梅90g，僵蚕、水蛭、土鳖虫、鳖甲、山慈菇、石见穿、急性子、升麻各60g。每日2次，每次5g。

8月14日二诊：复查示腺样体增生占据后鼻孔约60%，比先前情况有所好转，丸药取得了效果。晚上张嘴呼吸的程度亦比原来改善，已经不需要用滴鼻药。近来鼻子出血频繁，鼻腔内无瘙痒。二便调，舌少苔、质不红。

水牛角30g	生地黄30g	牡丹皮10g	赤芍10g	栀子10g	白茅根30g
黄芩10g	7剂				

仍用上水丸方，去白芷加猫爪草90g、水牛角60g、牡丹皮50g、生地黄60g、白茅根90g、牛黄2g，为水丸。每日2次，每次5g。

【辨治思维】对于腺样体肥大的治疗，分清寒热非常重要。属于寒痰的，我经常用4个药对，以温寒化痰，即苏合香配石菖蒲，郁李仁配白芥子，鹿角霜配蜂房，白芷配皂角刺。但本案显然不同，内有痰火。故改为另外4个药对，即玄参配浙贝母，桔梗配甘草，石见穿配急性子，海藻配猫爪草，称作彭氏鼻炎药对方之二，再加其他化痰消瘀、软坚散结之品做药丸。二诊时初见成效，但鼻内仍然出血频繁。故合牛角地黄汤加白茅根凉血止血，得以痊愈。

03. 流涕、喷嚏、消瘦：变应性鼻炎、腺样体肥大、发育不良
（苍耳子散、麻黄附子细辛汤、桔梗甘草汤）

　　鲁某，男，5 岁，2012 年 10 月 9 日初诊：患儿母亲代诉，小孩自 3 岁多以来，长年流鼻涕，打喷嚏，易感冒，皮肤瘙痒，消瘦，西医诊断为变应性鼻炎、湿疹、变应性皮炎、发育不良。长期吃西药无效，也曾找当地名老中医，持续看过多次门诊，疗效不显，病情经常反复。目前的情况是：睡觉打呼噜，一侧鼻黏膜堵塞，半夜常打两次喷嚏，流清涕，偶尔呛咳几声。早上刚睁开眼时，即打喷嚏，流清涕 10 余次。饭量一般，易上火，牙龈起脓疱，嘴唇脱皮，不长身体，湿疹比原来稍好，但时常复发。察之脸上无光泽，身瘦体轻，舌淡，有块状剥脱苔，即地图舌，脉缓。用辛夷散、麻黄附子细辛汤、桔梗甘草汤加减为丸：

　　辛夷 20 g，苍耳子 60 g，细辛 30 g，乌梅 90 g，穿山甲 30 g，鸡矢藤 60 g，鸡内金 50 g，黄芪 60 g，白芷 40 g，麻黄 30 g，熊胆 5 g，苏合香 10 g，桔梗 40 g，甘草 30 g，诃子 40 g，附子 50 g，补骨脂 40 g，益智、浙贝母各 50 g，皂角刺、鹿角霜各 20 g，白芥子、蜂房、石菖蒲各 30 g。1 剂，为水丸，每日 2 次，每次 5 g，餐后开水送服。

　　2013 年 1 月 25 日二诊（通过邮件）：吃药丸第 3 日时鼻涕量就少了，流的次数也减少，很少打喷嚏，晚上睡得也好，鼻子通气。目前晚上稍稍有些睡不好，流几次清鼻涕，其他尚可。仍然用原方加减：

　　辛夷 30 g，苍耳子 60 g，细辛 15 g，乌梅 90 g，穿山甲 15 g，鸡矢藤 150 g，鸡内金 50 g，黄芪 60 g，白芷 30 g，麻黄 15 g，熊胆 5 g，苏合香 15 g，桔梗、甘草、诃子、附子各 30 g，补骨脂 40 g，益智 50 g，浙贝母 30 g，皂角刺 20 g，鹿角霜、白芥子、蜂房、石菖蒲各 30 g，鹿茸 10 g，紫河车 50 g，白参、淫羊藿、苦参、白鲜皮、蛇床子各 30 g。1 剂，为水丸，每日 2 次，每次 5 g，餐后开水送服。

　　2 月 25 日三诊（通过邮件）：整个吃药丸期间，比原来好很多，鼻涕量少，流的次数少，最少时 1 日 2 次清鼻涕，最多时 5~10 次，饭量比原来增加，抵抗力增强，肌肤比原来摸着壮实些了。停药 7 日后，又有一点反复，仍然用原方加减：

去苦参、白鲜皮，加冰片 15 g，猪牙皂 30 g，木槿皮、白术、神曲各 50 g，枳壳 30 g，鸡矢藤改 180 g。1 剂，为水丸，每日 2 次，每次 5 g，餐后开水送服。服完后痊愈。

【辨治思维】因为空气寒冷、潮湿导致的变应性鼻炎，在儿童中非常普遍，严重影响小孩的生长发育、学习和睡眠。口服脱敏的西药，外用喷雾剂，往往能够取得一时之效，但长期使用，则不良反应大。中药煎剂疗效也不持久，更没有合适的成药。我用辛夷散、麻黄附子细辛汤、桔梗甘草汤 3 方合方，再根据每个人的具体情况适当加减，做成药丸长期服用，疗效颇为显著。本案患儿情况比较严重，在当地调治 2 年多未见太大的功效。我认为是上焦有寒痰阻肺，故打喷嚏，流清涕，呼吸不畅；中焦有积食伤脾，故出现地图舌；下焦肾虚有寒，故发育不良，个子不长。一诊在 3 方基础之上，加苏合香通窍，石菖蒲、皂角刺、浙贝母、白芥子化痰，鹿角霜、益智、补骨脂、诃子、蜂房固肾，鸡矢藤、鸡内金、穿山甲、熊胆消积，黄芪益气，乌梅收敛，使消中有补，发中有收。在初步取得疗效的基础上，二诊加鹿茸、紫河车、淫羊藿、白参，补肾益气，加蛇床子、白鲜皮、苦参除湿止痒，协助乌梅脱敏。三诊再加冰片通窍，木槿皮止痒脱敏，白术、枳壳、神曲调理脾胃的升降。本病治疗不能性急，当标本兼治，用丸剂缓图，需要坚持至少一年。

近年来，我用鸡矢藤治疗小儿厌食症，感觉效果不错。这味药从清代才开始选入本草之中，赵学敏的《本草纲目拾遗》即有记载。近代许多中医名家均喜欢用该药，如湖南名医刘炳凡先生就用之治疗头痛。民间更用来治疗风湿疼痛、胃脘疼痛、肝脾大、妇科带下、跌打损伤、无名肿毒等，认为可以补虚劳，调补脾胃元气。正因为其药性平和，具有消补兼施的功效，我治疗小儿不爱吃饭，在开汤剂时，每剂药常用到 30~50 g；在做丸剂消积滞时，常配鸡内金、穿山甲、三棱、莪术；若已经形成了疳积，则加熊胆、胡黄连等为丸，临床应用没有发现不良反应。近来，读到曾培杰、陈创涛编著的《任之堂跟诊日记》（人民军医出版社，2013）用鸡矢藤配枳壳、桔梗，合三仙汤（神曲、麦芽、山楂）、四君子汤治疗小儿厌食，并编成了"一二三四"歌："一味鸡矢藤消积，二味枳桔调气机，三仙消食开胃气，四君补养脾中虚。"颇有意味，可以师法。

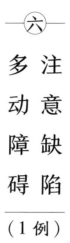

（六）

注意缺陷多动障碍（1例）

躁扰不安：注意缺陷多动障碍（开口连）

童某，男，4岁，2014年9月10日初诊：患儿上幼儿园不到1年，老师多次反馈，说小孩学习注意力不集中，调皮、打闹，做鬼脸，影响其他孩子。父母反映，自生下来起，小孩就睡不安，晚上哭闹、磨牙、出汗多，爱喝水，不肯吃饭，大便干结，皮肤痒，个子矮，发育比一般小孩迟，只是不经常感冒。到医院检查，没有其他毛病，西医诊断为"注意缺陷多动障碍"，告知没有好的方法。察之面色黄中有白，皮肤粗糙，舌淡红、有薄黄苔，脉细数。处以丸剂：

黄连30 g，大黄50 g，木香、枳壳、槟榔、乌药、荆芥、薄荷、防风、钩藤、蝉蜕、僵蚕、连翘、牛蒡子、郁金、荷叶蒂、灯心草各10 g，鸡矢藤50 g，山楂30 g，乌梢蛇50 g。1剂，为水丸，每日2次，每次3 g，睡前开水送服。

服完后，大部分症状消失，继续服1剂。

【辨治思维】注意缺陷多动障碍又称儿童多动症。开口连是湖南和其他地区流传了数百年的民间验方，许多老药工都会配制。一般共17味药，即黄连、大黄、木香、枳壳、槟榔、乌药、荆芥、薄荷、防风、钩藤、蝉蜕、僵蚕、连翘、牛蒡子、郁金、荷叶蒂、灯心草。有的处方还加川贝母，或加甘草、金银花。每味药2~3 g，煎服。总的作用是清热解毒、理气通便、祛风安神。俗云小孩生下来之后马上服开口连，可以排出胎毒，息风止痉。今后大便通畅，胃口好，睡眠好，不长湿疹，不生疮疖。我经常开给初生婴儿服，特别是那些做父母的经常上火，他们生的婴儿，服后疗效特别好。一般服3日，每日喂1~2次，每次1~2调羹。药虽苦，但初生婴儿尝不出来，服后大便有点偏稀，不要紧。可惜这种宝贵的民间经验，被很多现代中医所忽视，他们不太相信这些作用。2016年3月3日，我看到中央电视台4台介绍瑶族地区长寿之乡的经验，当地瑶族同胞养生保健从一生下来就采取措施，要服"开口水"，虽然是用瑶药，与汉族的开口连药物不同，但理念是相同的。这是中华民族"治未病"的一项重要措施，值得继承和推广。

本案患儿的所有证候表现，概括起来无非两个字：风，火。火重则汗多、口渴、大便干结；风重则皮肤瘙痒、爱动、磨牙、睡眠不安。追根溯源，病根在于胎毒没有排除干净，以至于影响到后天的发育。我用原方再加鸡矢藤、山楂以开胃消食，加乌梢蛇以荣皮止痒。采用水丸缓图。服药两个月后，所有症状都已开始好转，前后服用1年，小孩饮食、睡眠正常，大便通畅，皮肤滋润，个子长高很多。遂停药。

七

抽动秽语综合征

（1例）

嘴角抽动：抽动秽语综合征？（升降散、菖阳泻心汤）

曾某，男，7岁，2018年4月13日来诊：眼睛处抽动障碍，嘴巴爱噗气，注意力能集中，成绩很好。记忆力强，精神佳，好动，大便偏干。

蝉蜕6g	僵蚕10g	大黄6g	姜黄6g	玄参10g	半夏9g
厚朴6g	石菖蒲6g	荆芥10g	防风10g	芦根15g	竹茹10g
枇杷叶10g	甘草6g	10剂			

4月21日二诊：服用上方症状得到改善，眼睛抽动次数明显减少，但嘴巴爱噗气未改善。

蝉蜕5g	僵蚕5g	大黄5g	荆芥5g	薄荷5g	枳壳5g
木香5g	槟榔5g	乌药5g	钩藤5g	石菖蒲5g	厚朴5g
半夏5g	防风5g	天然牛黄2g	10剂		

[注]天然牛黄2g，嘱咐患儿家长分作20等份，一日2次，与药同服。

5月12日三诊：反馈抽动障碍已经减轻60%，嘴巴噗气已经基本没有了，巩固疗效。

蝉蜕5g	僵蚕10g	枳壳5g	木香5g	槟榔5g	乌药5g
钩藤5g	厚朴5g	半夏5g	防风5g	荆芥5g	蜈蚣5g
大黄3g	15剂				

【辨治思维】 这个病案很像西医所说的抽动秽语综合征，但其实不是，小孩注意力能够集中，成绩很好。只是右边眼睛和嘴角处时不时抽动，特别是隔几分钟往外噗气，身旁的人听之难受。眼角抽动属风邪上扰，口中噗气则属气机升降失常，故用升降散合菖阳泻心汤息风通便，疏畅气道，一诊获效。二诊见噗气改善进展不大，则在原方基础上，取开口连之意，加四磨汤、荆芥、防风等，加强息风作用，效果明显，然后做药丸巩固疗效。

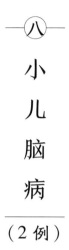

—八—

小儿脑病

（2例）

01. 瘖痱、目盲：小儿脑白质营养不良
（地黄饮子、安宫牛黄丸、陈达夫加减驻景丸、解语丹）

陈某，男，现年4岁，2004年8月30日初诊：患儿1岁以前发育正常，左右手可以互动抓物，做手势。1岁6个月时开始喜欢用左手，右手弛缓，不能抓物，11个月能够独立走路，行走时，右下肢拖行，步态不稳，只能喊"爸爸""妈妈"等二字复音，发音欠清。患儿足月平产，无创伤，父母非近亲结婚。2000年9月17日，湖南某儿童医院进行脑电图、脑电地形图检查，发现"右中央额颞区尖波非对称波发放，纺锤左额中央颞高幅尖化，背景节律左右不对称，有异常睡眠脑电图"。中南大学湘雅某医院放射科当天进行颅脑CT扫描，结论为"脑白质密度减低，考虑为脑白质营养不良性疾病，建议做MRI检查。"9月19日出示的MRI检查报告单结论为："双侧脑白质内弥漫混杂信号病灶，考虑为先天性变性疾病或脑白质发育不良性疾病，建议行脑穿刺活检。"患者家长不同意穿刺活检。9月20日到浏阳市中医院住院。9月29日转到武汉空军医院脑中医科住院。11月3日转到华中科技大学同济医学院附属同济医院住院，又查出尿皮质醇低而血皮质醇高，医生感到互相矛盾，治疗颇为棘手。这样，经过5家医院诊断及治疗，最后确诊为脑白质营养不良、视神经萎缩，用去检查及药费4万多元，无任何疗效，家长基本放弃了治疗。

患儿 2 岁以后，突然发作癫痫，经常夜半抽搐，语言謇涩，走路跛行，视力急剧下降，接近失明，于是来百草堂找我诊视。

察之患儿面色红润，神志清醒，但视物不见，用手指在其眼前晃动也无反应，爱活动，走路一瘸一拐，舌尖红、舌体润而少苔，食欲尚可，口渴，大便结，汗出多，脉数。此为肝肾虚，肝风内动，痰瘀阻塞脑络，当补肝肾、化痰瘀、通脑络，用地黄饮子、安宫牛黄丸、加减驻景丸、解语丹四方合用加减为散：

麝香、牛黄各 1 g，梅冰片 3 g，朱砂 5 g，雄黄 3 g，黄连 5 g，黄芩、栀子、郁金各 10 g，羚羊角、精制马钱子各 5 g，全蝎 15 g，蜈蚣 3 条，僵蚕 10 g，三七 5 g，楮实子、枸杞子各 10 g，天麻、紫河车各 15 g，远志 5 g，石菖蒲 30 g，山茱萸 10 g，生地黄 15 g，肉苁蓉、巴戟天、麦冬各 10 g，五味子 5 g，石斛、茯苓各 10 g，1 剂。以上药研末，每服 2 g，每日 3 次，开水送服。

10 月 23 日二诊：1 剂药服完，近两个月来再未出现抽搐，走路亦不跛行，讲话逐渐清楚，视力开始好转，能看清 1 m 以内的东西。出汗减少，大便通畅，但精神略差，胃口下降，服药期间感冒过 3 次。察患儿面色略白，舌淡，脉弦缓。肝风已经内敛，当在原方基础上，减少部分寒凉药，并合用玉屏风散，以顾护脾肺。二诊处方：

上方去黄连、黄柏，加西洋参、黄芪、防风、白术、紫河车各 10 g，研末服，每日 3 次，每次 2 g。

12 月 28 日三诊，情况较为稳定，也未感冒，患儿除了说话稍慢以外，智力发育与同龄人相同，但视力仍然差，近距离只能看清核桃大的字。此病为先天不足，当大补肝肾，促进脑部及视神经发育，用驻景丸加减：

楮实子、菟丝子各 40 g，枸杞子 20 g，五味子、车前子、三七、寒水石、木瓜、紫河车各 10 g，石斛 20 g，茵陈、木贼草各 10 g，蛴螬 15 g，远志 10 g，石菖蒲 15 g，益智、茯苓各 10 g，鹿茸 5 g，高丽参 10 g，熊胆 3 g，大海马、蛤蚧各 1 对。以上药炼蜜为丸，每日 2 次，每次服 6 g。

2005 年 5 月 17 日四诊：上料药按理应当只能服 2 个月，但患者前后服了半年，其中的原因，是每服至一周左右就"上火"，大便干结，咽喉感到疼痛，只好停几天药。半年来，除了这个不良反应之外，其他尚好。此为方中温补之药比例过大，当适当调整，仍然以一诊治疗方案为主：

麝香、牛黄各 1 g，梅冰片 3 g，琥珀 5 g，珍珠、合欢花各 10 g，黄连、黄芩、黄柏各 5 g，郁金 10 g，羚羊角 5 g，全蝎、僵蚕各 10 g，三七 5 g，楮实子、枸杞子各 10 g，天麻、紫河车各 15 g，远志 5 g，石菖蒲 30 g，山茱萸 10 g，生地黄 15 g，肉苁蓉、巴戟天、西洋参、麦冬各 10 g，五味子 5 g，石斛、茯苓各 10 g，大海马、蛤蚧各 1 对。以上药炼蜜为丸，每日 2 次，每次服 6 g。

2006 年 2 月 26 日五诊：因为感冒来就诊，小孩发育良好，行走活动自如，语言流利，智力与正常小孩无差别，除了左右眼视力均只有 0.1 之外，一切尚可。舌淡，脉弦。由于患者家庭困难，已经近半年未服药，告诫其父母该病非同寻常，绝不能掉以轻心，仍然要服药，故在处方用药时，尽量考虑患者家长的经济承受能力，仍然用驻景丸加减。处方：

楮实子、菟丝子各 40 g，枸杞子 20 g，五味子、车前子、三七、寒水石、木瓜、紫河车各 10 g，石斛 20 g，茵陈、木贼草各 10 g，蛴螬 15 g，远志 10 g，石菖蒲 15 g，益智、茯神、紫河车各 10 g，蛤蚧 1 对，蛏干 50 g。上药 2 剂，炼蜜为丸，每服 6 g，每日 2 次。

4 月 5 日六诊：药物服完，情况尚稳定，但 3 月中旬曾突然感冒高热，浏阳市人民医院诊断为病毒性脑炎，住院治疗一周后出院，住院期间，做脑部 CT 检查，未见脑白质异常。最近食欲较差，今天早上突然说不出话来，迈不开步，大约有 5 秒，以后就正常了，因此赶快来复诊。观察患儿，面色白，精神尚好，说话清晰，活动自如，舌淡、有薄白苔。此为阳气不足，脾为湿困，用香砂六君子汤加减：

藿香 5 g	砂仁 5 g	党参 10 g	白术 10 g	茯苓 10 g	炙甘草 10 g
石菖蒲 10 g	甘松 5 g	郁金 5 g	黄芪 15 g	当归 10 g	生姜 10 g
大枣 10 g	5 剂				

丸剂仍然用 2 月 26 日方。同时嘱咐家长，长沙春天潮湿，小孩抵抗力差，每遇食欲不佳，每日可服 2~3 包藿香正气丸。此后，患儿每 2 个月来复诊一次，基本方以 2 月 26 日处方为主，制成蜜丸服用，情况一直平稳，最近的一次复诊，是 2007 年 6 月 9 日，告知：不久前，经某儿童医院检查，脑白质已经正常，患儿发育良好，智力健全，口齿伶俐，行动敏捷，饮食、睡眠都正常，除了视力较差之外，与健康儿童无任何区别。2015 年 12 月，小孩已经 15 岁多，在读高中，身体健康，智力发育正常，唯视力较差。

【辨治思维】小儿脑白质营养不良病，临床少见，据我的研究生吴娅娜当时从网上查到的资料来看，全世界不超过 100 例，西医缺乏有效的治疗方法，没有 1 例患者活过 8 岁，而且一旦呈进行性发展，几乎不可逆转，迅速走向死亡。我在接手治疗本案之前，对此病不仅见所未见，而且闻所未闻，即使事后查阅资料，也无任何有价值的信息，更没有见到国内外用中医治疗获得成功的报道。

初诊时，我不是根据西医的诊断，而是根据中医的辨证，予以治疗。患者的主要证候是语言謇涩，足不能行，视物不见，夜半抽搐，呈火热之证。病机为肝肾不足，虚风内动，痰瘀阻塞脑窍。病情复杂，没有一个现成的古方完全符合治疗的要求，故我选择了 4 个处方作为组方的基础。

地黄饮子出自《内经·素问·宣明论方》，共 14 味药：熟地黄、山茱萸、肉苁蓉、巴戟天、麦冬、五味子、石斛、茯苓、远志、石菖蒲、附子、肉桂、生姜、大枣，以之温补肝肾，交通心脑，治疗"痦痱，舌謇不能言，足废不能行"。

解语丹出自《医学心悟》，共 8 味药：白附子、远志、石菖蒲、胆南星、天麻、全蝎、羌活、广木香，以之息风开窍、化痰通络治疗语言不出。

加减驻景丸出自《陈达夫中医眼科临床经验》，共 10 味药：楮实子、菟丝子、枸杞子、五味子、车前子、茺蔚子、三七、紫河车、寒水石、木瓜，以之补肝明目，营养视神经。

再加精制马钱子、羚羊角、蜈蚣、僵蚕，以加强息风止痉的作用，研末为散剂服用。2 个月后，视力、语言、行走均趋于好转，未再出现抽搐，情况有了根本性的改善。

二诊减去黄芩、黄连等苦寒药，恐用之太久斫伤阳气，三诊加鹿茸、高丽参等以促进其大脑发育。但三诊处方过于偏温，服后上火，故四诊仍然回到初诊的治疗方案。

服药 1 年多后，患儿发育健全，病情稳定，只是视力未完全恢复，故治疗方案确定在补肝明目上，以加减驻景丸为主，服药至今，无任何异常，患儿已经 15 岁多。在治疗过程中，学生吴娅娜无意中见到一个帖子：衡阳市政府一位干部的一对男性双胞胎同时患有脑白质营养不良症，发病不到半年，西医告之无药可治，他向全国医学界发出求救的信息，但我根据网上公布的电话与其联系时，得知已经在几周前分别死亡。

02. 癫痫、双目斜视：脑白质弱化、脑瘫、间歇性癫痫
（地黄饮子、陈达夫加减驻景丸）

袁某，男，5 岁，2017 年 4 月 11 日初诊：脑白质弱化，脑瘫史，间歇性发癫痫，嘴唇抖动，流口水，行动不自如，容易兴奋。

> 蝉蜕 5 g　僵蚕 10 g　茯苓 10 g　石菖蒲 10 g　合欢皮 12 g　远志 10 g
> 益智 10 g　蜈蚣 2 g　全蝎 3 g　7 剂

6 月 23 日二诊：服上方症状未明显减轻。发过癫痫 2 次。

> 蝉蜕 5 g　　僵蚕 5 g　　茯苓 10 g　　石菖蒲 10 g　　地骨皮 10 g
> 桑白皮 10 g　枇杷叶 10 g　莱菔子 12 g　川贝母 3 g　7 剂

9 月 9 日三诊，处丸剂：

天麻、钩藤、玄参、地龙各 60 g，神曲、蜈蚣各 50 g，全蝎 30 g，僵蚕 60 g，牛黄 3 g，天竺黄、合欢花、姜黄、龙骨、牡蛎各 60 g。每日 2 次，每次 5 g。

11 月 25 日四诊丸剂：

生地黄、肉苁蓉各 90 g，山茱萸、麦冬各 60 g，五味子 50 g，石斛、茯苓各 60 g，石菖蒲 90 g，远志 60 g，龙骨、牡蛎各 50 g，蜈蚣、全蝎各 30 g，玄参 60 g，蝉蜕 50 g，僵蚕 60 g，牛黄 2 g。服法同上。

2018 年 3 月 3 日五诊：服药期间未发病，但目前平衡不好。处以丸剂：

生地黄、肉苁蓉、楮实子各 90 g，巴戟天、山茱萸、麦冬各 60 g，五味子 50 g，石斛 60 g，茯苓 50 g，石菖蒲 90 g，蜈蚣、全蝎各 30 g，枸杞子 60 g，牛黄 2 g，远志 60 g，紫河车 90 g。服法同上。

6 月 9 日六诊：服药期间一直未发病，现在走路腰部支撑不好，会往后倾倒，不能自主行走。视物斜视。

水丸：蝉蜕、僵蚕各 50 g，熟地黄、楮实子、石斛、肉苁蓉、五味子各 60 g，远志 50 g，茯苓、石菖蒲各 60 g，续断 90 g，枸杞子 60 g，紫河车 90 g，牛黄 2 g，菟丝子 90 g，蜈蚣 30 条，全蝎 50 g，车前子、杜仲、巴戟天、山茱萸各 60 g。每日 2 次，每次 5 g。

9 月 8 日七诊：从去年 6 月份以来未发过癫痫，服西药"左乙拉西坦"

量减少，上午服半粒，下午服 1/4 粒，情况算稳定。但目前患者走路腰部不太得力，依旧有后倾的现象，脚部肌张力不够，会有跐脚、僵硬。大脑对腰以下的肢体控制还是不理想。原斜视，现有改善，相当于 3 岁小孩的视力。

水丸：续断、杜仲、补骨脂、山茱萸、肉苁蓉各 90 g，巴戟天、麦冬、五味子、石斛、茯苓、石菖蒲、紫河车各 60 g，楮实子 90 g，菟丝子 60 g，全蝎、蜈蚣各 30 g，远志 50 g，牛黄 2 g，马钱子 10 g。每日 2 次，每次 5 g。

12 月 20 日八诊：服药期间未发过癫痫和抽搐。服用西药量照旧与先前一样，未再减量。斜视现基本已调整到位，言语交流方面、智力稍比同龄缓慢，听力无碍。左足外翻变形，暂无大的改变。走路腰部得力暂未明显改善。容易受惊吓，咽喉中有痰，鼻子偶尔不通，二便调。

水丸：石菖蒲 90 g，辛夷、苍耳子各 60 g，生地黄、肉苁蓉各 90 g，巴戟天、山茱萸各 60 g，蝉蜕 50 g，僵蚕、五味子、麦冬、石斛各 60 g，蜈蚣、全蝎各 30 g，天竺黄、化橘红各 60 g，牛黄 2 g。每日 2 次，每次 5 g。

2019 年 3 月 23 日九诊：服药至今 2 年为止未发过癫痫，病况平稳，"左乙拉西坦"每次 1/4 粒，每日 2 次。下肢的平衡和力量不足，在西医院做康复治疗，身体后倾依旧。言语尚可，稍迟缓。纳食佳，大便臭。斜视配镜矫正。

水丸：山茱萸、熟地黄、肉苁蓉各 90 g，巴戟天、五味子、石斛、茯苓、远志、麦冬各 60 g，石菖蒲、紫河车、续断各 90 g，补骨脂 60 g，蜈蚣 30 条，海马 50 g，锁阳 60 g。每日 2 次，每次 5 g。

6 月 29 日十诊：最后一次癫痫发作亦是 2017 年 4 月，服药期间癫痫从未发作。西药"左乙拉西坦"照旧每次 1/4 粒，早晚各 1 次。腰对下肢控制仍然会后倾，家长牵手可行走一段距离，但自行走动状态仍不理想。智力、思考、理解能力、精神集中程度要落后于同龄小孩，但言语方面沟通无碍。

水丸：熟地黄、山药、山茱萸、肉苁蓉、巴戟天各 60 g，石菖蒲 90 g，远志、续断、茯苓、紫河车各 60 g，鹿茸 20 g，高丽参 50 g，牛膝、补骨脂、杜仲、益智、龟甲各 60 g。每日 2 次，每次 5 g。

10 月 19 日十一诊：癫痫一直未有发作，走路肌张力还是不足，下肢平衡和控制能力比较差，智力和语言沟通能力低于同龄孩子，晚上磨牙较严重。但服药期间患者的身高、体重以及各方面的素质均有所提升。乳牙未更换。

水丸：伸筋草、白芍各 90 g，木瓜、蝉蜕、僵蚕各 60 g，山茱萸 90 g，蜈蚣 30 条，全蝎 50 g，紫河车、熟地黄、山药各 60 g，石菖蒲、高丽参各 50 g，牛膝 60 g，木香、槟榔、枳壳各 50 g，制马钱子 15 g。每日 2 次，每次 5 g。

2020 年 5 月 16 日十二诊：视物斜视，近来上火有口溃，大便臭，脚的肌张力不够，睡眠安稳。言语不利，比同龄小孩发育得迟缓些，现在 8 岁乳牙才掉两颗。余可。

| 金银花 10 g | 连翘 10 g | 黄芩 10 g | 半夏 10 g | 杏仁 10 g | 紫苏叶 10 g |
| 枳壳 10 g | 炙甘草 5 g | 桑叶 10 g | 菊花 10 g　7 剂 | | |

水丸：楮实子、生地黄、山茱萸各 90 g，巴戟天、茯苓、远志、石菖蒲各 60 g，蛴螬 90 g，麦冬 60 g，五味子 50 g，紫河车、石斛各 90 g，地龙 60 g，龟甲 90 g，牡蛎 60 g，菟丝子 90 g，三七 60 g，全蝎 50 g，车前子 90 g，枸杞子 60 g。每日 2 次，每次 5 g。

【辨治思维】地黄饮子出自刘河间《黄帝内经·素问·宣明论方》，主要以补肝肾、温下元、交通心肾为主，治疗"瘖痱，舌謇不能言，足废不能行"。从方证对应的角度来看，这明显是一种脑部的疾患。我经常去掉方中的附子、肉桂，以免过温，加麝香、牛黄，以引领诸药透过血脑屏障，进入脑部。但用于治疗癫痫，镇静息风的力量不足，故加蝉蜕、僵蚕、蜈蚣、全蝎息风止痉，加龙骨、牡蛎潜阳安神。服药 3 个月，没有出现癫痫，嘴唇抽动、流口水、易兴奋均有好转，唯走路平衡仍然不好。故二诊去牡蛎、龙骨、蝉蜕、僵蚕，即减少镇静潜阳息风的药物，加紫河车、枸杞子，加强原方补肝肾、益精血的作用，继续做药丸长期服用。

第

五

类

——

中老年病

一

糖 糖
尿 尿
病 病
足 与

（11 例）

01. 消渴：2 型糖尿病（彭氏加味黄连丸）

周某，男，50 岁，2013 年 4 月 27 日初诊：患者 45 岁检查出来有糖尿病，但之前血糖是否异常未知。已使用胰岛素 3 年，目前注射胰岛素 15 U，加二甲双胍，餐前血糖维持在 9～11 mmol/L 之间。大便稀薄且次数较多。口干舌燥，嘴唇干裂，带紫色，舌红而干、苔薄黄，脉弦细数。用加味黄连丸：

黄连 450 g，五倍子 250 g，水蛭、西洋参、耳环石斛各 100 g，蜈蚣 100 条。1 剂，为水丸，每日 2 次，每次 6 g（大约 250 粒）。

11 月 20 日通过网络会诊：开始吃中药丸时，停用二甲双胍，大便立即正常。最初以为每次药丸吃 9 粒，未见明显药效，后来按照每次 9 g 即 250 粒左右服用，第一次吃时觉得头晕、低血糖，胰岛素注射降低至 9 U，继续吃，未见头晕，药丸一直维持服到至今，血糖为餐前 7～8 mmol/L。口干舌燥消失，口中有津液，嘴唇红润不干裂。仍然用黄连解毒汤加减为丸：

黄连 300 g，黄芩 120 g，黄柏 100 g，苦参、耳环石斛各 90 g，天花粉 60 g，黄芪 90 g，五倍子 60 g，水蛭 200 g。1 剂，做水丸，每日 2 次，每次 9 g。

胰岛素注射每日仍然 9 U，血糖保持在 6.1 mmol/L 以下。

【辨治思维】黄连治疗糖尿病，在中国有一千多年的历史。据医学史家考证，晋唐时期的军旅医生崔知悌，即以擅长治疗消渴病著称，著名的黄连解毒汤，就是他所创制的。消渴在晋唐时期发病率特别高，因为这个时期士大夫嗜好服"五石散"，乃至成为一种社会时尚，五石散性味燥烈，常导致身体产生火毒，酿成消渴病，黄连则是清火解毒的良药。唐代王焘《外台秘要》引述《近效方》中的记载云：

"治消渴能饮水，小便甜，有如脂麸片，日夜六七十起：冬瓜一枚，黄连十两。上截冬瓜头去瓤，入黄连末，火中煨之，候黄连熟，布绞取汁，一服一大盏，日再服，但服两三枚瓜，以瘥为度。"

这则资料，是中外医学史上有关糖尿病小便甜而浑浊的最早记载，这种民间疗法也很有可取之处，医生试图以冬瓜的凉润来减缓黄连的苦燥之性，兼有食疗的作用，设想周到，弥足珍贵。从南朝时期陶弘景的《名医别录》，到李时珍的《本草纲目》，在大量中医古籍中，都有黄连治疗消渴的记载。

近年来，由于国内外多种杂志对黄连研究进展的跟踪报道，信息迅速传播，国内外很多人都在尝试口服黄连或黄连素降血糖，开始确有效果，但服用时间一长，则出现浑身无力和其他的不适，转而大失所望，不敢再服。有一位华人老太太告诉我："服黄连素多日，血糖是降下了，但筷子举不起了。"

由此可见，服中药不能像服西药，中医虽然也辨病，但更重要的是辨证，必须分寒热虚实，辨证论治。黄连治疗糖尿病有效，但黄连味苦、性燥，久服易耗气、伤阴、败胃，其不良反应是客观存在的，这就是单味药的两面性。为什么中医治病强调要用方剂？因为只有按照君臣佐使的原则组方，主药在其他药物的辅佐、协同下，才能扬其长，避其短，最大限度地发挥其药性和治疗效果，又能够避免其不良反应，便于长服久服。同样，对中药进行科研，也应当侧重于方剂，而不应当侧重于单味药。

近年来，我为患者所设计的彭氏加味黄连丸，即以黄连为君，五倍子为臣，水蛭为佐，西洋参、石斛为使。用于防治糖尿病和糖尿病并发症，原方为：黄连300g，五倍子、水蛭各150g，西洋参、耳环石斛各100g。做水丸，每日2次或3次，餐前或餐后开水送服，每次5g或6g。

五倍子古代称作"文蛤"，《金匮要略·消渴小便不利淋病脉证并治第十三》云："渴欲饮水者，文蛤散主之。"实验证明：五倍子除了有降低血糖作用之外，还可以消除尿蛋白，并有广谱抗菌作用，这对于防治糖尿病的并发症极具意义，只是口感不佳，不宜煎服。糖尿病最值得担心的是心血管的并发症，我最近几年用水蛭治疗心血管病甚多，感到效果好，不良反应少。北京仝小周医生还提出：糖尿病患者用水蛭，可以使得并发症晚出现5年。这个信息对我有重要启示。黄连苦燥，容易耗气伤阴，水蛭活血化瘀，又当以补气为先，故在方中加西洋参益气，耳环石斛养阴，组方趋于全面。我以此方治疗数百例糖尿病，疗效颇佳，大多数是长期用胰岛素或其他降糖药者，服用后，可以减少或停用西药。但中医辨证为寒热错杂者，须加干姜、淫羊藿，西洋参改为高丽参。纯属虚寒者，则此方不适合。

02. 胸闷、视物模糊：糖尿病并发症
（杞菊地黄丸、参三散、葛根芩连汤、仝小周治疗糖尿病经验方）

王某，男，51岁，2018年3月3日初诊：2型糖尿病，靠注射胰岛素维持血糖正常，胸闷，视物模糊，有冠心病，心肌缺血，双眼视网膜病变（糖尿病并发症）。处以丸药：

生地黄、山药、牡丹皮、山茱萸各90 g，茯苓、泽泻各60 g，黄柏g，三七、玄参、黄芪、丹参、枸杞子、五味子、水蛭各90 g，知母60 g，西洋参、蛹虫草各90 g，藏红花30 g。水丸，每日2次，每次9 g。

11月6日二诊：服上方血糖可控，情况比服西药时要稳定些。目前丸药已服尽，打胰岛素维持血糖，每餐7个单位，每日2次。大便黏滞，有冠心病史，视物不清改善不大。口气重。

| 黄连 30 g | 水蛭 10 g | 葛根 30 g | 甘草 10 g | 黄芩 10 g | 枳壳 10 g |
| 火麻仁 15 g | 7剂 | | | | |

11月13日三诊：血压有点高140/95 mmHg，血糖数值并未下降，服药前空腹：7~8 mmol/L，餐后12~13 mmol/L，服完上方后空腹：8.6 mmol/L，餐后13~15 mmol/L。觉上午口干，精神尚可，二便调，感觉一年比一年要怕冷，平日食辣不上火。舌淡，脉沉缓。

| 黄连 30 g | 干姜 15 g | 水蛭 15 g | 天花粉 15 g | 7剂 |

11月20日四诊：服至第6剂冲剂开始监测血糖，分别是空腹

7.4 mmol/L，餐后 2 小时 6.8 mmol/L，随机 6.6 mmol/L，平时的胰岛素和降糖类药物照旧，但患者自述血糖从未到这么低过。也并无不适或者上火等症状。有轻微冠心病，偶尔会胸闷。

仍用 11 月 13 日方，加人参 10 g，15 剂。

12 月 6 日五诊：服上方血糖控制得相当理想，餐前：5.8~6.2 mmol/L，餐后 7~9 mmol/L，现在胰岛素降到 10 U，原来 14 U。胸闷，心脏主血管堵塞 80%（仅一根），右侧冠状动脉主干及分支显影可，左侧降支可见部分心肌桥，累计长度约 1.2 cm，管腔明显狭窄（糖尿病并发症也可导致血管的堵塞）。

黄连 30 g　　干姜 15 g　　水蛭 15 g　　三七 10 g　　人参 10 g　　天花粉 10 g　　10 剂

12 月 22 日六诊：服上方后胰岛素降至 8 U/d，空腹血糖在 5.5 mmol/L 左右，餐后血糖在 8.3 mmol/L 左右。原来饥饿的时候心会发慌、出汗，现饥饿时无此状况出现。胸闷服药期间基本没有。继以 12 月 6 日五诊方去人参共 15 剂。

2019 年 1 月 8 日七诊：有半个月未注射胰岛素，血糖控制理想，空腹血糖在 5~7 mmol/L 之间，餐后两小时血糖在 7~10 mmol/L 之间，胸闷的感觉已无。近来感冒咳嗽、咽痒。

乌梅 30 g　　虎杖 30 g　　蝉蜕 5 g　　僵蚕 5 g　　天竺黄 10 g　　麦冬 15 g
蜈蚣 5 g　　5 剂

降糖继续守方：

黄连 30 g　　干姜 15 g　　三七 10 g　　水蛭 10 g　　天花粉 10 g　　15 剂

1 月 24 日八诊：有一个月未注射胰岛素，西药已停，空腹血糖在 6~7 mmol/L 之间，餐后血糖在 8~10 mmol/L 之间。胸闷已无。大便尚可，原来未服药前大便一般偏干。不上火。服药期一切尚可。现在爬楼膝盖稍稍有点隐痛。仍守上方，去天花粉，加附子、人参各 10 g，苍术、玄参各 30 g，15 剂。

3 月 14 日九诊：服药期间血糖控制很好，空腹血糖在 6 mmol/L 左右，餐后在 9~10 mmol/L。肝、肾功能检查，仅尿酸 471 μmol/L，丙氨酸氨基转移酶 44 U/L↑，其他指标正常。右膝关节上楼时有点点疼痛。血红蛋白：

5.89 g/L, 胸闷在睡觉时还是时有发生。

> 苍术 30 g　黄柏 30 g　秦艽 30 g　百合 30 g　车前子 30 g　威灵仙 30 g
> 萆薢 30 g　羌活 10 g　土茯苓 50 g　人参 10 g　14 剂

4 月 2 日十诊: 上诊转氨酶、尿酸的问题服药暂未西医复查。控制血糖的中、西药及胰岛素均停用, 监测血糖有所反弹。空腹血糖 6.6 mmol/L, 餐后血糖 8~9 mmol/L, 最高 11.4 mmol/L, 胸闷的感觉在停药期间又再出现。处方:

> 黄连 15 g　干姜 10 g　人参 10 g　车前子 30 g　百合 30 g　水蛭 10 g　14 剂

水丸: 黄连 300 g, 干姜、高丽参各 100 g, 水蛭 150 g, 三七、五倍子各 100 g, 附子 60 g, 百合、车前子各 100 g。每日 3 次, 每次 6 g。

7 月 16 日十一诊: 服丸药期间, 餐后血糖控制在 5~8 mmol/L, 空腹血糖 8.1~8.4 mmol/L。胰岛素停止注射有近 7 个月, 胸闷基本没有出现。尿酸 480 μmol/L, 未有发作痛风等症状。无口干口苦, 舌红少苔。

> 苍术 30 g　黄柏 30 g　薏苡仁 30 g　萆薢 30 g　土茯苓 50 g　车前子 30 g
> 秦艽 15 g　百合 30 g　威灵仙 30 g　泽泻 30 g　7 剂

水丸: 黄连 300 g, 干姜、三七各 100 g, 水蛭 150 g, 天花粉 60 g, 西洋参、鬼箭羽、乌梅各 100 g。服法同上。

11 月 12 日十二诊: 上午 (7:00~9:00) 时胸闷, 原来胸闷发生在夜间。胰岛素自服丸药期一直未用, 空腹血糖在 7~8 mmol/L 之间, 西医建议冠状动脉植入支架处理目前的胸闷症状, 患者不愿意。其余可。

> 黄连 15 g　水蛭 15 g　柴胡 15 g　半夏 10 g　土鳖虫 10 g　西洋参 10 g
> 三七 10 g　五倍子 10 g　瓜蒌皮 10 g　薤白 10 g　7 剂

12 月 5 日十三诊: 晨起空腹血糖 9.7 mmol/L, 餐后血糖升高 6~10 mmol/L, 胸闷感常现, 不痛, 心脏主血管堵塞, 主动脉血管轻度反流, 二、三尖瓣反流。西药、胰岛素均未再用。西医建议安置支架。患者不愿意, 欲寄望于中药。平日无口干口苦, 二便调。舌苔淡, 脉沉、实、长。

> 瓜蒌皮 15 g　薤白 10 g　半夏 10 g　黄连 10 g　人参 10 g　干姜 5 g
> 白术 10 g　枳实 10 g　三七 10 g　水蛭 10 g　土鳖虫 10 g　7 剂

2020 年 6 月 21 日十四诊: 胸闷改善一大半, 血糖亦控制得较理想, 餐后 7.4 mmol/L。手指小关节、手腕、手肘关节少量疼痛。心脏肥大，主血管堵塞的情况未复查。脉缓、沉，舌淡。继用十三诊方药，加肿节风 30 g，30 剂。

【辨治思维】 本案重点在治疗糖尿病。一诊基本方是杞菊地黄丸合参三散加减，因为患者有冠心病和糖尿病并发的视网膜病变。二诊改弦更张，用葛根黄芩黄连汤加减，重用黄连，每剂达 30 g，因为有报道此方对糖尿病有效，同时，又有科研文章证实黄连对糖尿病疗效突出。服后，并没有达到预期效果，患者感到一年比一年畏冷，平时食辛辣不上火，舌淡，脉沉细，故三诊时，黄连、干姜并用，加水蛭活血，防止糖尿病并发症，并能够改善心血管堵塞。这个组合是国医大师全小周治疗糖尿病的经验方，这一思维贯穿到十四诊，前后加减了许多药，摆脱了对胰岛素的依赖。

03. 畏冷、四肢麻木：糖尿病末梢循环障碍
（附子理中汤、玉屏风散、三仙方）

梁某，女，63 岁，2019 年 11 月 14 日初诊：糖尿病 7 年，一直未服用药物治疗，仅平日饮食控制。一般空腹血糖 7~8 mmol/L，餐后血糖 10 mmol/L 左右。无口干口苦，无糖尿病患者的饥饿感，形体不消瘦，但就是特别怕冷，四肢基本上没有热乎过，三天两头感冒。三伏天都畏风不能吹电扇和空调，冬季的日子更是难过。平日从不上火，易疲劳。舌脉如常。大便偏稀，小便、饮食均正常，晚上睡眠时梦多。

人参 10 g	白术 10 g	炮姜 10 g	炙甘草 10 g	附子 10 g	黄芪 50 g
防风 10 g	桃仁 10 g	红花 10 g	15 剂		

12 月 5 日二诊：服上方怕冷感觉好很多，虽手脚冰凉依旧，但是身上有热乎的感觉。原来三天两头就感冒，服上方后感冒亦未发生一次。不上火，不便结。精神状态自服药以来比初诊时好转大半有余，时有头晕，饮食尚可。

淫羊藿 30 g	仙茅 10 g	仙鹤草 90 g	炮姜 10 g	甘草 10 g	桃仁 10 g
红花 10 g	黄芪 30 g	防风 10 g	附子 10 g	人参 10 g	14 剂

水丸：淫羊藿 90 g，仙茅 60 g，仙鹤草 90 g，桃仁、红花各 60 g，黄芪

180 g，防风60 g，高丽参、白术各90 g，炮姜、附子各60 g，鹿茸20 g。每日3次，每次6 g。

2020年4月11日三诊：服冲剂效果很好，畏冷、经常感冒，但感冒并无咳嗽发热证候，容易出汗，血糖现在服中药控制基本正常。

2021年4月26日反馈后面的丸药效果不好，药停怕冷依旧。继续吃煎剂。连续吃3个月。

【辨治思维】一般糖尿病属于热证为多，而本案患者特别怕冷，经常感冒，明显属于虚寒证，故一诊用附子理中汤合玉屏风散，加桃仁、红花活血。二诊再加三仙[仙灵脾（淫羊藿）、仙茅、仙鹤草]，增加温摄作用，疗效显著。水丸没有效果，可能是有效成分不够。

04. 腹泻：糖尿病并发胃肠功能紊乱（附子理中汤、己椒苈黄丸）

卢某，男，48岁，2005年5月12日初诊：患者于3年前体检时发现糖尿病，无任何"三消"体征，用过多种治疗糖尿病的西药，始终无法将血糖降下来，西医劝说他用胰岛素治疗，患者不同意。找过不少中医治疗，效果也不理想。就诊前，已经2个月未服中西医药物。目前，餐前血糖波动在9~11 mmol/L，餐后血糖被动在23~28 mmol/L，患者主要症状为易疲劳，易感冒，肠胃不适，腹中鸣响，有时大便干结，几天不解，有时腹泻，一日十几次，口渴、不苦，小便清长，舌苔白腻而浮黄、有津，脉弦缓，形体偏瘦，平日能够严格控制饮食，曾有烟酒嗜好。此病重心在脾胃，属于寒热错杂，当用半夏泻心汤加减：

| 半夏10 g | 黄连12 g | 干姜10 g | 黄芩10 g | 党参15 g | 甘草10 g |
| 乌梅10 g | 苍术10 g | 玄参10 g | 黄芪15 g | 山药15 g | 14剂 |

5月18日二诊：服上方后，血糖仍然未能有效控制，口中乏味，疲劳感稍有好转，但腹中鸣响更剧，大便秘结与腹泻交替出现的情况仍未改善。舌苔白，脉缓。当健脾化湿，改用七味白术散加减：

| 葛根30 g | 木香10 g | 藿香10 g | 红参10 g | 白术30 g | 茯苓15 g |
| 甘草10 g | 山药30 g | 黄芪30 g | 石斛15 g | 14剂 |

8月15日三诊：患者服上方未效，其后又用过乌梅丸、苓桂术甘汤合

补中益气汤、资生健脾丸、附子理中汤等，均不能达到降低血糖、改善症状的效果。时值天气大热，患者却衣着甚厚，面色白，脉仍沉缓，舌苔仍然白腻浮黄，但有津液，口不渴，从手掌到肘部冷汗黏手。此当为少阴病，兼挟水饮，用大剂量附子理中汤合己椒苈黄丸：

附子 50 g	干姜 50 g	甘草 30 g	红参 30 g	防己 15 g	椒目 10 g
葶苈子 15 g	黄芪 30 g	白术 30 g	木香 10 g	大黄 10 g（酒蒸）	7 剂

前 4 味药宜先煎 4 小时，如果水干了，须添加开水，不可加冷水，尝之口不麻，然后将其他药加入，再煎半小时，煎成两碗，分作两次服，或加蜂蜜 50 g 在压力锅中加阀煮 1 小时以上亦可。煎煮的方法非常重要，必须向患者交代清楚，在处方上写明白。

8 月 25 日四诊：服上方后，胃肠功能紊乱的情况大为改善，腹中鸣响减少，精神颇佳，口反不渴，也不"上火"，8 月 22 日检查，餐前、餐后的血糖均已下降，餐前血糖为 7.1 mmol/L，餐后血糖为 10 mmol/L，开始接近正常值。效不更方，续服 30 剂。1 个月后，血糖完全正常，疾病告愈。

【辨治思维】 本案是糖尿病中非常特殊的一个案例。用中西一般药物均无法使血糖降下来，只是没有尝试注射胰岛素，一则患者不愿意，二则医生也没有把握。患者以肠胃功能紊乱作为主要的表现形式，体质和一般情况尚好，中医辨证为脾胃阳虚挟有水饮。故一诊用半夏泻心汤加减，辛开苦降，调整胃肠，不料无效。二诊用七味白术散加减，健脾化湿，仍然无效。直到第四诊，才断然用附子理中汤合己椒苈黄丸，重用干姜、附子、人参，从而取得突破性进展。

理中汤出自《伤寒论》，共人参、白术、干姜、炙甘草 4 味药，是治疗脾胃虚寒的主方，后世加附子，则成附子理中汤，实则为理中汤合四逆汤，治疗脾肾阳虚泄泻。

己椒苈黄丸出自《金匮要略·痰饮咳嗽病脉证并治第十二》，是治疗内有痰饮属于热证的主方。原文第 2 条云：

"其人素盛今瘦，水走肠间，沥沥有声，谓之痰饮。"

第 29 条云：

"腹满，口舌干燥。此肠间有水气，己椒苈黄丸主之。"

程云来云：

"痰饮留于中则腹满，水谷入于胃，但为痰饮而不为津液，故口舌干燥也。上证曰水走肠间，沥沥有声，故谓之痰饮，此肠间有水气，亦与痰饮不殊。"

本方共4味药：防己味苦辛、性寒，功能祛风、利水；椒目味辛苦、性寒，功能消水饮、利小便；葶苈子味辛苦、性寒，功能降肺气、逐痰饮、消水肿；大黄味苦、性寒，通便泄热。4味药皆具寒凉逐水作用，主要用于治疗胸腔积液、腹水属于热证者。本案选用己椒苈黄丸，主要根据是患者长期出现肠鸣，所谓"水走肠间，沥沥有声"，时大便干结，几天不解，舌苔白腻而浮黄。显而易见，本案患者的病机属于寒热错杂，以寒为主，故选用附子理中汤合己椒苈黄丸，重用附子、干姜、红参。

附子、干姜有振奋人体功能、启动人体免疫机制的作用，一般剂量在10 g即可，遇到特殊情况，可用到50～100 g。但大剂量使用，必须注意两点：其一，辨证一定要准确。古人云："有是病方用是药"，须看准真属于阳虚有寒才能用。有的患者用过激素或抗生素之后，阳气被抑郁，出现"假寒真热"之象，最容易误认为是阳虚，如果错用，则可能造成很大的不良反应。有人提出用大剂量附子、干姜时，须逐渐加量，一方面是每个人对药物的耐受量有所不同，另一方面，则是为了避免辨证错误可能导致的药源性伤害，剂量越大，伤害当然越大，这种谨慎态度是可取的。其二，煎煮一定要得法。生附子、生乌头、生南星、生半夏毒性很大，药物的效价也高，在必须使用时，只要煎煮得法，毒性会大大降低。我一般将以上药物与蜂蜜、甘草同煎4小时，或用高压锅加阀煮1小时以上，尝之不麻口即可。附子、干姜毒性小得多，但大剂量使用时，最好也加甘草用高压锅同煎1小时以上。高温高压可以消除附子的毒性并保持其药效，早已得到研究证实。朱晟《中药简史》云："20世纪50年代以来，日本的高桥真太郎等研究附子的强心成分后，在这一基础上提出可防止药性不足或太过的'解毒新炮制法'，系将生乌均匀湿润后，在高压容器中以110 ℃～120 ℃的温度加热40分钟，可使生乌头的毒性降低到0.5%。此法与我国传统的各种水火共制法，目的与效果相似。""1860年法国人发现乌头碱以来，西方在多种生物碱的科研上成绩很大，但他们认为这些生物碱镇痛的有效剂量接近中毒量，乌头的'瞑眩疗法'，正是如此。但是，通过传统的炮制降低毒性后，水落石出，就能发挥强心作用，是东方回阳救逆的主药，为西方所不及。炮制为我国医药特有的内容，西方医药中类似的事例还不多。"

　　总之，用大剂量附子、干姜等治病，医生需要一定的胆识，同时也必须承担一定风险，这种胆识与风险主要不在于姜附剂量的多少，而在于辨证是否准确，用药的目的应当是为了解除患者的痛苦，切不可借此炫耀声名，作惊世骇俗状！

　　近年来，以擅长用大剂量温阳药物治病为特征的"火神派"学说，在中医界受到推崇，有的人甚至以敢不敢用大剂量附子、干姜作为衡量一个中医有没有本事的标准，这是走极端，这种观点是很危险的！特别是经验较少的中青年中医，如果在临床执这样的观点治病，将要出人命，酿大祸！"火神派"传人强调阴阳之中，"阳为主，阴为从"，应当重视阳气，将"扶阳"作为中医治病最重要的方法。总的来说，这没有错，这是中医的特点，中国哲学的特点，中国传统文化的特点。"重阳""扶阳"确实是《伤寒论》《黄帝内经》乃至《周易》一以贯之的思想。阳气是什么？用现代人所能听懂的语言来说，就是机体的功能。"扶阳"的作用机制是什么？就是提高和启动机体的免疫功能、自然疗能。很多疾病，可以导致人体功能受到损伤，由于功能低下或受损，又可以导致很多疾病久久不愈。例如，患有急性炎症者，一般用抗生素治疗，但抗生素对急性炎症，只能起到控制作用，易转为慢性炎症，抗生素用多了，往往失效，甚至导致真菌的产生。同时，造成机体的免疫功能受到抑制，抵抗力减弱，即阳气受损。机体功能受损的结果，又导致慢性炎症长期不能吸收，并反复发作，转为急性炎症。在辨证为阳虚的情况下，"扶阳"，用温药大力振奋机体的功能，就成为消除急、慢性炎症最好的选择。如急、慢性支气管炎，特别是用抗生素多日后仍然咳嗽不止，辨证为阳虚有水饮者，用小青龙汤、苓甘五味姜辛夏汤，往往一两剂药即可痊愈。此外，小孩发育不良，中青年妇女闭经、卵巢功能减退，中老年人退行性疾病等，很多都与阳气即机体功能的不足、衰减、衰退有关。特别是许多危急重症到最后的阶段，总是出现心衰竭、肾衰竭、呼吸衰竭、脑危象和全身功能衰竭的征象，大部分时候应当用温药回阳救逆固脱，才有可能救危难于万一。重视"扶阳"是对的，让每一个中医认识到这一点，有利于医生在治疗中思考如何用药物调动、启动人体的免疫功能、自然疗能。但"扶阳"不是绝对的，必须辨证准确，不能把大方向搞错！倘若人体处于阳气旺盛或阴虚阳亢的情况下，"扶阳"无异于火上加油，祸不旋踵！中医总的治疗原则是强调要"阴阳平衡"，辨证为阳虚时，需要扶阳、抑阴，辨证为阴虚时，需要扶阴、抑阳，辨证为阴阳两虚或寒热错杂或虚实夹杂时，则更需要全面考虑，斟酌取舍。"扶阳"不能代替中医所有的治法，治病不能走极端，辨证论治才是中医临床的灵魂和最高原则。

05. 腹泻、背心胀痛：糖尿病（葛根芩连汤、二妙散）

彭某，女，59岁，2021年10月12日初诊：经常腹泻，每日从朝至暮精神不济，大便一日4~7次不等，不成型。血糖空腹19 mmol/L以上，西药控制不好，肚子经常隐隐作痛，大便后脚软，感觉如脱。背心也经常酸胀疼痛得不舒服，气坠。白天嗜睡，晚上睡眠安。不上火。尿酸高，数值患者未告。处以水丸：

葛根、黄芩、黄连、西洋参各90 g，黄芪180 g，五倍子、苍术、黄柏各90 g，干姜60 g，鬼箭羽90 g，柴胡60 g，仙鹤草90 g。每日2次，每次9 g。

2022年1月22日二诊：腹泻情况明显改善，但还是有腹泻症状，如食物不洁、受凉、劳累等一定腹泻，但比初诊的腹泻频率已稀疏很多，血糖空腹在12~13 mmol/L，打嗝，腹部还是有隐痛感。背部酸胀也有所缓解。

| 葛根 30 g | 黄芩 10 g | 黄连 10 g | 半夏 10 g | 人参 10 g | 石榴皮 10 g |
| 白术 10 g | 炙草 10 g | 7剂 | | | |

水丸：上方丸药加马齿苋、石榴皮各90 g。服法同上。

10月11日三诊：两剂丸药后腹泻已改善90%，血糖控制约10 mmol/L以内，尿酸已恢复正常。由于断药有一段时日，背胀、嗜睡、大便后提气不上的现象又有些显现。

三诊中丸药加地榆90 g，仙鹤草量加到180 g。每日2次，每次9 g。服后诸症缓解，血糖控制得很好。

【辨治思维】本案糖尿病主要症状为腹泻、背心胀痛，故选择葛根芩连汤合二妙散，因为阳气不足，故加仙鹤草、黄芪、西洋参、干姜温阳益气，加鬼箭羽、五倍子降糖。做药丸缓图，症状明显改善，血糖下降，二诊、三诊分别加马齿苋、石榴皮、地榆，血糖保持在正常范围，生活质量提高。

06. 脚肿、脚麻痒、皮肤发紫：糖尿病并发周围神经病变
（神效托里散、四妙勇安汤）

周某，男，80 岁，2018 年 9 月 27 日初诊：糖尿病周围神经性病变，右脚肿（三阴交穴上下三寸位置）、发紫、痒、麻木 1 个月余，血糖升高时脚肿得厉害，二便调，睡眠尚可，血压正常，目前西药控制血糖于正常值范围内，无口干口苦现象。有颈动脉粥样硬化史。

| 玄参 30 g | 当归 15 g | 忍冬藤 30 g | 甘草 10 g | 黄芪 50 g | 石斛 15 g |
| 乌梢蛇 30 g | 牵牛子 10 g | 苦参 15 g | 红花 10 g | 桃仁 10 g | 15 剂 |

10 月 11 日二诊：服上方脚肿基本消失，但脚麻缓解不大。空腹血糖 7.9 mmol/L，晚餐血糖 9.2 mmol/L，腰不痛，也无腰椎疾患，膝盖不痛。血压是 147/90 mmHg。脚近来抽筋。二便可。舌脉无异。

| 玄参 30 g | 当归 15 g | 忍冬藤 30 g | 甘草 10 g | 白芍 30 g | 伸筋草 30 g |
| 木瓜 30 g | 豨莶草 30 g | 鹿衔草 30 g | 鸡血藤 30 g | 14 剂 | |

【辨治思维】本案属于糖尿病并发周围神经病变，以右脚肿、痒、麻、发紫为主要表现。以四妙勇安汤为主，一诊加牵牛子消肿，加乌梢蛇、苦参止痒，加桃仁、红花活血，改善末梢循环，加黄芪益气、石斛养阴。二诊见麻木仍在，小腿痉挛，故原方加豨莶草、鹿衔草、鸡血藤通络释麻，加白芍、甘草、伸筋草缓解痉挛。

07. 脱疽：糖尿病足
（乳香定痛散、顾步汤、西黄丸、九一丹、生肌玉红膏、石斛鬼箭羽方）

蔡某，男，82 岁，台湾患者，2005 年 4 月 21 日由他的儿子口述病情：患者得糖尿病 30 余年，用西药能够控制血糖，近年来，发现右下肢趾端发凉，麻木疼痛，行走困难，渐次发展到蹋趾、足背几处溃烂，流脓血，剧烈疼痛、日夜不止，西医诊断为糖尿病足，属于 2 级，即感染病灶已经侵犯深部肌肉组织，形成多发性脓灶，用抗生素注射、内服，以及外用清创治疗，均无效，考虑到患者年事已高，又安有心脏起搏器，手术风险太大，建议

找中医诊治。

患者终日表情痛苦，大声呻吟，右脚发凉，足背及踇趾颜色发紫，有 3 处创口，可以见到脓性分泌物，舌红苔黄腻，脉虚大。此为脱疽，气血大亏，先当补气活血解毒止痛，用乳香定痛散加减：

黄芪 30 g	高丽参 10 g	炙甘草 10 g	生甘草 10 g	熟地黄 30 g
当归 15 g	白芍 15 g	川芎 10 g	乳香 10 g	没药 10 g
罂粟壳 10 g	金银花 30 g	10 剂		

外用九一丹拔毒生肌，每天清创、上药一次。（九一丹：熟石膏 9 份，红升丹 1 份，研匀备用。）

5 月 3 日二诊：服药后，疼痛大为减轻，足背皮肤颜色开始转红，仍然有脓性分泌物排出，舌红苔黄腻，口渴，咽喉微痛，脉洪数。当益气养阴活血，排脓解毒，用顾步汤加减：

石斛 30 g	黄芪 30 g	西洋参 10 g	当归 15 g	川牛膝 15 g
金银花 30 g	紫花地丁 30 g	甘草 10 g	玄参 30 g	薏苡仁 30 g
红花 5 g	穿山甲 10 g	15 剂		

另外，加服西黄丸（麝香、牛黄、乳香、没药），每日 3 次，每次 3 g，外用药照旧。

6 月 5 日三诊：内服、外用上述药方已达 1 个月，疼痛去之八九，足部溃疡脓已排尽，只是尚未收口，舌脉依旧。顾步汤加减：

石斛 30 g	黄芪 50 g	当归 30 g	西洋参 10 g	牛膝 15 g	金银花 30 g
土茯苓 30 g	玄参 30 g	甘草 10 g	麦冬 15 g	乌梅 10 g	白及 10 g
白蔹 10 g	15 剂				

另外，每日先用甘草、五倍子煎水清洗创口，外用《外科正宗》生肌玉红膏：

当归身 60 g，血竭 12 g，紫草 6 g，白芷 15 g，甘草 36 g，白蜡 60 g，轻粉 12 g，麻油 500 g。

先用前 4 味药入油中浸泡 3 日，微火煎枯，滤渣，将药油煎滚后离火，先下血竭化尽，次下白蜡化匀，倾入瓷碗内，趁热将轻粉研极细搅拌均匀，收瓶中冷冻 2 日退火，然后在常温下收藏备用。

7 月 2 日四诊：足部溃疡已经全部愈合，仅行走站立时间过长时，微感疼痛，无其他不适。改用石斛鬼箭羽方加减，制成散剂，长期当茶喝，以预防糖尿病的其他并发症：

石斛、鬼箭羽各30 g，苍术10 g，玄参15 g，黄芪、薏苡仁各30 g，甘草10 g，生地黄15 g，葛根30 g，丹参10 g，僵蚕15 g，天花粉、枸杞子、地骨皮、乌梅各10 g，鸡血藤、忍冬藤各30 g。研末，每日2次，每次10 g，开水冲服。

2006年3月接患者电话，老人家告之，至今血糖平稳，行走如常，能够站立练字两小时不觉得累。只是时值春天，恐又发作，询问能否服几剂汤药以预防之。这个案例，我始终没有见到患者本人，几次开方，都是由患者的儿子代诉，请台湾的中医切脉，然后告之于我。

【辨治思维】一诊内服药处方为乳香定痛散，本方出自《外科正宗》，共11味药。以黄芪、人参、炙甘草补气，熟地黄、当归、白芍、川芎补血，陈皮理气，乳香、没药活血止痛，罂粟壳收敛止痛。原书云：

"治痈疽、发背、诸毒、疔疮疼痛不可忍者。或未成者速散，已成者速溃，败腐脓毒，不假刀砭，其恶肉自然脱下，及治打仆损伤，筋骨疼痛并服之。"

本案属于糖尿病晚期的肢端坏死，西医只能截肢，但患者的年龄及健康状况又不允许，故患者晚年生活在精神与肉体的巨大创痛之中。一诊先要止痛。然而，患者年事已高，病程太长，气血已经大亏，对疼痛的耐受力显著下降，因而各种西药的止痛药物逐渐失效，致使疼痛无休无止，此时，不能见痛止痛，单纯用理气活血之品。本方大补气血，兼以活血解毒止痛，与患者的病机完全吻合，我再加忍冬藤，以强化清热解毒的作用。因此，服药10剂，疼痛大为减轻。外用九一丹拔毒生肌，以熟石膏9份，红升丹1份研均匀，外撒创口上，虽然药仅两味，但排脓解毒的效果显著。

二诊集中药力养阴活血、排脓解毒，采用汤、丸、丹并投，内外同治的方法。

内服汤剂用顾步汤加减，这首方出自《外科真诠》，共10味药，以黄芪、西洋参、石斛、当归、牛膝益气养阴，补血活血；忍冬藤、紫花地丁、蒲公英、菊花、甘草清热解毒，是一首治疗下肢肢端坏死的经典方，我去菊花，加玄参凉血，红花活血，薏苡仁去湿，穿山甲透脓。

丸剂用西黄丸，此方出自《外科证治全生集》，被誉为治疗痈疽的"圣方"，药仅 4 味，麝香、牛黄清热解毒，乳香、没药活血止痛。

外用丹剂仍用九一丹，此方可提脓祛腐，主治一切溃疡流脓未尽者。历时 1 个月余。

三诊脓已排尽，重点在生肌合口，汤剂仍用顾步汤加减，只是药物有所调整，增加了白及、白蔹、乌梅的收敛之品，外用药选择生肌玉红膏，不再用九一丹。

生肌玉红膏出自《外科正宗》，由 8 味药物组成。以当归、血竭活血祛瘀，紫草凉血止血，轻粉提脓祛毒，白芷、白蜡收湿敛疮，甘草、麻油解毒。又经历了近 1 个月，创口完全愈合。如果无法配制，则将紫草用麻油煎枯取紫草油外用亦可。

四诊以石斛鬼箭羽方制成散剂冲服，防止糖尿病造成其他血管、神经的伤害。

石斛鬼箭羽方出自笔者的创制，由石斛、鬼箭羽、苍术、玄参、黄芪、山药、生地黄、葛根、丹参、僵蚕、天花粉、枸杞子、地骨皮、乌梅、豨莶草 15 味药组成。因为本案患者属于糖尿病足，故特加了鸡血藤、忍冬藤两味药，疏通经络。

方中选择石斛、鬼箭羽为君药，石斛甘淡，微凉，能够养胃阴、滋肝肾，清热、润燥，濡润脉道，扩张血管，近年来发现有显著降低血糖作用，又能降低血胆固醇和甘油三酯，提高高密度脂蛋白胆固醇水平，用以防治心脑血管病。临床常用的《原机启微》石斛夜光丸，可以防治多种眼科疾病，特别是老年白内障。《外科真铨》顾步汤，能够治疗糖尿病足，都是以石斛为主药，说明该药在防治糖尿病及其并发症中具有重要作用，故作为首选药。用鬼箭羽，则是出自朱良春先生的经验，他认为鬼箭羽：

> "味苦善于坚阴，性寒入血，又擅清解阴分之燥热，对糖尿病之阴虚燥热者，每于辨治方中加用本品 30 g，能止渴清火，降低血糖、尿糖，屡收佳效。因其具活血化瘀之功，对糖尿病并发心、脑血管和肾脏、眼底及神经系统等病变，有改善血液循环，增强机体代谢功能，既能治疗，又可预防，实为糖尿病之上选药品。据药理分析亦证实其所含之草酰乙酸钠能刺激胰岛细胞，调整不正常的代谢过程，加强胰岛素的分泌，从而降低血糖，并有根治功效。"

方中选择三个对药为臣药，出自施今墨、祝谌予两位先生的经验。苍术与玄参配对，用以降低血糖，系施今墨先生首创。许多人认为治糖尿病，不宜用辛燥之苍术。据施老云：

> "用苍术治糖尿病以其有'敛脾精'的作用，苍术虽燥，但伍玄参之润，可制其短而展其长。"

祝谌予先生在辨证的基础上，单用苍术配玄参治疗隐性糖尿病，获得降血糖的满意效果。黄芪与山药配对，亦系施老临床经验所得，用于降低尿糖。意即取黄芪的补中益气、升阳、紧腠理之作用，与山药的益气阴、固肾精的功用相结合，益气生津，健脾补肾，涩精止遗，使尿糖转为阴性。祝先生认为糖尿病以气阴两虚的类型最为多见，当益气养阴兼以活血，并自创降糖对药方：生黄芪、生地黄、苍术、玄参、葛根、丹参。其中，除苍术配玄参降血糖系施今墨先生之经验外，用生黄芪配生地黄降尿糖，是取黄芪之补中益气、升阳固卫与生地黄之滋阴凉血、补肾固精协同作用，防止饮食精微漏泄，使尿糖转为阴性。葛根配丹参生津止渴，祛瘀生新，使气血流畅，可提高降糖效果。上述三组对药相伍，益气养阴治其本，活血化瘀治其标，且经药理研究六药均有降低血糖之功效，故名为降糖对药方。方中的佐使药僵蚕、天花粉、枸杞子、地骨皮、乌梅、豨莶草为我所选。其中的僵蚕，每日单独服用，每日 3 次，每次 2 g，既可以用于治疗糖尿病，有很好的降糖作用，又能降血脂、抗过敏。天花粉是治疗消渴的传统药，可以缓解糖尿病"三多"的症状。张锡纯《医学衷中参西录》中治疗糖尿病的名方"玉液汤"（黄芪、山药、天花粉、知母、葛根、五味子、鸡内金）就有此药；天花粉治疗疮疖有卓效，治疗皮肤病的名方"仙方活命饮"，即以天花粉清热、排脓、散结，可以用之防治糖尿病可能出现的皮肤疖疮一类并发症。枸杞子及其植物的根皮"地骨皮"，都有降血糖的作用，枸杞子在《神农本草经》中列为上品，谓其"久服轻身延年"，确有降脂减肥作用，又能补肝肾而明目，配合方中同样可以明目的石斛、苍术，对防治糖尿病引起的视力损伤并发症，有极佳的保护作用。地骨皮清肝肾虚热而止汗，可以改善因糖尿病引起的自主神经失调而出汗的症状。乌梅生津止渴，也是传统的治疗糖尿病的药物；同时抗菌作用强，特别是抗皮肤真菌，又能抗过敏，与方中的生地黄、地骨皮、黄芪、僵蚕配合，就是一首治疗皮肤瘙痒的效方。豨莶草祛风湿，通经络，古代医家作为单味药用于临床，除了治疗风湿疼痛麻木之外，还用于预防中风，治疗中风后遗症，以及延年益寿，是一味扶正祛邪两相兼顾的药，经现代研究，又有降压、软化血管的作用。任应秋先生根据中风属于阳虚、阴虚的不同所创制的"豨莶至阳汤"与"豨莶至阴汤"，且每方重用豨莶草达 50 g，既欣赏其疏通经络、软化血管而又性味平和的作用。

从我的临床经验来看，目前临床用于降糖的多种西药，大部分是有效的，只是对控制糖尿病并发症的效果尚不够理想。基于这种考虑，我在临床治疗糖尿病时，重点不放在降糖上，而放在改善中老年患者内脏的功能与控制并发症的产生这两方面，认为这样才能体现中医药"治未病"的优势，补充治疗糖尿病的西药在控制并发症方面的不足，石斛鬼箭羽方就是根据这样的思路设计的。近十年来，我用石斛鬼箭羽方化裁，治疗各种情况的 2 型糖尿病达上百例，大部分能取得满意的疗效。有的患者不愿意服西药，服本方多年，能够有效控制血糖和尿糖，基本不出现并发症；有的患者服西药多年，能够控制血糖、尿糖，但出现诸多的并发症，加服本方后，并发症减轻或消失；有的患者用西药已经不能控制血糖、尿糖，加服本方后，达到了降糖的效果。几乎所有的患者服本方后，都感到症状减轻，精神好转，免疫力增强。但是，使用这首方必须了解以下几点：第一，无法制成成药，像西药一样，广泛施用于所有型糖尿病患者，一定要根据患者的不同情况，精心辨证，在确定方中各种药物的剂量比例和加减变化时，须灵活处理，才有确切的疗效。一个中医水平的高低之处，往往体现在这里，这中间的学问很大。第二，在减少或停用西药时，一定要慎重，要循序渐进，否则容易出现反弹。第三，不是所有的 2 型糖尿病用这首方都能够治疗，例如，属于阳虚的患者，疗效就不好；当出现严重的并发症时，如糖尿病足、糖尿病性肾炎，这首方就不能完全胜任，须另外用方。第四，治疗 2 型糖尿病，应当遵循世界卫生组织提出的"五驾马车"的原则，即了解糖尿病知识、合理饮食、适当运动、糖尿病自我监测、药物治疗。其中的药物治疗，在我国，还包括发挥中西药物配合的优势。

08. 足溃烂、不能愈合：糖尿病足

（四妙勇安汤、仙方活命饮、五味消毒饮、大黄䗪虫丸、
桂枝茯苓丸、活络效灵丹）

刘某，男，82岁，2018年11月23日网诊：多年糖尿病，5次并发糖尿病足，2次脑血栓。目前就诊治疗糖尿病足，因负压吸血致患者脚溃烂，伤口愈合比较困难，西医治疗手段有限，求助于中医。处以水丸：

乳香、没药各50 g，玄参180 g，忍冬藤、当归各90 g，甘草50 g，黄芪180 g，石斛、红藤各90 g，红花、白蔹、白及、桂枝各60 g，桃仁50 g，三七、丹参各90 g，益母草、淫羊藿各60 g，凌霄花50 g，野菊花60 g，紫花地丁90 g，蜈蚣60条，鸡血藤60 g，鬼箭羽、皂角刺、水蛭各90 g，土鳖虫、川牛膝各60 g，五倍子90 g，甘草50 g。每日2次，每次9 g。

2019年3月20日微信反馈：服药后伤口基本愈合，见拍照显示。在医院监测血糖，控制较理想，具体数值患者未反馈，西医亦未开降糖西药。方效继用，加苦参、石榴皮各60 g。每日2次，每次9 g。服完后伤口完全愈合。

【辨治思维】本案属于糖尿病并发症之一糖尿病足。因为血液中含糖量过高，下肢皮肤容易受到细菌感染而溃烂，难以愈合。四妙勇安汤自古即是治疗"脱疽"的有效方，再加紫花地丁、皂角刺、红藤、野菊花清热解毒，加黄芪、桂枝、淫羊藿、桃仁、红花、丹参、益母草、凌霄花、鸡血藤、三七、鬼箭羽、牛膝益气通阳活血，水蛭、土鳖虫、蜈蚣软坚散结，五倍子、白及、白蔹、石榴皮收敛创口，做药丸一剂后基本愈合，再服一剂巩固疗效。其中，共包含了四妙勇安汤、仙方活命饮、五味消毒饮、大黄䗪虫丸、桂枝茯苓丸、活络效灵丹六首名方加减。

09. 糖尿病足坏疽 （朱良春鬼箭羽方）

赫某，男，76岁，2021年6月15日初诊：糖尿病近40年，并发糖尿病足。西医诊断：下肢静脉堵塞80%，右脚后3个脚趾完全坏死、发黑，无名趾已经缺失（手术摘除）。对应脚背处的皮肤清晰见骨和白色肉，肉的表

面伴有腐烂。在哈尔滨各大医院就诊服药不见效果，消防烫伤医院外敷用药，不起效，无奈网上查询，前来长沙求医。目前大小便正常，日常使用胰岛素"诺和锐"，每日4次，每次14 U，连续有10余年之久。两眼共动5次手术，基本保住眼睛暂未失明。饮食、睡眠均尚可。处以丸剂：

鬼箭羽、肿节风、穿山龙各60 g，水蛭180 g，土鳖虫90 g，桃仁60 g，红花30 g，牛膝60 g，忍冬藤90 g，三七60 g，丹参90 g，龙血树叶60 g，壁虎90 g，乳香、没药各50 g。每日2次，每次9 g。

8月30日网诊：丸药即将服尽，患者原坏疽的脚趾已完全发干、变黑。但对应足背的破溃面已长出红色的新肉，患者家属已很满意。要求继续服丸剂。原方加白及、刺猬皮各60 g，血竭30 g。每日2次，每次9 g。服完后破溃面长出新肉。

【辨治思维】本案是糖尿病严重并发症之一脱疽，已经导致右下肢三个趾头坏死、脱落，手术切除一个，病变还有继续发展趋势。四妙勇安汤本是治疗脱疽的古方，但病已至此，不可能取得疗效。我学习朱良春先生治疗糖尿病并发症的经验，以朱良春治疗糖尿病的鬼箭羽、肿节风、穿山龙三味为主，活血、消肿、通络，加水蛭、土鳖虫、壁虎、桃红、乳香、没药、三七、丹参活血化瘀，加忍冬藤、龙血树叶清热解毒。二诊再加血竭、儿茶、刺猥皮收敛创口，病情趋于稳定。其中的龙血树叶是大部分临床医生不太熟悉的一味独特的中草药，出自云南少数民族用药经验。龙血树号称长寿树，可以活到8 000余年，2 500年前的傣族贝叶经就有记载，其落叶性味清香平淡，清热解毒，活血化瘀，消风除疮，消肿止痛，用于治疗乳腺增生、结节、癌症、糖尿病。近年来才由云南普洱淞茂医药制定和正式颁布行业标准，这是一味最新走进中医临床的新药，我也在开始运用，积累经验。

10. 心痛肢麻：糖尿病并发冠心病、外周神经麻痹
（四妙勇安汤）

崔某，女，58岁，2007年4月18日初诊：患者得糖尿病15年，一直口服二甲双胍、阿卡波糖等，近年来注射胰岛素，血糖基本能控制。去年发现有冠心病，血脂高，经常心区闷痛，尤其在情绪不佳时严重，服硝酸

甘油、复方丹参滴丸等效果不显，今年一月初出现双脚板麻痹，走路如同走在棉絮上，麻痹感有向上蔓延的趋势，心情恐惧，担心病入膏肓，乃找中医诊治。察之面容消瘦，情绪抑郁，舌红、少苔，脉细，询之口干，大便秘结，宜用四妙勇安汤加减，处方：

豨莶草 50 g	忍冬藤 30 g	玄参 45 g	当归 30 g	甘草 15 g	丹参 30 g
石斛 30 g	茵陈 10 g	红花 5 g	川牛膝 15 g	穿山甲 5 g	鬼箭羽 30 g
14 剂					

5 月 5 日二诊：服上方后，心区闷痛消失，脚板麻痹感减轻大半，口干减轻，大便正常，患者心情好转，对治疗开始有信心。告之守方不变，续服 100 剂，再来复诊。一年后随访，心区闷痛、脚板麻木再未出现，血糖基本稳定。

【辨治思维】 本案的冠心病是糖尿病的并发症。糖尿病之可怕，不在血糖高本身，而在其并发症。血糖高通过合理饮食，积极锻炼，特别是西药，尚可有效地控制，但西药几乎无法阻止或预防糖尿病导致的血管、神经病变的发生。中风、冠心病、眼底病、肾病、肢端坏死、神经麻痹，即是糖尿病的诸端并发症中的严重者。本案患者从未吃过中药，一直靠西药控制血糖，在心闷痛服常规扩张心血管的药无效，继而出现脚板麻痹后，意识到并发症的到来，才下决心吃中药，不料一诊即取得疗效，信心大增，情绪也大为好转，虽然离治愈尚有一段距离，但只要坚持吃药，前景还是乐观的。平常在用煎剂取得疗效后，我往往给患者设计一个水丸方或散剂方，以便长期服用，但本案行不通，因为治疗肢端血管神经的病变的药物需要较大的剂量，散剂、水丸的药物有效含量不高，目前只有煎剂才能够担当，故嘱咐患者续服 100 剂。如何照顾到医生的辨证论治用药，又能给患者提供一种方便的服药方法，实在是中药剂型改革的一项迫切任务。

本案有本人的一处用药心得，即在利用四妙勇安汤改善血管神经功能的基础上，加石斛、丹参、红花、牛膝、穿山甲，以增强活血化瘀作用，用以治疗各种血管神经方面的疾病。如手足神经麻痹，加豨莶草；血管神经性头痛，加白芍、川芎；痛风，加土茯苓、泽兰、萆薢、薏苡仁、威灵仙等。方中的石斛之加，举足轻重，因为石斛可濡润脉道，扩张血管，显著改善血瘀症状，其柔润之性，又可矫正全方的刚烈之弊。近年来，经实验研究和临床观察，发现石斛有降低全血黏度、降低血浆黏度和纤维蛋白原，降低血胆固醇和甘油三酯，提高高密度脂蛋白胆固醇水平，降低血糖，护肝利胆，降酶，抗肝纤维化，预防胆石新生和促进胆石溶解，增强胃黏膜屏障功能，抑制幽门螺杆菌等作用，这些都与历代医家运用石斛的临床疗效相吻合，更与本方借重石斛的目的一致。

11. 糖尿病多种并发症
（瓜蒌薤白半夏汤、苓桂术甘汤、理中汤、五苓散、桂枝茯苓丸）

金某，男，56 岁，2009 年 9 月 17 日初诊：患者有 10 多年的糖尿病史，近年来检查有糖尿病肾病、糖尿病视网膜变性、糖尿病酮症、冠心病、高血压、高脂血症、早搏、脑梗死等，长期靠注射胰岛素控制糖尿病，服用常规治疗心血管病的药物。现心悸、胸闷、咳嗽、有痰难以咳出，眼矇，视力显著下降，头晕乏力。纳可，大便溏泻，夜尿频繁，手足发凉，皮肤瘙痒，口不干。察之面色㿠白，眼睑微肿，舌淡紫、苔白，脉弦细。拟用瓜蒌薤白半夏汤、苓桂术甘汤、理中汤、五苓散、桂枝茯苓丸等方加减：

瓜蒌皮 15 g	薤白 10 g	半夏 10 g	茯神 30 g	桂枝 10 g	苍术 15 g
炙甘草 10 g	车前子 15 g	白参 10 g	牡丹皮 10 g	赤芍 10 g	桃仁 10 g
泽泻 10 g	猪苓 10 g	干姜 5 g 7 剂			

10 月 5 日二诊：上方连服 14 剂，感觉颇佳，胸闷、心悸、气短、咳嗽、腹泻、夜尿多均有好转，特别感到眼睛明亮了很多，夜尿仍然频繁，手足凉、皮肤痒、头晕乏力未改善，察之面色已有光泽，眼睑肿消，舌紫、苔薄白，脉弦细。拟用上方加减为水丸：

瓜蒌皮、薤白、法半夏各 10 g，茯神 30 g，肉桂 5 g，苍术 15 g，炙甘草 10 g，车前子 15 g，红参、牡丹皮、赤芍、桃仁、泽泻、猪苓各 10 g，干姜 5 g，附子 10 g，鹿茸、海马各 5 g，蛹虫草 10 g。3 剂，研末，水泛为丸，每日 3 次，每次 6 g。

12 月 25 日三诊：患者服上方 2 个月，感觉身体状况改善了许多，各种症状均已减轻，脉舌大致如前，继续吃水丸，以巩固疗效，西药暂时不减。

【辨治思维】本案属于糖尿病中晚期，证候繁多，病情复杂。从整体观察，患者是阳虚有寒，夹有痰饮瘀血，波及全身上中下焦，故用五首经方合用，应对不同的病机。

针对其胸闷、心痛、咳嗽、气短，以瓜蒌薤白半夏汤宽胸化痰，疏达上焦气机；

针对其心悸、头眩、大便溏泻，以苓桂术甘汤、理中汤健脾和胃，温化中焦水湿；

针对其夜尿频繁、口不渴、眼睑微肿，以五苓散温阳利水，促进膀胱气化；

针对其四肢凉、皮肤痒、舌紫暗，以桂枝茯苓丸通阳活血，改善全身血液运行。

由于方、证、病机三者吻合，故初诊即有明显疗效。为了患者长期服用方便，二诊改为水丸，并加附子以及鹿茸、海马、蛹虫草。岳美中先生以鹿茸为末治疗糖尿病的并发症皮肤长疖疮有效；我根据《本草纲目》介绍海马"暖水脏，壮阳道，消瘕块，治疗疮肿毒"的记载，用于糖尿病中晚期并发的肾病、皮肤疖疮；蛹虫草经多年来的临床实践证实，有保护肾脏和降低肌酐、尿素氮的作用。将这些血肉有情之品加入丸剂中，可以提高经方的疗效。此外，方中苓桂术甘汤加车前子，前辈医家认为有显著的明目效果，在本案糖尿病并发眼病中得到证实，这个信息值得重视。

一

心脑血管病

（16 例）

01. 头颈痛：血压高（葛根芩连汤）

童某，男，47 岁，2012 年 9 月 14 日初诊：患者担任会计工作，头痛 20 余年，每日头痛，长期靠吃"去痛片"止痛。近 5 年来，血压增高，服过多种降压药，仍然不够理想，目前服尼群地平片，能够维持在135/90 mmHg，但工作紧张、头痛剧烈时，血压仍然控制不住，有时升高到 180/110 mmHg。经多普勒检查，双侧脑血管弹力减退，属于血管性头痛。颈椎片显示，有中度骨质增生。察之面色红润，身体偏瘦，二便正常，睡眠欠佳，头脑昏沉，每日头痛，集中在后头部、头顶。舌红、苔薄黄，脉小弦。用天麻钩藤饮加减：

天麻 15 g	钩藤 20 g	石决明 30 g	栀子 10 g	黄芩 15 g	牛膝 15 g
桑寄生 30 g	杜仲 30 g	龟甲 15 g	龙骨 30 g	远志 10 g	石菖蒲 15 g
7 剂					

9 月 22 日二诊：服上方后，睡眠稍微好一些，仍然头痛，颈部酸胀，特别是伏案工作时加剧，血压高。舌脉同前。用葛根芩连汤加减：

葛根 90 g	炙甘草 10 g	黄芩 15 g	黄连 5 g	赤芍 25 g	桃仁 10 g
牡丹皮 10 g	川芎 10 g	首乌藤 30 g	白蒺藜 30 g	丹参 30 g	合欢皮 10 g
茺蔚子 10 g	7 剂				

9月30日三诊：服上方后，一周来，最显著的改善在于没有出现过一次头痛，睡眠也好了许多，仍然服尼群地平片，但血压有所降低，为130/87 mmHg，舒张压没有上过90 mmHg，仍然服上方14剂。

10月17日四诊：服上方后，头痛仍然没有出现一次，睡眠进一步改善。患者打算服此方半年，逐步减少和最终停用降压药。

【辨治思维】高血压是一种综合征，有相当多一部分患者，用各种降压药效果都不理想，本案患者即是其中一例。他曾经多次到西医院看高血压专科门诊，用过多种治疗高血压的组合配方，都无法将舒张压降至90 mmHg以下，并且随着每日出现的头痛，往上波动。一诊辨证为肝阳上亢，内有郁火，使用天麻钩藤汤合孔圣枕中丹，平肝息风，交通心肾，以期降血压，改善头昏痛、睡眠欠佳症状。服后没有效果。二诊见头痛剧烈，颈部酸胀，伏案工作时间长则加剧，这是颈椎病的特征之一，故改用葛根芩连汤加减，取得显著疗效，除了头痛缓解之外，血压也呈现下降趋势。效方不改，嘱咐患者按照原方服用3个月，逐渐减少尼群地平片，最终摆脱对西医降压药的依赖。血压高患者，大多数属于阴虚阳亢，用镇肝息风汤、天麻钩藤汤之类有效。本案用常法未效，改从颈椎病的角度进行治疗，达到了降压的效果，说明中医不能为"病"所惑，应当把辨"证"放在第一位。更重要的是，本案也提供了一种从改善颈动脉供血状态入手，治疗高血压的新途径。

根据我的临床经验来看，葛根制剂可以疏通颈动脉、改善头部供血状况，黄煌先生称之为"头脑清醒剂"。属于寒证者，可以选用桂枝加葛根汤加减；属于热证者，可以选用葛根芩连汤加减。但是，方中必须重用葛根，每剂至少60 g以上，才能达到增加颈动脉血流量的作用，并且不会导致血压升高，可以放心大胆使用。在葛根芩连汤证中，凡有睡眠欠佳者，我常加首乌藤、白蒺藜、丹参、合欢皮。这4味药，在平肝息风之中，又有疏肝解郁的作用，不似石决明、龙骨、牡蛎之类，一味沉降，既可改善睡眠，又可治疗头痛，与本案病情十分合拍。

天麻钩藤饮出自《杂病证治新义》，共11味药，以天麻、钩藤平肝息风定眩，为君药；石决明平肝潜阳，牛膝引血下行，为臣药；栀子、黄芩清热泻火，益母草活血利水，杜仲、桑寄生补益肝肾，为佐药；首乌藤、朱茯神安神定志，为使药。治疗肝肾不足，肝阳偏亢的高血压病，一般表现为头晕头痛、失眠多梦、腰膝酸软，夜寐不安等。严重失眠者，我经常合用《千金要方》孔圣枕中丹，即加龙骨、龟甲、远志、石菖蒲，以镇静安神、交通心肾。

02. 头晕：高血压、颈动脉斑块（桂枝茯苓丸）

文某，女，80岁，2018年10月23日初诊：患者2013年因脑梗死走路不稳当，但行动可自理。天天都有头晕，西医诊断有颈动脉斑块、脑萎缩。颈椎发胀，血压高（150~180 mmHg）西药控制，但始终降不下来。怕冷，大便偏干，睡眠、纳食一般。舌苔如常，不上火。

桂枝10 g	茯苓10 g	牡丹皮10 g	桃仁10 g	赤芍10 g	葛根60 g
天麻10 g	黄芪60 g	15剂			

11月10日二诊：西药照常服，加上中药方后血压在70/130 mmHg左右正常值范围内，未服中药以前由西药控制血压，高压都是在150~180 mmHg之间。头昏和颈椎不舒有所缓解，走路不稳，左侧身躯发沉未见明显效果，小便灼热感，其他尚可。

桂枝10 g	茯苓10 g	牡丹皮10 g	桃仁10 g	赤芍10 g	葛根60 g
天麻10 g	黄芪60 g	苍术30 g	黄柏30 g	14剂	

11月27日三诊：前几日血压140 mmHg以上，前额疼痛，伴有头晕，走路不稳当，脚如踏棉絮般，有过脑梗死的病史，在血压平稳的时候也有走路不稳和踩棉絮般的感觉。后颈部发胀，睡眠差，早醒。

天麻10 g	钩藤20 g	酸枣仁30 g	丹参30 g	琥珀10 g	蒺藜30 g
首乌藤30 g	14剂				

12月15日四诊：太阳穴处、前额头痛，走路不稳当，睡眠差，有高血压历史，胃有时会疼痛。二便调，纳食可。颈动脉斑块，心率稍稍有点不齐，舌白，脉结。

柴胡15 g	黄芩10 g	半夏10 g	桂枝10 g	茯苓10 g	牡丹皮10 g
桃仁10 g	赤芍10 g	茯神30 g	白芷10 g	川芎10 g	琥珀10 g
14剂，服后症状缓解					

【辨治思维】高血压是一种综合征,当一味降压而降不下来时,必须探索导致血压高产生的原因。本案患者头晕、颈椎胀,有颈动脉斑块,故用桂枝茯苓丸加葛根、黄芪、天麻,从颈椎病着手,益气活血化瘀,血压下降,获得疗效。但毕竟患者年已80岁,其他的病痛和不适也很多,需要随时调节。

03. 头晕、下肢酸胀:下肢动脉硬化引起高血压(四妙勇安汤)

李某,女,56岁,2011年12月4日初诊:患者头晕10年,加重10日,血压高,下肢动脉硬化,于5日前住进某医院。经过24小时动态血压监测,呈勺型趋势图。白天收缩压负荷为60%,异常增高;舒张压负荷为60%,异常增高;夜间收缩压负荷为33.3%,异常增高;舒张压负荷为22.2%,正常。24小时最高收缩压159 mmHg,发生在19:00,最高舒张压108 mmHg,发生在19:00;全天大部分时段脉压超过40 mmHg,大部分时间平均压超过100 mmHg,提示动脉弹性减退。诊断为:①颈椎病。②高血压3级,很高危。建议仍然服厄贝沙坦片、瑞舒伐他汀钙片及非洛地平。患者主诉经常头晕,特别是晚餐后明显,双腿酸胀。同为晚餐后突出,察之精神尚好,大小便正常。舌暗,脉弦。用四妙勇安汤加减:

> 玄参 60 g 当归 30 g 忍冬藤 30 g 甘草 10 g 牛膝 30 g 石斛 30 g
> 神曲 10 g 天麻 10 g 水蛭粉 4 g(分两次,用药汁冲服)
> 7剂,下午2时服一次,早上8时服一次,暂时不停西药降压药

2012年1月11日二诊:服上方后,头晕、下肢酸胀减轻,不腹泻。自己每日在家量血压,下午7时左右量一次,早上8时左右量一次。开始5日,两次血压仍然高,但这两日来,每天两次量血压的结果都为120/80 mmHg。暂时不停降压西药,仍然用原方7剂,每日2次,每次9 g,下午2时服1次,早上7时30分服1次,暂时不停降压西药。如果有效,持续服1个月后停服西药降压药。1个月后回访,血压已经正常,遂停西药,用水蛭、三七、丹参、天麻等分研末,每日2次,每次3 g,餐后服。

【辨治思维】本案患者有双下肢动脉硬化,酸胀明显,时有水肿,长期无法改善,这可能是导致血压高的个体原因,故用四妙勇安汤加减,疏通下肢血管。四妙勇安汤的组成,并没有任何一味降压的药物,然而通过

"上病下取"的方法，达到了血压下降的效果。我仔细分析了患者的 24 小时动态血压监测情况：下午 2 时 30 分血压开始升高，为 154/90 mmHg，最高在 19 时，血压波动一直持续到 22 时，趋于平稳，为 131/85 mmHg。早上 8 时，收缩压又开始升高，为 124/91 mmHg，到 11 时，趋于平稳，为 139/87 mmHg，最高在 10 时，为 145/100 mmHg。根据这个规律，选择在下午两时服 1 次，早上 7 时 30 分服 1 次，提前预防血压的增高，因此，一诊的 7 剂药，就取得了疗效。患者希望停服西药，我建议暂时不停，到连续服原方 1 个月之后再看。1 个月后，血压持续稳定在 120～130/80～85 mmHg。患者停服降压西药，只服中药，血压不再上升。持续服中药半年后，停服中药，血压仍然不高。至今没有反弹。不少中老年人为了预防心脑血管病，常年将西洋参、天麻、三七等分打粉服，每日 2 次，每次 5 g，坚持几年后，不仅心血管得到改善，没有出现颈动脉斑块，而且有血压高者亦自动下降至正常，不必吃降压药。

04. 高血压（验方莱菔子散、二至丸、菖阳泻心汤）

胡某，女，51 岁，2021 年 3 月 12 日初诊：血压 150/110 mmHg 左右，自去年 11 月开始服用西药降压，效果不佳，平素并无头晕。大便干结，夜尿多，睡眠差、梦境连连。天癸竭两年，有乙肝史。

| 莱菔子 30 g | 决明子 30 g | 酸枣仁 30 g | 远志 10 g | 石菖蒲 10 g |
| 茯神 30 g | 五味子 10 g | 芡实 30 g | 女贞子 30 g | 墨旱莲 30 g　14 剂 |

3 月 27 日二诊：血压已正常 120/90 mmHg 上下，梦境减少。咽喉有异物感。余无异。欲保持血压正常为上。继服上方，加厚朴、半夏各 10 g，10 剂。服后睡眠改善，咽中异物感消失，血压正常。

【辨治思维】本案的治疗目标是降低血压，因为患者几个月前出现血压高，服西药降压，效果不佳。我正好在网上看到一则名医的资料，介绍莱菔子可以降压，于是试用莱菔子、决明子降压通便，远志、石菖蒲、酸枣仁、五味子安神，芡实补肾，女贞子、墨旱莲护肝，不料 14 剂服完，血压完全正常。二诊合菖阳泻心汤，消除咽喉异物感。莱菔子对于长期高血压患者，是否也有同样治疗效果？有待今后验证。

05. 头晕、乏力、视力定时消失：高血压、脑梗死、黑矇现象
（升陷汤、陈达夫加减驻景丸、复方血栓通胶囊）

沈某，男，74岁，2018年1月18日初诊：描述17年前第一次脑梗死，发病期间视野残缺，视物不清。现在第二次脑梗死（有颈动脉斑块），自2018年1月2日摔倒后，口舌发麻，记忆力急剧下降，脚无力，刚刚从重症病房出院，还需坐轮椅代步，视物不清，眼神昏暗，神志尚可，对答流畅。每日上午8时左右视力光线慢慢变暗（西医诊断为黑矇现象），然后一片漆黑，持续1小时后才慢慢恢复。患者目前还伴有头痛头晕、记忆力差、语言重复等现象。

葛根 50 g	天麻 15 g	黄芪 30 g	桂枝 10 g	茯苓 10 g	牡丹皮 10 g
桃仁 10 g	赤芍 10 g	三七 5 g	玄参 10 g	丹参 10 g 14 剂	

2月3日二诊：服上方一举获效，头晕大大改善，可以不用坐轮椅，行动能自理，所以患者才有信心继续服药。但黑矇没有改善。延用上方30剂。

3月10日三诊：上方改善不大，眼前黑矇现象依旧出现，二便调，纳食可。

黄芪 90 g	丹参 30 g	三七 10 g	玄参 30 g	葛根 60 g 7 剂

3月17日四诊：上方依旧无改善，症状依旧存在，但视力并未下降，只是模糊。

桂枝 10 g	茯苓 10 g	牡丹皮 10 g	桃仁 10 g	赤芍 10 g	黄芪 90 g
葛根 60 g	升麻 10 g	柴胡 10 g 7 剂			

因为患者有固定的时间出现黑矇，所以交代其家属，在症状出现前半小时就喝下药剂，好让药物提前作用。

3月24日五诊：患者描述服上方一周眼睛都未出现黑矇现象，现在有些胸闷，但患者两颧红紫色。舌苔黄厚、质红。二便均正常。效不更方，3月17日方加半夏、人参、高丽参各10g，7剂，服用方法如前。

3月31日六诊：服上方偶尔黑矇，但眼前发黑的时间比原来要缩短，20分钟左右（原来1个小时）就可以恢复，头痛头晕改善不少。

> 枸杞子 10 g　　　五味子 10 g　　　菟丝子 10 g　　　车前子 10 g　　　紫河车 10 g
> 人参 10 g　　　　玄参 10 g　　　　三七 10 g　　　　桂枝 10 g　　　　茯苓 10 g
> 牡丹皮 10 g　　　桃仁 10 g　　　　赤芍 10 g　　　　黄芪 30 g　　　　葛根 50 g
> 升麻 10 g　　14 剂

晨起服药照旧，上午 10 时左右再服第二剂药物，每日 2 次的量都集中到上午来，确保黑矇发作的时间距离间隔远一些。

4 月 14 日七诊：上方每日辰时发作的黑矇改善许多，但视力改善不大。

> 葛根 30 g　　桂枝 10 g　　茯苓 10 g　　牡丹皮 10 g　　桃仁 10 g　　赤芍 10 g
> 枸杞子 10 g　菟丝子 10 g　五味子 10 g　车前子 10 g　　三七 5 g　　人参 10 g
> 12 剂

4 月 28 日八诊：服上方头晕、黑矇偶尔出现，人依旧感觉疲劳，嗜睡，血压吃西药能控制在正常范围内，平时也不易上火，脉结，舌淡。两颧处依旧发红，饮食、大小便均正常。

> 黄芪 50 g　　人参 10 g　　天麻 15 g　　葛根 30 g　　桂枝 10 g　　生姜 10 g
> 大枣 10 g　　酸枣仁 10 g　阿胶 5 g　　生地黄 15 g　　14 剂

另：西洋参 15 g、枸杞子 20 g、天麻 15 g、龙眼肉 30 g 上四味药加水适量隔水蒸 20~25 min，1 周 2 次服用，以改善头晕、乏力、嗜睡的症状。

5 月 12 日九诊：服上方黑矇的现象一次也未发作，嗜睡也改善了 40%，现在四肢有点痒，躯干部位不痒（夏季皮炎），脸色红润了许多，饮食、大小便均正常。

> 首乌 30 g　　当归 10 g　　生地黄 30 g　　川芎 10 g　　赤芍 10 g　　黄芪 60 g
> 防风 10 g　　白蒺藜 30 g　牡丹皮 10 g　　桃仁 10 g　　桂枝 10 g　　葛根 60 g
> 徐长卿 30 g　荆芥 10 g　　14 剂

5 月 26 日十诊：黑矇一次也未发作过，上次发的夏季皮炎也改善，瘙痒不复。仅膝盖下胫骨皮肤有些发黑，点点皮损。视力的恢复暂未明显改善，视野比较窄。饮食、大小便均可。

> 首乌 30 g　　生地黄 15 g　　川芎 10 g　　赤芍 10 g　　黄芪 30 g　　荆芥 10 g
> 防风 10 g　　桃仁 10 g　　红花 10 g　　葛根 60 g　　徐长卿 30 g　牡丹皮 10 g
> 白蒺藜 30 g　桂枝 10 g　　14 剂

患者后来每日用仙鹤草 90 g、黄芪 30 g、西洋参 10 g 煎水当茶喝，至今仍然健康。

【辨治思维】 所谓黑矇现象是我第一次见识到，西医至今没有一个明确的说法，也没有治疗药物。这个患者每到早上 8 时，即眼前出现一片黑暗，1 小时后自然消失，同时伴随着极度疲劳乏力、站立不起、头晕头痛、记忆力下降及舌淡脉缓等。当为阳气不升、瘀血阻滞所致。一诊选用张锡纯的升陷汤加减。原方共黄芪、人参、升麻、柴胡、桔梗、知母等 6 味药，我以大剂量葛根代替桔梗，使升提的力量更大，以玄参代替知母，滋阴兼有活血作用，再加丹参、三七活血消瘀。服后未效，但体虚的情况有所改善。二诊改用验方消栓通，此方由黄芪、丹参、三七、玄参组成，有益气活血养阴的作用，我经常用于心脑血管病偏于阴虚有热者。广东众生制药公司制成了复方血栓通胶囊，广泛运用于心脑血管病，胶囊附带说明，对眼病也有一定疗效，我曾经试用于治疗飞蚊症有效。但患者服后仍然没有效果。三诊时考虑到前面的用药，虽然黑矇现象没有解决，但患者疲劳乏力等整体情况有很大的改善，于是改用温通升阳活血之法，以桂枝茯苓丸合升陷汤加减，并且选在早上 8 时之前服药，帮助阳气上升。果然获得疗效，黑矇现象只是间歇性出现，时间也由原来的 1 小时减少为 20 分钟。五诊、六诊以上方再合加减驻景丸加减，以图改善视力。

升陷汤出自张锡纯《医学衷中参西录》，由黄芪、人参、知母、升麻、柴胡、桔梗组成，治疗大气下陷，短气不足以息引起的种种疾病，此方化裁自补中益气汤，但专门益气升阳，不以健脾为主，这是两者的区别。

加减驻景丸出自《陈达夫中医眼科临床经验》，本案去寒水石，因为太凉，楮实子则因药房不备，未用。

06. 真心痛：心肌梗死 (乌头赤石脂丸、蒲辅周双和散、岳美中参三散)

邹某，男，64 岁，2011 年 9 月 17 日上午 11 时初诊：患者半年前检查，有心房扩大、冠心病、心绞痛，每次发作，心痛如绞，放射到背部，持续 1~2 小时，怕冷，全身出汗，乏力，有恐惧感，欲解大便。服硝酸甘油、复方丹参滴丸等，不能及时缓解。近日来，发作频繁，几乎每日 3~4 次，今日早上 8 时多已经发作 1 次，持续了 2 小时，现在已有所减轻。察之面色青灰，疲乏无力，手指冰冷，嘴唇发绀，舌淡、有薄白苔，脉小紧。用乌头赤石脂丸加减：

> 制川乌10 g　附子10 g　干姜10 g　花椒10 g　赤石脂30 g　山茱萸30 g
>
> 高丽参10 g (另蒸)　　五灵脂10 g　3剂，急煎，频服

9月19日二诊：服上方期间，心绞痛只发作过1次，疼痛程度减轻许多，只持续了10分钟，然后自动缓解，怕冷、乏力均好转，仍然有胸区闷痛。察之面色比原来清朗，舌淡红、苔薄白，脉缓。仍然用乌头赤石脂丸加减为丸：

> 制川乌、附子、干姜各30 g，花椒15 g，山茱萸50 g，炙甘草30 g，高丽参50 g，五灵脂30 g，乳香、没药各15 g。1剂为水丸，每日3次，每次5 g。发作时，及时服用。

10月5日三诊：服上方后，心绞痛未发，胸区仍然有不适感，不怕冷，口微渴，察之面色微红，舌淡红，脉数。用参三散合失笑散、双和散加减为丸剂：

> 木香、郁金、蒲黄、五灵脂、丹参各30 g，西洋参、三七各60 g，血竭、琥珀、乳香、没药各30 g，九香虫50 g，鸡血藤80 g，黄芪60 g，紫河车80 g，红景天30 g，土鳖虫60 g，水蛭30 g，苦参50 g。1剂，为水丸，每日2次，每次6 g，餐后开水送服。

2012年1月5日四诊、4月14日五诊、7月28日六诊，均以上方去苦参、乳香、没药、加重水蛭为丸，胸闷逐渐消失，未再发作心绞痛。

9月24日七诊：患者病情稳定，精力充沛，感觉甚好。察之面色红润，舌淡红，脉弦缓。用参三散加减为丸长期服：

> 西洋参120 g，三七、丹参、红景天、天麻各60 g，紫河车90 g，耳环石斛60 g，水蛭180 g。1剂，为水丸，每日2次，每次6 g，餐后开水送服。

服后病情一直稳定。

【辨治思维】在本案中，我根据病情的缓急，先后采用了3组方剂。初诊、二诊处以《金匮要略》中的乌头赤石脂丸加减，此方出自《金匮要略·胸痹心痛短气病脉证治第九》。原文为：

> "心痛彻背，背痛彻心，乌头赤石脂丸主之。"

原方由乌头、附子、干姜、花椒、赤石脂5味药组成，此方是用来救治心绞痛、心肌梗死极为有效的方剂，可惜当代医家用之甚少。患者在心绞

痛发作时，疼痛剧烈，背部与心脏部位互相牵扯，身冷肢凉，甚至额头出冷汗，二便不禁，舌淡或淡紫，脉沉紧。方中除了乌头、附子、干姜、花椒并用，大辛大热，温阳散寒止痛之外，又用一味赤石脂收敛、固涩阳气，以防温散太过。患者在剧烈发作时，往往有二便失禁的现象，这是阳气下脱的征兆，赤石脂配干姜，又是《伤寒论》少阴篇中治疗下利不止的"桃花汤"，用以温涩固脱。从赤石脂这一味药的加入可见，经方的组合，不仅充满了"张弛有度"的辩证思维，而且与临床实际完全吻合。我在原方中再加人参、五灵脂，增加益气活血两个环节，以强化原方止痛的作用；加山茱萸防止阳气上脱、外脱，与赤石脂防止阳气下脱，相得益彰。

二诊至六诊，阳气得温，寒邪已散，病情趋于平和，故处以蒲辅周的双和散合失笑散（蒲黄、五灵脂）、颠倒木金丸（木香、郁金），益气、活血、理气、止痛。

双和散出自《蒲辅周医疗经验集》，共 10 味药。方中以人参 1 味为君药，剂量独重，大补心气；丹参、鸡血藤 2 味为臣药，养血活血；琥珀、血竭、没药 3 味为佐药，化瘀止痛；远志、菖蒲、香附、茯神 4 味为使药，化痰开窍，调气安神，这 4 味药，又暗合《千金要方》定志丸、《杂病源流犀烛》交感丹在内，共同交通心肾，定志宁心。方中既借助人参补气，改善冠心病心肌劳损、供血不足；又借助养血活血药作用于血管壁，缓解痉挛，溶栓止痛；再借助化痰通窍、理气安神药，以消除冠心病患者焦虑、失眠等神经失调的症状。全方重点突出，布局全面，意在以补心气作为补法的核心，待心气充足，则能够推动血行；血行通畅，则痰瘀可化解于无形。本方不以扩张血管、冀以止痛为唯一目的，而是心肌、血管、神经三者兼顾，考虑周全，可持续运用。诸般设想，均富含深意。

我在临床运用本方颇多。人参一般选用高丽参或吉林人参（红参或白参均可），但方中的没药去之，代之以三七。诚如先生所言，没药"气臭味苦"，极易败胃，不宜久服，而琥珀、三七、血竭 3 味药同用，在先生的"百损丹"中已有先例，可活血消瘀而不伤新血，是一种最佳组合，但如血脂高，仍宜使用没药，因为经实验和临床研究，没药有较好的降血脂作用。服用时，可不用散剂，制成胶囊服，每次服 5 粒，大约 2 g，每日 3 次。

七诊处以参三散加减，侧重于保养。此方是我用之防治心脑血管病的保健方，参三散最初出自验方，很多中医老前辈例如岳美中、邓铁涛等都喜用。岳美中先生说："老年人'心脉痹阻'心痛、心悸、胸闷，人参、三七、琥珀末有益心气、通络脉之效，可每日服 3 次，每次服 2 分，偏重化瘀者三七生用，偏重补虚者三七芝麻油拌半干炒如虎皮色用。气阴不足者用西洋参，喘者加蛤蚧尾同研末服用。"

目前，一般医生运用，则去琥珀，改为丹参，如有心悸、失眠等，我则加远志、酸枣仁、茯神、合欢皮，以调节心神，并加红景天益心养肺，以增加心脏的血流量、肺部的供氧能力，加天麻平肝息风，加紫河车补肾益精，加耳环石斛养胃益脾，使心、肺、肝、肾、脾五脏同治。更重用水蛭活血化瘀，疏通血管。多年来，我用这首参三散加减，治疗多例心脑血管病，如冠心病、高血压、动脉硬化、颈动脉斑块，既安全，又有效，便于长服久服，在一定程度上，能够降压、降脂、保护心肌、软化血管，阻止和逆转心脑血管疾病病情的发展。

其中的西洋参，可以根据患者的体质情况改为白参、红参。这 3 种参统称为人参，据现代研究，主要成分都是人参苷。但西洋参清润，适合于偏阴虚的人；红参温热，白参微温，适合于偏阳虚的人。明显的阴虚，西洋参还须配麦冬、五味子；明显的阳虚，红参还须配附子、干姜，必须辨证加减。方中人参与三七、丹参的比例，是一个十分关键的环节，必须根据参的等级、患者的年龄阶段、身体状况来调配，才能达到最佳效果。

从我的临床经验来看，参三散加减的组方思路与复方丹参滴丸有较大的区别。复方丹参滴丸的构方思路，着眼于血管壁，着重在治疗，看重冠心病的结果，强调活血化瘀，改善血管壁的情况。其方由丹参、三七、冰片 3 味药组成，有活血化瘀、扩张血管的作用，但是，其中的冰片属于芳香走窜的化学合成药，开破之力很大，久服耗气伤阴，最终不利于身体。故诊断为冠心病的患者，如果胸前区不痛、不常痛、不剧痛者，不宜用作常规药物天天服用。而参三散加减的构方思路，着眼于心肌、血管壁、心脏神经三者的综合调节，有保健与治疗的双重功能，将结果与原因综合考虑，更看重原因和过程。

经过多年的临床与思考，我认为，冠心病的形成，与任何事物一样，有一个由量变到质变的过程。不能光看到血管壁硬化这一点，它的形成，必定与心肌的劳损、缺血有关，与心脏神经紊乱有关。心肌推动无力，血流也就缓慢，从而导致瘀滞，就是中医常说的气为血之帅，气行则血行。

因此，这首方重用人参，以保护心肌，配以三七、丹参，益气活血，辅以远志、酸枣仁、茯神、合欢皮，调节神经，全方药性平和，适合久服常服，兼有预防和治疗冠心病的双重作用。《内经》强调"不治已病治未病"，是中医的宝贵思想。能够在冠心病没有形成之前，就积极地预防，其中也包括药物预防。在已经形成之后，尽量延缓其发展，这是完全能做到的。

初诊、二诊时，我在乌头赤石脂丸中加人参、五灵脂，在配药抓药时，遇到很大障碍。《本草纲目》云五灵脂"恶人参，损人"，古药书中将不能同用的中药总结为"十八反，十九畏"，当代《药典》承袭了这种说法，学中药的人要背诵"十八反十九畏"歌，遇到相反、相畏的药物，药工一概不肯抓药。当代许多著名医家如国医大师朱良春先生早就撰文指出：

> "人参与五灵脂同用，不但没有毒性和不良反应，而且止痛效果大增。"

几十年来，我在临床治疗心痛、胃脘疼痛，凡是表现为刺痛而又病程较长，且体质较弱的患者，经常用人参配五灵脂，益气活血止痛，从未产生过不良反应。因此，对于中药中的"十八反""十九畏"或"相恶""相杀"等说法，应当活看：有此一说，说明古人确实认识到了某些药同用，相互激荡，能够使身体产生强烈的反应，然而这种强烈反应，不一定都是毒性或不良反应，有时，还需要充分利用。如"十八反"中说：甘遂反甘草，附子反半夏，海藻反甘草，人参反五灵脂，而《金匮要略》中的甘遂半夏汤，甘遂与甘草同用；《伤寒论》小青龙汤的加减法中，附子与半夏同用；《医宗金鉴》中的海藻玉壶汤，海藻与甘草同用。这些名方，历经千百年，并未出现因为违背了"十八反"导致的毒性或不良反应。同样，人参与五灵脂同用，只要辨证准确，只会增加疗效，国家中医药管理局还专门组织人员进行了课题研究，证明没有毒性或不良反应，这就是"相反相成"的辩证思维。这个道理，不仅应该让每个临床医生明白，而且在中药教材中就应该讲清楚，做成铁案，让每个药剂师都掌握，不能死守着已经证明是错误的陈旧观念不改，乃至于在抓药时给临床医生为难。

07. 心痛：冠心病、心绞痛 (顾兆农双解泻心汤)

于某，女，69 岁，2005 年 11 月 9 日初诊：患者 10 年前确诊为冠心病二级，心电图检查 ST 段改变，血脂、胆固醇长期偏高，反复发作心绞痛。过去心绞痛时，服丹参滴九、救心丸很快缓解。近年来，效果越来越差，由于心绞痛频发，最近一年，每个月须进医院抢救 1~2 次。初诊时，刚出院 2 日。患者有慢性胃炎、慢性胆囊炎史，胆囊已切除。察其面色潮红，精神疲惫，少气懒言，动则气喘，询其睡眠不佳，终日心悸，心胸部隐隐闷痛，严重时，剧烈绞痛，汗出，头晕欲倒，口苦，舌红、胖而有黄腻苔，手足冷，脉沉细涩。此为寒热错杂，虚实夹杂，以虚为主。处方：

黄连 5 g	附子 15 g	红参须 25 g	麦冬 15 g	五味子 10 g	远志 10 g
茯神 15 g	郁金 10 g	丹参 10 g	合欢花 5 g	瓜蒌皮 10 g	半夏 10 g
枳实 10 g	甘松 10 g	石斛 15 g	琥珀 10 g (布袋包煎)	14 剂	

11 月 25 日二诊：服上方后，感觉精神好转，走路比以前有力，睡眠也有改善，心绞痛似乎要发作但未发作，隐痛仍有，手足转温，口苦减轻，舌苔薄黄，脉沉细。原方略作调整，去黄连、丹参、合欢花，麦冬减为 10 g，加莲子心 6 g、酸枣仁 15 g，续服 14 剂。

12 月 12 日二诊：服上方后，患者已经连续一个月心绞痛未发作，精神状态大为好转，每日散步，做一些日常家务活，仍感精力不足，劳累时，胸部偶尔闷痛，舌胖淡，脉沉细。上方加减为丸缓图：

莲子心 10 g，附子 15 g，红参须 25 g，麦冬 15 g，五味子、远志各 10 g，茯神 15 g，郁金、瓜蒌皮、半夏、枳实、甘松各 10 g，耳环石斛、酸枣仁各 15 g，血竭 10 g，三七 20 g，琥珀、丹参各 10 g，蛤蚧 1 对，紫河车、淫羊藿各 30 g。水丸，每日 2 次，早、晚各 1 次。每次 10 g，餐后开水送服。1 剂药大约可服 1 个月。

患者服上方一年多，病情一直稳定，心绞痛基本未发作，能够料理自己的生活，胜任轻微日常家务。

【辨治思维】 冠心病心绞痛，西医的常规药物是硝酸甘油片，中医每每以活血化瘀为治，速效救心丸、复方丹参滴丸为常用的中成药。该类中西药使用方便，见效快，缓解疼痛的作用大，对避免心绞痛患者猝死或心血管的进一步损害起了重要作用。然而，我认为，这只是治标之法，非治本之途。瘀血阻滞，或痰瘀阻滞，这是心绞痛形成的标，其本是心脏之阳气虚，气阴虚，气血虚，元气无力推动，血行不旺不畅，才导致痰瘀停滞，引发心绞痛。从西医的角度来看，冠心病心绞痛的患者往往伴有心肌劳损。

《金匮要略·胸痹心痛短气病脉证治第九》中治疗心绞痛的处方，既有理气化痰的"瓜蒌薤白半夏汤"以治标，又有温阳补气的"人参汤"以治本，这就给我们提供了一种该病须标本兼治的宝贵思路。本案患者长期服速效救心丸、复方丹参滴丸，开始虽然能够缓解一时之痛，但并没有阻止疾病的发展，而且效果越来越差，最终每月须到医院抢救，生存质量下降，不能不说，这是长期以来只治其标，忽视治本的结果。初诊所见到的状况，已是寒热虚实错杂，幸而心绞痛处于缓解期，标实尚不严重，故急投双解泻心汤加减，以治本为主。

双解泻心汤是当代名医顾兆农的经验方，由黄连、附子、人参、麦冬、五味子、远志、丹参、茯神、郁金、陈皮、沉香、合欢花、灯心草、生姜14味药。乃系费伯雄之双降泻心汤增损进退。论其方义，则附子、黄连、生姜、灯心寒热并投，平其阴阳；丹参、郁金、沉香、陈皮气血双调，和其脏腑；人参、麦冬、五味子、茯神、远志、合欢花、甘草补心安神，强其心君。综观全方之配伍组合，其施治重点乃轻于病邪而重于正气，轻于攻补而重于调理，轻于局部而重于整体。

患者虽然有口苦、舌苔黄腻等内热之象，但不可过于看重，以至于不敢用温药，这可能是患者历来有慢性胃炎、慢性胆囊炎所致，方中的黄连，可清心、胆、胃热，即为此而设，用量宜轻。方中重用附子、人参，合麦冬、五味子，加石斛，温阳、益气、养阴而治本，远志、茯神、郁金、合欢花宁心而调神，去灯心草、生姜，加瓜蒌皮、半夏、枳实化痰理气，甘松、琥珀活血止痛。一诊煎剂有效，二诊守原方不变，但以莲子心代替黄连，酸枣仁代替合欢花，因为莲子心善清心经之虚热，不若黄连之苦燥，酸枣仁同样可安神，兼有补肝养心的作用，使得全方进一步朝治本的方向靠近。三诊加三七、血竭、蛤蚧、紫河车、淫羊藿，加强活血化瘀、温阳补肾两个环节，为蜜丸缓图，则使频繁发作的心绞痛终于全部缓解，长期稳定。

从我的临床经验来看，凡冠心病频繁发作，用理气、活血、化痰、温通、止痛药物疗效不显，或初则有效，继而无功，患者寒热错杂、虚实夹杂、功能失调的现象突出时，本方均可参考使用。

08. 心跳慢：窦房结停搏综合征

（麻黄附子细辛汤、附子理中汤、麝香保心丸）

陈某，男，64岁，2021年1月5日初诊：心脏停搏，去年11月份心脏24小时监测：平均心率50次/min，最快心率87次/min（13时19分）最慢心率32次/min（23时37分），为显著心动过缓。血压偏低：70/50 mmHg。患者是冬泳爱好者，前两年心口小有疼痛，冬泳后逐步消失，后来未再复现，偶尔胸口有不适感一晃而过。游泳过程中出现过两次"黑蒙"，家属畏惧，阻止冬泳。平常手脚冷有多年历史，从不上火，亦无口干口苦，平素大便稀溏。精神尚可。舌淡、脉沉弦缓。西医诊断：窦性停搏，窦性心律过缓，病态窦房结综合征，建议行心脏起搏器植入术。处以水丸：

麻黄60 g，附子90 g，细辛50 g，高丽参、三七、鹿角胶各90 g，仙鹤草120 g，淫羊藿90 g，仙茅60 g，白术90 g，茯苓60 g，干姜90 g。每日2次，每次6 g。

平时可配服：麝香保心丸。

3月9日复诊：心动在40次/min到服药期间有50次/min，虽自觉不上火，但大便偏干结，身上出现有风疹，偶感疲劳，转瞬即逝。手脚依旧冷，黑蒙以及胸口不适感再未再出现过。仍以丸药缓图：

茯苓60 g，炙甘草90 g，桂枝60 g，白术、麻黄、附子各90 g，细辛50 g，高丽参、三七、鹿角胶各90 g，仙鹤草120 g，淫羊藿90 g，仙茅、黄芩各60 g，干姜90 g。每日2次，每次6 g。

服后病情稳定，但血压、心律没有显著改善。

【辨治思维】本案心动过缓，血压偏低，大便稀溏，从不上火，但行动如常。为心脾阳虚，以麻黄附子细辛汤合附子理中汤、苓桂术甘汤，加三仙、鹿角胶温阳，三七活血，做药丸久服。

特别要提到的是：麝香保心丸，从20世纪80年代研制成功，在临床运用至今，历经近半个世纪，是唯一经过循证医学验证、确定其有卓越疗效的中成药，对于冠心病心绞痛、心动过缓等，不仅有治疗、保健效果，还有搭桥样作用，其主要成分是人工麝香、人工牛黄、苏合香、冰片、人参、肉桂、蟾酥等。为了普遍推广，价格标准定得比较合理。

09. 胸闷、心口发胀：二尖瓣脱垂手术后
（小柴胡汤、瓜蒌薤白半夏汤、颠倒木金散、桂枝茯苓丸）

张某，男，70 岁，2018 年 9 月 18 日初诊：二尖瓣闭合不全、脱垂，2012 年已置换二尖瓣膜手术，近 10 日心口发胀，胸闷气短，晚上子时胸闷尤其明显。口苦，大便偏稀尚通畅。饮食无碍，睡眠尚可。

柴胡 15 g	黄芩 10 g	半夏 10 g	炙甘草 10 g	木香 10 g	郁金 10 g
生姜 10 g	大枣 10 g	人参 10 g	五灵脂 10 g	瓜蒌皮 10 g	薤白 10 g
枳实 10 g	10 剂				

2019 年 1 月 22 日二诊：服上方第二剂上述症状改善 70%，现在药早已服尽，药停症显。心口胀，胸闷，并不痛。畏寒怕冷，疲劳嗜睡，痔疮发作、不痛，但脱垂部分堵在肛门处，大便时干时稀，无出血。舌淡，脉细弦。

柴胡 15 g	桂枝 10 g	黄芩 10 g	半夏 10 g	茯苓 10 g	牡丹皮 10 g
桃仁 10 g	赤芍 10 g	人参 10 g	瓜蒌皮 10 g	薤白 10 g	生姜 10 g
大枣 10 g	枳实 10 g	15 剂			

3 月 21 日三诊：胸口胀、闷，无明显剧烈疼痛感。手术的位置有不适、发胀的感觉，不可负重，抱孙儿费力，非常怕冷，头昏沉，容易腹泻。第一方感觉尚可，服后舒服。下半夜气短，需要长叹气方可缓解供养不足。口干口苦，血压偶尔偏高。平日稍久坐瞌睡。脉洪大，律不齐，舌淡。

人参 10 g	干姜 10 g	桂枝 10 g	附子 5 g	木香 10 g	郁金 10 g
瓜蒌皮 10 g	薤白 10 g	半夏 10 g	枳实 10 g	10 剂	

反馈服药期间，闷、胀感基本全无。

【辨治思维】本案一诊用小柴胡汤合瓜蒌薤白半夏汤、颠倒木金散，加五灵脂。颠倒木金散出自《医宗金鉴》，治疗气滞血瘀引起的心痛、胃痛。中药学教材中有"人参忌五灵脂"之说，虽然出自古代本草著作，但证明是错的。国医大师朱良春认为二者同用，相互激荡，止痛的效果反而更好。服完后，心痛胸闷显著好转。二诊出现怕冷，故去颠倒木金散、五灵脂，合桂枝茯苓丸温阳活血。三诊虽然出现口干口苦、脉洪大，但非常怕冷，容易腹泻，断

为虚火上浮，更加附子、干姜温阳，乃至心痛、胸闷完全消失。

10. 心悸、头痛、心区疼痛：早搏、心房颤动
（温胆汤、苓桂术甘汤、颠倒木金散）

陈某，女，59岁，2021年7月1日初诊：心脏阵发性早搏、心房颤动。偶尔出现心动过缓，心忡、心慌，发作时左心区疼痛不舒，心跳为40~100次/min，ST波改变，不定时不定处发作头痛，晨起乏力。大小便、饮食尚可。睡眠差，靠服用阿普唑仑入睡，精神不佳。

枳实10 g	竹茹10 g	陈皮10 g	半夏10 g	酸枣仁30 g	人参10 g
茯苓10 g	桂枝10 g	苍术15 g	炙甘草10 g	川芎30 g	木香10 g
郁金10 g	生姜10 g	大枣10 g	7剂		

7月10日二诊：早搏感觉有好转，心忡、心慌还是存在，胸口疼痛未发作。感觉比原来未服药前发作频率稍有降低。脉沉细缓，心律不齐，舌苔淡白薄、舌体瘦。

枳实10 g	竹茹10 g	陈皮10 g	半夏10 g	酸枣仁30 g	人参10 g
茯苓10 g	桂枝10 g	苍术15 g	炙甘草10 g	川芎30 g	木香10 g
郁金10 g	生姜10 g	大枣10 g	14剂		

7月31日三诊：上方服完后心慌、心忡基本消除，疼痛亦未发作，偶尔会有头（太阳穴处）疼的症状。想咨询日后的预防和治疗的方案，是否要长期服药或者是做成丸剂慢慢治疗。建议准备半个月的冲剂在手边，如有不适感立即服用三五日，无不适可以不服药。

首乌藤30 g	白蒺藜30 g	枳实10 g	竹茹10 g	陈皮10 g	半夏10 g
酸枣仁10 g	人参10 g	茯苓10 g	桂枝10 g	苍术15 g	炙甘草10 g
川芎30 g	木香10 g	郁金10 g	生姜10 g	大枣10 g	15剂

【辨治思维】本案出现阵发性早搏、心房颤动，发作时心痛、且经常头痛、睡眠不好等，虽然有ST波改变，但患者年已花甲，并非这个原因。这些症状属于自主神经功能紊乱所致，用温胆汤合苓桂白术甘汤，加酸枣仁、人参调节心率，安神，合颠倒木金散加川芎治疗心痛、头痛，取得疗效。因为这种属于阵发性心律失常方面的病，随时可以发作，故建议患者常备

几剂药，一旦发作，则及时服用，很快能够缓解。

11. 头晕、乏力：多发性腔隙性脑梗死及颈动脉斑块
（桂枝茯苓丸、葛根汤）

任某，女，56岁，是我过去的街坊邻居，2011年11月5日就诊：患者长期头晕，抬头、睡下时加剧，睡眠差，疲乏无力，近年来，记忆力显著下降，手足冷。2011年9月5日经省某医院CT检查：双侧大脑内囊-基底节区、侧脑室旁多发性腔隙性脑梗死，轻度脑萎缩。察之面容憔悴，情绪焦虑，口不渴，二便可。舌暗淡、无苔，脉沉细。用桂枝茯苓丸合葛根汤加减：

> 桂枝15 g　茯苓15 g　牡丹皮10 g　桃仁10 g　赤芍10 g　葛根80 g
> 麻黄5 g　黄芪60 g　天麻15 g　生姜10 g　大枣10 g　7剂

11月19日二诊：服上方后，症状有所改善，头晕减轻，脉舌同前。仍然用原方加减为药丸：

> 桂枝、茯苓各60 g，牡丹皮、桃仁、赤芍各30 g，葛根90 g，麻黄30 g，天麻、黄芪各120 g，水蛭180 g，土鳖虫90 g，西洋参80 g。为水丸，每日2次，每次6 g。

2012年1月14日三诊：服上方后，头已不晕，睡眠较好，手足变暖，记忆力显著改善。察之面色红润，情绪开朗，舌暗淡、无苔，脉弦细，口不渴，二便可。仍然用原方加减，去麻黄，加紫河车90 g、鹿茸15 g、淫羊藿30 g。1剂，为水丸，每日2次，每次6 g。服药一年后，再到同一个医院检查，多发性腔隙性脑梗死、轻度脑萎缩均已排除。患者所有症状和身体不适都已消失。

【辨治思维】 初诊用葛根汤合桂枝茯苓丸加减。葛根汤由葛根、麻黄、桂枝、白芍、炙甘草、生姜、红枣7味药组成。桂枝加葛根汤则去麻黄。在《伤寒论》中，葛根汤与桂枝加葛根汤都用于治疗"项背强几几"，即颈椎肩膀部位的肌肉紧张、不适、疼痛。表实用葛根汤，表虚用桂枝加葛根汤。我将葛根汤类方包括葛根芩连汤称之为"颈椎宽松剂"，黄煌教授则称之为"头脑清醒剂"，说明葛根制剂能够缓解肩颈部的酸胀疼痛，又能够增加头部的供血、供氧，无论属于外感病或杂病都可以用。

桂枝茯苓丸由桂枝、茯苓、牡丹皮、桃仁、芍药 5 味药组成。桂枝温通阳气，牡丹皮、桃仁、赤芍活血化瘀，茯苓健脾渗湿，在《金匮要略》中用于治疗妇科的"癥病"。当代医家，包括许多西医妇科医生，也经常开中成药桂枝茯苓丸，用于消除不适合做手术的子宫小肌瘤和卵巢囊肿。

我认为桂枝茯苓丸药味平和，不寒不热，是活血化瘀最安全有效的方剂。不仅仅是子宫肌瘤、卵巢囊肿，凡是因为血液循环障碍，导致瘀血阻滞、水湿潴留的病症，都可以用此方加减运用。受到王清任补阳还五汤的启发，我经常在原方中加大量黄芪，增加益气的这个环节，使原方结构更加趋于合理。

本案借助于葛根汤，增加颈椎动脉的供血量；用桂枝茯苓丸加黄芪、天麻，益气活血化瘀，治疗头晕，7 剂药之后，症状得以改善。

二诊用原方加西洋参益气，水蛭、土鳖虫活血化瘀。做成水丸缓图。2 个月之后，情况进一步好转。

三诊在上方基础上，再加鹿茸、淫羊藿、紫河车。"脑为元阳之府"，以之温阳、益肾、通督、补脑。况且久用活血化瘀之品，必须增加补益这个环节，才符合扶正祛邪的中医原则。

本案尚处在病变的早期，患者年纪不大，治疗及时，长期坚持服药，故疗效较为显著。

目前检测仪器越来越先进，很多 60 岁以上的人，甚至不到 60 岁的中年人，平时身体没有其他不适，但一检查，都发现有多发性腔隙性脑梗死、脑萎缩，很多人一看到"脑梗死"的诊断书，即忧心忡忡，背上了很大的思想包袱，其实没有必要，很多患者是可以治愈的。经过多年的临床观察，我发现，许多脑部的病，病因不在脑，而在颈椎。颈动脉长期供氧、供血不足，常常导致脑部缺血缺氧、血流缓慢，形成瘀血，从而产生多发性脑梗死、脑萎缩，甚至脑白质病、中风等。此时，从颈椎病的角度着手，以活血化瘀为治疗原则，往往能够取得意外的疗效。

12. 肢体麻木：脑梗死后遗症 （续命汤、麻黄附子细辛汤）

蒋某，男，40 岁，2020 年 6 月 18 日初诊：一周前发生脑梗死，左侧肢体从上至下发麻，发病之时伴有头晕，血压高，想吐。住院第 2 日颈椎发麻，至今血压依旧高。舌淡苔白，脉数细。

附子6 g	细辛6 g	麻黄10 g	黄芪60 g	防风10 g	桂枝10 g
石膏15 g	川芎10 g	甘草10 g	升麻10 g	白术10 g	党参10 g
茯苓10 g	桃仁10 g	红花10 g	豨莶草30 g	鹿衔草30 g	鸡血藤30 g
杏仁10 g	防风10 g	7剂。			

7月23日二诊：手脚发麻已经缓解许多，仅余手足末端的发胀感，握力不失。二便尚可，颈部发胀。左侧肢体无碍，仅不适感尚存。余无不适。

豨莶草30 g	鹿衔草30 g	鸡血藤30 g	肿节风30 g	穿山龙30 g
鬼箭羽30 g	黄芪30 g	葛根50 g	苍术30 g	黄柏30 g
木香10 g	枳壳10 g	桃仁10 g	红花10 g	当归10 g
川芎10 g	14剂			

服后不适感基本消失。

【辨治思维】本案属于中风。中国古代，因为没有解剖，对于中风的机制弄不清楚，故有外风、内风、类风、非风之说，治疗方法也迥然不同，争论了两千余年，直到近代，西医才明确"中风"即脑血管意外，主要分为出血性中风与缺血性中风。本案脑梗死，属于缺血性中风，发病时间短，症状不算严重，用《金匮要略》续命汤加减治疗。原方由麻黄、桂枝、人参、干姜、炙甘草、杏仁、石膏、当归、川芎组成，是古代治疗"外风"的主方，据说当代名医山西李可老先生患脑梗死，自己就是用的此方。我再合麻黄附子细辛汤，并取桃红四物汤和玉屏风散之意，加桃仁、红花、黄芪、防风、白术、茯苓，以加强活血、祛风作用。至于加豨莶草、鹿衔草、鸡血藤治疗手臂麻木，则是出自我多年的经验。

13. 头晕、乏力：颈动脉斑块形成、心肌缺血
（桂枝茯苓丸、岳美中参三散）

刘某，男，64岁，2010年11月23日初诊：患者多年来患有眼底黄斑病，心肌缺血，血脂高，血压高，服降压药尚能控制在140/90 mmHg左右。上周检查有颈动脉斑块，左总动脉6.1 mm，颈动脉内中膜厚度（IMT）T 0.8 mm，颈内动脉5.1 mm；右总动脉6.1 mm，IMT 0.8 mm，颈内动脉

5.0 mm。于右侧颈总动脉分叉处后壁内膜上可见一长 4.1 mm、厚 1.1 mm 的斑块，形态规则，内部呈强回声。于左颈动脉分叉处后内壁上可见一长 4.3 mm、厚 1.2 mm 的类似斑块，彩色多普勒血流成像（CDFI）：斑块处血流充盈缺损。经常头晕，容易疲劳，睡眠欠佳。察之舌淡暗红，脉弦细涩、偶尔有歇止。用桂枝茯苓丸加减、参三散加减：

煎剂：

葛根 90 g　　桂枝 10 g　　炙甘草 10 g　　赤芍 10 g　　牡丹皮 10 g　　桃仁 10 g

茯神 30 g　　天麻 15 g　　黄芪 60 g　　生姜 10 g　　大枣 10 g　15 剂

散剂：

西洋参 90 g，丹参、三七各 30 g，红景天 60 g，穿山甲 15 g，水蛭 120 g。

研末，每日 2 次，每次 3 g，餐后开水送服。

2011 年 1 月 3 日二诊：服上方后，头晕明显好转，睡眠得以改善，精力充沛许多。没有停服降压药，但血压稳定在低于 140/90 mmHg 范围，察之舌淡红，脉弦细。患者服煎剂不方便，要求长期服散剂。用参三散加减：

西洋参 300 g，三七、丹参、红景天各 60 g，琥珀 30 g，天麻 60 g，水蛭 300 g，鸡血藤 100 g，牡丹皮、桃仁、赤芍、穿山甲各 30 g，葛根、山楂各 90 g。研末，每日 2 次，每次 3 g，餐后开水送服。

2012 年 9 月 25 日三诊：患者服上方后，感觉舒适，因为没有机会到长沙来，即用原方反复研末服散剂，将近 1 年 8 个月。2012 年 9 月检查，颈动脉斑块已经消失，血脂正常，血压正常，已经停服降压药半年多。

【辨治思维】一诊煎剂是桂枝茯苓丸加减，散剂用参三散（详见 281 页）加减。我在使用参三散的过程中，经常加入红景天、水蛭两味药。红景天是藏药，产自青海、西藏，质量高者，气味芬芳，质地致密。我见凡到西藏旅游的人多要服用红景天，以缓解高原反应。这个信息引起我的注意，推想此品必有增加心肺供氧的能力，这是中药中很少有的功效。三七、丹参也可以活血，疏通血管，但没有改善肺部功能的作用，所以在参三散中，我常加入这味药。然而，翻遍所有的本草著作，包括《中药大辞典》，只是简单介绍其有活血止血的作用，并且语焉不详。水蛭是虫类药中最能够活血化瘀、疏通血管的药物，在动脉斑块形成之后，一般草木之品很难消除，非此品合穿山甲不能担当软坚散结的作用。水蛭的药性貌似峻猛，但我亲自尝了一年，每次 3~5 g，甚至每日 30 g，没有发现任何不良反应。二诊将两方合一，做药丸缓图。服用一年多，获得痊愈。

颈动脉斑块形成，是与颈椎病相关的另外一种严重疾病，与颈动脉血流量过缓、不足密切相关。对中老年患者威胁很大，不适合做手术，目前有效的西药很少，斑块一旦脱落，很可能形成栓子，堵塞脑部血管，则导致中风，堵塞冠状动脉，则导致心肌梗死。许多西医内科医生视之为体内的"定时炸弹"。中医治疗此病，当活血化瘀，软坚散结，但用寻常之品，往往力量不够，投峻猛之剂，则担心斑块脱落，形成栓子，造成更大的危害。我发现葛根制剂有很好的增加颈动脉血流量的作用，故我在使用桂枝加葛根汤时，凡见到有颈动脉硬化或手足冷、舌暗淡、脉细涩的患者，往往改用桂枝茯苓丸活血化瘀加葛根、生姜、红枣、黄芪、天麻，则效果更为显著。在本案中，先用桂枝茯苓丸加减送服参三散，随后又两方合用，做成散剂常服，终致颈动脉斑块全部吸收。

近年来，我通过这种方法，治疗了数十例此类病，只要坚持数月，最后都达到了消融的目的。不仅如此，有些患者，还恢复了正常血压，不再需要服降压药。

14. 头晕、胸闷、睡眠差：颈动脉斑块、冠心病
（桂枝茯苓丸合瓜蒌薤白半夏汤）

周某，男，55岁，2018年10月26日初诊：月初体检报告查出颈动脉斑块0.8 cm，起夜5~6次，中途又醒来多次，导致睡眠质量很差，大便无异样，每日1次，不干结。近来心口处不舒服，但不闷痛，说不出的不舒适感，头昏，饮食可，有冠心病史。处方：

酸枣仁30 g　　丹参30 g　　木香10 g　　郁金10 g　　玄参30 g　　三七10 g　7剂

水丸：桂枝、茯苓、杜丹皮、桃仁、赤芍各60 g，水蛭300 g，葛根90 g，木香、酸枣仁、丹参、郁金、五灵脂、高丽参、瓜蒌皮、薤白、法半夏各60 g。每日2次，每次9 g。

2019年1月3日二诊：服丸药后头昏现象明显改善，但晨起头昏依旧尚存，起床的时候需靠一下墙，待稍稳定下，头昏方缓。本月复查颈动脉斑块大小0.6 cm，比先前的稍稍缩小。晚上起夜还有3~4次，尿量并不多。

睡眠比上诊有所改善，总体的睡眠质量不高。腹股沟潮湿，身上痒，大便可。

> 酸枣仁30 g　　桑椹15 g　　茯神10 g　　远志10 g　　龙眼肉10 g　　天麻10 g
> 苦参10 g　　地肤子10 g　灵芝10 g　7剂

水丸：苍术、黄柏各90 g，苦参60 g，酸枣仁90 g，瓜蒌皮60 g，薤白、法半夏各90 g，桃仁、茯苓、赤芍、丹参各60 g，三七、玄参、土鳖虫各90 g，桂枝、茯苓、牡丹皮各60 g，葛根90 g，水蛭300 g，高丽参、黄芪各90 g。每日2次，每次9 g。

5月25日三诊：头昏在服药期几乎完全缓解，起夜2次，较先前改善些许。睡眠基本无碍。现腹胀，胸口暂无隐痛感，颈动脉斑块未复查，二便调，饮食常，舌苔厚腻，脉象如常。处以水丸：

葛根120 g，桂枝、茯苓、牡丹皮、桃仁、赤芍各60 g，黄芪、水蛭各180 g，土鳖虫、天麻、苍术、黄柏、高丽参、三七各90 g。每日2次，每次9 g。

服后无任何不适。

【辨治思维】 本案患者是颈动脉斑块与冠心病心口疼痛，主要用桂枝茯苓丸合瓜蒌薤白半夏汤，前方加葛根、水蛭，消斑块，这是我用来治疗颈动脉斑块的有效方剂，但要重用水蛭。后方加木香、郁金、丹参、人参、五灵脂止痛，这是我治疗冠心病心绞痛的有效方剂。人参忌五灵脂，但同用止痛效果更好。若要完全逆转则需要很长时间，患者年纪不大，只要坚持服药，是可能做到的。

15. 健忘、尿频：脑萎缩、前列腺肥大（还少丹）

常某，男，65岁，2002年7月4日就诊：患者近年来记忆力显著下降，以前的事尚能回忆起，刚做过的事情转眼即忘，腰酸疼，夜尿多，余沥不尽，睡眠不实，易早醒。西医检查患脑动脉硬化，轻度脑萎缩，前列腺肥大。察其面色不华，精神委靡，反应较迟钝。舌淡，脉沉缓。此为肾虚，心肾不交，处以还少丹加减丸剂：

熟地黄30 g，山药、山茱萸、茯神各45 g，杜仲、牛膝各30 g，肉苁蓉45 g，巴戟天、楮实子、枸杞子、五味子、远志、石菖蒲、淫羊藿、乌药、益智各30 g，大海马1对，鹿角霜30 g，麝香1 g。研末，为蜜丸，每日2次，每次10 g，1剂药大约可服1个半月。

9月2日二诊：服上方后，腰酸，睡眠差，夜尿多、余沥不尽显著好转，但胃口有所下降，原方加砂仁30 g，续服1剂。

12月15日三诊：服上方后，尚觉平稳，记忆力下降有所改善，因天气较冷，感觉比旁人畏冷，夜尿增多，精神仍倦怠，舌淡，脉沉缓，原方加鹿茸15 g、红参30 g。

2007年随访，情况稳定，生活起居及记忆力均属正常。

【辨治思维】还少丹出自宋代的《杨氏家藏方》，由熟地黄、山药、山茱萸、茯苓、杜仲、牛膝、肉苁蓉、巴戟天、楮实子、枸杞子、五味子、小茴香、远志、石菖蒲14味药组成，研末，为蜜丸，每日2次，每次10 g。原文云本方：

> "大补本气虚损及脾胃怯弱，心忪恍惚，精神昏聩，气血凝滞，饮食无味，肌瘦体倦，目暗耳聋。五日有力，十日眼明，半月筋骨盛，二十日精神奕，一月夜思饮。此药无毒，平补性温，百无所忌，久服固齿，身轻目明难老，百病俱除，永无病疾，行步轻健。"

据近代谢观的《中国医学大辞典》介绍："还少丹大补心肾脾胃四经虚损，治精血不足，精髓不固，饮食不进，发热盗汗，牙龈浮肿，神衰力弱，腰酸体倦，久服轻身还童，妇人服之，泽容颜，暖子宫，去一切病。"

明代的《摄生众妙方》在这首方里再加一味续断，名"打老儿丸"，据传出自华佗，显然是附会之言。云：

> "治五劳七伤，阳事不举，真气衰弱，精神短少，不能行走，小便无度，眼目昏花，腰膝疼痛，两脚麻冷，不能行立。"

顾名思义，这两首方是延年益寿、治疗老年性疾病的名方。我用本方治疗中老年人脑力下降有效，此类患者大多主诉自我感觉身体开始衰弱，记忆力不如从前，做事力不从心，睡眠不实，醒后再也无法入睡，检查多有脑萎缩、早期老年性痴呆的倾向，用此方加减调治，有一定效果，但时间要长，3~5个月才见到好处。我一般去小茴香，加淫羊藿助阳，近年来，经研究发现，淫羊藿有预防和治疗冠心病的显著功效。用此方治疗中老年人慢性前列腺炎、前列腺肥大引起的腰酸、夜尿多、尿等待，也有较好效果，但慢性前列腺炎，宜合用缩泉丸，即加乌药、益智，以减少夜尿，前列腺肥大宜加鹿角霜软坚散结，大海马"暖水脏，兴阳道，消瘕块"（《本草纲目》概括的三大功能），以改善增生的状况。

16. 全身颤抖、头晕乏力：帕金森病（秘方定振丸）

杨某，女，74 岁，2010 年 8 月 23 日初诊：患者于 2008 年 3 月发病，最初症状是左手发抖，嘴唇轻微颤动，某医院确诊为帕金森病，服多巴丝肼（美多巴，madopa），每日 3 次，每次半粒。现在发展到全身发抖，手指并不拢，多巴丝肼加量至每日 3 次，每次 2 粒，仍然不见症状改善。察之面色萎黄，头晕疲乏，提气不上，精神委靡，肌肉紧张，全身微微颤抖，沉默寡言，说话嘴唇微颤，口齿不清楚，行走无力，大便偏干，胃口不佳，舌暗无苔，脉沉细。用秘方定振丸加减：

熟地黄 15 g	当归 10 g	白芍 10 g	川芎 10 g	黄芪 30 g	白术 10 g
西洋参 10 g	天麻 15 g	全蝎 10 g	秦艽 10 g	防风 10 g	威灵仙 10 g
细辛 5 g　7 剂					

8 月 30 日二诊：服上方后，精神好很多，全身颤抖也有所减轻，能够下地走走。仍然胃口不好，腹部微胀，大便不畅。察之气色比原来好，舌暗淡、有薄白苔，脉沉细。用上方加减为丸：

熟地黄、当归各 30 g，白芍 90 g，川芎 15 g，黄芪 90 g，白术 60 g，高丽参 50 g，天麻 90 g，全蝎 50 g，秦艽、防风各 15 g，威灵仙 30 g，细辛 10 g，砂仁、木香各 30 g，鸡血藤 60 g，刺五加 90 g。1 剂，为蜜丸，每日 2 次，每次 9 g。

并嘱咐每次减少多巴丝肼 1 粒，即每日 3 次，每次 1 粒。

10 月 15 日三诊：服上方后，症状显著好转，全身颤抖基本平息，胃口转佳，疲劳减轻，手足仍然有微微颤抖，睡眠不安。仍然用上方加减为丸，去砂仁、木香，加紫河车 90 g，灵芝、炙远志、石菖蒲各 30 g，1 剂，为蜜丸，每日 2 次，每次 9 g。并嘱咐每次减少多巴丝肼半粒，即每日 3 次，每次半粒。

2012 年 9 月 15 日来诊：患者用上方加减，已经服药近 2 年，多巴丝肼降至每日 2 次，每次半粒。所有症状都很轻微，能够胜任日常生活，做家务和运动。家属希望维持现状，继续吃中药丸和少量多巴丝肼。

【辨治思维】《证治准绳》秘方定振丸由生地黄、熟地黄、当归、白芍、川芎、黄芪、白术、防风、秦艽、细辛、威灵仙、天麻、全蝎13味药组成。

本方以二地、白芍、当归、川芎养血和营，寓有治风先治血，血行风自灭之义；天麻、全蝎平肝息风；荆芥、防风、细辛、秦艽、威灵仙搜风通络；黄芪、白术益气健脾。诸药合用，共奏益气养血，搜风通络之功。老人震颤，多因气血不足及风气所致，故本方在益气养血的同时，搜风通络，近人用本方治疗帕金森病有效。

从我的临床经验来看，治疗心脑血管疾病表现出的"风证"，无论从内风立论或是从外风立论都有历史渊源，都有临床疗效作为立论的基础，不能一概用滋补肝肾、潜阳息风的方法治疗。特别是帕金森病，用寻常的潜阳息风方法，如三甲复脉汤、羚羊钩藤汤等，有时不理想，而用地黄饮子、补阳还五汤之类方药多有效，用从外风立论的方药，如大秦艽汤、大活络丸等也有效。本方与大秦艽汤立意相似，都是从外风立论，以祛风养血为治，但加天麻、全蝎息风，则平肝风、定震颤的效果更好。老年人手足震颤，有时长期不能确诊为震颤性麻痹，又无明显的肝阳上亢或肝肾两虚的患者，最为适合，但需要坚持服用半年以上，才能显著改善症状。

我最初是从梁剑波先生的著作中见到定振丸的，其名为"家传秘方定振丸"，据梁先生所称，此方为世代相传，先生不愿藏一己之私，公之于众，并申明其治疗帕金森病之效，但原方中的药物无剂量。后来我又从颜德馨先生编著的《医方囊秘》中看到另外一首"秘方定振丸"，出自明代王肯堂的《证治准绳》，与梁方相比，方中有生地黄，无炙甘草，其他药完全相同，更可贵的是标明了药物的剂量。《医方囊秘》原为颜先生家藏的一卷手抄本，据颜先生介绍：抄本"字迹挺秀，选方皆出自大家手笔，估计作者为大儒而隐于医者。内容收集验方386张，颇多失传，涉及历代名医百余人，均选自各家学术思想精髓"。称自己："多年来验之于临床，皆有殊功。"

从以上情况来看，本方在明代万历以前就作为"秘方"在民间流行，名医王肯堂收载在《证治准绳》中，将之公之于众，造福医林。梁剑波先生的祖上通过读书、临床，证实了其疗效，并对方中的药物进行了稍许调整，作为家传方承递下来。颜德馨先生则通过近代无名医生的抄本得到本方。由此可见，中医的很多所谓"祖传秘方"，其实并不一定是出自其家族的创制，而是上辈先人通过读书从古代医家的著作中承继的。我接触过许多视为神圣的所谓"祖传秘方"，大多数是古书已有记载。作为当代中医，有这种家传经验者，固然可贵，但不应据为私有，秘而不传，应当学习上述古今名医，无私地公开出来，传授给后来的学医者，中医事业才能够发扬光大。

帕金森病是一种老年人常见病，至今没有特效的治疗方法，多巴丝肼是治疗本病的常用药，不良反应不大，但难以阻止疾病继续发展。本案在 2 年中由每日 3 次，每次半粒增加到每次 2 粒，达到不能再增加的份量，而症状日趋严重时，才找中医治疗。我曾经试用过地黄饮子治疗帕金森病，没有看出显著疗效，于是治疗本案选用了秘方定振丸。岂知仅 7 剂药，患者的症状就得以改善，疾病发展的趋势得到阻止，再以丸剂缓图，终于在 2 年之中，患者恢复了正常人的生活，多巴丝肼也减少到了维持的剂量。因为担心再次复发，患者家属不愿意完全停服多巴丝肼。虽然没有看到完全不用西药，只用定振丸治疗帕金森病的疗效，是一种遗憾，但这首处方对本病的作用，或者协同多巴丝肼发挥的作用，是值得肯定和深入探讨的。

第六类——五官科病

鼻

炎

（4例）

01. 鼻痒、喷嚏：变应性鼻炎
（小青龙汤、缩泉丸、玉屏风散、乌梅丸）

　　辛某，女，39岁，2005年6月5日初诊：患变应性鼻炎10余年，每日早晨打喷嚏、鼻痒、流清涕如水，须持续1个多小时，不能自止，四季无差别，天冷尤剧，做过各种检查，服过多种中西药，均疗效不显。自诉因为这个病，每天早上10时之前不敢出门见顾客，不知道耽误了多少生意。近年来，嗅觉下降，月经尚正常，白带较多清稀。口不渴，小便少、偶尔黄。察之患者面白，舌胖淡、津液多，脉弦细。拟用小青龙汤合缩泉丸、玉屏风散加减：

麻黄10 g	桂枝10 g	炙甘草10 g	细辛5 g	干姜10 g	半夏10 g
白芍10 g	五味子10 g	益智10 g	乌药10 g	山药30 g	黄芪30 g
白术10 g	防风10 g	蝉蜕5 g	僵蚕10 g	14剂	

　　7月1日二诊：上方服后，喷嚏、鼻痒、流清涕程度减轻，时间也缩短，但月经提前一周、量多，白带偏黄、如豆腐渣状，月经前、后阴瘙痒，有慢性阴道炎，口苦，咽微痛。舌苔薄黄，脉细数。拟用乌梅丸加减为丸药：

　　乌梅60 g，黄柏、黄芩各15 g，麻黄10 g，干姜、细辛各5 g，桂枝、附子各10 g，花椒5 g，炙甘草、当归各10 g，黄芪50 g，防风10 g，白术

15 g，苦参 10 g，白鲜皮 15 g，蝉蜕、僵蚕、诃子各 10 g，蛇床子、木槿皮各 15 g，苏合香、蜂房、五味子、乌药、益智各 10 g，山药 15 g。2 剂，为蜜丸，每日 2 次，每次 9 g，大约可服 2 个月。

服上方 2 个疗程后，变应性鼻炎基本治愈，嗅觉逐渐改善，追踪 3 年，未曾复发。

【辨治思维】 初诊采用了小青龙汤、玉屏风散、缩泉丸 3 方合方。小青龙汤即方中的前 8 味药：麻黄、桂枝、炙甘草、细辛、干姜、半夏、白芍、五味子，是治疗寒饮射肺，咳嗽气喘的主方。变应性鼻炎又称过敏性鼻炎，以打喷嚏、流清涕、鼻痒为主要证候，从病机上分析，多为肺寒挟有水饮，用小青龙汤是吻合的。然而，有时效果并不理想，特别是反复发作的变应性鼻炎，一味温散，反而使肺气更伤，必须标本兼顾。故我合用了缩泉丸，即方中的益智、乌药、山药。缩泉丸本为治疗肾气虚冷、膀胱失约、小便频数而设，曾读一位中医前辈的书，他认为：变应性鼻炎涕流不止者，当用缩泉丸，因为肺肾母子相通，固下即可以摄上。这个观点颇有创意。我再加黄芪、防风、白术，即玉屏风散。3 方合用，以小青龙汤温肺化饮，玉屏风散益气固表，缩泉丸温下摄上，温散与补益、固摄熔铸一炉，更加蝉蜕、僵蚕祛风、脱敏。这是我治疗变应性鼻炎最常用的方剂。然而，本案用药后，虽然取得初步疗效，究竟药性偏温，带发了慢性阴道炎，出现月经提前、瘙痒、口苦、舌苔薄黄等热像，说明本案的病机较为复杂，下焦有伏热，必须清热坚阴，且不适合于用汤剂求速效。

二诊改用乌梅丸合玉屏风散、缩泉丸，制成丸剂缓图。针对变应性鼻炎的特殊情况，乌梅丸中以黄芩代黄连，加诃子酸收、专走肺窍，与乌梅相配，收敛止流的作用大增，再加苦参、白鲜皮、蝉蜕、僵蚕、蛇床子、木槿皮等，用以清热、祛风、止痒。方中的蛇床子、木槿皮，很少有人内服用于止痒。我从朱良春先生的著作中读到蛇床子可治咳嗽咽喉痒（《朱良春医集》，2006），试用于临床，确实有效。朱良春先生善用木槿花治疗过敏性结肠炎，木槿花一般药店无货，只好用木槿皮代替，亦有效。蛇床子性温，木槿皮性寒，两者同用，则不温不凉，我常用于鼻痒、咽痒、皮肤瘙痒、阴痒等症，感觉比传统止痒抗过敏的对药如荆芥、防风，蝉蜕、僵蚕等效果要好。但木槿皮口感不好，不宜煎服。

变应性鼻炎，大人小孩均有，临床极为常见，不易治疗，治疗后容易复发。对于过敏性疾病，西医重视寻找和避开致敏原，但引起过敏的物质何止上百种，许多情况下，检查徒费力气。特别是变应性鼻炎，与空气质量和季节、温差等因素有关，不是个人能够控制和避免的。虽然这类病不至于导致严重的后果，但长期缠绵，频繁发作，给患者的生活和工作带来了极大的不便。

防治变应性鼻炎，除了改善空气质量，避开过敏源之外，患者天天以冷水洗面，摩擦至热，反复多次，坚持数月，有较好的效果。此方不仅对慢性变应性鼻炎有效，对于其他慢性过敏性疾病，属于寒热错杂、虚实夹杂者，适当加减后，也有佳效。

02. 鼻干、痛痒：萎缩性鼻炎（清燥救肺汤、集灵膏、二至丸）

王某，男，64岁，2005年10月25日初诊：患者退休前在新疆工作30余年，3年前患萎缩性鼻炎，至今未愈，且日趋严重。察其两鼻孔较大，鼻毛脱落，鼻黏膜萎缩、干红，患者自诉鼻腔内发干、发痒，气候干燥时加剧，潮湿时稍舒。鼻中偶尔有少量分泌物，色黄气臭，口干，大便干结，舌红少苔，脉细。处以清燥救肺汤加减：

> 北沙参30 g　　炙甘草10 g　　黑芝麻30 g　　石膏30 g　　杏仁10 g
> 麦冬15 g　　炙枇杷叶10 g　　桑叶10 g　　玉竹30 g　　胡黄连10 g
> 白鲜皮15 g　10剂

二诊：服上方后，鼻中感觉有潮润感，口渴、鼻痒减轻，大便通畅。该病治愈恐非一日之功，拟制膏滋长服，处以集灵膏合二至丸加减丸剂：

生地黄、熟地黄、天冬、麦冬各60 g，西洋参、枸杞子、牛膝各30 g，淫羊藿15 g，女贞子、墨旱莲、桑椹各60 g，冬虫夏草10 g。

以冬桑叶、鱼腥草、枇杷叶各120 g，煎取汁，加入以上12味药，浓煎2次，去渣，浓缩，大约600 g，加蜂蜜500 g，慢火收膏，约得1000 g，每服15 g，早晚各1次。

半年后告知，已经痊愈。

【辨治思维】本案萎缩性鼻炎属于阴虚、内有燥火，又正逢秋燥季节，故一诊用清燥救肺汤。此方出自喻嘉言，由冬桑叶、石膏、杏仁、麦冬、枇杷叶、阿胶、党参、火麻仁、炙甘草组成，治疗秋燥引起的各种病患。

肺开窍于鼻，用之治疗萎缩性鼻炎方证是对应的。我改人参为北沙参，加玉竹助沙参滋阴润肺，加白鲜皮止痒，有效后，用集灵膏、二至丸熬膏治本。

03. 鼻堵、流鼻血：萎缩性鼻炎
（苍耳子散、增液汤、仙方活命饮、彭氏黄连滴鼻油）

张某，女，29岁，2017年3月21日初诊：萎缩性鼻炎，有大量脓性分泌物，睡觉时鼻腔堵塞严重，严重影响睡眠和生活质量。平时有流鼻血、鼻腔干燥、瘙痒等，经常头痛，月经有时推后。饮食、大小便均正常。

水丸：乌梅150 g，辛夷、苍耳子、陈皮、半夏各90 g，白芷60 g，玄参、黄芩各90 g，黄连60 g，石菖蒲、僵蚕各90 g，黄芪120 g，皂角刺、海藻、浙贝母、甘草各90 g。每日2次，每次9 g。

8月25日二诊：鼻腔内干燥瘙痒，有绿色的浓涕流出，气味腥臭，偶尔少量血痂。呼吸较前次诊查顺畅，头痛亦有所减轻，饮食、二便均正常。

水丸：蔓荆子50 g，皂角刺、忍冬藤各90 g，桔梗、黄芩各60 g，乳香、没药、炙甘草各50 g，牛黄3 g，玄参、浙贝母、玉竹、川芎、辛夷各60 g，土茯苓120 g，郁李仁30 g，白芷、益智各50 g。每日2次，每次9 g。

10月24日三诊（网诊）：继用上方水丸，加石斛、黄精各60 g，茜草、水牛角各50 g。每日2次，每次9 g。

2018年5月5日四诊：连续3剂丸药下来方鼻腔已经基本不堵，鼻腔内偶尔有血痂，少量分泌物，伴少许的瘙痒，无明显干燥及疼痛。头痛基本缓解。大便不畅、干结。

水丸：玉竹、玄参各60 g，石斛、地黄各90 g，麦冬50 g，辛夷、苍耳子、皂角刺各90 g，白芷50 g，牛黄2 g，黄芩、浙贝母、石菖蒲、郁李仁各90 g，白芥子60 g，土茯苓120 g，忍冬藤60 g。每日2次，每次9 g。

外用彭氏滴鼻油：麻油50 g、黄连10 g，上火煎至黄连表面枯黄，取出黄连趁热加入冰片5 g，牛黄1 g，蜂蜜适量，待冷却收集过滤好的麻油，每日滴鼻2次，每次3~5滴。有助于对萎缩鼻黏膜恢复正常。如果鼻内痒得厉害，可以加苦参10 g，麻油加至100 g。

2019年7月23日五诊：药停有大半年，不流鼻涕，鼻腔内明显干燥、疼痛，腔内有黄绿色鼻痂，异味大。偶尔会头痛（正中至颠顶），大便干结。月经量少，前后下身瘙痒，行经后期拖拉。白带不多，怕冷。舌、脉如常。

水丸：土茯苓120 g，辛夷、川芎、蔓荆子各60 g，玄参90 g，浙贝母60 g，夏枯草90 g，皂角刺、黄芩各60 g，乌梅、忍冬藤各90 g，黄精、玉竹各60 g，黄芪90 g。每日2次，每次9 g。

2021年4月19日电话复诊：患者目前刚刚生产不久处于哺乳期，不敢服丸药，已经断药2年，病情尚稳定。

【辨治思维】萎缩性鼻炎是鼻炎中最难治疗的一种。以鼻堵、黄涕、痒痛、发干为主，既要宣通开窍，用辛夷、苍耳子、白芷，又要清热解毒化痰，用黄芩、黄连、水牛角、皂角刺、浙贝母、忍冬藤、土茯苓等，还要滋阴润燥，用玄参、生地黄、黄精、玉竹。只能做药丸缓图。能够配合外滴鼻油，效果更好。吃了一年多，停药两年，经过回访，已告痊愈，没有复发。

04. 头额部昏沉疼痛：额窦炎（头风神方）

周某，女，45岁，头痛10余年，终日前额昏痛，记忆力下降，服药无数，少有疗效，1999年4月5日初诊：近10年来，患者为治疗头痛，遍访各地名医，头痛仍时好时坏，未显著改善，亦未继续恶化。查阅患者服用过的药方，计有羌活胜湿汤、益气聪明汤、清上蠲痛汤、川芎茶调散、麻黄附子细辛汤等，均服头两三剂时似乎有效，后来就恢复原状。正在无计可施之际，患者偶然提到，多年前西医曾诊断她患有额窦炎，但从不流涕。考虑良久，处以下方：

| 土茯苓120 g | 川芎10 g | 辛夷5 g | 玄参24 g | 蔓荆子10 g | 天麻10 g |
| 防风10 g | 黑豆15 g | 灯心草3 g | 金银花15 g | 细茶5 g | 10剂 |

药后头痛基本痊愈，以后每遇发作时，均以本方加减，服7~10剂，治疗大约3个月，一如常人，至今未发。

【辨治思维】本案按照头痛的一般治法无效。在吸取了前医多次失败的教训后，才想到了本方。这是《先醒斋医学广笔记》中的"头风神方"，在《伤寒温疫条辨》中，又称作芽茶煎，用来治疗头痛，但是，是治疗什么性质的头风、头痛，历来从未有人说清楚。我考察方中的药物，用于止痛的并不多，突出的是主药土茯苓，用量达到 100 g 以上，这在古方中是很少见的。土茯苓自《本草纲目》开始入药，最早用于治疗梅毒，后来用于解铅汞之毒、解痈疽毒疮之火毒，朱良春先生用来解痛风尿酸积淀之毒，皆有效，但用来治疗头痛，理由何在？始终不可理解。因此，我得此方 20 余年，始终存疑待考，备而未用。直到遇上这个案例，在常规治法无效时，才想到了此方。患者的头痛，应当是一种隐匿的、难以消除的炎症所致，与一般的神经性、血管性头痛不同，治疗当另辟蹊径。头风神方，用大剂量土茯苓，配以金银花、玄参、黑豆，正是为清热解毒而设，川芎止痛，天麻定眩，防风祛风，灯心草、细茶引热下行，辛夷更是治疗鼻炎专药，整首方好似为额窦炎头痛专门设置。法外施法，困扰患者十几年、因额窦炎而引起的头痛才得以霍然而愈。

二

咽

喉

炎

（3例）

01. 暴喑：急性喉炎（麻黄附子细辛汤、苦酒汤、桔梗汤）

2006年11月15日晚上7时，我被接到省会某大医院，给一位患者看病。患者陶某，48岁，一周前从北方出差回来，路上感受风寒，出现声音嘶哑，马上住院治疗，期待很快治愈，因为一周后要做一次重要报告。西医某医院检查，咽喉充血，喉头高度水肿，开始用大量抗生素，后来用激素，治疗5日后，渐至不能发声。察之面色红润，体型较胖，咽喉微痛，咽喉壁一片雪白而不红，痰涎壅盛、色白清稀，不咳嗽，口渴，喜热饮。自诉属于阴虚火体，经常咽喉疼痛，大便干结，有慢性咽喉炎病史。舌偏红、舌体胖、舌苔厚腻色白细腻、上有浮黄苔，脉弦紧。此为寒火闭结于咽喉，宜先温开：

麻黄 10 g	附子 5 g	细辛 5 g	半夏 15 g	桔梗 15 g	甘草 15 g
射干 10 g	茯苓 15 g	威灵仙 15 g	白芥子 10 g	石见穿 10 g	诃子 10 g
金果榄 10 g	木蝴蝶 10 g	1 剂			

上方煎煮时，加陈醋15 g、蜂蜜30 g，煎15分钟，取一大碗，再加醋、蜜煎取一碗，两碗混合后，不分昼夜，多次频服，每15分钟服1次，每次服一小口，慢慢咽下。

11月20日二诊：服上方1剂后，即能发声讲话，而且做完了一次3小时的大会报告。口渴，喜冷饮，咽喉疼痛，咽喉壁微红，大便 3 日未解。察之舌苔已经褪净，舌红、有少许薄黄苔，脉滑数，当清润化痰，处方：

桔梗 15 g	甘草 15 g	瓜蒌皮 15 g	川贝母 10 g	麦冬 10 g
金果榄 10 g	诃子 10 g	木蝴蝶 10 g	茯苓 15 g　7 剂	

服上方后，咽喉疼痛消失，大便亦通畅，以原方为蜜丸，巩固疗效。

【辨治思维】 初诊处方为麻黄细辛附子汤、半夏苦酒汤、桔梗汤 3 首经方加减。

麻黄附子细辛汤见于《伤寒论》第 301 条：

> "少阴病，始得之，反发热，脉沉者，麻黄细辛附子汤主之。"

古人把麻黄附子细辛汤所治疗的证候称作"两感伤寒"，即既有内寒，又感受了外寒。而这种病机，很容易导致"暴喑"，即突然不能发声。不少古今医书都有用麻黄附子细辛汤治疗暴喑的记载。如《张氏医通》云：

> "若暴恶声不出，咽痛异常，卒然而起，或欲咳而不能咳，可无痰，或清痰上溢，脉多弦紧，或数疾无伦，此大寒犯肾也，麻黄附子细辛汤温之。并用蜜制附子嚼之，慎不可轻用寒凉之剂。"

桔梗汤是治疗咽喉疼痛的祖剂，后世治疗温病初起的许多名方，如吴鞠通的银翘散，都以此方作为基础。《伤寒论》第 311 条云：

> "少阴病二三日，咽痛者，可与甘草汤。不差，与桔梗汤。"

桔梗汤以桔梗配甘草，宣肺利咽祛痰，清热排脓解毒，药性偏凉。我认为这一条应该放在"太阳病"篇，是《伤寒论》治疗温病初起的主方之一。因为原书篇次的散乱，错放在少阴病篇，乃至于温病学家误以为《伤寒论》对于温病的辨治是"有论无方"。这显然是错误的。我认为麻黄连翘赤小豆汤、栀子豉汤、桔梗汤、麻杏石甘汤、黄芩汤、葛根芩连汤，实际构成了一组治疗温病初起的系列方。

苦酒汤见于《伤寒论》第 312 条：

> "少阴病，咽中伤，生疮，不能语言，声不出者，苦酒汤主之。"

方中的药物仅仅 3 味，苦酒即醋，解毒敛疮，鸡蛋清润喉清音，半夏涤痰散结。醋性收敛，蜜性甘润，两者同用，酸甘养阴，有利于保护咽喉，又可防止其他药辛温发散太过而伤阴。采取频服、每次一小口的方法，使药物多次经过咽喉，有局部治疗的作用。

本案患者素体阴虚火旺，此次患病，则因感受寒邪而起，寒闭于外，热郁于里，造成寒热错杂的局面。西医开始用大量抗生素，后来用大量激素治疗，致使阳气受抑，生湿生痰，寒邪内陷，火郁更深，越治效果越差，乃至于最后完全不能发声。此时治法，当大力扶阳，温散寒邪，宣通肺气，化痰开窍。所谓"火郁发之"，不能过用寒凉药物，《张氏医通》的"慎不可轻用寒凉之剂"，确实为经验之谈。故一诊处方为麻黄附子细辛汤、半夏苦酒汤、桔梗甘草汤合方，借张仲景3首经方的大力，熔温阳、散寒、化痰、宣肺、开窍于一炉，又加威灵仙、茯苓、白芥子以助半夏化寒痰，并以射干降肺气，诃子敛肺气，金果榄、木蝴蝶苦寒利咽，以防温燥宣泄太过，带动咽喉中的伏火。

二诊寒痰温散，已见阴伤火旺之象，转用铁笛丸加减，从本论治，取效后，并以蜜丸善后，得以痊愈。铁笛丸是现代中成药方，以桔梗、甘草利咽，麦冬、玄参滋阴降火，瓜蒌皮、川贝母、茯苓清化热痰，诃子、青果、凤凰衣利咽开声，无青果、凤凰衣用金果榄、木蝴蝶代替。

本案采用了苦酒汤的煎服法，这是迅速取得疗效的一个重要环节：

"苦酒汤方：半夏（洗，破如枣核）十四枚，鸡子一枚（去黄，纳上苦酒，著鸡子壳中）。上二味，纳半夏、苦酒著鸡子内，以鸡子置刀环中，安火上，令三沸，去滓，少少含咽之。不瘥，更作三剂。"

这种特殊的煎服法，很少引起临床医生的重视。我第一次见识到苦酒汤的煎服、运用，是在40年前的1986年。那年春天，在长沙召开马王堆医书研究会议，著名经方家冯世纶教授从北京到长沙，刚下火车，赶到会场报到时，已经是晚上8时，他马上找到我，问能不能找到几片生半夏？他指指咽喉，表示受了寒，咽喉疼痛，说话费力。我找到生半夏后，他拿出电热杯，倒入一些陈醋，煮开几分钟后，把药汁倒入两个鸡蛋清中，搅匀后，一小口、一小口慢慢咽下去。第二天，冯教授即见神清气朗，谈笑风生了。

本案患者第二天上午即将做重要报告，留给我用药的时间是以小时计算，这无异于是对中医临床疗效的一次考验。故我采用苦酒汤的煎服法，没有生半夏用法半夏，没有鸡蛋清用蜂蜜，煎好药后连夜小口频服，未料一剂而声音开，做完了长达几小时的报告。一个月后，这个医院的党委书记、参加会诊的西医教授向我索要处方，希望能够进行一次科研。

咽喉部位在中医的概念中，属于"至阴之地"，慢性咽喉炎患者，大部分属于阴虚挟有痰热，或虚火上浮。本案患者素体阴虚火旺，此次患病，则因感受寒邪而起，寒闭于外，热郁于里，造成寒热错杂的局面。西医开始用大量抗生素、后来用大量激素治疗，致使阳气受抑，生湿生痰，寒邪内陷，火郁更深，越治效果越差，乃至于最后完全不能发声。古人云："金破不鸣，金实亦不鸣。"寒痰胶结，是本案患者不能发声的主要原因。此时治法，当大力扶阳，温散寒邪，宣通肺气，化痰开窍。

本案有本人的几处心得。其一，醋、蜜同煎频服治疗咽喉病。本案一诊用醋与药同煎，取苦酒汤之意。因为不方便用鸡蛋清，故改为蜂蜜，醋性收敛，蜜性甘润，两者同用，酸甘养阴，有利于保护咽喉，又可防止其他药辛温发散太过而伤阴。采取频服、每次一小口的方法，使药物多次经过咽喉，有局部治疗的作用。其二，威灵仙、白芥子、石见穿同用利咽化痰。如见慢性咽喉炎咽中梗塞不舒，分泌物增多，喉头水肿，而又咽喉不红者，我每以威灵仙、白芥子、石见穿3味药合用，能迅速消除梗塞、减少分泌物，但咽喉红肿、舌红苔黄不宜。其三，射干、金果榄、诃子、木蝴蝶同用开声。此四味为治疗声音嘶哑、咽喉疼痛要药，常可同用，整体药性偏凉，主要用于阴虚火旺者。本案寒痰阻塞导致"金实不鸣"，在温化宣散以治其因的前提下，佐此4味药，以治其果，收到标本同治的疗效。

02. 咽喉疼痛、声音嘶哑：急性咽喉炎
（麻黄杏仁甘草石膏汤、桔梗汤）

王某，男，9岁，2012年6月8日下午3点初诊：患儿感冒发热，今天上午体温38.6℃，汗出不多，咽喉疼痛，咳嗽痰黄，口苦，口微渴。舌红、苔薄黄，脉细滑数。用麻黄杏仁石膏甘草汤加减：

| 麻黄6g | 杏仁6g | 石膏30g | 桔梗10g | 甘草10g | 黄芩10g |
| 浙贝母10g | 牛蒡子10g | 2剂 | | | |

6月9日二诊：昨日服一剂半药后，热已退，量体温36.5℃，咳嗽有所减轻，咽喉疼痛加剧，有黄痰。用桔梗甘草汤加减：

| 桔梗15g | 生甘草15g | 枳壳10g | 土牛膝15g | 板蓝根15g | 玄参15g |
| 桑皮10g | 浙贝母10g | 黄芩10g | 瓜蒌皮10g | 5剂 | |

药后已痊愈。

【辨治思维】咽喉疼痛，经常是外感病初起的症状，人们普遍认为，属外感风寒者，一般不伴有咽喉疼痛，而外感风热者，常伴有咽喉红肿疼痛。并将此作为区别风寒感冒与风热感冒的重要标志，因为在全部《伤寒论》太阳篇中，并没有见到记载咽喉疼痛的条文和方剂，所以温病学家认为，用伤寒方不能治疗温病初起。其实，这是一个天大的误解。治疗感冒初起，咽喉疼痛的有效方剂桔梗汤，放在少阴篇，而少阴篇，又被后人看做是虚寒里证，从而引起一桩千古疑案。其实，桔梗汤堪称治疗外感病咽喉疼痛的祖方，银翘散就是以此方为基础的。桔梗汤合麻杏石甘汤、葛根芩连汤，是治疗温病初起，高热、咽喉疼痛的绝佳方剂。临床铁的事实证明，伤寒论方，是完全可以治疗温病初起的。高热气喘咳嗽时，合麻杏石甘汤；咽喉疼痛较剧时，加板蓝根、玄参、土牛膝清火、解毒、止痛，加枳壳，与桔梗一降一升，调节气机；兼咳嗽、吐黄痰，则加桑皮、浙贝母、黄芩、瓜蒌皮，清热、化痰、止咳；如果大便干结，加大黄 10 g。大黄放在碗中，用刚煎好滚烫的药汁泡 10 分钟，即可服药。

麻黄杏仁甘草石膏汤出自《伤寒论》第 63 条：原文云：

"发汗后，不可更行桂枝汤，汗出而喘，无大热者，可与麻黄杏仁甘草石膏汤"。

本方共 4 味药，以麻黄宣肺止喘，杏仁降气平喘，石膏清热凉肺，炙甘草甘缓和中。治疗热拥于肺，肺气闭塞。

03. 梅核气：慢性咽喉炎、甲状腺弥漫性病变、双侧甲状腺结节样病变（菖阳泻心汤）

孟令人，女，59 岁，2014 年 9 月 24 日初诊：患者慢性咽喉炎几十年，经常喉中不舒服，感觉有异物梗塞，咯痰、颜色或白或黄、黏稠，喉干舌苦。今年来，连累脖子也肿胀不舒服。湖南省肿瘤医院彩超检查发现甲状腺右侧叶内有两个低回声结节，较大者约 15 mm×8 mm，左侧叶内见一个大小约 86 mm 低回声结节，双侧上颈部均见两三处大小不同的低回声结节，右侧最大者为 13.5 mm。诊断为甲状腺弥漫性病变，双侧结节性病变。察之患者咽喉壁微红、有滤泡，咽中分泌物多，舌红、苔薄黄，脉沉细滑。处以丸剂：

石菖蒲、黄连各 90 g，黄芩、厚朴各 60 g，法半夏 90 g，枇杷叶、竹茹、芦根各 50 g，蒲公英 90 g，紫花地丁 60 g，土贝母、玄参、牡蛎各 90 g，穿山甲、枳壳、肿节风各 60 g，1 剂。为水丸，每日 2 次，每次 6 g，餐后开水送服。

2015 年 1 月 9 日二诊：服完 1 剂后，患者感觉咽喉中清爽许多，异物感减少，很少咯痰，脖子也似乎小了很多。3 日前，经同一个医院检查：右侧叶内有一个低回声结节，约 3 mm，左侧叶内低回声结节未见，上颈部右侧见一个 3 mm 低回声结节。效方不改，加石见穿、急性子各 50 g，继续做药丸吃。2 个月后检查，甲状腺内结节已经不见。

【辨治思维】王孟英的菖阳泻心汤，由《金匮要略》的厚朴半夏汤合半夏泻心汤变化而来，共石菖蒲、厚朴、半夏、紫苏叶、黄芩、黄连、枇杷叶、竹茹、芦根 9 味药。其中所加的石菖蒲，颇含深意。朱良春先生认为：

> "此物既长于治痰，又兼有理气之功，故用之甚为合拍。以石菖蒲为主药的菖阳泻心汤，治痰浊壅闭、神识昏蒙、胸膈痞塞之症甚效，盖以菖蒲之涤痰化浊，配合黄芩、黄连之苦降，半夏、厚朴之辛开，而奏通闭开痞之功。又介绍清代周岩的评价：'王孟英菖阳泻心汤，以菖蒲偶竹茹、枇杷叶等味亦妙。内用仲景泻心汤三物，以菖蒲代生姜，盖义各有当也。'大能启人慧思。"

从我的经验来看，慢性咽喉炎多数年深日久，往往已寒热错杂、缠绵难已，用抗生素基本无效，用中药煎剂，则难以坚持。我以此方为丸缓图，借其辛开苦降的作用，可以取得较好的疗效。咽喉壁红肿，加蒲公英、板蓝根、玄参、浙贝母；咽喉壁不红，黏液多，加威灵仙、白芥子。本案结合《医学心悟》的消瘰丸（贝母、玄参、牡蛎），用两剂丸药后，不仅几十年的慢性咽喉炎大为好转，今年所患的弥漫性甲状腺炎及甲状腺结节也有所缩小乃至最后消失，值得进一步探讨。

口

疮

（4 例）

01. 口腔溃疡

（泻黄散、甘露饮、宣清导浊汤、鲜竹沥口服液、康复新液）

池某，男，73 岁，2010 年 10 月 30 日初诊：患者口腔溃疡 30 余年，经多方治疗不效，原来每月发作两三次，每次溃疡疼痛三五日，即可自愈。多年来，不敢吃辛辣味重之品，饮食清淡，尽量多吃水果，新鲜蔬菜。近年来，发作十分频繁，几乎每日都发，此起彼消。察之见舌部溃疡灶好几个，疼痛剧烈，讲话也受到影响，不能吃硬物，只能喝粥，面色红润，大便素来干结，解之极臭。口干，思冷饮，但不能多喝。舌胖肿胀、津液多，但舌质红绛、苔黄厚、中舌中心呈焦黑色，脉弦数。内服用泻黄散合甘露饮，外用含漱方：

藿香 10 g　　栀子 10 g　　石膏 30 g　　防风 10 g　　生甘草 10 g　　生地黄 15 g
麦冬 15 g　　耳环石斛 10 g 黄芩 15 g　　胡黄连 10 g　　茵陈 15 g　　7 剂

含漱方：蒲黄、五倍子、人中黄各 10 g，7 剂，水煎，每次含一口，在口腔中停留三五分钟，即吐掉，每日多次。

11 月 8 日二诊：药后口腔两边已不痛，言语稍清晰，舌痛亦减，舌左侧仍有三五个溃疡灶，且病灶与舌根有伪膜覆盖，膜擦即去，大便仍稍干。舌红、肿胀稍减、黄苔中稍焦黑，脉弦数。守前方，藿香、防风减为 6 g，加玉竹 20 g，7 剂。调整含漱方，去人中黄，以蒲黄、五倍子、秋石各 10 g，7 剂，水煎，每次含一口，在口腔中停留三五分钟，即吐掉，每日多次。

11 月 15 日三诊：药后感舒，舌痛减轻，然而涎液渐增，不能自禁，溃疡灶及伪膜覆盖处之伪膜减少、变小，大便不畅，舌红绛，苔黄厚稍腻，中焦黑色变浅，脉弦数。仍然用 11 月 8 日方加芦荟 3 g，7 剂。嘱药后可稍有腹泄，无碍：

另外，用成药鲜竹沥口服液，每日 4 支。

药煎好后，早、晚各服 1 次，每次加入竹沥口服液 2 支。

含漱方如二诊，7 剂，水煎，含漱。

11 月 22 日四诊：药后稍腹泄，然泄后感到舒畅，涎稠如清稀胶水状，较多，下滴不能自禁。舌红黄苔，厚度较前诊减，舌中焦色浅，但仍可见，脉弦。用上方合宣清导浊汤：

藿香 6 g	栀子 10 g	生地黄 30 g	麦冬 30 g	黄芩 15 g	茵陈 15 g
枳壳 10 g	耳环石斛 10 g 人中黄 10 g		芦荟 3 g	猪苓 10 g	蚕沙 10 g
皂荚 10 g	石膏 30 g	寒水石 15 g	滑石 30 g　7 剂		

11 月 29 日五诊：服上方后，病情大为好转，患者欣喜之情溢于表，口中已经不流涎水，讲话流畅，舌溃疡病灶已失，唇红，舌红苔中央少许黄焦，较前诊焦色更浅，唯近两日食上火之物，口内唇下侧发小溃疡一两处。仍然守上方，制成药丸：

藿香 30 g，栀子 50 g，生地黄 90 g，麦冬、玄参各 60 g，黄芩、茵陈、耳环石斛、人中黄、芦荟、猪苓、蚕沙、皂荚各 30 g，石膏、寒水石、滑石各 60 g，猪苓、草决明各 50 g，马勃 30 g，木蝴蝶 15 g，五倍子 30 g。1 剂，为水丸，每日 2 次，每次 9 g。

服上方后，2 个多月来，口腔溃疡不再发作，大便通畅，每日都有，察之舌淡红、苔薄黄，脉弦细。嘱再做 1 剂药丸，以巩固疗效。

【辨治思维】初诊、二诊、三诊，内服药都是用泻黄散与甘露饮合方加减。

泻黄散出自《小儿药证直诀》，由栀子、石膏、藿香、防风、甘草 5 味药组成。方中以栀子、石膏清胃火，藿香去脾湿，防风升脾阳，甘草和胃。主治口疮、口糜、口臭、口渴，功能清泻脾胃伏火。

甘露饮出自《太平惠民和剂局方》，由生地黄、熟地黄、天冬、麦冬、石斛、黄芩、枳壳、茵陈、枇杷叶、炙甘草等 10 味药物组成。方中的二地、二冬名固本丸，滋养肺肾之阴，加上石斛养胃阴，则上中下三焦的阴虚均能固护；清热的药物只有一味黄芩，说明火热不盛，而且是隐而不彰的郁火；茵陈淡渗利湿，炙甘草和胃，枇杷叶、枳壳降肺胃之气，以利于湿热的排除。这是我用以治疗一般口疮属于阴虚挟有湿热证的常用方。

这两首处方都能够治疗口腔溃疡，但所适合的病机不同。泻黄散用于治疗口疮的实证，甘露饮用于治疗口疮的虚证。

本案的病情比较严重，不仅病程长达 30 余年，近年来几乎每日发作，满嘴都是，而且舌象展示了一种十分复杂的病机：舌质红绛，是热入血分之征；却又红胖肿胀，津液多，即内有湿毒；舌苔黄厚，中心焦黑，加之大便极臭，则为火毒炽盛。这种舌象极为少见。故一诊、二诊、三诊，用泻黄散为主，清泻胃中伏火。先加胡黄连，后加芦荟，以凉血、解毒、通便；并合用甘露饮，以护养胃阴。情况有所好转。然而，火毒骤消，湿浊渐起，从舌面上可以看到一层白色的伪膜，拭之即去，旋即又生，口中涎水欲滴，唾之不尽。去水湿的方法大致有三类：芳香化湿，使水湿从中焦而化；宣肺解表，使水饮从上焦而散；通利大小便，使水饮、湿浊从下焦而出。后两者即《黄帝内经》所云"开鬼门""洁净府"。一、二、三诊以清化湿热为主，兼以养阴。湿热虽化，但养阴之品滋腻，导致湿浊加重，必须必须采用"开鬼门""洁净府"两法。同时能够通利大小便、排除湿浊的，理想的处方是宣清导浊汤。

第四诊用甘露饮合宣清导浊汤。宣清导浊汤出自《温病条辨》，由猪苓、茯苓、寒水石、蚕沙、皂荚子 5 味药物组成。方中的猪苓、茯苓利小便，石膏走气分，寒水石走血分，合而清肺胃之热，蚕沙、皂荚子化浊湿、通大便。

因为病程较长，不易根治，最后做药丸缓图，巩固疗效。本案邪气虽实，但患者体质甚好，正气不虚，这也是获得疗效的一个重要因素。

可能会有人提出疑问，《温病条辨·卷三》原文五十五条说的是："湿温久羁，三焦弥漫，神昏窍阻，少腹硬满，大便不下，宣清导浊汤主之。"本案与原文所叙述的证候相隔太远，即"方证不对应"，为什么可以用这首方剂？因为我主张方证可以不对应，只要方与病机对应，就可以大胆使用，这样才能够拓展古方运用的范围。患者口生白膜，拭之即去，旋即又生，口中涎水欲滴，唾之不尽，说明湿浊内阻，况且大便秘结，从病机上看，是与宣清导浊汤所适合的病机对应的。两方合用，守中焦，开下焦，令湿毒、火毒从二便而去，果然获得显效。

口腔溃疡又称复发性口疮，发病率非常高，这是一个目前找不到具体发病机制的慢性病，这个病最大的特点是缠绵不愈，一年四季都可以发作，有的人持续几年甚至几十年，这也吃不得，那也吃不得，痛苦不堪。西医无论从炎症、维生素缺乏、内分泌失调等各个角度思考用药，都效果不显。有时候不用药，注意休息和饮食，也会慢慢好转。从中医的角度来看，大部分患者的病机属于阴虚挟湿热，属于"火体"的人群居多，我最常用的处方是《太平惠民和剂局方》甘露饮加减，确定取得疗效后，然后做蜜丸长期服。同时告诫患者，引起复发性口疮最大的原因是熬夜，晚上属阴，阳气应当潜藏，12 时之前还不睡觉，则会导致虚火上炎，口舌生疮。饮食中凡是荔枝、桂圆、榴莲、狗肉、牛肉、烈酒、过于辛辣的食品等，都不宜多吃，甚至不能沾，尽量吃清淡、清润的食品与水果。这样坚持用药、讲究食物禁忌和调整作息时间，往往能够保持很长时间不复发。

市场已经少见竹沥口服液，近年来，我将康复新液推荐给不少口疮患者，长期服用，愈合溃疡，有一定疗效。这个口服液是大蠊的提取物制作的。

02. 口腔溃疡 (麻黄附子细辛汤)

雷某，男，32 岁，2012 年 10 月 6 日初诊：自述患有口腔溃疡病史 10 多年，舌头及口腔黏膜反复溃疡，从未停歇，每个月仅有四五日愈合。数年中，曾经到长沙、武汉、北京等各地的西医院，寻找著名口腔科专家治疗，未取得效果。又找过本省数位名中医开方，用过导赤散、泻黄散、生脉散加减，以及熊胆、牛黄、肿痛安、珍黄片等。并遵从医生的告诫，饮食清淡，不沾任何辛辣刺激的食品，口腔溃疡仍然发作，疼痛不已。平时身体健康，经常运动，大便正常，小便微黄，无其他不适。察之舌淡，脉小弦。用甘露饮：

| 生地黄 15 g | 熟地黄 10 g | 麦冬 10 g | 天冬 10 g | 耳环石斛 10 g |
| 枳壳 10 g | 茵陈 10 g | 黄芩 10 g | 枇杷叶 10 g | 人中白 10 g　7 剂 |

10月13日二诊：服上方后，口腔溃疡未愈，仍然疼痛，且有加剧之势。仔细观察舌面，见三四个溃疡点分布在舌头两边，不容易看出，舌体胖淡、有齿痕、薄白苔，脉小弦。改用麻黄附子细辛汤加减：

麻黄 8 g	附子 10 g	细辛 5 g	半夏 15 g	茯苓 15 g
干姜（炮）10 g	耳环石斛 10 g	人中白 10 g	7 剂	

10月18日三诊：上方未服完，因为患者要出差，提前来看病。告知服完第2剂药，疼痛已止，今日服完第5剂药，溃疡面已经愈合。察之舌体比上次瘦了许多，仍然舌淡、苔薄白，脉细弦。患者又告知：头上长疙瘩不断，也同口腔溃疡一样，有10多年历史，吃了许多凉药，从未消除。察之微红，有少许压痛。汤剂仍然用原方，服7剂，另外用原方加减制成丸剂：

麻黄30 g，附子120 g，细辛、半夏各30 g，茯苓60 g，干姜50 g，耳环石斛、人中白各30 g，鹿茸15 g，五倍子30 g。1剂为丸，每日2次，每次6 g。

11月22日四诊：上方服了1个月，所剩不多。患者告知，1个月之中，口腔溃疡没有发作，头上包节也缩小了许多。效方不变，仍然做药丸，继续服1个月，巩固疗效。

2013年3月11日五诊：服上方后，口腔溃疡一次没有发作，头上包疖已经全消，舌淡仍然有齿痕。用上方加淫羊藿30 g为丸，继续吃完一剂，以巩固疗效。

【辨治思维】伯父有一次问我："你知道当医生最难的在哪里吗？"停顿一会儿，见我答不出，他说："在换方！"因为任何疾病，都有常、有变。常是一般规律，变是特殊规律。患者第一次就诊时，医生往往先按照常规方法遣方用药，即所谓"投石问路"；如果不效，则要考虑转换思路，换方。换方最重要的，是"治其反面"。从反面治疗有一定风险，在做出这一决策之前，不仅需要反思自己所开出的方剂为什么没有效果，尤其要细心分析以前医生所用过的治疗方法，这样才不至于重走老路，或误入歧途，发生严重错误。孙思邈的名言"胆欲小而心欲大，智欲圆而行欲方"，最能够体现在医生遣方用药的思维过程中。

口腔溃疡属于阴虚、湿热、火毒者居多，偶尔也有属于阳虚的。属于阳虚的，辨证论治时难以决断，然而一旦对证，则效如桴鼓，很少反复，不似阴虚湿热者缠绵不已。

　　本案初诊处方，属于"投石问路"，按照阴虚湿热的套路，循口腔溃疡的常规方法治疗，没有疗效，故二诊"治其反面"，从阳虚立论，选用麻黄附子细辛汤加减。

　　麻黄附子细辛汤是《伤寒论》治疗少阴病的主方，由麻黄、细辛、附子3味药组成。麻黄散表寒，附子祛里寒，细辛温经止痛。凡是属于表里有寒的疼痛证，如头痛、身痛、牙痛、面痛、咽痛等各种疼痛，都有很好的疗效，但患者所表现的证候一定是舌胖淡、脉沉细缓、怕冷不怕热等一派阳虚有寒的体征，用此方才有效，这就是辨证论治中"异病同治"的原则。用于治疗口疮，也是一样的道理。患者除了舌胖淡之外，还有齿痕，说明内有痰湿，故加法半夏、茯苓、干姜，化痰、渗湿、暖脾。虽然后世有"半夏反附子"、两者不能同用之说，导致中药师不肯抓药，但其实这是一种由来已久的误解，必须纠正。在《伤寒论》第40条小青龙汤原文加减法第3则"若噎者，去麻黄，加附子一枚，炮"，明明白白是半夏与附子同用的。

　　在三诊制成药丸巩固疗效时，我在原方中加入了鹿茸、五倍子两种药。用鹿茸治疗疬疮，出自岳美中老中医的经验。患者疬疮与口腔溃疡同时发生，年深日久，用凉药始终不消，则也应当同治疗口腔溃疡一样，采取逆向思维，视为"阴疽"，用温药温散。五倍子是我治疗顽固性口腔溃疡的良药，既善于敛疮，又能消除痈疽。两味药都不宜煎服，适合于入丸散中使用。

　　一般口腔溃疡，以寒热错杂、阴虚挟湿热者居多，前者用《金匮要略》甘草泻心汤，后者用《太平惠民和剂局方》甘露饮。极少有属于阳虚挟寒湿的。本案的情况十分特殊，初诊时，我虽然发现患者舌淡、苔薄白，与一般口腔溃疡的舌红、苔黄有异，心中虽然疑惑，但恐是患者长期服用寒凉药所出现的假象，不敢贸然使用温药，担心火上加油。暂且沿袭常法，聊以投石问路，处以甘露饮加减。二诊见服甘露饮无效，有加重之势，舌体变胖。才改用温药，处以麻黄附子细辛汤温经散寒，加半夏化痰，茯苓渗湿，干姜温中。唯恐骤然用温药，引起伏火上浮，再加耳环石斛养胃阴，人中白清中焦虚火。考虑周全之后，施之果然有效。其中促使我改弦更张的原因，是患者说了一句话："只要舌头变胖，有齿痕时，我自己就知道病加重了。"常言说："病人是医生的老师。"如果不是患者自己提供了这个关键信息，我也难以下决心用大温大热之药。

03. 口腔溃疡：慢性口腔炎、上颌脓肿
（引火汤、仙方活命饮、醒消丸）

曾某，女，69岁，2006年1月22日初诊：患口腔溃疡30余年，近几年来反复发作，每月两三次，每次7日以上才逐渐痊愈，隔几日又复发，1个月之内难得几天舒适。称服过的中、西医药无数，无一有效。最近一年，溃疡疼痛延伸到咽喉，凡食辛辣、油煎、干硬的物品，都使溃疡、疼痛加剧，大部分时间只能吃清淡的蔬菜和稀饭等半流质食物。察其面色红润，体格尚强，舌偏红、中心有黄腻苔，舌边尖有两三个小疱，上颌至咽喉红肿，疼痛剧烈，右上颌前半部有1 cm×0.5 cm左右橄榄形溃疡，溃疡面上充满蛋黄色质地致密的脓液，口不渴，大便秘结，脉细滑。当清热解毒，引火下行，拟用引火汤加减：

熟地黄30 g	生地黄30 g	山药12 g	山茱萸12 g	茯苓15 g
五味子6 g	白芥子10 g	巴戟天10 g	玄参30 g	板蓝根30 g
土牛膝30 g	虎杖30 g　7剂			

1月30日二诊：服上方后，咽喉疼痛消失，舌边尖疼痛未减轻，服药时大便通畅，停药后，大便仍然干结，上颌部红肿，溃疡及脓液仍在，舌脉同前，宜滋阴清热，拟用甘露饮加减：

生地黄30 g	熟地黄10 g	麦冬15 g	天冬10 g	黄芩12 g	石斛25 g
茵陈15 g	枇杷叶10 g	人中白10 g(布袋包煎)	胡黄连10 g		
蒲黄10 g(布袋包煎)　7剂					

2月7日三诊：服上方后，舌边尖疼痛好转，脉舌同前，继续治疗上颌部脓肿，拟用汤剂仙方活命饮加减：

金银花15 g	浙贝母10 g	乳香10 g	没药10 g	天花粉10 g	赤芍10 g
白芷5 g	穿山甲5 g	皂角刺10 g	甘草10 g	玄参30 g	石斛10 g
大黄3 g	虎杖30 g　7剂				

丸剂醒消丸加减：麝香、牛黄各1 g，乳香、没药各10 g，明雄黄3 g，胡黄连、熊胆各5 g，冰片3 g，儿茶10 g。研末，装胶囊，每日3次，每次

5 粒，餐后开水送服。

2 月 14 日四诊：服上方后，大便通畅，有时日三四次，胃部有时不舒，口渴，舌边尖疼痛稍微减轻，上颌红肿消退，溃疡部脓液减少，已经出现凹陷。舌微红、苔薄黄，脉细缓。仍用前法，汤、丸并进，处方：

金银花 15 g	浙贝母 10 g	皂角刺 10 g	甘草 10 g	天花粉 10 g	穿山甲 5 g
生地黄 30 g	玄参 30 g	石斛 15 g	神曲 10 g (布袋包煎)	10 剂	

丸剂：麝香、牛黄各 1 g，乳香、没药各 10 g，明雄黄、冰片、朱砂各 3 g，熊胆 4 g，胡黄连、儿茶、白及各 10 g。研末，装胶囊，每日 3 次，每次 5 粒，餐后开水送服。

2 月 26 日五诊：服上方后大便通畅，口渴减轻，胃部未见不适，舌痛也有所减轻，前些日子正逢过年，尝试吃一点硬物，不见复发，上颌溃疡部脓液只剩下绿豆大一点，暴露出大约 0.2 cm 深的凹陷，色黯红，舌淡苔薄黄，脉细缓，汤剂改用引火汤加减，丸剂仍用上方加减，处方：

熟地黄 30 g	生地黄 30 g	山药 12 g	山茱萸 12 g	茯苓 15 g	玄参 30 g
五味子 6 g	白芥子 10 g	肉苁蓉 30 g	巴戟天 10 g	7 剂	

丸剂：同上方，加白及、琥珀、三七、血竭各 10 g，研末，装胶囊，每日 3 次，每次 5 粒，餐后开水送服。自从服此方后，口腔溃疡 2 年多未发。

【辨治思维】慢性口腔炎又称口腔溃疡、复发性口疮，至今为止，该病到底属于炎症？维生素缺乏？内分泌失调？西医界仍然没有定论，而且，无论从哪个角度治疗，西药效果都不理想，大部分患者通过清淡的饮食，有规律的生活，可以暂时自愈，但不久又复发，有的可以迁延几十年，在饮食方面的禁忌颇多，触之易发。最近还有人提出：肝炎病毒有可能通过口腔溃疡这一途径进入人体，这些无疑都给患者带来身体上的痛苦和精神上的压力。从我治疗的病例来看，该病属于阴虚挟湿热者居多，用甘露饮加减非常有效，可以断根，但须讲究用药的艺术，因为湿性缠绵，古人形容治湿如"抽丝剥茧"，不能性急，医者在运用甘露饮时，须处理好阴虚、湿、热三者的矛盾：滋阴不宜太腻，以免助湿留邪；化湿不宜太燥，以免伤阴助热；清热不宜太凉，以免伤阳生湿，需根据病情审时度势，灵活加减。同时，要劝慰患者耐心治疗，经过数十天才能治愈。然而，本案的情况比较特殊，咽喉疼痛、口腔溃疡、上颌脓肿并见，一诊时，见咽喉疼痛突出，先用引火汤加玄参、板蓝根、土牛膝等，使得咽喉疼痛得以迅速消除。二诊以甘露饮加减治疗口腔溃疡。三诊专门针对上颌部的脓肿进行治疗，据患者解释，患处已经存在很久了，有人建议取样做个镜检，但医患两方面都不积极，因患处不痛，故拖延至今。此为脓肿，因火毒所致，恐变生癌症，故用仙方活命饮合醒消丸，煎剂、胶囊并投，迅速见效。三诊继续排脓解毒，四诊则在三诊的基础上敛疮生肌。

该案有本人的两处用药心得：其一，严重的口腔溃疡在对证药方中可选加人中白、胡黄连，此2味药是治疗口腔溃疡的专药。尤其是人中白，据《本草纲目》云：

> "降相火，消瘀血，盖咸能润下走血故也，今人以之治口舌生疮，用之有效，降火之验也。"

其二，咽喉疼痛属于火热者，常采用民间验方，以大剂量玄参、板蓝根、土牛膝加入对证方中，降火解毒止痛，见效很快。

04. 口腔溃疡、舌边肿物：无名肿块
（大黄䗪虫丸、增液汤）

陈某，女，67岁，2020年2月25日初诊：左侧舌边缘长一蚕豆大小肿物，肿块较疼痛，性质未定，夜间舌面干痛尤显，有口腔溃疡，大便偏干结。患者面红如赤，舌红，脉数。既往有高血压、脑梗死、颈椎骨质增生史。

大黄10 g	土鳖虫10 g	水蛭10 g	黄芩10 g	石斛10 g	马勃10 g
木蝴蝶10 g	玄参30 g	麦冬15 g	生地黄15 g	肿节风15 g	山慈菇10 g
僵蚕10 g	蒲黄10 g	7剂			

3月7日二诊：舌侧面的肿物自觉缩小一半，大便已畅通。每日1次。余尚可。效方继用，去玄参、麦冬、生地黄，山慈菇增至15 g。14剂。

4月11日三诊：今复诊左侧舌体的肿物已减小一半，为巩固疗效欲服丸药1剂。大便不服药很难解出。上方肿节风减为10 g，山慈菇、大黄减为5 g，7剂。

水丸： *大黄、水蛭各90 g，土鳖虫、五倍子、肿节风、马勃、刺猬皮、石斛各60 g，白及、儿茶各50 g，天然牛黄2 g，黄芩、人中白、白矾、山*

慈菇、乌梅各 60 g。

电话回访，舌边肿物已全消，未再复发。

【辨治思维】本案局部表现为舌边肿块，口腔溃疡，全身表现则为阴虚火旺，痰火瘀结。故取大黄䗪虫丸中的大黄、土鳖虫、水蛭、黄芩、生地黄 5 味药，加肿结风、山慈菇、僵蚕、蒲黄，活血化痰、消肿止痛。用增液汤加石斛养阴清热，用马勃、木蝴蝶愈合溃疡。取得疗效后，沿着煎剂思路做药丸，至完全治愈。

—四—

口腔黏膜白斑病

白斑病

（2例）

01. 舌下白斑：口腔黏膜白斑（增液汤、乌梅丸）

孙某，男，62岁，2018年12月11日初诊：患者自述2014年因喝酒起，发现左侧舌下有一长1.5 cm×0.3 cm长条形白斑，舌下也有囊肿和增生，白斑边上有一道裂缝，并不疼痛。口干，坚果、辛辣食物不可沾，食后上火严重，舌头伸缩不利。医院检查情况未做活检，定性未知。二便调，睡眠可，脉象如常。

水丸：生地黄、麦冬、玄参、石斛、人中白、乌梅各90 g，僵蚕60 g，汉防己、皂角刺各30 g，莪术90 g，黄芩60 g，莲子心50 g，干王浆粉90 g，儿茶、白及各60 g，木蝴蝶50 g，刺猬皮60 g。每日2次，每次9 g。

2019年2月14日二诊：反馈服上方口腔湿润度增加，舌头转缩自如度比以前要好，舌下白斑颜色变浅、变小，颈部淋巴结比前诊时要缩小很多。咽喉有灼热感，大便服药期偏稀。其他尚可。

水丸：生地黄、麦冬、玄参、石斛、人中白、乌梅各90 g，僵蚕60 g，汉防己、皂角刺各30 g，莪术、黄芩各90 g，莲子心50 g，干王浆粉90 g，儿茶、白及各60 g，木蝴蝶50 g，刺猬皮、五倍子各60 g，石榴皮50 g，神曲90 g。每日2次，每次9 g。

【辨治思维】口腔黏膜白斑属于癌前病变，这类病与长期嚼槟榔或辛辣刺激物所致。本案既要消除囊肿增生，又要滋阴清热，还要收涩敛疮，保护黏膜。用增液汤加石斛养阴，黄芩、莲子心清热，济生乌梅丸加僵蚕、莪术、汉防己、皂角刺消除增生，用药不宜峻猛，儿茶、白及、刺猬皮、石榴皮、人中白、木蝴蝶、五倍子收敛，保护口腔黏膜，干蜂王浆粉提高免疫力。这一组合，我在临床治疗多例口腔黏膜白斑多数有效。

02. 口腔癌术后伴口腔黏膜白斑（彭氏消白斑方）

陈某，男，59 岁，2020 年 3 月 7 日初诊：去年 7 月份左侧口腔癌术后，口腔壁黏膜白斑右边呈片状长条型分布；左侧呈点状分布。虽服中成药"冬凌草片"尚可，但觉口腔溃疡有发作迹象，大便结，小便不畅，前来寻求中医帮助。用"彭氏消白斑方"：

儿茶 60 g、五倍子、刺猬皮、人中白、莪术、牡丹皮各 90 g，桃仁 60 g，黄芩、石斛各 90 g，灵芝孢子粉 30 g，水蛭 120 g，大黄 50 g，蛴螬、白矾各 90 g。1 剂，水丸，每日 2 次，每次 9 g。

5 月 16 日二诊：服上方左侧口腔内壁的白斑已缩小至绿豆状大小，点状分布在左侧口腔内壁上，右侧口腔内壁白斑未减，大便结，口干，眠安，纳可。舌不可伸出。

| 生地黄 30 g | 玄参 30 g | 麦冬 30 g | 石斛 10 g | 牡丹皮 10 g | 栀子 10 g |
| 大黄 10 g | 枳壳 10 g | 黄芩 10 g | 7 剂 | | |

上方水丸继用，加肿节风、蛴螬各 90 g，芦荟 30 g，大黄增至 90 g，水蛭减至 90 g。

8 月 1 日三诊：左侧口腔黏膜白斑已全无，右侧白斑已缩小 30%，平日尚有轻微的口腔溃疡，服丸药期间大便每日都有，已不是很干结，算通畅。口干现象偶尔有，脉象如常。

水丸：继用 5 月 16 方，加白及、防己各 90 g，血竭、蛴螬各 60 g，水蛭加至 120 g。

【辨治思维】口腔黏膜白斑是因为口腔黏膜经常受到刺激，因而充血、水肿、损伤、增生，形成了一种反复发作的慢性炎症，长期不愈，则可以导致口腔癌，属于癌前病变。大部分患者是长期吃槟榔、过食辛辣、过食粗纤维所导致的。我在临床常以白及、儿茶、血竭、白矾、五倍子、刺猬皮组方，称之为彭氏消白斑方，以收敛、修复黏膜为主。这6味药，有消炎、消水肿、活血止痛、愈合创口的综合作用。如果增生严重，加汉防己、莪术，口腔溃疡严重，加人中白、石斛。

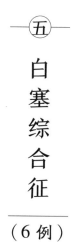

白塞综合征

（6 例）

01. 口腔、阴部溃疡：狐惑病、白塞病（甘草泻心汤、升麻鳖甲汤、许公岩胡黄连汤、含漱方、漏洗方、胡黄连药油）

　　曾庆，女，42 岁，已婚已育，1989 年 4 月 27 日初诊：患者口腔溃疡发作 10 余年，近年来，阴部瘙痒，白带多而偏黄，某西医院诊断为白塞病。察之眼红，咽喉红肿疼痛，舌质紫黯、舌苔黄腻，口腔黏膜及舌边尖溃疡有三四处，脉滑数，长期大便溏，解之不净，色黑气臭，小便黄。此为湿热火毒弥漫三焦，深入血络，当清热、凉血、解毒，内服、外用一起配合。

　　其一，主以内服汤剂：

炙甘草 5 g	生甘草 10 g	黄连 10 g	黄芩 10 g	炮姜 5 g	半夏 10 g
苦参 10 g	胡黄连 10 g	当归 10 g	诃子 10 g	玄参 15 g	玳瑁 10 g
升麻 10 g	紫草 10 g	10 剂			

　　其二，佐以漱口药方：蒲黄 15 g、五倍子 10 g，煎 15 分钟，取汁，兑入人中白 10 g，每次含漱 5 分钟，含漱时仰头，使药汁到达咽喉部，每日 3~5 次。

　　其三，配以浸洗药方：白及、白鲜皮各 30 g，苦参 15 g，白矾、鹤虱各 10 g，蛇床子 15 g，百部 30 g，花椒 10 g，五倍子 30 g。

以上药加 1000 mL 水，煎开 10 分钟，滤汁，乘热坐浴，浸洗阴部，每次半小时左右，每日 1 次。

其四，滴以胡黄连药油：胡黄连 1 根约 5 g，麻油 30 g，将胡黄连放在麻油中用小火煎枯，去胡连，取油，若加少许熊胆更好。每日用药油滴眼 3~4 次，也可坐浴浸洗后，涂抹于阴部。

5 月 7 日二诊：治疗 10 日后，病情大为好转。初服药时，腹痛腹泻，排出大量腥臭黑便，5 日后，大便转正常，人感觉轻松，口疮、眼红、阴部溃疡瘙痒均有好转。原方去胡黄连，3 剂药制为蜜丸，服 1 个月，漱剂、油剂及浸洗剂不变。连续服用 3 个月后，基本治愈。2015 年，患者因为另外的病来门诊部，告之白塞病至今没有复发。

【辨治思维】白塞综合征（又称贝赫切特综合征）是一种既年轻又古老的疾病，说其年轻，是因为近代西医认识这个病的时间不长，是 1937 年由土耳其的一位皮肤科医生首先发现并且以他的姓氏命名的，至今患病的原因仍然不明，治疗的药物不多，主要是泼尼松一类激素，以及中药白芍提取物白芍总苷等。说其古老，是因为早在 1800 年前，中医"医圣"张仲景就发现了这个病，他称之为"狐惑病"。顾名思义，是因为这种疾病的表现狐疑惑乱，时而在口腔，时而在阴部，时而在眼睛，捉摸不定，缠绵难愈。张仲景在《金匮要略·百合狐惑阴阳毒病证治第三》中写道：

> "狐惑之为病，状如伤寒，默默欲眠，目不得闭，卧起不安，蚀于喉为惑，蚀于阴为狐。不欲饮食，恶闻食臭，其面乍赤乍黑乍白，蚀于上部则声喝，甘草泻心汤主之。……蚀于下部，则咽干，苦参汤洗之。蚀于肛者，雄黄熏之。"

> "目赤如鸠眼……赤小豆当归散主之。"

从以上原文来看，白塞病最重要的一些体征：如口腔溃疡、阴部溃疡、眼球膜炎，乃至于久病所致各种焦虑不安的症状，在书中都有近似的记载。书中不仅记载着内服的有效方剂，还有外熏、外洗的药物，这些治疗方法，流传千余年，至今仍然在临床使用，启迪着我们的用方思路。

在我 40 多年的中医生涯中，治疗白塞病的案例并不少。从我的临床治疗中体会到：这个病每每始发于中焦脾胃，表现为口腔溃疡，属于湿热阴虚；日久则波及上焦与下焦，出现眼球膜炎、阴部溃疡、下肢血管炎、毛囊炎等，属于血热火毒。总的治疗原则，是清热、化湿、养阴，凉血、活血、解毒，但必须因人而异，随机应变，长期坚持，才能治愈。我所使用的内服方剂，多为《金匮要略》甘草泻心汤、升麻鳖甲汤、《伤寒论》白头翁汤、《太平惠民和剂局方》甘露饮、《医宗金鉴》五味消毒饮、《验方新编》四妙勇安汤加减，等等。在严重发作期间，如果能配合含漱、浸洗、外搽等方法，则效果更好。今略举几例常见的白塞病治疗医案，介绍我的用方思路。其中肠白塞病、脑白塞病比较少见，我接诊的患者不多，待今后经验成熟时，再予以总结介绍。

一诊内服药主要是甘草泻心汤合升麻鳖甲汤加减，以清理肠胃气分的湿热与血分的毒热。

甘草泻心汤治疗白塞病，见载于《金匮要略》，原文已如上述。此方更多地是运用于治疗肠胃道的疾病，如《伤寒论》第 158 条云：

"伤寒中风，医反下之，其人下利日数十行，谷不化，腹中雷鸣，心下痞硬而满，干呕，心烦不得安。医见心下痞，谓病不尽，复下之，其痞益甚。非此结热，但以胃中虚，客气上逆，故使硬也，甘草泻心汤主之。"

方中共 6 味药，《医宗金鉴》解释道：

"方以甘草命名者，取和缓之意也。用甘草、大枣之甘，补中之虚，缓中之急；半夏之辛，降逆止呕；黄芩、黄连之寒，泄阳陷之痞热；干姜之热，散寒凝之痞寒。缓中降逆，消痞除烦，寒热并用也。"

从《伤寒论》原文来看，本方是治疗痞满、下利、干呕等肠胃升降功能失调的一首方剂，为什么可以用于治疗狐惑病呢？如果从"方证对应"的角度来比照，是难以解释的，只能从"方与病机对应"的角度来认识。以我的临床经验来看，大部分白塞病是从口腔溃疡开始的，脾胃为湿热久羁，长期不愈，形成了寒热错杂，虚实夹杂的病机。而甘草泻心汤恰恰可以温寒、清热、燥湿、补虚，属于"寒热并用"之剂，故比较适合。《金匮要略》中的甘草泻心汤比《伤寒论》中的甘草泻心汤多一味人参，更突出了久病致虚的特点。

治疗白塞综合征，临床屡有报道，这个病例也曾用过本方，但疗效不显，很可能是没有适当加减和运用综合疗法的优势之故，患者到找我诊治时，病已由气分开始转入血分，从舌紫黯即可略见一斑。因此，我在处方中又合用了《金匮要略》升麻鳖甲汤：

"阳毒之为病，面赤斑斑如锦文，咽喉痛，唾脓血。""阴毒之为病，面目青，身痛如被杖，咽喉痛。"

方中共 6 味药，主药升麻轻清升发，鳖甲滋阴沉降，当归和血，甘草解毒，另有花椒、雄黄，合而解毒透邪，为凉血解毒的祖方。后世医家一般不用花椒、雄黄，以犀角代替鳖甲，与升麻相伍，认为解毒作用更强。如今犀角不可入药，常规以 10 倍的水牛角代。

该案有几处本人的用药心得。其一，以胡黄连解血分之毒。胡黄连与黄连，均有苦寒清热燥湿的作用，但黄连入气分，胡黄连入血分，《本草正义》说：

"胡连之用，悉与川连同功，唯沉降之性尤速，故清导下焦湿热，其力愈专，其效较川连为捷"。

用胡黄连治疗口疮，出自许公岩先生经验：

"胡连汤治口舌生疮，因嗜茶酒，积湿较甚，大便干燥不爽者，用胡连 12 g，当归 10 g，甘草 12 g。胡连服后，里急腹痛甚，故以归、草缓解。"

我见患者长期大便不爽，色黑气臭，因此，学用了许先生的经验，无疑此药在方中起了重大作用。外用的胡黄连药油，清肝、明目、杀虫，用于该病的眼部、阴部炎症和溃疡，甚为合拍。

其二，含漱方止痛敛疮。古人单用蒲黄含漱，即可治疗舌咽肿胀，人中白也治口舌生疮，二味药都入血分，活血凉血止痛，再以五倍子收敛，使疮口早早愈合，药仅 3 味，但效果甚佳，我常用于严重的口腔溃疡。

其三，浸洗药方止痒敛疮。该方是我常用治疗阴部及皮肤瘙痒的外洗剂，出自宋代的溻洗方，也可加工成散剂，给患者提供方便。总之，像这种复杂顽固的疾病，必须内外配合、标本兼治，才能成功。由于内服药气血同治，外用药漱、洗、滴、搽并用，综合治疗，很快痊愈，长期稳定。

02. 口腔、阴部溃疡：狐惑病、葡萄膜炎
（白头翁汤、陈达夫加减驻景丸）

林某，女，38 岁，2014 年 8 月 15 日就诊：患者于 12 年前反复出现口腔溃疡，5 年之后，每次月经前后阴部溃疡，伴随着有白带，经当地医院诊

断为白塞综合征，服泼尼松、沙利度胺片、白芍总苷胶囊等常规西药，未能有效控制病情发展。2011 年 5 月开始，出现眼睛胀痛不舒，视物模糊，进一步确诊为葡萄膜炎。患病后，主要服西药，偶尔服西医开的中成药，这是第一次专门找中医看病。察之两眼充血，右眼较重，白睛稍微外突。询之眼睛干涩、胀痛，3 年来，两眼视力逐步下降，左眼 0.6，右眼只有 0.2，月经时间提前 6~7 日，月经前后仍然有阴部溃疡，白带稍黄。大便干结，两三日一次，口疮发作比前几年减少。口干，一年四季感到"上火"。舌红、舌苔薄黄、脉细数。用白头翁汤加减制丸：

白头翁、秦皮各 90 g，黄柏 60 g，黄连、车前子、楮实子、五味子、茺蔚子各 50 g，野菊花、桑叶各 30 g，木贼草、蒲公英各 60，寒水石 50 g，人中白、石斛、枳壳、芦荟各 60 g，胡黄连 50 g，熊胆 10 g，儿茶、白及、五倍子、石榴皮各 60 g。1 剂，为水丸，每日 2 次，每次 6 g。餐后开水送服。

10 月 15 日二诊：服上方后，大便通畅，每日一次，眼睛舒服很多，充血现象减少，白精外突有所减轻，视力自觉好一些，比以前清晰。阴部溃疡仍然有，但面积缩小，月经不提前，但量减少，感觉疲劳。仍用上方加减：黄连、木贼草各减至 30 g，加三七、紫河车各 60 g，黄芪 90 g，当归 30 g，麦冬、玄参、白芍各 50 g。1 剂，为水丸，每日 2 次，每次 6 g，餐后开水送服。

2015 年 1 月 14 日三诊：服上方后，病情稳定，期间停药一段时间，也未见复发。1 周前，做眼科检查，视力上升，左眼 1.0，右眼 0.8。视物明显比以前清晰。原方不改，继续做水丸服。

【辨治思维】 初诊主方为白头翁汤合加减驻景丸，重点是治疗白塞综合征之葡萄膜炎。

白头翁汤出自《伤寒论》第 371 条："热利下重者，白头翁汤主之。"共 4 味药，白头翁清热凉血，秦皮清热涩肠，黄柏、黄连清热解毒，是治疗痢疾的有效方剂。然而，焦树德先生在《用药心得十讲》中说，秦皮除了清热治痢之外，还可以清肝明目，治疗肝经有热，上攻于目，导致两眼赤肿疼痛，发热畏光等。朱良春先生在《朱良春用药经验集》中，则反复引证古代文献中的论述，阐明白头翁除了清热燥湿之外，尚有升散郁火，清肝明目的功效。这点很少有人知晓。在两位前辈的启示下，我将白头翁汤广泛用之治疗肝经有热的眼病，颇有收获。本案为白塞综合征之葡萄膜炎，因为积热太深，故原方还加野菊花、木贼草、桑叶、蒲公英、熊胆清肝明目，大便秘结，加芦荟、胡黄连通便泻肝火，加儿茶、白及、五倍子、石榴皮敛疮，使阴溃愈合，加石斛、枳壳、人中白，在明目之外，兼顾口腔溃疡。

然而，久病必虚，一味清泄，恐伤正气，故原方合用加减驻景丸，以期标本兼治。因为全方药力集中，重点突出，1剂之后，即有显效。二诊见患者月经量减少、自觉疲劳，故加黄芪、当归、麦冬、玄参、白芍益气养血滋阴。继续做药丸服用。3个月后，视力明显改善，至今仍在服药，病情稳定。

白塞综合征既是一种疑难病，又属于临床罕见病之一，种类繁多，表现形式不一，有口腔溃疡、阴部溃疡、眼葡萄膜炎、白塞结肠炎、脑白塞、毛囊炎、血管炎等。涉及内科、皮肤科、妇科、眼科、五官科等，西医的治疗方案大致一样，用药以激素为主，中医则需要较高的辨证论治水平，医生要具备各科临床治疗的经验，才能够胜任。据病友说，白塞综合征全国联盟有一个调查，发现全国能够治疗这个病的中医屈指可数，我是其中之一。因为地理位置的原因，白塞综合征湘鄂群的患者找我治病的较多。白塞综合征患者曾经在北京召开过两次全国病友大会，我因为不能耽误门诊，没有到会。他们公开出版过两部著作，2013年出版的第一部书名为《我想要怒放的生命》，我为之写序《愿生命像山花一样烂漫》；2015年出版的第二部书名为《带我去飞翔》，我撰文提供了几则病案和自己的点滴治疗心得。由于我并非白塞综合征专科医生，所以病案积累不是太多，个人经验仍然有限，还得继续探索，继续总结，愿与同行们、病友们共同努力，争取早日攻克这个医学界的世界难题。

03. 口疮、皮肤红肿疼痛：结节性红斑、血管炎
（四妙勇安汤、牛角地黄汤、升麻鳖甲汤）

宋某，男，42岁，2012年12月12日初诊：患者于2010年口腔溃疡反复发作，2011年8月，双小腿部位及关节出现红肿结节，如蚕豆样大小丘疹，表面红肿，呈紫红色，压痛明显，口腔黏膜有黄豆大小溃疡，于11月12日在当地某市人民医院做活检，病理结果见皮下组织灶性坏死，并见白

细胞碎裂性血管炎。补体 C4、免疫球蛋白、胆红素等指标偏高，辗转多次，最终确诊为白塞综合征。用泼尼松、依匹斯汀等治疗一年多，未见明显疗效。察之精神尚可，面色红润，双小腿多个结节，自觉有灼热感，皮肤发红，手肘部皮肤发红，时有脓点冒出，口腔溃疡，长期不愈，分布在舌头两边，大便黏稠。舌淡红、有薄白苔，脉沉细。用四妙勇安汤加减为丸：

玄参 90 g，当归、忍冬藤、甘草各 60 g，水牛角 30 g，升麻 50 g，紫草、生地黄各 60 g，赤芍 30 g，牡丹皮 50 g，熊胆 5 g，黄连、黄芩、苦参各 60 g，人中白、茵陈、耳环石斛各 30 g，水蛭 50 g，鳖甲 30 g。1 剂，为水丸，每日 2 次，每次 6 g。餐后开水送服。

2013 年 1 月 19 日二诊：收到患者邮件称："服药有 1 个月余，症状有明显好转，口腔溃疡这几天也好了，脚上原来结节留下的黑色斑也没有了，红斑也没有发过，有天晚上因有事工作到半夜两点多，都没有出现红斑，原来那么晚睡觉一定会现红斑的。现在只是大便还是黏黏糊糊，有时候早上起来小便黄，但只出现过几天的早上，其他时候的小便还正常。至于舌苔我就不知道看了。"嘱咐患者继续吃完药丸再来看。

3 月 24 日三诊：症状缓解，舌脉同前，患者心情舒畅，继续服水丸 1 剂。患者至今仍然在服药丸，病情稳定。

【辨治思维】初诊主方为四妙勇安汤，原治脱疽红肿疼痛，属于热毒凝聚者，即下肢血栓闭塞性脉管炎。我在临床，凡是见到血管、皮肤的疾患，属于血热有瘀滞的，常用此方加减。方中再合用犀角地黄汤，改犀角为水牛角，用之凉血活血；加升麻、紫草、熊胆，用之凉血解毒；加黄连、黄芩、苦参，用之清热燥湿；加水蛭、鳖甲，用之软坚散结；集中药力消除结节性红斑。再加人中白、耳环石斛、茵陈，即合用甘露饮之意，用以兼顾口腔溃疡。

04. 口腔溃疡、痤疮、视物模糊：白塞综合征
（增液汤、二妙散、五味消毒饮、复方血栓通胶囊、柴胡加龙骨牡蛎汤）

郑某，女，37 岁，2017 年 11 月 25 日就诊：白塞综合征患者确诊 3 年。阴唇处时有溃疡，口腔溃疡不时发作，反复不断，面上长痤疮。曾经服用过沙利度胺、白芍总苷等药，恐有依赖，欲借助中药控制。饮食一般，大

便可。

生地黄 30 g	玄参 30 g	麦冬 15 g	黄芩 10 g	石斛 30 g	忍冬藤 30 g
丹参 30 g	苍术 10 g	黄柏 30 g	蒲公英 30 g	紫花地丁 30 g	地榆 30 g
蒲公英 30 g	木香 10 g	神曲 10 g	7 剂		

2018 年 4 月 14 日二诊：上次服用冲剂后，口腔溃疡复发间隔的时间拉长，服药这一周，基本没有再发新的口腔溃疡，且阴唇处溃疡已愈。由于工作原因，中间复诊间断。精神焦虑，睡眠不实，视物模糊，有重影，月经有血块。其他无不适症状。处以水丸：

柴胡60 g，黄芩90 g，半夏60 g，黄连、玄参、三七、黄芪、丹参、人中白各90 g，龙骨、牡蛎各60 g，牛黄3 g，枳壳、石菖蒲各60 g，石斛90 g，莲子心60 g。每日2次，每次9 g。

2019 年 2 月 16 日三诊：小口腔溃疡仍存在，阴部溃疡（集中在肛周处）三四个月发作一次，有所缓解。服药期间口腔溃疡发作频率稍缓。左脚胫骨处有结节性红斑，发作时还长疱，有疼痛感，夜间小腿水肿。平日怕冷。

忍冬藤 30 g	玄参 30 g	当归 10 g	苦参 10 g	石斛 10 g	红藤 30 g
黄柏 30 g	苍术 30 g	白芷 2 g	乳香 10 g	没药 10 g	甘草 10 g
14 剂					

6 月 29 日四诊：服上方后复诊有少量口腔溃疡，阴部溃疡几乎消失。左侧小腿上有结节性红斑，无痛感，未起疱。月经周期稍稍提前 4 日左右，量少，行经有乳房胀痛现象，少腹不舒之感，睡眠质量欠佳，目前想怀二胎来诊。

生地黄 30 g	当归 15 g	白芍 10 g	川芎 10 g	淫羊藿 10 g	桑寄生 15 g
菟丝子 15 g	续断 15 g	白芷 10 g	黄芩 10 g	石斛 10 g	阿胶 5 g
15 剂					

水丸：生地黄、玄参、麦冬、石斛、蒲公英、黄芪、三七、人中白各90 g，黄芩60 g，红藤、丹参、水蛭、蛴螬各90 g。每日2次，每次9 g。

【辨治思维】本案一诊以增液汤、二妙散、五味消毒饮为主，加石斛以养胃阴，加地榆合黄柏以治疗下溃。二诊主要针对白塞综合征的葡萄膜炎为主，以复方血栓通胶囊合柴胡加龙骨牡蛎汤加减。复方血栓通胶囊是广州众生药业生产的中成药，由黄芪、三七、丹参、玄参组成，有活血化瘀、益气养阴功效，治疗气阴两虚夹杂瘀血的心绞痛合视网膜静脉阻塞引起的眼疾。我曾经用于治疗因为玻璃体浑浊引起的飞蚊症，效果很好。柴胡加龙骨牡蛎汤则疏肝解郁，镇静安神。三诊时患者出现结节性红斑，用四妙勇安汤合二妙散加减，很快消散。最后用增液汤合二妙散，并加蛴螬、水蛭为水丸。白塞综合征属于顽固性疾病，中医有句名言："初病在经，久病在络。"需要加搜剔血络的虫类药，加水蛭化瘀，蛴螬明目，这是加此两味药的原因。

05. 口腔、阴部溃疡：白塞综合征
（三才封髓丹、白头翁汤、五子衍宗丸）

石某，女，41岁，2018年9月6日初诊：2012年确诊为白塞综合征，主要表现为口腔溃疡、阴部溃疡，始发于2017年5月7日。现在阴部溃疡、口腔溃疡反复发作。今年以来眼睛视力下降，有时会灼热、痛感，耳朵听力受影响，伴头晕、乏力。月经已无（原来服用过雷公藤后所致），阴道少量分泌物，平时有腰痛。服用西药"沙利度胺"后不适应。既往有高血压、高脂血症病史。口干，舌红，脉细数。

生地黄15g	麦冬15g	黄芩10g	枳壳10g	黄柏15g	苍术10g
石斛10g	仙鹤草90g	石榴皮10g	7剂		

水丸：五倍子、干王浆粉各90g，西洋参60g，生地黄、天冬、石斛、黄柏、黄芩、白及、儿茶、酸枣仁各90g，砂仁60g，瞿麦、萹蓄、车前子、刺猬皮、石榴皮各90g。

11月15日二诊：服药期间阴道溃疡好转。现在丸药已尽，阴唇部位有白色的分泌物质，阴道口有灼热感。严重时才服用"沙利度胺"。眼睛有时会出现疼痛和不适，视力下降，为葡萄膜炎。患者自述阴部溃疡的时日多于口腔溃疡。月经已无。心烦、眠差、大便时干时稀。舌黄、舌大、两边有齿痕。

瞿麦10g	萹蓄10g	车前子30g	马鞭草30g	黄柏30g	生地黄30g
知母10g	栀子10g	玄参15g	薏苡仁30g	白及10g	7剂

水丸：白头翁 90 g，秦皮 60 g，黄连 50 g，黄柏 90 g，山茱萸 60 g，五味子、楮实子、菟丝子各 90 g，枸杞子、车前子、黄芩、白及各 60 g，人中白 90 g，五倍子、石斛各 60 g，酸枣仁 90 g，刺猬皮 60 g，乌梅 90 g，熊胆 10 g，每日 2 次，每次 9 g。

2019 年 7 月 16 日三诊：服中药期间病况稳定，口腔、阴部、眼睛溃疡几乎没有发作。停药快大半年有余，偶尔有反复。

【辨治思维】本案以阴部溃疡为主，兼眼睛溃疡、口腔溃疡。故一诊用三才封髓丹，此方见载于《卫生宝鉴》，共 7 味药，以天冬滋肺阴、熟地黄补肾精、人参益心气而谓之三才，合封髓丹中的黄柏、砂仁、甘草，名三才封髓丹。《医理传真》对此方评价很高。我认为整个病机属于气阴两虚挟湿热，故加萹蓄、瞿麦清下焦湿热，加五倍子、儿茶、白及、刺猬皮、石榴皮等以收敛阴部溃疡，干王浆粉含天然激素，有助于缓解病情。二诊主要针对眼睛溃疡，以白头翁汤、五子衍宗丸为主。五子衍宗丸出自《道藏悬解录》，由菟丝子、五味子、枸杞子、车前子、覆盆子组成，主要作用为补肝肾、壮阳益精。去覆盆子、加楮实熊子、熊胆，清肝热、补肝肾。

06. 痤疮：毛囊炎、白塞综合征（四妙勇安汤、仙方活命饮）

戴某，男，27 岁，2018 年 8 月 6 日初诊：白塞病确诊仅半年余，既往有多年的口腔溃疡史，今年 5 月开始服用西药沙利度胺控制，药停溃疡就起，畏惧将来会产生药物依赖及不良反应，前来录求中药的治疗。目前暂未出现过阴囊溃疡，右侧大腿处毛囊炎，已经留疤。大便偶有干结，饮食基本不沾辛辣和发物，睡眠可，小便正常。

石斛 30 g	黄芪 30 g	忍冬藤 30 g	当归 10 g	甘草 10 g	玄参 15 g
乳香 10 g	没药 10 g	皂角刺 10 g	白芷 10 g	黄芩 10 g	浙贝母 15 g
赤芍 10 g	神曲 10 g	15 剂			

另外，天然牛黄 2 g，10 等份加入煎药中。

8 月 22 日二诊：服上方时口腔溃疡基本没有发作，西药亦暂时全部停用。腿部毛囊炎没有继续发展，但后腰上又长一个有蚕豆大小，红、肿，不痛。容易饥饿，偶有腹泻。

忍冬藤 30 g	蒲公英 30 g	紫花地丁 30 g	天葵子 10 g	野菊花 10 g
皂角刺 10 g	白芷 5 g	乳香 10 g	没药 10 g	黄芩 10 g
赤芍 10 g	甘草 10 g 7 剂			

为保持一个长期的疗效，以丸药缓图：

浙贝母、玄参各 90 g，甘草 60 g，黄芩、黄连各 90 g，皂角刺 60 g，白芷 50 g，赤芍 60 g，忍冬藤 90 g，当归 60 g，乳香、没药各 60 g，紫花地丁、蒲公英、五倍子各 90 g，牛黄 2 g。每日 2 次，每次 9 g。

2019 年 1 月 8 日三诊：口腔溃疡并不是很严重，身上及肘关节以下手臂尺侧面长斑，不痒不痛。毛囊炎暂未发作。从确诊开始服西药 3 个月，自 8 月份开始服中药以来西药再未服用。大便尚可，偶见腹泻，睡眠尚可。

水丸：玄参、忍冬藤、黄芪、乌梢蛇、丹参、甘草、石斛各 90 g，白芷 50 g，黄芩 90 g，木蝴蝶、儿茶各 50 g，人中白 60 g。每日 2 次，每次 9 g。

服完后，毛囊炎基本消失。

【辨治思维】本案主要表现是毛囊炎，主方则是四妙勇安汤合仙方活命饮，加黄芩、黄连、牛黄解毒，病情较轻，所以能够很快控制。其中，天然牛黄发挥了很大的作用。天然牛黄是牛的胆囊结石，有清心、开窍、豁痰、凉肝、息风、解毒作用。可用于热病神昏，中风痰迷，惊痫抽搐，癫痫发狂。咽喉肿痛，口舌生疮，痈疽疔疮等疾病。现代研究表明，牛黄有抗炎、抗惊厥、镇静、强心、抗心律失常、扩张血管、降血压、解热、阵痛、利胆、保肝、增强免疫功能等作用。特别是对于各种急慢性炎症的消除作用，是其他中药难以替代的，在各种抗生素逐渐失效的情况下，天然牛黄有极其广泛的运用前景。

眼底视网膜黄斑变性

（六）

（1例）

黄斑变性（陈达夫加减驻景丸、复方血栓通胶囊）

丰某，女，11岁，2020年9月5日初诊：因近来天天看手机，且晚睡，左眼配镜不上，检查黄斑变性。患者自述左眼视野区中间偏右上方有一黑影遮挡，黑影周围视物无形变，无色差改变。平时精神佳，天癸未至。二便调，舌脉无异样。

水丸：楮实子120 g，菟丝子、枸杞子、五味子、车前子各90 g，茺蔚子、覆盆子各60 g，寒水石、紫河车各90 g，全蝎、青葙子各50 g，三七、玄参、丹参、黄芪各90 g，牛黄2 g。

11月14日二诊：服上方，左眼的黑色遮挡影明显淡化，大小也明显减小。睡眠安，余均尚可。进一步的改善并不大。其他均无异样。

【辨治思维】 眼底视网膜黄斑变性，是非常难治的眼科病，有眼科癌症之说，而且患者非常多。我试用陈达夫加减驻景丸合复方血栓通胶囊做药丸，有所改善，这已经很难得，但患者家长不知道这个病的后果，故没有坚持下去。

—七—

耳部疾病

（3例）

01. 耳闷、耳闭：原因不明（血府逐瘀汤）

粟某，男，28岁，2018年5月3日初诊：耳朵发闷、耳闭一年余，头不痛，有时还会影响到睡眠，饮食、大小便均正常。平时的压力不大。其余均尚可。除此外，无不适证候。

柴胡30g	枳壳15g	赤芍10g	炙甘草10g	桃仁10g	红花10g
当归10g	牛膝15	桔梗10g	川芎10g	香附10g	青皮10g
炮穿山甲2g	7剂				

5月17日二诊：服上方耳朵里发闷、耳闭的现象改善一半，但大便有些偏稀。停药几日感觉耳内又有些发闷、发闭。舌淡、脉沉。饮食、大小便均正常，无其他不适症状。

柴胡30g	枳壳15g	桃仁10g	红花10g	当归10g	川芎15g
赤芍10g	炙甘草10g	桔梗10g	香附10g	青皮10g	炮穿山甲2g
乌梅10g	僵蚕10g	蝉蜕10g	7剂		

水丸： 桃仁30g，红花50g，当归60g，牛膝50g，木香、炮穿山甲各60g，蝉蜕50g，槟榔60g，桔梗50g，川芎60g，香附、青皮各90g，赤芍60g，柴胡90g，枳壳60g，乌梅90g，僵蚕60g。每日2次，每次9g。

7月12日三诊：母亲代为反馈，服上方改善了近90%，症状都有所缓解，继续为丸巩固其疗效。

水丸：柴胡 90 g、牡丹皮、栀子、赤芍各 60 g，生地黄 90 g，川芎 50 g，红花 30 g，桃仁、蝉蜕、僵蚕各 50 g，乌梅 90 g，桔梗、牛膝各 60 g，灵芝、肉苁蓉、磁石各 90 g，木香 60 g，神曲 90 g，牛黄 2 g。每日 2 次，每次 9 g。

服完后，耳闭、耳闷基本消失。

【辨治思维】耳鸣、耳闭、耳闷，查不出器质性变化时，西医一般归结于听觉神经性功能障碍，没有特效的药物。中医辨证为气滞血瘀，用血府逐瘀汤为对证的方剂，但理气之品尚少，故加香附、青皮、木香、穿山甲疏肝理气，加蝉蜕、僵蚕升清去浊，加磁石潜镇，因为时经一年，已经是慢性病，故做药丸缓图，巩固疗效。

02. 耳鸣、起夜：听觉神经功能减退（六味地黄丸、磁朱丸）

刘某，男，86 岁，2018 年 8 月 11 日初诊：患者自述耳朵有一只已经聋了，另外一只耳鸣有半年余，耳内不胀，亦不痛，起夜一次，不怕冷亦不怕热，血压正常。其他均尚可。

生地黄 30 g	山药 15 g	山茱萸 10 g	茯苓 10 g	泽泻 10 g	牡丹皮 10 g
蝉蜕 10 g	僵蚕 10 g	牛膝 30 g	杜仲 30 g	磁石 30 g	神曲 10 g
14 剂					

8 月 25 日复诊：服上方耳鸣改善一半，晚上不用起夜。睡眠也好转，想继续服药。

上方加减继服：去车前子、杜仲，生地黄改熟地黄 15 g，牛膝减至 15 g，山药增至 30 g，20 剂。服完后，耳鸣消失。耳聋仍在，建议配助听器。

【辨治思维】本案患者年已 86 岁，听觉神经衰退与受损是不可避免的，只是耳鸣影响到生活质量。中医责之为肾虚，用六味地黄丸加杜仲、牛膝补肾，磁朱丸去朱砂潜阳，加蝉蜕、僵蚕升清阳，岂知很有疗效。

03. 脑鸣（柴胡加龙骨牡蛎汤）

余某，女，70岁，2018年6月1日初诊：脑内嗡嗡作响有半年余，夜尿多、量少，尿等待，伴随睡眠亦受影响。舌淡白苔，爱叹气。不打嗝。其他尚可。

| 柴胡 12 g | 半夏 9 g | 龙骨 20 g | 牡蛎 20 g | 酸枣仁 30 g | 灵芝 30 g |
| 生姜 3 g | 大枣 10 g | 炙甘草 6 g | 天麻 10 g | 7 剂 | |

6月15日二诊：上方效，睡眠改善，心中舒畅很多，脑内嗡嗡作响有停歇的时候，不再像原来一刻不停地响。想继续医治。

柴胡 12 g	黄芩 10 g	半夏 9 g	龙骨 20 g	牡蛎 20 g	莲子心 6 g
酸枣仁 30 g	灵芝 30 g	生姜 3 g	大枣 10 g	炙甘草 6 g	天麻 10 g
7 剂					

6月22日三诊：反馈服上方脑鸣好转大半，目前颠顶有些痛，气感觉提不上，易上火，小便次数多、尿量不多，睡眠梦多，质量也不高。

| 升麻 9 g | 荷叶 10 g | 苍术 10 g | 葛根 60 g | 桔梗 10 g | 黄芪 60 g |
| 人参 10 g | 酸枣仁 30 g | 7 剂 | | | |

【辨治思维】脑鸣属于神经系统的问题，往往找不到器质性改变，有时候很难治疗，本案用柴胡加龙骨牡蛎汤加减，疏肝达郁与潜镇安神结合，取得了一定疗效。

八

面部疾病

（4 例）

01. **面肌痉挛：面风**（夏度衡加味芍药甘草汤）

胡某，女，65 岁，2018 年 7 月 19 日初诊：右侧面肌痉挛 4 年余，面部无歪斜状，不流口水，嘴不漏风。双眼闭目自然，仅是下眼睑一直有跳动感，肉眼明显可见。扎针两年，跳动一直未消除，有定处，不游走。甚为苦恼。平素无口干口苦，二便、饮食、睡眠均可，其他无不适。

蝉蜕 10 g	僵蚕 10 g	白芍 30 g	炙甘草 10 g	龙骨 30 g	牡蛎 30 g
葛根 50 g	黄芪 30 g	赤芍 15 g	生姜 10 g	大枣 10 g	车前子 15 g
14 剂					

7 月 31 日二诊：服上方后右眼睑跳动次数明显有减少，患者这才有信心继续服中药治疗。小便偏黄，大便尚可，无口干口苦症状。其他无异。

白芍 30 g	炙甘草 15 g	黄芪 30 g	赤芍 15 g	防风 10 g	龙骨 15 g
牡蛎 15 g	蜈蚣 5 g	全蝎 5 g	生姜 10 g	大枣 10 g	14 剂

8 月 16 日三诊：下眼睑跳动的情况缓解 80%，外观基本看不出有痉挛的现象。目前上眼睑少许有点痒，小便灼热，睡眠尚可。

荆芥 10 g	薄荷 10 g	金银花 15 g	钩藤 20 g	白芍 30 g	炙甘草 10 g
连翘 10 g	白鲜皮 15 g	全蝎 5 g	蜈蚣 5 g	淡竹叶 10 g	7 剂

8月22日四诊：眼睛发痒、面肌痉挛依旧还是有10%未愈，大便、睡眠均可，舌有稍许溃疡。

| 白头翁 10 g | 黄柏 30 g | 白芍 30 g | 黄连 5 g | 炙草 10 g | 秦皮 10 g |
| 苦参 10 g | 当归 10 g | 浙贝母 10 g | 蝉蜕 5 g | 僵蚕 10 g | 14 剂 |

服完后，症状全部消失。

【辨治思维】面肌痉挛属于中医的"面风"，也属于神经系统的问题，不易治疗。湖南名医夏度衡衡教授有一首加味芍药汤，由白芍、炙甘草、葛根、龙骨、牡蛎组成，治疗该病颇有效，对于严重者，我常合用王清任黄芪赤风汤、止痉散，有增效作用。后来患者眼睛发痒，改用白头翁汤、当归贝母苦参丸，加息风之品，随证而治。

02. 面肌痉挛：面瘫

（黄芪赤风汤、止痉散、麻黄附子细辛汤、桂枝茯苓丸）

刘某，女，2017年7月20日初诊：多年的面瘫史，针灸、药物都尝试了，仍不得痊愈。目前状况是左下唇不正，不流口水，眼睛闭合左侧慢于右侧。大小便、饮食方面都正常。

| 黄芪 30 g | 防风 10 g | 赤芍 10 g | 牛蒡子 30 g | 龙骨 30 g | 牡蛎 30 g |
| 炙甘草 10 g | 神曲 10 g | 蜈蚣 1 条 | 地龙 30 g | 10 剂 | |

水丸：黄芪200 g，防风、赤芍、龙骨、牡蛎各100 g，全蝎50 g，蜈蚣50条，炙甘草、地龙各100 g。每日2次，每次9 g。

12月5日二诊：由面瘫转为面肌痉挛，左脸不自主的抽动。嘴唇有发木的症状。其他均正常。继续服水丸：

黄芪180 g，防风、白芍各90 g，蜈蚣50条，蝉蜕、僵蚕各60 g，木瓜、赤芍、乌梅各90 g，炙甘草60 g，龙骨、牡蛎各90 g，牛蒡子180 g，神曲、地龙各90 g，葛根120 g。每日2次，每次9 g。

2018年3月13日三诊：服上方面部痉挛有改善，但是由于病程拖得比较长，所以未完全恢复。比以前还是有很大的改善，目前仅剩下收尾。

水丸：蝉蜕、僵蚕各60 g，蜈蚣、全蝎各50 g，龙骨、牡蛎、白芍各90 g，炙甘草60 g，苍术、黄柏各90 g，黄芪120 g，赤芍60 g。每日2次，每次9g。

5月5日四诊：痉挛史有两年，一直坚持在服药丸，目前左眼睑和左边嘴角依旧有点点痉挛，遇冷的时候跳动的频率稍高一些，天气回温，痉挛频率要低一些。饮食和大小便均正常。

水丸：白芍180g，炙甘草90g，蜈蚣、全蝎各50g，防风60g，黄芪90g，赤芍、龙骨、牡蛎各60g，细辛、麻黄各30g，附子50g。每日2次，每次9g。

7月12日五诊：面肌痉挛基本不发作，感觉偶尔有迹象，但是并未有实质性的抽动，原来左边嘴角处的痉挛面积也在逐步缩小范围，左边嘴角麻木的现象也基本没有了。此况有5年的时间在困扰患者，害怕复发，一直为丸缓图。

水丸：白芍、炙甘草各180g，蜈蚣50g，防风60g，黄芪90g，赤芍、龙骨、牡蛎、附子各60g，麻黄、细辛各30g。每日2次，每次9g。

8月28日六诊：患者反馈近2个月时间眼睑未跳动，虽自己有感觉要有迹象，但未有实。多言，左边嘴角有不适感。加大药物剂量可缓。二便调，饮食、睡眠均尚可。（平日可服用"谷维素"营养神经）

水丸：白芍180g，炙甘草90g，麻黄、附子各60g，细辛30g，僵蚕、蝉蜕各60g，龙骨、牡蛎、黄芪各180g，赤芍90g，防风60g，蜈蚣、全蝎各50g，乌梅180g。每日2次，每次9g。

患者反馈近3个月左脸未出现跳动，9月份搬家劳动后吹风扇觉得左脸和左边眼睛跳动的次数增加，开始是连续几日的跳动，后阵发性地跳动，后来跳动的间隔时间拉长。患者害怕面部痉挛发胀，故来复诊开药，看是否继续丸药保持或是其他方案维系。

| 黄芪50g | 赤芍10g | 防风10g | 荆芥10g | 炙甘草10g | 生姜10g |
| 大枣10g | 蜈蚣5g | 14剂 | | | |

11月27日八诊：感觉左眼下眼睑偶尔有跳动，脸上有紫灰色斑，其他尚可。患者还是要求继续做丸剂服用。

水丸：乌梢蛇180g，桂枝、茯苓、牡丹皮、桃仁、赤芍各60g，黄芪180g，蜈蚣60g，全蝎50g，防风60g，蒺藜、牡蛎、凌霄花各90g。每日2次，每次9g。

2019年1月22日九诊：服药期间脸部有近连续20多日未有跳动的迹

象，原来左侧面部塌陷的肌肉也感觉慢慢在提升，脸部发木也大大缓解，感觉上方服后最舒适。这几日药将服尽，左脸稍有跳动的势头，但未发作。其他都尚可。方效继服八诊原方。

【辨治思维】面瘫与面肌痉挛虽然表现形式相反，一者静，一者动，但本质上一样，属于面神经活动异常。患者面瘫多年，用过多种治疗方法无效。初诊时，用黄芪赤风汤、止痉散做药丸。二诊时，面瘫转为面肌痉挛，仍然用原方，合夏老加味芍药甘草汤，当时听说有一首验方即单味牛蒡子可以治疗面肌痉挛，故加入方中重用。后又加麻黄附子细辛汤温阳，桂枝茯苓丸活血，经过九诊、近2年的服丸药治疗，终于痊愈。

03. 面痛：三叉神经痛
（麻黄附子细辛汤、芍药甘草汤、止痉散、牵正散、黄芪赤风汤）

彭某，女，71岁，2008年9月15日就诊：患者三叉神经痛3年，稍冷即发，夜间发作频繁，近半月来每日发作多次，服卡马西平等西药已经无效。舌质嫩红、有瘀斑、薄白苔，脉沉细，面色晦暗。处方：

麻黄6g	附子10g	细辛3g	白芍30g	炙甘草10g	全蝎10g
蜈蚣1条	白附子5g	僵蚕10g	5剂		

二诊：患者诉服药后夜间三叉神经痛发作频率减少，5日仅发作3次，且程度较服药前减轻，舌脉如前。效不改方，仍服原方7剂，再用原方加减做水丸缓图。处方：

麻黄30g，附子60g，细辛30g，乳香、没药各50g，牡蛎、赤芍、炙甘草各90g，蜈蚣50条，全蝎60g，地龙、延胡索、黄芪各90g，防风60g，每日2次，每次6g。

服完后，疼痛完全消失。

【辨治思维】麻黄附子细辛汤是少阴病主方，此方治疗三叉神经痛，早有报道。本案患者年纪大，患病时间久，脉、舌均符合少阴病证候，加上牵正散（白附子、全蝎、僵蚕）、止痉散、芍药甘草汤，均有息风止痛、缓急止痛作用，故在四方协同下，迅速取得疗效。二诊再加乳香、没药、延胡索止痛，牡蛎、地龙潜阳，合王清任黄芪赤风汤益气祛风，防止复发。一剂药丸吃完后，完全治愈，几年中未再疼痛。

04. 眼睑下垂：重症肌无力（补中益气汤、桂枝茯苓丸、制马钱子）

李某，男，85 岁，2022 年 9 月 30 日初诊：眼睑下垂，有 20 多年之久。右侧眼睑完全下垂闭合，不用手掰开则无法睁开。曾经多次找西医、中医求诊，无任何疗效。平素无大不适，二便尚可。精神一般，容易嗜睡，怕冷。无口干口苦。舌淡紫，脉弦。以药丸缓图。处方：

黄芪、仙鹤草、高丽红参各 180 g，升麻、柴胡、当归、炙甘草各 60 g，水蛭、地龙各 90 g，桂枝、茯苓、牡丹皮、桃仁、赤芍各 60 g，淫羊藿 90 g，制马钱子 30 g。做药丸，每日 2 次，每次 9 g。

丸药仅仅服用一周，患者的儿子前来告知，父亲的右侧眼睑可以打开一半了。

12 月 8 日二诊：患者一进诊室，即带着全家三口人给我行了一个大礼，弄得我很尴尬。我一看，患者右侧眼睑完全打开，活动自如。怕冷、嗜睡均有所改善，即继续做一剂药丸巩固疗效。仍然用上方为丸，每日 2 次，每次 6 g。至今没有反复。

【辨治思维】眼睑下垂属于重症肌无力的一种，发病机制不明，对于中西医治疗都是难题。本案是以补中益气汤合桂枝茯苓丸、制马钱子（黄金顶）为丸，服后立竿见影，这是始料未及的，因为我从来没有治疗过此病，只是早就打听到我校姜东海老中医擅长用针灸，配合补中益气汤加制马钱子做成药丸治疗此病，如今他已经高龄九十多，不再门诊了。一诊察患者嗜睡、怕冷、舌紫暗、脉弦，一派阳气不足瘀血阻滞现象，即以补中益气汤升阳益气、桂枝茯苓丸通阳活血，加仙鹤草、淫羊藿温阳，加地龙通络，水蛭化瘀，再加制马钱子，做药丸缓图。

方中大多数是寻常之品，唯独制马钱子在目前临床用得很少，因为毒性大，药店不备，中医院、中医馆控制极严，怕出医疗事故。我长期自备马钱子提供给需要的患者，曾经网购过几千克，一般用于治疗癫痫（王清任有龙马自来丹）、脑瘤、老年痴呆、肌肉萎缩、强直性脊柱炎等顽疾，因为这些都是慢性疾病、疑难病，非特殊药物难以取效，因为治疗时间长，有的要好几年才能达到满意的效果，多数患者至今还在服药观察中，所以大部分医案没有收入本书。

制马钱子在清代赵学敏的《串雅》中称为"黄金顶"，书中记载：

> 民间医生、走方郎中将其研末，作为"丹头"，用于治疗一百四十多种病症，每一种病症，都由几味普通的药组成简单处方，煎好后送服少量制马钱子，取效很快。

我曾经详细研究过所有制马钱子的资料，发现成人只要每日不超过 0.6 g，每次不超过 0.3 g，就不会中毒，我本人按照这个剂量尝试数天，没有发现任何不适。长期服用，不会损伤肝肾功能，但可能使得肌肉痉挛僵硬，我配以蜈蚣、全蝎、地龙等，则这唯一的不良反应就可以克服。

第类——骨科病

——一——

颈椎综合征

（7例）

01. 寒证——项强、头痛头晕、心悸、手麻：颈椎病（葛根汤）

刘某，男，42岁，2012年8月15日初诊：患者颈椎疼痛多年，检查有颈椎骨质增生，压迫神经根，现颈部酸胀疼痛、僵硬，手麻、抬举不便、夜晚尤剧，形寒怕冷，血压不高。舌淡、苔厚腻，脉弦。

葛根60g	桂枝10g	白芍15g	炙甘草10g	生姜10g	大枣10g
麻黄10g	苍术10g	附子5g	黄芪50g	白芥子10g	羌活10g
秦艽10g	鹿衔草30g	豨莶草30g	鸡血藤30g	7剂	

二诊：服上方后，症状大为缓解，加鹿角霜、穿山甲、蜂房为丸长服。一剂药丸服完后，多年未发作。

【辨治思维】初诊处方为葛根汤加减。葛根汤见于《伤寒论》第31条：

"太阳病，项背强几几，无汗，恶风者，葛根汤主之。"

桂枝加葛根汤见于《伤寒论》第14条：

"太阳病，项背强几几，反汗出，恶风者，桂枝加葛根汤主之。"

从条文上来看，两者的主症相同，都是"项背强几几"；两者的病机相同，都是风寒外束，太阳经俞不利，导致肩颈肌肉拘紧疼痛。主要区别在于一个有汗，一个无汗。有汗者，以桂枝汤调和营卫；无汗者，以桂枝汤加麻黄发汗解表。均以大剂量葛根为君药，升津达表，濡润筋脉，缓解痉挛。本案颈椎局部酸胀、僵硬，属于颈型颈椎病；手麻、抬举不便，神经根受压，属于神经根型颈椎病。加之血压不高，形寒，怕冷，无汗，适合于用葛根汤温通。原方加羌活、秦艽祛风，白芥子化痰，鸡血藤活血，豨莶草、鹿衔草通络。后 3 味药加入，治疗手臂麻木特别有效。如果手臂疼痛剧烈，还可以加蜈蚣、全蝎等止痛。倘若颈椎病日久，已经发生器质性改变，则必须在煎剂取得效果后，做成丸剂缓图。本方加鹿角霜、穿山甲、蜂房，意在软坚散结，消融骨刺，有一定作用。

从我的临床经验来看，葛根汤是为"太阳病，项背强几几"而设，用于治疗颈椎病感受风寒而发作，颈肩疼痛拘急不舒，是完全对证的。无论发热还是不发热，都可以运用。推而广之，《伤寒论》中所有的方剂，不仅可以运用于外感发热性疾病，同样可以运用于不发热的各种杂病，只要病因、病机相同即可，清代柯琴、陈修园等前辈经方大家对于这点早有明训。但颈椎病的基础，除了感受风寒之外，更是内有虚寒，兼夹湿气。这个湿，既是因寒而生的内湿，又是因时令而致的外湿。因此，我于原方中加少量附子、黄芪温阳气，加苍术去内湿，加羌活、秦艽、威灵仙去外湿，则更加与病机相符。如果头痛加川芎 15 g、白芷 10 g；头晕加天麻 30 g、法半夏 15 g；手臂疼痛，加姜黄 10 g；心慌怔忡，去麻黄，加红参、麦冬各 10 g，酸枣仁 30 g，即取炙甘草汤之意；咽中不适，似乎有痰阻塞。加白芥子、石菖蒲、诃子各 10 g。

"颈项强"属于颈椎病的表现症状之一。这是一种典型的生活方式不良所导致的疾病。长时间玩计算机、打麻将、伏案工作，缺少运动，不懂得适时地放松肩颈，都可能罹患此病。因此，从十几岁的小孩到中年人、老年人，普遍存在这种病。对于颈椎病，当代医家一般分为五大类型：其一，表现为颈项强硬，肩部肌肉酸胀疼痛、拘急不舒，称为颈型颈椎病，往往处在初期阶段，不一定发生了器质性的改变；其二，当颈椎的生理曲线变直、椎体松动、椎间盘因磨损而突出，或者骨刺压迫了一侧手臂的神经时，引起患侧手臂的疼痛、麻木，特别是指端反应强烈，称为神经根型颈椎病；其三，压迫了颈椎动脉时，引起一侧的头痛、头晕、视力下降，称作椎动脉型颈椎病；其四，压迫了交感神经时，出现心慌、失眠、胸闷、咽喉堵塞不适等症状，称为交感神经型颈椎病；其五，椎管狭窄，或者骨刺压迫了脊髓时，可以引起远端肢体的肌肉萎缩，称为脊髓型颈椎病。因为情况复杂，可以呈现出各种症状，西医总称为颈椎病综合征，而以颈型、神经根型、椎动脉型 3 种为多见，且经常兼见。颈项强硬虽然不能概括所有的颈椎综合征，但各种类型的颈椎病都以颈项强硬的症状表现为基础。西医治疗非常棘手，既无有效的药物可服，牵引也难以解决根本问题，且手术效果也不理想。

我在临床治疗颈椎病，最常用的处方是三首对方：属于寒证的，用葛根汤或桂枝加葛根汤加减；属于热证的，用葛根芩连汤加减；属于虚热证的，用益气聪明汤加减。

02. 热证——项强、头痛头晕、心悸、手麻：颈椎病
（葛根芩连汤）

尚某，36 岁，2011 年 5 月 17 日初诊：患者头颈肩部酸胀，头晕昏痛，咽喉不适，心慌失眠，大便偏干，口苦，容易上火。舌瘦而暗红、有薄黄苔，脉细滑。

葛根 80 g	甘草 10 g	黄芩 10 g	黄连 8 g	白芍 30 g	木瓜 30 g
天麻 15 g	石斛 10 g	酸枣仁 30 g	炙远志 10 g	茯神 30 g	香附 15 g
合欢花 10 g	7 剂				

上方服后，症状消失。嘱咐再出现这种情况，仍然可以服用原方。

【辨治思维】初诊用葛根芩连汤，原方出自《伤寒论》第 34 条：

"太阳病，桂枝证，医反下之，利遂不止，脉促者，表未解也，喘而汗出者，葛根黄芩黄连汤主之。"

原方共 4 味药组成。条文中并没有记载葛根汤可以治疗颈椎病，后世也很少见到有临床医生用这首处方治疗颈椎病。然而，《伤寒贯珠集》云：

"葛根解肌于表，芩、连清热于里，甘草则合表里而并和之耳。"

《经方实验录》又云：

"桂枝汤证化热，则为白虎汤证；麻黄汤证化热，则为麻杏甘石汤证，今当续为之说，曰：葛根汤证化热，则为葛根芩连汤证。"

葛根汤证主症不是"项背强几几"吗？我受到曹颖甫先生的启发，于是把葛根芩连汤作为颈椎病实证、热证的主治方，与葛根汤一起，构成治疗颈椎病的"对方"。表现为寒证怕冷的用葛根汤，表现为热证上火的用葛

根芩连汤。本案代表了颈椎病的 3 种类型。从头颈部酸胀疼痛这一症状来看，可以确定为颈型颈椎病；头晕昏痛，是椎动脉受压，导致头部供血不足所致，属于椎动脉型；咽喉不适，心慌失眠，是压迫了交感神经，属于交感神经型。这一类颈椎病，往往表现为热证，适合于用葛根黄芩黄连汤加减。其中，香附、茯神、合欢花，调气安神，与远志、酸枣仁相配，有很好的治疗心慌、失眠的作用。特别是合欢花，既可以安神，又可以利咽喉，与石斛相配，能够起到滋阴降火的作用。

如果颈部酸胀难忍，加苍术、黄柏 10 g，即合二妙散；背痛，加山茱萸30 g；肌肉酸痛挛急，加木瓜 30 g、薏苡仁 50 g；咽中不爽有痰，加玄参15 g、浙贝母 10 g；视力明显下降，加蔓荆子 10 g，车前子、楮实子各 15 g。

03. 虚热证——项强、头痛头晕、心悸、手麻：颈椎病
（益气聪明汤、苓桂术甘汤、交感丸）

黄某，女，27 岁，未婚，2004 年 5 月 14 日初诊：患者头晕，睡眠不佳，颈椎和两肩胀痛，须捶打方舒，每伏案工作时加剧，月经前后加重，右手指尖常发麻，工作紧张时，常出现心悸，心悸的感觉似乎直冲喉咙，几分钟之久才平息，多次做颈椎拍片和心电图检查，均未发现问题。察其面色油红，有数颗痤疮，舌苔黄腻，询其月经每提前四五日、量多，月经来之前白带多、色黄。脉滑。此为湿热为患，处以益气聪明汤加减：

葛根 50 g	白芍 30 g	炙甘草 10 g	升麻 10 g	蔓荆子 10 g	黄柏 15 g
薏苡仁 30 g	木瓜 15 g	山茱萸 30 g	豨莶草 30 g	苍术 30 g	茯神 15 g
香附子 15 g	甘松 10 g	7 剂			

5 月 23 日二诊：服上方后，颈肩酸胀疼痛、手尖麻木、头晕、心悸、睡眠不佳均有好转，月经将来，白带增多，颜色偏黄，脸上痤疮加重。舌苔黄腻，脉滑。处方：

葛根 50 g	白芍 30 g	炙甘草 10 g	升麻 10 g	黄柏 15 g	薏苡仁 30 g
木瓜 15 g	苍术 30 g	金银花 15 g	土茯苓 30 g	蒲公英 15 g	地榆 15 g
牡丹皮 10 g	生地黄 15 g	地骨皮 15 g	7 剂		

6 月 1 日三诊：服上方白带减少，服至 5 剂后，月经即来，比原来推后

4日，经量有所减少，5日干净，此次月经前后颈肩疼痛程度均较以前大为减轻。处方：

葛根 30 g	白芍 30 g	炙甘草 10 g	升麻 10 g	黄柏 15 g	黄芪 15 g
西洋参 5 g	当归 10 g	山茱萸 10 g	薏苡仁 30 g	木瓜 15 g	苍术 10 g
龟甲 10 g	生地黄 15 g	地骨皮 15 g	7 剂		

以上3方，前后服2个月，颈肩疼痛诸症均痊愈，月经提前及白带多亦好转。

【辨治思维】 初诊用益气聪明汤加减。本方出自《脾胃论》，共8味药，方中以人参、黄芪、炙甘草为君，甘温益气；升麻、葛根为臣，升举清阳；黄柏为佐，苦寒坚阴，泻下焦相火；白芍守下以敛阴柔肝，蔓荆子走上以清利头目，共为使药。全方补中有散，升中寓降，使清气蒸腾于上，阴火退位于下，而达聪耳明目之效。本方是李东垣实践"补元气，升清阳，降阴火"理论的代表方剂，凡是清阳不升，元气不足，而又呈现虚火者，皆可考虑使用。这类患者，往往气短乏力，精神疲惫，脑力不济，头痛、头晕、嗜睡，却又口苦尿黄。既不能纯用温阳益气之药，又不可纯用苦寒清热或甘寒滋阴之药，此即李东垣所说的"清阳不升，阴火上乘"者，临床所见极多。而李东垣的大部分方剂，都是依据这一理论创制的，这一理论，目前尚未被后人完全领会，但临床价值很高。本方不仅仅单用于治耳目失聪，是为一切清阳下降、阴火上乘所致的病症而设，故可广其用途。以之治疗颈椎病属于气阴两虚兼夹湿热者，适当加减，亦相吻合。

一诊所见，本例颈椎病涉及4种类型：即颈型颈椎病，表现为颈肩局部酸胀疼痛；神经根型颈椎病，表现为一只手臂的麻木疼痛；椎动脉型颈椎病，表现为头晕；交感神经型颈椎病，表现为心悸不平。患者湿热内蕴较为突出，故一诊处以益气聪明汤去人参、黄芪，加木瓜、山茱萸、薏苡仁、豨莶草、茯神、苍术、甘松、香附等清热利湿、柔肝舒络、理气之品，如此加减后，疗效立显。

二诊月经将来，白带色黄，与颈椎病的病机基本吻合。故仍用一诊方加生地黄、地骨皮、牡丹皮，即合傅青主清经散清热凉血，加蒲公英、地榆止带，加金银花、土茯苓消痤疮。

三诊湿热减退，加黄芪、西洋参、当归、龟甲以益气养血、滋阴潜阳。调治2个月得愈。

本案有本人的一处用药心得，即以用苓桂术甘汤合交感丸（香附、茯神）调节心脏神经。颈椎病引起的心律失常，常与水湿内停有关，用酸枣仁、柏子仁等养血安神药效果不佳，须用苓桂术甘汤温寒化饮。其中，白术宜改为苍术，且剂量加大至30 g以上，茯苓宜改为茯神，并加香附子理气，即合用《串雅》交感丸，有很好的调气化饮安神作用。如果无寒象，或用桂枝上火，则改桂枝为甘松；如果湿热并重，舌红、苔黄、脉数、心动过速，则改桂枝为苦参。本案湿热内蕴，脉不数，尚未至心动过速，不宜用桂枝、苦参，故改用甘松。

颈椎病在很长一段时间内并不呈直线发展状态，往往症状严重一段时间，经过治疗，又平稳一段时间；因为劳累、气候变化等原因，又引起复发，直至出现严重的器质性改变。有的通过拍片，检查结果很严重，但本人感觉尚好；有的检查结果问题不大，本人却反应强烈。这除了个体的敏感程度不同之外，与骨刺的生长方向是否压迫了神经、血管、脊髓，有很大的关系。鉴于颈椎病的这个特点，我不主张长期服药，可以经常进行理疗、针灸、按摩等，更重要的是，要劝导患者自觉改变不良的生活习惯，坚持做颈椎操和其他体育锻炼，才能够防止本病的进展。

此外，我在临床发现：许多与脑部血液循环障碍有关的病，如多发性脑梗死、脑萎缩、早期老年性痴呆，可能与颈椎病颈动脉长期受压迫导致脑部供血供氧不足有关，这类患者从颈椎病着手治疗，可能是一条新的途径。由于西医分科很细，还很少有人注意到其中的关联，我曾经用葛根制剂治疗若干例多发性脑梗死，都有比较满意的疗效。

04. 颈肩部胀痛、双手不能握紧：颈椎退行性病变
（二妙散、止痉散）

袁某，男，50岁，颈椎局部不舒有2个月余，近来致手握不紧、发胀、伸展不利，检查结果显示：C2～C6两侧黄韧带增厚，相应硬膜囊受压，C2～C7椎间盘向中央突出，致下肢蹲后站立不起、疼痛。大便秘结。类风湿因子检查正常。

葛根60 g	苍术30 g	黄柏30 g	蜈蚣5 g	全蝎5 g	木瓜30 g
络石藤30 g	忍冬藤30 g	乳香10 g	没药10 g	15剂	

反馈上方服后手伸展不利已经完全改善，但握拳的力度依旧不够。下肢站立疼痛也改善20%~30%，想巩固疗效，处以水丸：

苍术、黄柏各90g，葛根150g，木瓜90g，全蝎60g，蜈蚣50g，乳香、没药各60g，土鳖虫90g，黄芪120g，鸡血藤、海风藤各90g。每日2次，每次9g。

服后颈椎疼痛消失。

做药丸要7日，先服免煎剂：

乳香5g　没药5g　苍术30g　黄柏30g　白芍15g　木瓜15g
葛根50g　蜈蚣5g　全蝎5g　7剂

【辨治思维】 本案属于颈型颈椎病，以肩膀及颈部酸胀疼痛为主要表现，我常以二妙散加葛根作为主治方，疼痛厉害，加乳香、没药；酸胀不适，加蜈蚣、全蝎，即止痉散；头晕乏力，加黄芪、天麻；肌肉痉挛，加白芍、木瓜；牵连到手臂疼痛，加忍冬藤、络石藤、鸡血藤、海风藤等。同时，颈椎病本质上属于生活方式相关病，要告诫患者不宜长期低头工作，要学会做一些简单的颈椎操，防止颈椎病的产生和延缓其发展。

05. 背心疼痛：脊椎骨刺（青娥丸、止痉散、二妙丸、三仙方）

刘某，女，65岁，2021年2月25日初诊：背部正中间（陶道穴—神道穴一段）疼痛几年余。检查报告显示：T6、T7、T8有骨刺。体格检查：后背心的脊椎骨有外凸，手感明显。不能久弯，洗碗都要休息好几次，腰痛、脊椎疼痛时脚也发麻，平常容易头痛，不上火，二便调。睡眠靠药物。

水丸：乳香、没药各60g，蜈蚣30条，全蝎50g，鹿角霜、狗脊各60g，杜仲、续断各90g，补骨脂60g，骨碎补、土鳖虫、蛲螂、藁本各90g，川芎60g。每日2次，每次9g。

2021年5月20日二诊：头痛已不复。背心疼痛好转近70%，原来背心有2个固定疼痛点，现在仅存一个，洗碗还是不可久弯腰，要比一诊前好转许多，患者主动要求再做一剂丸药巩固。腰疼好转也很明显。现在膝冷，饮食、二便均可。睡眠仍然靠药物。

水丸：鹿衔草30g，威灵仙60g，仙鹤草90g，仙茅15g，淫羊藿90g，鹿角霜、狗脊各60g，续断90g，补骨脂60g，骨碎补、蛲螂、土鳖虫各 90 g，牛膝、苍术、黄柏各 60 g，蜈蚣 30 条。每日 2 次，每次 9 g。

服完后，疼痛消失。

【辨治思维】本案不是一般颈椎病，而是有骨刺压迫神经，故疼痛多年，难以缓解。一诊当以止痛为主，故用乳香、没药、蜈蚣、全蝎、蜣螂、藁本、川芎等，以活血止痛。二诊见头痛完全消失、背心的骨刺引起的疼痛好转大半，则从本治疗。中医学认为肾主骨，当温肾壮骨，以青娥丸加味补肾壮骨为主，合三仙方温阳，二妙丸、威灵仙祛湿。再加其他活血止痛之品。

06. 右侧肩胛骨处一肿物：筋膜炎？（血府逐瘀汤）

姚某，女，42 岁，2020 年 4 月 21 日初诊：右侧锁骨处疼痛，牵扯到同侧的肩胛骨亦痛，检查发现右侧肩胛处有一肿物 2.48 cm×0.51 cm。筋膜炎？胸背以不舒为主，疼痛不明显。月经少、伴瘀血块。口干。舌脉无异。

水丸：石见穿、急性子各 60 g，桃仁 50 g，红花 30 g，柴胡 60 g，牡丹皮、赤芍、川芎、枳实、桔梗各 50 g，土鳖虫 60 g，蜈蚣 30 条，全蝎 30 g，肿节风 60 g，乳香、没药各 30 g，玄参 60 g，黄芩、牛膝各 50 g。每日 2次，每次 9 g。

6 月 6 日二诊：锁骨处的不适已不再有，肩胛处的肿物已缩小一半。月经量少、无瘀血块。继用上方加山慈菇 60 g，炮穿山甲 30 g，壁虎、葛根各 60 g。

8 月 29 日三诊：前两日复查肩胛骨处的肿物大小：0.88 cm×0.29 cm，近来便溏，口苦，眠差。子宫内膜增厚，检查孕激素少量内膜脱落不下，致月经量偏少。二诊方去山慈菇、炮穿山甲、壁虎，加蜈蚣、水蛭各 90 g。

【辨治思维】本案不好诊断，说"筋膜炎"只能是一种疑问，因为患处有明显的肿块，牵扯到附近的锁骨、肩胛骨疼痛，加上患者的月经有瘀血，故选择血府逐瘀汤活血化瘀，此方可以直达患处。然而，要软坚散结、消除肿块，此方仍力所不递，故加石见穿、急性子、乳香、没药、水蛭、土鳖虫、蜈蚣、全蝎等一大队消肿散结的药物。二诊已经明显缩小，三诊继续做药丸，当能完全消除。

07. 外伤引起的手麻：脱髓鞘病变（二妙散、彭氏三味释麻方）

赵某，男，42岁，2018年6月9日初诊：上肢麻木近40余日，偶有电击疼痛来诊。患者在4月份因车祸导致脊椎受伤，检查显示：C3、C4平颈髓增粗，后分见一大小约1.0 cm×0.6 cm等T_1长T_2信号影，边缘模糊。病灶周围脊髓内见散在斑点状长T_2信号，诊断为：脊髓脱髓鞘病变。二便、饮食、夜寐均无碍。舌淡、苔厚腻，脉缓。

黄芪50 g	葛根60 g	白芷10 g	土鳖虫10 g	苍术30 g	黄柏30 g
豨莶草30 g	鹿衔草30 g	鸡血藤30 g	白芥子10 g	桑枝30 g	15剂

8月14日二诊：患者在服完上剂药后手麻明显缓解。经微信联系复诊后再服原方15剂，手麻症状完全缓解。

目前因脸上长痘疮，无疼痛和瘙痒，疮内有分泌物。

麻黄5 g	杏仁10 g	薏苡仁30 g	炙甘草10 g	苍术30 g	黄柏30 g
葛根60 g	白芷10 g	土鳖虫10 g	鹿衔草30 g	豨莶草30 g	鸡血藤30 g
黄芪30 g	忍冬藤30 g	10剂			

服完后不再麻木，痘疮也消除。

【辨治思维】虽然本人并不十分了解脊髓脱髓鞘病变是什么病，但中医是以辨证论治为治疗原则的，该患者因为车祸导致脊椎受伤，出现左手臂麻木，有电击样感觉，与颈椎病压迫了一侧神经根引起该侧手臂麻木证候相似，故用二妙散加葛根、黄芪、豨莶草、鹿衔草、鸡血藤益气、通络、释麻，本案再加土鳖虫活血，白芥子化痰，桑枝通络，居然亦有疗效，服药30剂完全缓解。其中的豨莶草、鹿衔草、鸡血藤，是我治疗各种手麻木最常用的组合，谓之彭氏释麻三味方，其中最重要的是豨莶草，此药从唐代起，就作为单味药用于临床，除了治疗风湿麻木疼痛之外，还用于预防中风，治疗中风后遗症，以及延年益寿，经现代研究，此药还有降压、软化血管的作用。

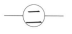

肩凝症

（2 例）

01. 肩膀疼痛，不能反转、抬举：肩关节周围炎

（桂枝茯苓丸加味）

陈某，女，56 岁，2018 年 12 月 13 日初诊：左肩疼痛 2 个月余，不可抬举，不可背伸，变天时痛感加剧，肩周局部怕冷。颈椎胀痛比肩周稍轻，腰痛，大便量少，偏干可解出，有痔疮（混合型）。睡眠差。舌黄薄苔，脉数。

乳香 10 g	没药 10 g	蜈蚣 5 g	全蝎 5 g	桂枝 10 g	葛根 50 g
姜黄 15 g	赤芍 10 g	生姜 10 g	大枣 10 g	桃仁 10 g	牡丹皮 10 g
延胡索 15 g	枳壳 10 g	火麻仁 30 g	白芥子 10 g	15 剂	

2019 年 1 月 5 日二诊：服药期左侧肩抬举、手背伸时疼痛改善 40% ~ 50%，抬举时牵扯前胸后背仍有疼痛感。颈部不适还有部分未除，腰、腿痛。失眠。大便偏干结。痔疮偶尔会脱垂。想做丸剂缓图。

水丸：乳香、没药各 90 g，蜈蚣、全蝎各 50 g，葛根 90 g，姜黄、苍术各 60 g，黄柏 90 g，桃仁、琥珀、枳壳各 60 g，火麻仁 90 g，白芥子、升麻、黄芩各 60 g。每日 2 次，每次 9g。

服后疼痛消失。

【辨治思维】肩关节周围炎又称"五十肩"、肩凝症，发病原因不明，几乎每个人一生都要经历一次，多数在 50 岁左右，一侧肩关节疼痛，不能反转和抬举，针灸、药敷、按摩往往效果不显著，有时候会迁延一两年。本方用桂枝茯苓丸加葛根、乳香、没药、蜈蚣、全蝎、葛根、姜黄、白芷、苍术、黄柏等，治疗多例，往往有效，在煎剂取得疗效后，做药丸缓图为妥。

02. 三角肌萎缩：肩关节周围炎
（双臂肩膊痛方、指迷茯苓丸、阳和汤）

王某，男，54 岁，2003 年 8 月 3 日初诊：患者 50 岁左右患右肩疼痛，不能抬举、反侧，诊断为肩关节周围炎，治疗 2 年多，服过多种中西药，用过针灸、按摩、热敷、蜡疗、蜂疗等，未见明显好转，近一年来，手臂上端的三角肌逐渐萎缩，右臂抬举疼痛无力，夜间经常因为酸胀疼痛而醒。

察其面色㿠白，精神欠佳，舌淡、苔厚腻，脉沉滑，右肩关节处肌肉凹陷，压之不疼，患处畏冷，关节与肌肉之间有粘连，右手抬举幅度不能超过 90°。问其口不渴，长期大便秘结，另外，长期抽烟，有慢性支气管炎病史，咳嗽吐痰多年、痰色白而浓。

考虑此病已成沉寒积痼，当补气活血，化痰散结，处以双臂肩膊痛方加减：

当归 90 g	白芍 90 g	羌活 10 g	秦艽 10 g	半夏 10 g	白芥子 10 g
陈皮 15 g	柴胡 15 g	桂枝 10 g	黄芪 30 g	白附子 5 g	鹿角霜 10 g
7 剂					

煎药时，先将药用 5 碗冷水浸泡 1 小时，急火煮沸半小时，对入黄酒 30 g，趁热服，每日 2 次，以餐后服为宜。

8 月 12 日二诊：服上方后，疼痛有所减轻，夜间不至于痛醒，但仍然疼痛，不能抬举、反侧，大便稍软，但不泻，续用上方，合指迷茯苓丸，以加强化痰软坚作用：

当归 90 g	白芍 90 g	半夏 30 g	白芥子 10 g	陈皮 15 g	白附子 5 g
鹿角霜 10 g	茯苓 30 g	枳壳 15 g	风化硝 10 g（兑入）	生姜 15 g	7 剂，煎服
法同前					

8月20日三诊：服上方后，连续3日腹泻，每日4~5次，后几日每日2~3次，拉出黏液状稀便，泻后感到全身畅快，咳嗽吐痰减少，手臂疼痛显著减轻，抬举、反侧幅度增大，续用上方，再合阳和汤，用丸剂缓图，处以丸剂：

鹿胶50 g，熟地黄、当归、白芍、肉苁蓉、麻黄、白芥子各30 g，半夏50 g，陈皮、茯苓、穿山甲、牵牛子各30 g，木香15 g，紫河车50 g，大海马、蛤蚧各1对，黄芪50 g，炙甘草30 g，肉桂10 g。蜜丸，每日2次，每次10 g，餐后开水送服。1剂药大约可服2个月。

服2剂药丸后，肩关节疼痛完全消失，抬举自如，萎缩的肌肉已经充盈，病告痊愈。

【辨治思维】本案共用了三首方剂加减：双臂肩膊痛方，指迷茯苓丸，阳和汤。

初诊是用《辨证录》双臂肩膊痛方，原方药物共9味：当归90 g，白芍90 g，羌活10 g，秦艽10 g，半夏10 g，陈皮15 g，白芥子10 g，柴胡15 g，附子3 g。

《辨证录》原书云：

"肩臂痛，手经病，肝气郁。平肝散风、祛痰通络为治。"

"此方妙在用白芍为君，以平肝木，不来侮胃；而羌活、柴胡又祛风，直走手经之上，秦艽亦是风药；而兼附子攻邪，邪自退出；半夏、陈皮、白芥子祛风圣药，风邪去而痰不留；更得附子无经不达，而其痛如失也。"

这个方解别出心裁。李可先生云："细玩先生之意，大略肩臂乃手少阳、手阳明二经所过。肝气郁则木来克土，脾主四肢，脾气虚则痰湿内生，流于关节，故肢体为病。加之50岁后气血渐衰，复加风寒雨露外袭，日久乃成本病。余师先生意，原方加生黄芪120 g益气运血，加桂枝尖15 g，载药直达病所。加止痉散（全蝎3 g，蜈蚣4条）研粉冲服入络搜剔，更加桃仁、红花、地龙活血通经。"

我的理解则很简单：这首处方的设计，的确颇有特色，养血的当归、白芍，剂量用到90 g之多，超出常规剂量的10倍，肯定是主药。而附子的剂量仅仅3 g，是当归、白芍的1/30，以其启动阳气，不去喧宾夺主。整首处方以和血养血、祛风化痰为治，而前者的剂量远远大于后者。虽曰治疗双臂肩膊疼痛，但并没有一味用于止痛的药。不止痛而痛自止，这就是制方者的高明之处。李可老师的加减法，融合了黄芪桂枝五物汤、止痉散、补阳还五汤三方在内，加强了益气活血通阳止痛的效果，但改变了原方的思路。

这么大剂量的当归、白芍，明显有致泻的作用，但根据我的观察，大部分肩关节周围炎患者都有大便秘结的症状，服药后头一两日，每日大便五六次，拉出油一样的黏便，证明风痰由下而去，疼痛很快缓解，后几天则不再腹泻。如果患者本来大便稀溏，则加神曲 10 g，以免泻利过度。

因为本案患病时间已久，疼痛不是特别剧烈，故一诊我直接采用了《辨证录》原方，改附子为白附子，因为白附子既有附子温阳的作用，又有化痰的功效，再加鹿角霜以温寒散结。但服后没有达到预期的效果，特别是没有腹泻。

二诊考虑到本病从风寒、寒湿、瘀血的角度论治，已经服药不少，疗效不显，恐循常法难以取效。中医有"怪病多生于痰"之说，患者又长年咳唾浓痰，故用指迷茯苓丸，重点从痰论治。

指迷茯苓丸出自《百一选方》，以茯苓、半夏、枳壳、风化硝、生姜五味药为丸，治疗：

> "痰浊阻于经络，臂痛不能高举，或转动不利，或筋脉挛急而痛，或背上凛凛恶寒，或痰多气喘，脉沉细。"

很明显，这是一首从痰论治手臂疼痛的专方，所述证候，与该患者手臂疼痛不能抬举、咳嗽吐浓痰、舌苔厚腻、脉沉滑基本吻合。故二诊时，去掉一诊方中的风药羌活、秦艽，而保留当归、白芍等养血药，因为病久已入血络，况且化痰之品多燥，易伤阴血，不能顾此失彼。二诊思路正确，数剂之后，凝聚于中焦的顽痰化作黏液从大便泻出，手臂疼痛立消，抬举自如。

三诊的治疗目标，是要恢复已经萎缩的肌肉，以阳和汤为主方加减。《外科证治全生集》的阳和汤由熟地黄、鹿角胶、炮姜、肉桂、麻黄、白芥子、炙甘草 7 味药组成，以熟地黄、鹿角胶滋补肝肾，肉桂、炮姜温阳、麻黄通阳活血，白芥子化痰散结，炙甘草和中，是一首通补兼施的处方。原方加当归、白芍、肉苁蓉补肝肾，养精血，加海马、蛤蚧、紫河车等血肉有情之品，助熟地黄、鹿角胶益精髓，起痿废；加黄芪、木香，助肉桂、炙甘草温阳、理气；加陈皮、茯苓、半夏、牵牛子、穿山甲，助麻黄、白芥子活血、化痰、软坚、散结，使补而不滞，气血流通，痰湿得化。做蜜丸缓图，最终痊愈。

肩关节周围炎又称肩凝症，发病率非常高。当一侧肩痛出现在50岁左右，不能反侧、抬举，基本上属于肩关节周围炎。疼痛剧烈时，晚上经常痛醒，按摩、热敷、服药，做功能锻炼，如学"蚂蚁上树"等，效果都不大，有的可以持续一两年才能够痊愈，有的忽然一下子自愈。我自己曾经在48岁时患过肩关节周围炎，治疗了几个月，不见好转，非常苦恼。但有一天早上醒来，疼痛突然一下子消失了，令人莫名惊诧。有过亲身经历后，我对这个病始终关注着，经常为长期找不到特效治疗的方药而烦恼，直到读陈士铎《辨证录》，得"双臂肩膊痛方"，才感觉找到了对证的方药。后来又参考了李可的运用经验，从此对治疗这个病有了相当的把握。患者一般服7剂，疼痛就能够缓解十之八九。然而，本案因为长期患肩关节周围炎而导致肌肉萎缩，则难治得多。前后差不多花费了半年多时间，才告痊愈。

（三）

腰腿疼痛

（12 例）

01. 腰腿疼痛：腰椎退行性病变
（复元通气散、青娥丸、蒲辅周百损丸）

沈某，女，82 岁，2003 年 11 月 9 日初诊：患者 8 年前诊断为骨质增生、腰椎间盘膨出，近年来，又发现有骨质疏松症，腰痛，腿痛，走路费力，日益加重，西医认为无法进行手术，也没有其他特效的治疗方法，建议经常服用有机钙，疼痛时，服炎痛喜康、布洛芬等，以减轻痛苦。3 日前，突然出现腰腿部剧烈疼痛，从右边臀部一直痛到脚后跟，痛如刀割，西医诊断为坐骨神经受压，注射止痛针剂无效。察其面容紧张痛苦，呻吟不止，卧床不起，转侧不能，已经 3 日未解大便，舌淡无苔，脉弦紧。此为闪挫疼痛，当活血通络止痛，拟用复元通气散加减：

穿山甲 10 g	牵牛子 15 g	木香 30 g	陈皮 10 g	炙甘草 15 g	延胡索 20 g
白芍 30 g	蜈蚣 2 条	全蝎 10 g	乳香 10 g	没药 10 g	红参 10 g
附子 10 g	2 剂				

每次煎药，以黄酒 30 g 同煎，每日 2 次，餐后服。

11 月 12 日二诊：服上方 1 剂后，解大便 2 次，疼痛减轻大半，服 2 剂后，大便 1 次，疼痛十去其九，现感觉腰腿无力、微痛，舌淡，脉弦缓。当补肾健腰，强筋壮骨，先服煎剂，拟用青娥丸加减：

> 杜仲 10 g　　续断 10 g　　补骨脂 10 g　　核桃仁 15 g　　巴戟天 10 g　　肉苁蓉 15 g
>
> 菟丝子 10 g　白芍 15 g　　木瓜 15 g　　鸡血藤 30 g　　7 剂

11 月 20 日三诊：服上方后，感觉尚好，已能下床走动，但腰腿仍然乏力，走路时仍然疼痛，饮食、大小便正常，急于恢复正常。告知患者：腰椎间盘膨出、骨质增生、骨质疏生等，属于老年退行性疾患，非几剂煎药可以痊愈，修复骨质需要较长时间，须以丸剂缓图，拟用百损丸加减：

> 补骨脂 50 g，骨碎补、杜仲、牛膝、续断、肉苁蓉、当归各 30 g，鸡血藤 60 g，三七、琥珀、血竭各 15 g，沉香 10 g，土鳖虫、菟丝子、山茱萸、紫河车各 30 g，大海马 1 对，穿山甲、鹿角霜各 15 g，蜜丸，每日 2 次，每次 10 g，餐后开水送服。1 剂药大约可服一个半月。

2004 年 2 月，服完 1 剂药后，患者自行来诊，感觉腰腿有力，已很少疼痛，对完全治愈充满信心。告之仍然须注意：不能受寒，不能提重物，不能做弯腰踢腿等运动，只要能达到生活自理即可。原方鹿角霜改鹿茸 10 g，加地龙 30 g，续服 1 剂。

患者遵医嘱，安心长期服药，腰腿疼痛未发作，3 年前仍然健康，起居活动自如。

【辨治思维】 初诊以复原通气散治标，缓解剧烈疼痛。

《太平惠民和剂局方》复元通气散共 7 味药，其中延胡索理气活血，穿山甲破瘀通络，共为君药；小茴香辛温，暖肾散寒、理气止痛，牵牛子苦寒，清泄湿热、通利二便，二味药俱走肝经、肾经，善治腰腹疼痛，共为臣药；木香、陈皮、炙甘草顺气和胃，共为佐使药。

如属陈伤旧痛或腰椎病变，加土鳖虫、三七各 10 g；腰痛牵引到坐骨神经痛，加白芍、地龙各 30 g；疼痛剧烈不可忍受，加蜈蚣 1 条、全蝎 10 g 研末，分 2 次冲服。

从我的临床经验来看，本方对急性腰扭伤有极佳疗效。这类病大部分患者发病急骤，或受寒而发，或闪挫而起，腰痛剧烈，难以忍受。如能及时服药，不过一二剂疼痛即告缓和。如果患者对酒精不过敏，每次煎药时加白酒 30 g 同煎，则效果更快。

我在初诊的方中，加大木香的剂量以理气止痛，加白芍，合炙甘草以缓急止痛，加乳香、没药，合延胡索以活血止痛，加蜈蚣、全蝎，合穿山甲以搜剔经络止痛，加人参、附子益气温阳、补虚止痛。患者 3 日不大便，这是疼痛症常有的情况，通便是止痛的一个重要环节，方中有牵牛子可利水泻下、通便止痛。总之，经过这种调整组合，使得本方止痛效果极快极佳。

运用复元通气散，我有两点心得：其一，木香、延胡索止痛，一般剂量为 10 g，但遇到这种剧烈的坐骨神经痛，分别可以用到 30 g，其他如剧烈的肾绞痛、肠痉挛疼痛，也可如此，一般不会有不良反应。其二，通过多种治法止痛。对于剧烈疼痛，不能只使用一两种途径止痛，我在方中适当加减，融入了理气止痛、活血止痛、缓急止痛、涤络止痛、补虚止痛、通便止痛诸法。其中通便止痛与补虚止痛最容易被忽略。剧烈疼痛患者通大便非常重要，但根据疼痛部位的所在，用药当有所区别。如治疗胁下闪挫疼痛的复元活血汤，方中有大黄消瘀通便，本方中则有牵牛子利水通便，胁下属于肝经部位，肝主藏血，故用大黄活血，腰部属于肾，肾主水，故用牵牛子利水，制方的精妙可见一斑，不可再在本方中加大黄，以免画蛇添足。凡是年高体弱的患者，往往元气不足，对疼痛的耐受力降低，当随其不足之所在，酌情加益气温阳、养阴补血的药物，一方面可以使其他止痛药增效，另一方面，也可对机体起到很好的保护作用，以防止出现意外。

二诊用青娥丸加减，补肾养血、强筋壮骨，以资过渡。

《太平惠民和剂局方》青娥丸，由杜仲、补骨脂、核桃仁 3 味药组成，作丸剂时，须加大蒜子，补肾壮腰，专为肾虚腰痛而设。因为药味平和，不寒不热，历代用得很多。

从我的临床经验来看，用本方治疗腰腿疼痛，最适合于腰肌劳损，腰部骨质尚未发生器质性损伤。这种疼痛，常见于肾虚之人，其特点是腰部隐隐而痛，难以支撑，得坐卧休息则舒，直立行走或劳力则剧，同时，尚有气短乏力、面色不华、舌淡、脉弱等证候。中老年人，劳力过度之人，长年有妇科慢性炎症的妇女，用化疗药导致体质下降的癌症患者，最易见到。我常于方中加黄芪 30 g、当归 10 g、鸡血藤 30 g，以加强其补气血、通经络的作用；再加一味威灵仙 10 g，以消除无形之痰湿。本案患者年事已高，肾虚较重，故加续断、巴戟天、肉苁蓉 15 g，菟丝子 10 g，白芍、木瓜各 15 g，鸡血藤 30 g，集中药力，专一柔肝养肾，补血益精。

三诊以百损丸加减，治本为主，标本兼治。百损丸出自《蒲辅周医疗经验》一书，由补骨脂 75 g，骨碎补 60 g，杜仲、牛膝、续断、肉苁蓉、当归各 30 g，鸡血藤 90 g，三七 15 g，琥珀 10 g，血竭、沉香各 15 g，研末为丸剂。蒲辅周先生说：

> "此方为老中医口授方，我得此方已六十余年，治跌打损伤，不论内伤脏腑，外伤筋骨，以及劳伤经络。并治遗精、脚弱、腰膝酸痛，诸虚日损，久服自效。功专滋补肝肾、强壮筋骨，活血消瘀，续断伤，补骨髓，纯属以通为补，而无滞补之弊。"

从以上文字来看，蒲老对这首处方的评价甚高，其方所治疗的范围也广。但从蒲老的两本著作中，包括他学生的著作中，并没有看到用百损丸的记载。

我仔细琢磨，这首处方主要由补肝肾养精血和理气活血的两部分药物构成，既可以治疗跌打损伤，瘀血在内，又可以治疗肝肾亏虚、筋骨劳伤的各种疾病。本方所适合的病机，应该是由瘀致虚，由虚致瘀，虚瘀夹杂的病证。原方中以补骨脂、骨碎补、杜仲、续断、肉苁蓉补肾，强筋壮骨；当归、鸡血藤、牛膝补血、通经络、利腰膝；沉香理气，三七、血竭、琥珀活血止痛。全方补消兼施，药性平和，正如蒲辅周先生所说："纯属以通为补，而无滞补之弊。"

我又注意到整首方的药力，是集中于下焦，故虚与瘀，当以下焦的病症为主。10 多年以前，我尝试用于治疗老年腰腿退行性疾病，取得初步疗效，后来进一步从朱良春先生用动物药的经验中获得启示，在原方中加全蝎、土鳖虫、大海马、鹿角霜、穿山甲、紫河车等为蜜丸，早晚空腹服。意在通过加入血肉有情之品、虫类动物药，达到修复骨质、消溶骨刺的作用，以期标本兼治。近年来，我用本方治疗中老年腰椎骨质增生、骨质疏松、腰椎间盘突出等引起的腰腿疼痛症，坚持服几个月，确实有很好的疗效。使许多患者摆脱了疼痛的折磨，获得了高质量的老年生活。

慢性腰腿疼痛，常见于中老年人和体质较虚弱之人，如果没有伴随腿胫的浮肿，尿检没有异常，多为中老年骨骼系统的退行性病变。开始发生时，只是一般的腰肌劳损，很难查出骨质的病变。以腰部酸软、酸胀，不能任力，喜欢坐卧，喜温喜按，久立行走加剧，天气变化时不适为主。年深日久，则可能查出有骨质增生、椎间盘突出或膨出等器质性改变。疼痛也由局限于腰，延伸到腿部，引起一侧腿部的酸胀疼痛，这时由于椎体容易松动，患者在受寒、扭腰、动作不慎的情况下，可突然出现剧烈腰痛的症状，即闪挫疼痛，俗话叫"闪了腰"或"岔了腰"。如果腰椎的改变压迫了坐骨神经，则沿着坐骨神经的走向，从臀部开始，一直到后脚跟，发生剧烈疼痛。腰椎退行性病变，当做一般的肾虚用补肾的方药效果不佳；当做风湿疼痛治疗，更是药不对证；牵引对老年人不适合，手术的风险有时很大；针灸、按摩，疗效较好，如能加上内服中药，则可标本兼治。

我在急性发作时，常以复元通气散治标，疼痛缓和后，以百损丸治本，每年治疗这类患者数百例，均具有较好的疗效。

02. 腰痛：肾着病（肾着汤、防己黄芪汤、参附汤）

蒋某，男，43岁，2019年8月10日初诊：一个月前突发性耳聋，西医院治疗后恢复听力，事后左侧腰痛沉重，不能用力，左侧肢体亦怕冷，大便溏稀，出汗多，小便少。舌苔水滑、少苔，脉象如常。

干姜 30 g	炙甘草 10 g	茯苓 30 g	白术 30 g	桂枝 10 g	薏苡仁 30 g
白芷 10 g	牵牛子 10 g	7 剂			

8月20日二诊：腰痛已基本缓解，动则汗出，醒时疲劳，晚上起夜3次。

茯苓 30 g	白术 30 g	炙甘草 10 g	干姜 10 g	桂枝 10 g	黄芪 30 g
防己 10 g	人参 10 g	大枣 10 g	附子 10 g	14 剂	

【辨治思维】本案一诊用《金匮要略》肾着汤，原文为：

"肾着之病，其人身体重，腰中冷，如坐水中，形如水状，反不渴，小便自利，饮食如故，病属下焦，身劳汗出，衣里冷湿，久久得之，腰以下冷痛，腹重如带五千钱。"

此方由茯苓、桂枝、炙甘草、干姜组成。这个案例证候与原文所描述非常相同。我再加白术、牵牛子、薏苡仁、白芷，加强利湿作用，二诊再合《金匮要略》防己黄芪汤、参附汤以温阳益气。

值得一提的是：许多输液过度的患者，都有水湿停留体内，导致阳气受损，水液排泄不出去的情况，小便不利者，可以用五苓散；小便利者，则此方大有用武之地。

03. 腰痛：腰椎滑脱、椎突压迫神经致下肢肌肉萎缩

（活络效灵丹、二妙散、阳和汤）

陈某，男，50 岁，2019 年 8 月 28 日初诊：网诊，突发腰痛 1 个月余，检查结果显示：L4、L5 突出，L5 骶滑脱，未进行治疗，20 多日后发现左侧下肢肌肉萎缩，行走困难，只能卧床休养。

水丸：乳香、没药各 60 g，鹿角胶、千年健、鸡血藤各 90 g，牵牛子、当归各 60 g，木瓜 90 g，蜈蚣 30 条，土鳖虫、牛膝、丹参、紫河车、白芍各 60 g，白芷 30 g。每日 2 次，每次 9 g。

10 月 22 日二诊：网诊，患者诉疼痛依旧。

水丸：苍术、黄柏、淫羊藿各 60 g，白芷 30 g，乳香、没药各 60 g，鹿角胶、千年健、鸡血藤各 90 g，牵牛子、当归各 60 g，木瓜 90 g，蜈蚣 30 条，土鳖虫、牛膝、丹参、紫河车、白芍各 60 g。每日 2 次，每次 9 g。

12 月 26 日三诊：患者可行走，前来就诊。自述后腰（腰俞穴处）酸软，左侧（风市穴处、丰隆穴处）局部点状痛感，右侧少腹及腰部亦有疼痛感。行走已无碍。二便、饮食、睡眠尚可。想继续巩固疗效。

水丸：巴戟天、狗脊、续断、土鳖虫、牛膝、鸡血藤、肿节风、千年健各 90 g，蜈蚣 30 条，全蝎 50 g，紫河车、鹿角胶各 90 g，白芥子、麻黄、当归各 60 g，穿山龙 90 g，牵牛子 60 g。每日 2 次，每次 9 g。服完后疼痛消失，但肌肉萎缩未完全复元。

【辨治思维】本案运用了《医学衷中参西录》活络效灵丹（当归、丹参、乳香、没药）加蜈蚣、全蝎止痛，二妙散（苍术、黄柏）加牵牛子、木瓜祛湿，因为下肢神经受到腰椎压迫，导致肌肉萎缩，故加鹿角胶、紫河车、鸡血藤、白芍、巴戟天、牛膝等补肾养血，营养肌肉，又仿阳和汤意，加麻黄、白芥子、淫羊藿刺激神经恢复，经过 3 个多月治疗，基本痊愈。

04. 臀部、大腿酸麻胀痛：腰部（下肢）筋膜炎
（芍药甘草汤、二妙散）

盛某，女，58岁，2018年6月9日初诊：腰部筋膜炎，八髎穴处、臀部及两侧大腿部酸胀疼痛，不可久坐、久站，脚背部麻木。走路无碍，余尚可。

白芍30 g	炙甘草10 g	木瓜30 g	黄柏30 g	苍术30 g	当归30 g
白芷10 g	伸筋草30 g	鸡血藤30 g	续断15 g	土鳖虫10 g	10剂

7月28日二诊：腰部、臀部及大腿两侧酸胀疼痛明显改善，但停药即酸胀感又现，想做药丸久服。

白芍30 g	炙甘草15 g	伸筋草30 g	木瓜30 g	苍术30 g	黄柏30 g
白芷10 g	7剂				

水丸：白芍180 g，炙甘草、木瓜各90 g 苍术、黄柏各180 g，伸筋草、续断、土鳖虫、鸡血藤、白芷各90 g。每日2次，每次9 g。

服完后酸胀疼痛完全消失。

【辨治思维】 筋膜炎是腰腿疼痛中最常见的病，一般表现为腰腿酸胀疼痛，疼痛并不剧烈，以酸胀不舒服为主，且到处游走，拍片看不到骨头的变化，不能当风湿病来治疗。临床上我常以芍药甘草汤合二妙散为主，加伸筋草、木瓜、鸡血藤为主，有时加蜈蚣、地龙等，汤剂有效后，适合于做药丸长期吃。

05. 腰背痛：强直性脊柱炎
（当归拈痛汤、止痉散、阳和汤、制马钱子）

林某，男，39岁，1998年5月4日初诊：患者10年前曾出现低热、腰脊疼痛，后经多次检查，确诊为强直性脊柱炎。用中西药治疗了多年，没有显著疗效。近年的拍片检查，发现胸椎与腰椎有10余节骨质增生，脊椎严重弯曲变形。患者腰痛，以酸胀为主，特别是晨起腰部僵硬，须活动1小时左右才能缓解，脊柱无法挺直，弯曲成45°，小便黄，大便黏稠，解不

畅，舌苔黄腻中心发黑，脉弦细滑。有 5 年的乙型肝炎病史，检查为"小三阳"，肝功能尚好。此为顽痹，汤剂配以当归拈痛汤加减：

当归 10 g	党参 10 g	甘草 5 g	升麻 10 g	葛根 15 g	羌活 10 g
防风 10 g	苦参 10 g	茵陈 10 g	猪苓 10 g	泽泻 10 g	苍术 12 g
白术 15 g	黄柏 15 g	知母 10 g	女贞子 30 g	土茯苓 30 g	10 剂，与散剂岔开时间服

散剂处以制马钱子、止痉散、阳和汤加减：

蜈蚣 5 条，全蝎 10 g，蕲蛇 15 g，乳香、没药各 10 g，麻黄、白芥子各 5 g，天麻、钩藤各 10 g，羚羊角 3 g，制马钱子 5 g，熊胆 2 g，胡黄连、穿山甲、鹿角霜各 5 g，急性子 15 g。研末，分 15 份，每份分 2 次，早、晚各 1 次，餐后开水送服。

5 月 25 日二诊：上方服后，腰痛、晨僵基本消失，舌苔转薄。继续投以止痉散加减，并以金银花 10 g，土茯苓 30 g，薏苡仁 15 g，甘草、茵陈各 10 g，女贞子、墨旱莲各 15 g，煎汤代茶送药。

前后服用 2 年，患者不仅未再出现腰痛、晨僵，而且脊椎的生理曲度改善了很多，腰杆挺直，接近常人，骨质增生虽未完全消失，但程度减轻了许多，肝功能也一直正常。后改用成药益肾蠲痹丸（朱良春方）善后，至今尚可。

【辨治思维】初诊开了两个处方，煎剂为当归拈痛汤加减，散剂为止痉散、制马钱子加减。

当归拈痛汤出自李杲的《兰室秘藏》，是治疗湿热导致全身疼痛的名方，由当归等 15 味药物组成。本方可以看做是补中益气汤的加减方，以当归、党参、炙甘草、白术、升麻、葛根升阳、益气、健脾，且重用当归补血、活血，共为君药；以羌活、防风祛风，猪苓、泽泻、茵陈淡渗利湿，苍术、苦参、黄芩、知母清热燥湿，共为臣药。主治湿热痹证，症见遍身骨节疼痛，肩背沉重，疲劳倦怠，口苦，小便热赤。舌红、苔黄，脉滑数或脉缓，尤其是疼痛日久，气血亏损，湿热难以蠲除者。

止痉散又称蜈蝎散，是民间验方，即蜈蚣、全蝎两味。通过临床和现代药理研究，证明有镇静神经和弛缓神经痉挛的特殊作用。我加乳香、没药活血止痛，麻黄、白芥子化痰止痛，天麻、钩藤、羚羊角平肝止痛，再加上止痛效力强大的制马钱子，制成药末或丸剂，构成一首常用的经验方，称作止痉散加味，用于治疗各种严重的神经疼痛或神经痉挛者。鉴于本案患者大便黏稠不畅，解出来极臭，舌苔黄腻中心发黑，是内有积火，故加熊胆、胡黄连，清肝火，下积热；本案患者胸椎与腰椎已经有一段骨质增生，脊椎弯曲变形，故加穿山甲、鹿角霜、急性子软坚散结，消融骨刺。

这个处方中有一种极为重要的药物：马钱子。马钱子原本产于外国，别名为"番木鳖"，味道极苦，在中世纪的欧洲，常常作为健胃药使用。我在阅读大仲马的小说中，曾经看到过皇宫中有人以此物作为毒药，置对手于死地的记载。马钱子传入中国后，成为古今医家特别是民间医生、江湖医生、丹道医生经常使用的一味重要药物。《本草纲目》云："马钱子生回回国，彼人言治120种病，每病各有汤引。"在清代名医赵学敏编著的《串雅》中，一味马钱子，经过去毛、麻油煎过后，研末，称为"黄金顶"，是江湖医生手中最常用的"丹头"，用各种不同的简单配方煎汤，作为"汤引"送服药末，分别治疗内外妇儿五官各科疾病竟达136种，印证了《本草纲目》的说法。在丹道家的著作中，一味制马钱子称作"毒龙丹"，被称为玄门四大丹药之首。近代著名的丹道医家张觉人先生（1890—1981），在《红蓼山医馆医集》（学苑出版社，2009）中，全面收集了以马钱子为主药的古今药方190余首，包括《串雅》《疡医大全》《医方集解》《外科证治全生集》《验方新编》《万国药方》《医学衷中参西录》等名著所记载的马钱子方，以及大量当代中医运用马钱子的经验。

制马钱子广泛运用于跌打损伤、关节疼痛、瘰疬痰核等多种疾病。就我的临床所见，对于强直性脊柱炎，以马钱子配虫类药制剂的疗效最好。为了慎重起见，我曾经查阅了所有有关马钱子的文献资料，发现马钱子确有一定的毒性，如一次服用过量，可以引起抽搐、角弓反张、两颊发紧、流涎水、说话困难、头晕、背部肌肉紧张僵硬等急性中毒现象，可用甘草30 g或绿豆30 g煎水解毒。长期使用，则可能导致肌肉僵硬。然而，马钱子的优点在于不损伤肝肾功能，不在体内蓄积，其弊病是可以通过严格控制好剂量和适当的配伍来克服的。制马钱子每次服用量不超过0.3 g，每日不超过0.6 g，一般不会导致急性中毒。我自己曾经按照张觉人先生的介绍，用五石、五豆自制"毒龙丹"，亲自尝药，第一次服一粒胶囊，即0.4 g，没有反应；第二次服2粒胶囊，即0.8 g，半小时后，出现背部发紧、口中流涎、舌头发硬等症状，特意没有服药解毒，2小时后，自动缓解。我有意寻找能够克服马钱子不良反应的药物，尝试将马钱子与虫类药如蜈蚣、全蝎等配伍，即过量服马钱子，可以引起抽搐、角弓反张等神经症状，而蜈蚣、全蝎等虫类药，恰有平肝息风，治疗抽搐、痉挛等病症的效果，可以制约马钱子的不良反应。在西医的历史上，马钱子又是作为健胃药使用的，这对克服虫类药对胃的刺激有帮助。终于发现两者之间，有相须、相使的作用，因而创制了这首改订止痉散。

本案患者一诊后，带药回广东老家，我叮嘱他注意服药后的反应。几天后接到电话，告之头一天晚上服了第一次散剂，第二天早上的晨僵症就消失了，这是多年来没有过的，吃药有无疗效，他腰部的晨僵就是一个试金石。服药 2 年后，不仅疾病的发展得到控制，已经弯曲的脊柱逐渐变直，达到了较佳的疗效。患者有多年的乙肝小三阳，服药期间，多次化验，没有发现药物对肝脏有损伤。

我用含有马钱子、虫类药组合的制剂，治疗多种疾病达数百例，只要配伍得当，控制好每一次的用药剂量，谨慎用药，尚未出现过任何急、慢性中毒或对肝肾功能有损伤的案例。然而，近年来，我发现市场上凡是含有制马钱子的中成药，都已经下架，我所在的门诊部，也进不到制马钱子了。马钱子炮制过后，江湖医生给它取了一个响亮的名字"黄金顶"；丹道医家给它取了一个警醒的名字"毒龙丹"。很形象地概括出了这味药的两重性，说明古代医家已经认识到了这味药的利弊。治病的药物本来就是一柄双刃剑，有毒的西药何止数百种，但并没有轻易地废除，只是详细地、慎重地列举其适应范围和可能产生的毒性及不良反应。其实中药也应该如此规范。不知道是哪个部门？又凭什么？按理应该经过广泛讨论和征求中医临床医生的意见，千万不可武断地、粗率地把这种中医使用了几百年的良药轻率地废除并下架。

06. 腰骶部疼痛：尾椎骨隐裂（千年健方、二妙散、复元通气散）

任某，男，54 岁，2018 年 9 月 27 日初诊：尾椎处疼痛有 10 多年时间，疼痛与气候变化无关，不可久站，不可做重体力劳动。检查结果显示：L4/L5 向后突出并钙化，腰椎骨质增生。二便调，其他尚可。舌淡白，脉弦细。

水丸：千年健 180 g，龟甲、土鳖虫、三七、黄柏、苍术、威灵仙、乳

香、没药、牵牛子各 90 g，蜈蚣 30 条。每日 2 次，每次 9 g。

2019 年 2 月 23 日二诊：上方效，用药后疼痛全除。

| 延胡索 15 g | 炮穿山甲 2 g（白芷 10 g 代） | 木香 10 g | 牵牛子 10 g |
| 乳香 10 g | 没药 10 g | 苍术 30 g | 黄柏 30 g　7 剂 |

近来因提重物尾椎处又出现疼痛，望丸药巩固疗效。上丸药方乳香、没药减至 60 g，加续断、骨碎补各 90 g。每日 2 次，每次 9 g。

【辨治思维】多年前本人得到一个治疗尾椎骨疼痛的专方，不记得出自何书，出自何人，由千年健、龟甲、土鳖虫、三七组成，治疗该病特效，暂命名为"千年健方"。本方宜做药丸服，故再加二妙散、乳香、没药、蜈蚣等为水丸。一剂而十年旧疾豁然。二诊的复元通气散也是本人常用于治疗急性腰痛的效方。本方出自《太平惠民和剂局方》，由牵牛子、穿山甲、木香、小茴香、陈皮、延胡索、炙甘草组成。

07. 髋骨疼痛：股骨头坏死
（麻黄附子细辛汤、桂枝茯苓丸、蒲辅周百损丸、阳和汤）

胡某，女，65 岁，2009 年 11 月 10 日初诊：患腰腿疼痛 10 多年，从去年开始，出现左侧臀部以下骨头疼痛流胀、跛行，不能用力，每走十余步即须休息，怕冷，饮食二便尚可。西医诊断有腰椎骨质增生、椎间盘突出、左侧股骨头坏死。察之面色不华，舌暗淡，脉沉缓无力。拟用麻黄附子细辛汤、桂枝茯苓丸、百损丸、阳和汤加减：

麻黄 10 g	附子 10 g	细辛 5 g	肉桂 3 g	牡丹皮 10 g	桃仁 10 g
赤芍 10 g	白芥子 10 g	炮穿山甲 5 g	蜂房 10 g	鹿角胶 10 g	炮姜 5 g
土鳖虫 10 g	三七片 10 g	鸡血藤 30 g　7 剂			

11 月 20 日二诊：上方服后，疗效显著，流胀基本消失，痛稍减，拟用原方为蜜丸常服：

麻黄 10 g，附子 15 g，细辛、肉桂各 5 g，牡丹皮、桃仁、赤芍、茯苓各 10 g，干姜 5 g，乳香、没药各 10 g，三七 15 g，琥珀、血竭各 10 g，续断、补骨脂各 15 g，杜仲、骨碎补各 10 g，鸡血藤 15 g，炮穿山甲、白芥子、全蝎、蜂房各 10 g，鹿角胶、土鳖虫、白芍、自然铜、地龙、龟甲胶、海马各 15 g。2 剂，为蜜丸，每日 2 次，每次 10 g，大约可以服 2 个月。

2010 年 2 月 12 日三诊：上方服完 1 剂，疼痛大为减轻，跛行亦不明显，腿脚有力许多，能够行走几百米，近日来天气升温潮湿，腰腿又觉得有些酸胀，拟用原方加苍术、黄柏各 15 g，为蜜丸续服。一年后随访，病情稳定，行走自如，未继续检查。

【辨治思维】 麻黄附子细辛汤温阳散寒，走经脉；桂枝茯苓丸通阳活血，走络脉，两方合用，对于寒客经络、阳气受阻、血脉不通引起的肢体疼痛，往往有很好的疗效。然而对于这种或因寒气入骨，或因跌打损伤导致痰瘀交阻、股骨头得不到营养而坏死的顽疾来说，单凭以上两方温通的力量有所不逮。故合百损丸，此方出自《蒲辅周医疗经验集》，原方以补骨脂、骨碎补、杜仲、续断、肉苁蓉补肾，强筋壮骨；当归、黑豆、鸡血藤、牛膝补血、通经络、利腰膝；沉香理气，三七、血竭、琥珀活血止痛。全方补消兼施，药性平和。所适合的病机，应当是由瘀致虚、由虚致瘀、虚瘀夹杂的病证，特别适合于骨头的退行性疾病。我借鉴朱良春先生用动物药的经验，更将海马、全蝎、土鳖虫、鹿角霜等融入方中，多年以前，用来治疗中老年腰腿退行性骨病，取得普遍的疗效。在本案中，我尝试将两首经方温通的作用与此方治疗骨病的效果结合起来，治疗股骨头坏死，初步积累了一点经验。

08. 臀部酸痛、肌肉萎缩：股骨头骨折术后恢复
（阳和汤、二妙散）

胡某，女，37 岁，2018 年 10 月 11 日初诊：左侧股骨头骨折术后 10 个月余。体格检查：左侧臀部酸痛且肌肉萎缩，骨折缝已消失，三根钢钉暂未取出，受伤侧胯骨硬如磐石，行走无力，间歇性跛行。既往有过敏性鼻炎，太阳穴处经常痛，咽喉疼痛。饮食、二便、睡眠均尚可。

| 乌梅 30 g | 辛夷 10 g | 苍耳子 10 g | 石菖蒲 10 g | 黄芩 10 g | 玄参 10 g |
| 川芎 30 g | 白芷 15 g | 蜈蚣 5 g | 薄荷 10 g | 合欢花 10 g | 7 剂 |

水丸：骨碎补、鸡血藤各 90 g，牵牛子 60 g，皂角刺、金银花各 50 g，延胡索、苍术、黄柏各 60 g，鹿角胶、阿胶各 90 g，海马 50 g，乳香、没药、续断各 60 g，紫河车、三七各 90 g，土鳖虫 60 g，麻黄 50 g。每日 2

次，每次9 g。

2019年1月15日二诊：股骨头骨折术后14个月，服药后疼痛明显缓解，间歇性跛行缓解。股骨头术后未有任何的坏死或者血液循环不好的趋向。眠差，夜间盗汗、多梦，口干，纳食不佳。左侧臀部肌肉萎缩未有明显疗效。

葛根50 g	黄芩10 g	黄连10 g	黄柏30 g	玄参30 g	麦冬15 g
生地黄30 g	知母10 g	地榆30 g	砂仁10 g	酸枣仁30 g	炙甘草10 g
7剂					

水丸：骨碎补、鸡血藤各90 g，牵牛子60 g，土鳖虫90 g，白芷50 g，延胡索、黄柏各90 g，乳香、没药各60 g，三七、续断各90 g，柴胡60 g，龟甲、紫河车、鹿角胶各90 g，白芥子60 g，麻黄30 g。每日2次，每次9 g。

服后诸症改善，臀部肌肉逐步恢复。

【辨治思维】本案股骨头骨折一年后，恢复不够理想，左侧臀部酸胀疼痛且肌肉萎缩。我曾经以《外科证治全生集》阳和汤治愈股骨头坏死导致肌肉萎缩，见载于《彭坚汤方实战录》第213页，阳和汤由熟地黄、鹿角胶、炮姜、肉桂、麻黄、白芥子、甘草组成，药性偏温，而本案肌肉酸胀、咽喉疼痛，是有湿热夹阴虚，不完全适合，故以二妙散为主，加忍冬藤清热解毒，取阳和汤意，加麻黄、白芥子、三七、土鳖虫、牵牛子、鹿角胶、阿胶、海马、紫河车、骨碎补、续断等，通中有补，加延胡索、乳香、没药等止痛。做药丸服3个月，取得基本疗效。

09. 痿痹：类风湿关节炎、下肢先天性软骨发育不良？

（振颓丸）

曾某，女，26岁，未婚。2005年4月28日下午初诊：当时细雨纷纷，由一个年轻男人背进诊室。患者面容惨淡，呻吟不已，两膝疼痛，不能行走。每天关节疼痛，遇冷时疼痛加剧。外出深圳几年，在一个为照顾残疾人开办的私人工厂打工谋生，因为近来腿膝疼痛剧烈发作，不得已回家休息，已经卧床1个月。

患者自诉6岁时走路吃力，10岁时明显，省某儿童医院怀疑是类风湿性关节炎，但未采取相应的治疗措施，16 岁时四肢关节疼痛，尤其以下肢为剧，2000 年即患者 18 岁时，在湘雅某医院第一次诊断为类风湿关节炎，治疗后效果不显。2003 年 5 月 30 日，经 X 线诊断为类风湿关节炎，并有骨质损伤，湘雅某教授怀疑是因为父母近亲结婚导致的先天性软骨发育不良，治疗后也无明显好转。长期受到疾病折磨的痛苦。

察其下肢关节已经变形，部分肌肉萎缩。口不渴，大小便正常。舌淡白，脉细缓。此为肾虚有寒，且久病入络，当补肾壮骨，活血通络。处以丸剂：

制马钱子 15 g，炙川乌、炙草乌、三七、血竭、琥珀、乳香、没药、全蝎各 30 g，蜈蚣 10 条，土鳖虫、地龙、紫河车各 20 g，大海马 1 对，鹿茸 3 g，龟甲、续断、补骨脂、巴戟天、狗脊、三七各 20 g，血竭、琥珀各 10 g。研末，为蜜丸，每日 2 次，每次 9 g，餐后用开水送服。

6 月 4 日二诊：服药后，疼痛逐渐好转，已经能下地行走，舌微红，口微渴，上方去龟甲加石斛 30 g 以养胃阴。

7 月 9 日三诊，8 月 22 日四诊：情况一直稳定，因为天气湿热较重，随症加入黄柏、茵陈等清利之品。

12 月 19 日通过微信交流五诊，仍然用初诊方。

2006 年 2 月 15 日六诊：经过近 10 个月的治疗，患者已经行动自如，关节基本不痛，只是在天气太冷时，偶尔疼痛。下肢肌肉萎缩明显改善，行走较前有力，面部已有血色。舌淡红，脉细缓。

原方去制马钱子，加蕲蛇、肉苁蓉、龟胶、鹿胶各 30 g，为蜜丸，每日 2 次，每次 9 g。

患者坚持服药不断，已经基本治愈，不但可以料理日常生活，并且于一年前恢复外出打工。2010 年结婚，至今小孩已经 6 岁。但每年仍然要按照 2 个月的剂量做一剂药丸，疼痛时，间或服用。

【辨治思维】本案无论西医诊断属于类风湿关节炎还是先天性软骨发育不良，都是十分难治的疾病，而且这两者在用药上是相互矛盾的，由于长期诊断不明和多年失治，导致患者成年后骨节变形，肌肉萎缩，关节疼痛，不能行走。从证候表现来看，本病当属于中医骨痿、筋痿、痹证范畴，在治疗上不易兼顾，在用药上需标本结合，又因为属于沉疴之疾，故不宜用煎剂涤荡，当以丸散为主缓图。这首处方中最重要的药物，仍然是制马钱子，即《串雅》中所称的黄金顶。在《医林改错》中，马钱子配地龙称为"龙马自来丹"；在《医学衷中参西录》中，马钱子配乳香、没药、蜈蚣、穿山甲、当归、人参、白术称为"振颓丸"；在《外科证治全生集》中，马钱子配穿山甲、附子称为"祛风逐湿散"，近人称为"虎挣丸"，在《救急金丹》中，马钱子配乳香、没药、儿茶、炙草乌、甘草称作"通筋透骨丸"。在所有中药中，既可止痛，又能振痿的药物，无过于这味药。我参考了以上处方，特别是参考了振颓丸的用方思路，故以制马钱子为主药，藉其雄劲之力，止痛振痿，以炙川乌、炙草乌温寒止痛，以三七、血竭、琥珀、乳香、没药活血止痛，以全蝎、蜈蚣、蕲蛇、土鳖虫、地龙等大队虫类搜剔药息风、通络、消瘀、散结止痛，此为治标；以续断、补骨脂、巴戟天、肉苁蓉、狗脊补肾强脊而治本，尤以紫河车、大海马、鹿茸、龟甲、蕲蛇、龟胶、鹿胶等动物药，借诸多"血肉有情之品"，填补先天，营养筋骨，以起沉疴。初服即止痛有效，服之数年，虽然未能使得已经变形的膝关节得以改善，但下肢萎缩的肌肉大部分恢复，体质增强，基本不痛，可以正常行走和工作，使患者的生活质量大大提高。同时，长期服药达5年以上，也未见任何不良反应。

10. 膝盖疼痛：膝关节退行性病变
（青娥丸、二妙散、活络效灵丹、复元通气散）

靳某，女，64岁，2017年12月26日初诊：右膝关节退行性骨关节炎，右膝关节积液，半月板磨损及变性，膝关节部位疼痛，需要挂拐行走，脚走路亦无力。先天仅一个肾脏，尿频尿急，腰痛，不能做重体力活。大便尚可，饮食无碍，睡眠安稳。

水丸：苍术、黄柏、补骨脂、紫河车、杜仲各90 g，牵牛子、延胡索各60 g，乳香、没药各50 g，牛膝、当归各60 g，皂角刺50 g，淫羊藿、威灵仙各60 g，土鳖虫、续断、木瓜各90 g。每日2次，每次9 g。

2018年3月20日二诊：服上方膝关节疼痛缓解，但依旧不得力，腿酸软，需要拐杖帮助行走。尿频尿急。

水丸：桂枝90 g，茯苓、牡丹皮、桃仁、赤芍、土鳖虫、续断、木瓜、苍术、黄柏、杜仲、乳香、没药、牵牛子、白芷各60 g，淫羊藿、紫河车各

90 g。每日 2 次，每次 9 g。

6 月 5 日三诊：服完上两方膝关节疼痛几乎完全缓解，腿部力量增加，可以去杖行走，但膝关节活动不自如，怕冷，不利于远行，尿频尿急未缓解。饮食、大便均正常。

水丸：仙鹤草 90 g，仙茅 60 g，淫羊藿、木瓜、续断、苍术、黄柏、土鳖虫各 90 g，乳香、没药各 60 g，紫河车 90 g，白芷 50 g，当归、牵牛子各 60 g。每日 2 次，每次 9 g。

服完这一剂药丸，病情稳定，未再服药。

【辨治思维】这种膝盖退行性疾病很难处理，西医主张换关节，这应该是最佳选择，但是在中国，不容易做到，多数选择保守疗法。本案初诊以青娥丸、二妙散、活络效灵丹、复元通气散加减为丸，补肾、祛湿、活血、止痛。二诊合桂枝茯苓丸，加强活血作用。三诊患者主诉"很怕冷"，这是肾气衰退所致，故再加仙鹤草、淫羊藿（仙灵脾）、仙茅温阳。名老中医甘祖望称这"三仙"为天然激素，有提高免疫功能作用。

11. 足跟疼痛：筋膜炎、骨刺（青娥丸、止痉散、彭氏陈醋泡足跟方）

周某，男，57 岁，2018 年 10 月 6 日初诊：腰椎疼痛，引起两个足跟疼痛（太溪、昆仑穴位置），疼痛时足背拘紧不适，行走困难，足跟肿大。颈椎也时感酸胀不适，需经常服用止痛片。其他尚可。

水丸：乳香、没药、延胡索、苍术、黄柏、牛膝各 90 g，蜈蚣 30 条，全蝎 30 g，续断、三七、木香各 90 g。每日 2 次，每次 9 g。

彭氏陈醋泡足跟方：乳香、没药各 15 g，急性子、石见穿、透骨草、威灵仙各 30 g，浓煎或者用免煎剂，陈醋两瓶纳诸药加热，浸泡双足跟，每日 1 次，每次泡 15 分钟，可反复加热使用。

11 月 17 日二诊：腰痛、足跟疼痛都有明显缓解，行走无碍，足跟肿大消除。腰痛尚存少许，其他无不适感。

水丸：续断 90 g，补骨脂 60 g，杜仲、苍术、黄柏、当归、川芎各 90 g，全蝎、蜈蚣各 30 g，三七 90 g，木香 60 g，延胡索、牵牛子各 90 g。每日 2 次，每次 9 g。

外用同上，继续每日泡足跟。

2019 年 1 月 10 日三诊：腰痛缓解，足跟痛也几乎痊愈，行走如常，久行久坐仍会出现轻度痛感，但服丸药期与常人无异样。

水丸：补骨脂、骨碎补、千年健、土鳖虫、三七、续断、杜仲、鸡血藤、黄柏、苍术、熟地黄、龟甲各 90 g，蜈蚣 50 条，牛膝 90 g。每日 2 次，每次 9 g。

药酒：熟地黄、菟丝子、巴戟天、三七、当归、鸡血藤各 90 g，乳香、没药各 60 g，骨碎补、枸杞子各 90 g，海马 30 g，丁香 10 g，狗脊 90 g，砂仁 10 g。白酒 2 500 mL，浸泡一周后，每晚服 50 mL。

服完药丸及药酒后，脚跟疼痛消失，行走正常。

【辨治思维】本案跟痛证在临床所见甚广，多与筋膜炎、骨刺有关，中医责之肾虚瘀阻。一诊用活络效灵丹、二妙散、止痉散三方加减，并用药醋泡脚跟，疼痛得以缓解。二诊、三诊均活血去湿止痛，兼以补肾壮骨。最后以药酒收功。其中的药醋方，是我在临床摸索多年所得，对于跟痛证无论是筋膜炎或者长骨刺，均卓有成效。

12. 脱疽：血栓闭塞性脉管炎（四妙勇安汤）

王某，女，80 岁，2018 年 3 月 10 日初诊，因血栓闭塞性脉管炎，右脚大踇趾与二脚趾趾甲缺失，患处疼痛并出现坏疽（脱疽），发木、发麻无知觉，脚背牵扯痛，行走不良。饮食、大小便、睡眠均无障碍。

| 玄参 30 g | 当归 30 g | 忍冬藤 30 g | 甘草 10 g | 黄芪 30 g | 乳香 10 g |
| 没药 10 g | 石斛 15 g | 三七 5 g | 14 剂 | | |

3 月 29 日二诊：服药期间疼痛有所缓解，停药后疼痛麻木反弹。

玄参 30 g	苍术 30 g	黄柏 30 g	当归 30 g	忍冬藤 30 g	甘草 10 g
黄芪 50 g	乳香 10 g	没药 10 g	石斛 30 g	三七 10 g	牵牛子 10 g
10 剂					

4 月 10 日三诊：右脚脚趾脱疽，目前脚背面牵扯疼痛得厉害。

| 紫花地丁 30 g | 蒲公英 30 g | 忍冬藤 30 g | 牛膝 15 g | 石斛 15 g | 乳香 10 g |
| 没药 10 g | 黄芪 30 g | 当归 10 g | 甘草 10 g | 7 剂 | |

水丸：玄参 180 g，黄芪、石斛各 90 g，乳香、没药各 60 g，丹参、忍

冬藤、紫花地丁、川牛膝各 90 g，当归、白芷各 60 g，蒲公英 90 g。每日 2
次，每次 9 g。

6 月 26 日四诊：服丸药期间脚背面牵扯痛好转，脚尖的麻木症状也有
所减轻。可行走，但不宜运行。大便干结。想继续巩固疗效为丸缓图。

| 蒲公英 30 g | 紫花地丁 30 g | 乳香 10 g | 没药 10 g | 牛膝 30 g | 当归 30 g |
| 玄参 30 g | 石斛 30 g | 白芷 10 g | 忍冬藤 30 g | 7 剂。 | |

水丸：乳香、没药各 60 g，三七、土鳖虫、川牛膝、白芷、紫花地丁、
石斛、当归、蒲公英、水蛭各 90 g，大黄 60 g，玄参 90 g。

【辨治思维】本案主要运用《验方新编》四妙勇安汤为主方，原书记载
本方以治疗脱疽为主，清热凉血解毒，是中医治疗闭塞性脉管炎的专方之
一。患者右下肢趾头已经坏死脱落 2 个，仍然疼痛麻木，有继续发展倾向，
故以此方为主，加乳香、没药、三七活血止痛，黄芪、石斛益气养阴。然
后做药丸。经过整整一年，多达十诊治疗，终于不再疼痛麻木，阻止了继
续发展。

此外，《验方新编》中的原方，本来并无方名，是现代医家取名的，据
我点评《石室秘录》时发现，原来此方出自《石室秘录》，书中用大剂量金
银花为主，组成各种治疗痈疽毒疮的方剂，四妙勇安汤即其中的一首。目
前，此方广泛运用于治疗各种疾病。忍冬藤即金银花的藤，因为金银花价
格昂贵，故改用忍冬藤。况且花性向上，用于头面，藤蔓则善走经络四肢。

第类——皮肤病

一

痤

疮

（1 例）

痤疮：皮脂腺分泌旺盛
（桂枝茯苓丸、黄连解毒汤、牛角地黄汤、仙方活命饮、五味消毒饮）

医案一 尚某，女，27 岁，2010 年 6 月 15 日初诊：脸上长痤疮几年，色红密集，挤压时疼痛，有白色分泌物，每月经前加重。4 月份未行经，5 月份行经 2 次，6 月份尚未来月经，常经期紊乱，经色暗、经量较少，偶尔有血块，腹不痛，大便难解，一年四季手足冷，察之面色晦暗，皮肤油重。舌暗红、苔黄腻，脉弦细。处以桂枝茯苓丸合黄连解毒汤、仙方活命饮加减为丸：

肉桂、茯苓、牡丹皮、桃仁、赤芍、大黄、栀子、黄连、黄芩、黄柏各 10 g，连翘 15 g，乳香、没药各 5 g，天花粉、浙贝母各 10 g，皂刺、炮穿山甲各 5 g。3 剂为蜜丸，每日 2 次，每次 10 g，餐后开水送服，大约可以服一个半月。

8 月 3 日二诊：上方服完后，手足冷、大便秘结显著改善，脸上痤疮不再发作，但月经仍然不对期，原方继续服一料，并以加味逍遥散调治，数月而愈。

医案二 刘某，女，24 岁，2009 年 10 月 5 日初诊：从 18 岁起开始长痤疮，延绵不断，天热时痤疮变红、变大，甚至化脓，触之疼痛，月经提前、量多，大便偏干结。察之面色红，舌苔薄黄，脉沉涩。处以桂枝茯苓丸合牛角地黄汤、五味消毒饮为丸：

桂枝、茯苓、牡丹皮、桃仁、赤芍、大黄炭、黄连、黄芩各10 g，水牛角15 g，生地黄、金银花各30 g，连翘、蒲公英、野菊花、紫花地丁各15 g，天葵子10 g。3 剂为蜜丸，大约可以吃2 个多月，每日2 次，每次10 g。

12 月7 日二诊：服上方后，痤疮开始好转，月经提前、量多的情况改善，大便通畅，脉舌如前，仍然用原方为蜜丸继续服。3 个月后以原方去五味消毒饮加凌霄花、茜草、藏红花为蜜丸，以消除痤疮留下的瘢痕，告知避免熬夜，不吃辛辣、发物及油炸食品。

【辨治思维】痤疮为青年男女易患的疾病，现今中年人发病的亦不少，除了西医认为的雄激素过高容易导致之外，日常油脂、蛋白质摄入过多，抽烟、喝酒、熬夜，也是其中重要的原因。中医一般从火毒炽盛或湿热蒸熏两途入手治疗，用五味消毒饮、仙方活命饮、黄连解毒汤等煎剂，有时有效，有时无效，爆发期有效，慢性期无效，长期服用则患者感到全身乏力，食欲下降，此为过用寒凉所致。临床报道桂枝茯苓丸加大黄可以治疗痤疮，通过通阳活血的途径使郁火消散，痤疮平息，患者多有手足冷、大便不畅等证候。但较为严重的痤疮，此方则效果不理想。以上说明痤疮的治疗，需要通阳活血与清热解毒两者结合。我常以桂枝茯苓丸加大黄为主，痤疮散大、红肿为甚者，则合用五味消毒饮；痤疮硬结、分泌物多者，则合用仙方活命饮；痤疮密集、油脂较多者，则合用黄连解毒汤。患者明显有手足冷、舌质暗的，桂枝改用肉桂，加强其通阳的作用；大便稀溏的，去大黄，酌加少量干姜；月经提前量多色红的，合用犀角地黄汤凉血；皮肤油脂特多的，加猪牙皂角化痰。一概制成水丸，便于缓图，长期服用，以避免汤剂的寒凉过度。配合得当，临床效果颇佳。

五味消毒饮出自《医宗金鉴》，共5 味药，均具清热解毒散结的作用。其中金银花入肺经，可解上焦热毒；野菊花入肝经，可清肝胆火毒；蒲公英入肝经、胃经，可清中焦之火，泄下焦湿热，与紫花地丁相配，善清血分热结；天葵子入三焦，善清三焦之火。五味药合用，气血同清，三焦并治，成为治疗痈疽毒疮的要方。

二

荨麻疹

（2 例）

01. 风坨：荨麻疹（麻黄连翘赤小豆汤、乌梅丸）

周某，女，32 岁，2014 年 4 月 25 日初诊：患者得荨麻疹 10 多年，每遇天气变化时即全身起"风坨"，部位不定，多时达 100 多个，这次发作是前几天外出春游所致，已经 3 天，服了"阿司咪唑（息斯敏）"等西药和其他抗组胺药，不见好转。平时既怕冷又怕热，月经尚可。察之全身皮肤多处红色疹子，颜色鲜红，大如棋子，小如玉米，越搔越痒。舌淡红、有薄黄苔，脉细数。处方：

麻黄 10 g	连翘 15 g	赤小豆 30 g	杏仁 10 g	炙甘草 10 g	白鲜皮 15 g
生姜 10 g	大枣 10 g	蝉蜕 6 g	僵蚕 10 g	紫草 15 g	乌梅 15 g
3 剂					

4 月 29 日二诊：上方服后，荨麻疹即消失。患者要求做药丸吃，以求断根。处方：

乌梅 90 g，桂枝 60 g，细辛、花椒、干姜、麻黄、炙甘草各 30 g，黄连、黄柏各 50 g，当归 60 g，黄芪、乌梢蛇各 90 g，蝉蜕、僵蚕、防风各 50 g，荆芥 30 g，苦参 50 g，白鲜皮 60 g，蛇床子、地肤子各 50 g。做水丸，每日 2 次，每次 5 g，餐后开水送服。可服 3 个月。

2015 年 5 月因为别的病来就诊，告知一年中，荨麻疹始终未发。

【辨治思维】荨麻疹俗称"起风坨"，正式名称为风瘙隐疹。《诸病源候论》云："邪气客于皮肤，逢风寒相折，则起风瘙隐疹。"《伤寒论》中的麻黄汤、桂枝汤、桂麻各半汤等，都可以用之治疗属于风寒外束的荨麻疹，疗效卓著。本案病程10余年，从表现症状来看，属于寒热错杂，但就诊时，正逢春季，感受风热、湿热之邪，麻桂制剂不适合，故初诊用麻黄连翘赤小豆汤，以祛风、清热、去湿、止痒。

麻黄连翘赤小豆汤出自《伤寒论》第262条，原文云：

"伤寒瘀热在里，身必发黄，麻黄连翘赤小豆汤主之。"

原方共10味药，以麻黄、杏仁、炙甘草宣肺解表，生姜、红枣调和脾胃；以连翘、赤小豆、梓根白皮祛风、去湿、清热，梓根白皮如今药店不备，常用桑白皮代替。通过发汗、解表、清热、祛湿，使得瘀积在里的黄疸由表而散。在治疗荨麻疹时，我以白鲜皮代替梓根白皮，再加蝉蜕、僵蚕祛风止痒，紫草解毒，乌梅收敛，加强全方的治疗效果。

我进一步认为：通过对麻黄连翘赤小豆汤方剂的解析，了解到本方适合的病机，就可以解开《伤寒论》中的一个千古悬案，即：后世温病学家认为《伤寒论》治疗温病初起有证无方。其实有方，麻黄连翘赤小豆汤就是《伤寒论》中治疗温病初起的主方。

《伤寒论》是一部全面论治外感热病的伟大著作，既包括了伤寒病，也包括了温病，书中论述伤寒病的条文很多，并有相应的方与证，如治疗风寒表虚证有桂枝汤，治疗风寒表实证有麻黄汤，而论述温病的条文仅有一条：

"太阳病，发热而渴，不恶寒者，为温病，若发汗已，身灼热者，为风温。"

由于这一条文"有证无方"，致使后世温病学派认为：《伤寒论》只能治疗伤寒，不能治疗温病。因为温病初起，需要辛凉透表，散热祛湿，不能用麻黄汤、桂枝汤一类辛温解表方，若误用之，则会出现"发汗已，身灼热"。虽然温病学家从发现《伤寒论》原文的这一"阙如"入手，开创了一个新的学派，对外感热病的认识和治疗做出了杰出的贡献，但他们对《伤寒论》的认识，显然是不客观公正的。后世许多伤寒学派的名家为此进行了反驳，但几乎没有人论及麻黄连翘赤小豆汤。我认为：这首方就是治疗温病初起的主方，可以与治疗伤寒病初起的麻黄汤、桂枝汤并列。

以"方证病机对应"的方法学习《伤寒论》，不能将方和证机械地套用，刻舟求剑，更重要的是吃透制方的原理，了解方所对应的病机，才能够真正掌握《伤寒论》的精髓，拓展经方的运用范围。麻黄连翘赤小豆汤根本不是治疗黄疸病的专方，方中也没有一味治疗黄疸病的专药，故《金匮要略》"黄疸病篇"没有收载此方，只列入了茵陈蒿汤、栀子柏皮汤、栀子大黄汤等专方。我认为：麻黄连翘赤小豆汤治疗黄疸，只是张仲景的一种例举，说明通过宣肺、解表、清热、祛湿，可以使得在体内的瘀热由表而散，当黄疸病有表证时，这种"开鬼门"的方法，能够达到最佳治疗效果。这种思维方法，比我们许多人提倡的"专病、专方、专药"治病的设想，不知道要高明多少倍，学会运用这种思维方法，才算是掌握了辨证论治的精髓。显而易见，麻黄连翘赤小豆汤具有宣肺、解表、祛风、清热、去湿的透邪作用，与温病初起，风热挟湿，表证不开的病机是完全相应的，我在临床，曾经长期运用银翘散治疗温病初起，发热、咳嗽、无汗或少汗，但总感到此方透邪的力量不大，祛湿的力量不够，后来改用麻黄连翘赤小豆汤，则发汗、退热、宣肺止咳的效果超过银翘散。许多中医临床名家在使用银翘散时，往往加麻黄，也是意识到了银翘散的局限性。因此我主张：应当把麻黄连翘赤小豆汤作为《伤寒论》治疗温病初起的第一方。我运用此方去桑白皮加白鲜皮、蝉蜕、僵蚕、紫草、乌梅治疗荨麻疹，也是效法张仲景的"例举"，把"方证对应"的思维方法进一步提升到"方证病机对应"的思维水平。掌握了麻黄连翘赤小豆的制方原理及其适合的病机，则可以大大拓展其运用范围。

因为患者得荨麻疹多年，呈现寒热错杂、虚实夹杂的证候，故二诊用乌梅丸去人参，改黄芪益气固表，并加多种祛风止痒收敛之品，做药丸以防止复发。此外，《伤寒论》中的桂枝麻黄各半汤、桂枝二麻黄一汤，都是治疗荨麻疹属于风寒一类的妙方，与麻黄连翘赤小豆汤形成寒热不同的对方。

02. 皮肤瘙痒：慢性荨麻疹（麻黄连翘赤小豆汤、牛角地黄汤）

郭某，女，38岁，2019年5月4日初诊：全身皮肤瘙痒4年余，服消风散不效，发作时挠抓不能止，皮肤表面红、有划痕状，脸上皮肤干燥，少华，发作时亦与身痒无异，但过一两日自动消失，不留痕迹。多方医治，不见疗效，睡眠尚可。平素经量少、伴瘀、准时，未有发胖迹象，血脂高、转氨酶稍稍偏高。易上火，不怕冷，睡眠不佳，饮食尚可，二便调。

麻黄 10 g	连翘 30 g	赤小豆 30 g	杏仁 10 g	生姜 10 g	大枣 10 g
乌梢蛇 10 g	乌梅 10 g	浮萍 10 g	白鲜皮 30 g	蝉蜕 10 g	僵蚕 10 g
7 剂					

5 月 11 日复诊：服上方效佳，全身瘙痒基本已无，仅余脸上轻微瘙痒，平日易上火，主要表现在食辣口中长疱，睡眠不佳依旧。月经量少、伴瘀血块。

生地黄 30 g	地骨皮 30 g	白鲜皮 30 g	浮萍 10 g	黄芪 30 g	防风 10 g
麻黄 10 g	连翘 30 g	赤小豆 30 g	乌梢蛇 10 g	乌梅 10 g	赤芍 10 g
牡丹皮 10 g	水牛角 15 g	7 剂			

【辨治思维】本案一诊同前案，用麻黄连翘赤小豆汤加减治疗，虽然没有不出汗的表证，但内火重、有瘀阻的证候明显，且大便不干结，故仍然用"开鬼门"之法，使瘀热从表而出，并且在原方基础上再加蝉蜕、僵蚕、浮萍外透。7 剂后，荨麻疹大部分消失。二诊月经将来，平素月经量少有瘀血，故原方合牛角地黄汤。

三

隐

疹

（3 例）

01. 老年人皮肤干燥、瘙痒：皮肤瘙痒（当归饮子）

李某，男，63 岁。2013 年 11 月 14 日初诊。患者皮肤瘙痒七八年，每到秋冬季节易发，开春即愈。最近已经发作了一个多月，每到晚上即痒，睡热了被子或洗热水澡则更甚。察之痒处，皮肤并不红肿，皮疹颜色较淡，面色少华，皮肤干燥，手足开裂，大便偏干。舌淡，脉细缓。处方：

生地黄 15 g　　当归 10 g　　川芎 5 g　　赤芍 10 g　　黄芪 10 g　　何首乌 15 g

甘草 10 g　　荆芥 10 g　　防风 10 g　　白蒺藜 15 g　　14 剂

服上方后，皮肤已经不痒。嘱咐以阿胶、龟甲胶、鹿角胶等分蒸化，每日服 1 次，每次 3 g，连服一个冬天。服半个月后，皮肤潮润有光泽，1 个月后，手足开裂已经愈合。

【辨治思维】当归饮子见于《医宗金鉴》，此方由生地黄、当归、川芎、赤芍、黄芪、何首乌、甘草、荆芥、防风、白蒺藜 10 味药组成。本方是在养血名方四物汤的基础上，加何首乌滋养肝肾之阴，黄芪益肺气、润肌肤，荆芥、防风、白蒺藜祛风止痒，甘草和中。偏血虚者适合使用。瘙痒时间较久，或皮肤上留有黯红色印痕，加红花 5 g、桃仁 10 g；头晕，加天麻10 g、鸡血藤 15 g。

中老年人皮肤瘙痒，多属于"血虚生风"。从我的临床经验来看，本方治疗老年皮肤瘙痒有卓效，但一般需要服 7 剂以上才能完全治愈。中医有句名言："治风先治血，血行风自灭。"本方即以养血、活血为主要治疗宗旨。但血不能骤生，故服用时间较长。

02. 皮肤瘙痒：老年瘙痒症、淋巴瘤
（当归饮子、消瘰丸、当归补血汤、琼玉膏）

高某，男，74 岁，2019 年 1 月 12 日初诊：眼睛下眼睑长一包块，边界清，内可移动有一年余，眼睛流泪。胸腔少量积液。皮肤瘙痒 10 多年。每天晚饭后开始身痒，半小时可止。肺部多发性淋巴结，嗜睡、疲劳。双肾惰性淋巴瘤。面色青黄，贫血。舌脉如常。

黄芪 30 g	当归 10 g	乌梢蛇 10 g	生地黄 30 g	川芎 10 g
赤芍 10 g	白蒺藜 30 g	首乌 30 g	荆芥炭 10 g	皂角刺 10 g
鸡血藤 30 g	白鲜皮 15 g	乌梅 10 g	神曲 10 g	茜草 10 g　15 剂

2019 年 1 月 26 日二诊：服上方嗜睡改善，身痒也显得稍缓，上眼睑肿，眼睛下的包块依旧。睡眠可、梦多。脸色未改善，精神面貌稍比前诊增色。双肾淋巴瘤、胸腔积液未检查。

黄芪 30 g	当归 10 g	浙贝母 15 g	玄参 15 g	乌梢蛇 15 g	生地黄 15 g
白蒺藜 30 g	首乌 30 g	7 剂			

水丸：黄芪、乌梢蛇各 90 g，生地黄、当归、川芎、赤芍各 60 g，白蒺藜 90 g，首乌、荆芥炭、皂角刺各 60 g，鸡血藤、白鲜皮、壁虎、土鳖虫、鳖甲、酸枣仁、玄参、浙贝母、牡蛎各 90 g，皂角刺 50 g。每日 2 次，每次 9 g。

8 月 3 日三诊：皮肤瘙痒近痊愈，贫血严重，双肾惰性淋巴瘤，嗜睡、晚上打呼噜。二便调，纳食、睡眠均可。白天精神差。时觉腰痛。

黄芪 50 g	当归 10 g	人参 10 g	三七 10 g	仙鹤草 90 g	鸡血藤 30 g
10 剂					

水丸：水蛭 90 g，鳖甲 60 g，土鳖虫 90 g，三七 60 g，鸡血藤、浙贝母、玄参、牡蛎、蛴螬、壁虎各 90 g，灵芝孢子粉 40 g，神曲 60 g。每日 2 次，每次 9 g。

9月17日四诊：服上方精神状态方面仍疲劳乏力，皮肤瘙痒睡眠等均有所改善，脸上的老年斑也稍见淡化，患者自述头顶的白发少量转黑。左眼睑下方的肿块比第一诊时减少一半大小。血常规和双肾惰性淋巴瘤未复查。呼吸声较重。其他亦尚可。

黄芪50 g	当归10 g	人参10 g	仙鹤草90 g	三七10 g　7剂

水丸：水蛭、土鳖虫、鳖甲、玄参、牡蛎、蛴螬、壁虎、三七、鸡血藤各90 g，灵芝孢子粉40 g。每日2次，每次9 g。

10月19日五诊：嗜睡，稍有贫血。口干晚上尤甚，舌红。身上的淋巴结已减少80%。大便尚可，左侧下眼睑的一包块物几乎已消退。饮食睡眠尚可。

西洋参10 g	生地黄30 g	熟地黄10 g	麦冬15 g	天冬10 g	玄参30 g
石斛10 g	仙鹤草90 g	天花粉10 g	14剂		

服后口干好转。

【辨治思维】本案感觉的症状是顽固性的老年瘙痒症，没有感觉的淋巴瘤等肿块。故一诊主要用煎剂当归饮子加减，先解决瘙痒难受的问题。二诊有效，继续用一诊煎剂，同时做药丸，以消瘰丸加诸多虫类药，消除淋巴结等肿块。三诊、四诊因为贫血，煎剂改用当归补血汤加减，丸剂基本照旧。五诊各种情况均有好转，出现口干、舌红等阴虚现象，故用琼玉膏加减益气养阴收尾。

03. 血风疮：皮肤瘙痒（两地汤）

陈某，女，72岁，2009年4月15日初诊：患者经常性皮肤瘙痒，痒之钻心，搔之起红疹，平素比一般人怕热，冬天也不能开热空调，每沾辛辣之品则身痒，血压偏高，用降压药能够控制。察之痒处，疹子颜色鲜红，面色红润，皮肤有光泽，口干，大便干结。舌红、有薄黄苔，脉细滑。处方：

生地黄30 g	地骨皮30 g	麦冬15 g	玄参15 g	赤芍15 g	阿胶10 g
黄柏10 g	知母10 g	茜草15 g	豨莶草15 g	鹿衔草15 g	牡丹皮10 g
水牛角15 g	白鲜皮15 g	地肤子15 g	火麻仁30 g	14剂	

服后，皮肤已不痒。原方做蜜丸善后。

【辨治思维】两地汤出自《傅青主女科》，由生地黄、地骨皮、麦冬、玄参、白芍、阿胶6味药组成，是治疗阴虚血热、月经提前而量少的主方，有养血、凉血的功效，我改白芍为赤芍，加三草（茜草，豨莶草，鹿衔草）、二皮（牡丹皮，白鲜皮）、一子（地肤子）、一角（水牛角），以凉血、息风、止痒。偏血热者适合使用。若便秘加火麻仁30 g，腹泻加神曲，妇女阴痒加苦参10 g、蛇床子15 g。

皮肤瘙痒临床非常多，特别是在秋冬气候干燥的季节，容易发生。中医把皮肤瘙痒的病症大多数归结于"风"，因为风性"善行而数变"，皮肤瘙痒往往痒无定处，时好时发，符合风的特点。风有两种，一种是外风，即外来之风。有的人每当天气变化的时候，或者出门一遇冷空气，皮肤即起疙瘩而瘙痒，西医称为荨麻疹或皮肤过敏，中医当作外风治疗。一种是内风，即由内在的因素而生的风。皮肤瘙痒，特别是老年瘙痒症，中医一般归结于"血虚生风，血热生风"，与老年人阴血虚、津液不足有关，这两者虽不能截然分开，但从证候来看，"虚"和"热"的区别还是很明显的。血虚、血热引起皮肤瘙痒的共同特点是：遇热即痒，夜间比白天痒，越搔越痒，搔之起小红点或一条条血痕，不出水，不起大疙瘩。

—四—

湿疹、红斑

（4例）

01. 湿疹（消风散）

王某，男，25岁，2012年6月15日初诊：全身皮疹已经8年，找过无数中西医专家治疗，外治内服药均用过，总是屡好屡发。开始只是脚上有皮疹，近2年来扩展到全身，再治则无效。察之上下肢及胸背都有皮疹，颜色微红，略高出皮肤，搔之出水，越搔越痒，大便微干。舌淡红、舌苔黄白相间，脉弦。处以丸剂：

荆芥、防风、蝉蜕各30 g，牛蒡子50 g，当归、生地黄、火麻仁各60 g，苍术、苦参各50 g，木通30 g，知母50 g，石膏60 g，甘草30 g，白鲜皮60 g，蛇床子50 g，木鳖子30 g，乌梢蛇90 g，五倍子50 g，黄芪90 g。为水丸，每日2次，每次6 g，餐后开水送服。

一剂后，瘙痒好转，持续服半年，湿疹基本痊愈。

【辨治思维】消风散出自《医宗金鉴》，共13味药，伯父为之编歌曰："消风止痒又去湿，木通苍术苦参知，荆防蝉蒡石膏草，火麻仁归地水煎之。"本方基本是由祛风止痒、清热祛湿的两类药物构成。凡见到瘙痒一类的病，病机属于有热有湿的，都可以加减运用。对于严重的慢性湿疹，尚可加白鲜皮、木鳖子、蛇床子止痒，五倍子收敛，乌梢蛇、黄芪养肌肤。

民间有一句流行的话："内科难治喘，外科难治癣。"所谓"癣"，是泛指一大类以瘙痒和皮损为特征的皮肤病，也包括湿疹在内，无论中医、西医，临床上难以明确分类。正如著名丹道医家张觉人先生在其名著《红蓼山馆医集》"顽癣"一节中所论：

"癣疮最难治疗，往往经过长年累月都难获得理想疗效，甚至有缠绵终身者。其发病原因多由风邪凝聚皮肤，郁而化热，久则耗伤血液，皮肤失却营养而成此症。也有认为是由风、热、湿、虫四者为患而造成。《外科心法》把它分成干、湿、风、牛皮、松皮、刀癣六种类型。谓干癣瘙痒则起白屑，索然凋枯；湿癣瘙痒则出黏汁，浸淫如虫行；风癣则年久不愈的顽癣；牛皮癣状如牛领之皮，厚而且坚；松皮癣状如苍松之皮，红白斑点相连，时时作痒；刀癣则轮廓全无，纵横不定。实际上，癣的类型并不止此，其只是把常见的癣疮类型划出了一个大概范围便于处理。日本某皮肤专家则把癣的分类区别出30多种，西医则肯定其病因为感染真菌。癣初发时皮肤损害部位有聚集倾向的扁平丘疹，皮肤正常或浅褐，表面微亮，有阵发性奇痒，入夜更甚，搔之不知痛楚，在情智被动时症状往往加重，有局限和播散两型。局限型好发于颈两侧；播散型好发于头部、四肢、肩腰等处，病程极端缓慢，故往往迁延缠绵甚久，而预后亦易复发，故有'顽癣'之称。治疗方法不可胜数，而有确效者却不多见，内服有效者尤少，往往仅是暂时消失症状，转瞬之间又见复发。我的治疗方法是：初起者用消风散加重浮萍、葱豉内服以发汗祛风，局部疗法则常用'愈癣酒'外搽，颇能获得理想疗效。小小的一个皮肤病，竟难倒不少名医。"

癣疮病的复杂性由此可见一斑。我发现从古到今，无论中医还是西医，对这种以瘙痒、皮损为特征的皮肤病，始终聚讼纷纭，莫衷一是，分类混乱，治疗乏善可陈。我经常见到不少来就诊的患者，患皮肤病多年，瘙痒难当，反复发作，有皮损，但这个医院说是湿疹，那个医院说是牛皮癣，再到一个医院说是神经性皮炎。因为我不是一个皮肤病专家，反而不必受其约束，只要出现瘙痒、皮损者，一概作为"湿疹"治疗。辨其病机属于血虚、血热者，搔之出血，有血印，多从当归饮子、两地汤、牛角地黄汤中设法；属于湿热者，搔之出水，量不多，则用消风散加减。张觉人先生以这首消风散作为治疗"顽癣"的唯一一首内服通治方，并且提出"初起者，用消风散加重浮萍、葱豉汤内服以发汗祛风"。实际上，顽癣多为年深日久，很少能够遇到初起的情况，既然是慢性疾病，我多为患者做药丸服。

持之以恒，许多可以断根。

张觉人先生提出以"愈癣酒"外搽，其方止痒、消除患处皮肤的增生等，卓有疗效。原方如下：

肉桂、高良姜、白芷、北细辛各9g，斑蝥6g，白砒6g，轻粉3g，白酒600 mL。

【制法】除白砒外共研细末投入白酒中浸之，白砒研末后投入白甘油30 mL，每日数次振荡之，促其加速溶化，因为砒霜不能全溶于水及酒中，故先以甘油溶解后方混入酒中备用。药须浸10日后方始滤出，在浸泡时每日必须搅动数次。

此方中有砒霜、轻粉，属于汞剂、砷剂，现代社会严禁使用，也波及中医，因而药店未备，患者忌讳，医生不敢开。致使明珠投暗，长期埋没。作为"中国当代最后一位丹道医家"，张觉人先生（1890—1981）尽毕生之力，整理了2000多年来丹道医家创制的300多首效方，为中医学保存了一大批宝贵的财富。其中，相当大一部分包含了砒霜、轻粉、雄黄等各种矿物毒性药物。我认为：药物本来就是用于治病的，某些中药有毒，并不奇怪，只要方药对证，剂量控制好，中病即止，就很安全，这完全在乎医生的胆大心细，行方智圆。不能因噎废食，简单的废除。何况"愈癣酒"是外用，只要不大面积使用，对身体的危害更小。如果长期使用，也可以每日用土茯苓50 g、黑豆30 g、生甘草10 g煎汤当茶喝，可以解除砷、汞之毒。

02. 皮肤红斑：湿疹（牛角地黄汤）

尹某，女，56岁，2017年12月19日初诊：皮肤红斑多年，求医多年医治均未有好效果。查体可见整个后背有大面积的红斑，红斑表面无皮损，痒，遇热甚，四肢无明显红斑。脸部发红，舌红、胖。与其接触的亲人都未有传染此病。

土茯苓50 g	乌梅15 g	徐长卿30 g	紫草30 g	白鲜皮30 g	防风10 g
苦参10 g	生地黄30 g	赤芍10 g	牡丹皮10 g	甘草10 g	水牛角15 g
14剂					

2018年1月18日复诊：服上方后效果良好，全身瘙痒明显缓解，背部

红斑的颜色退却。

【辨治思维】本案患者从症状表现来看，明显是血热，当用牛角地黄汤加紫草凉血以治本，再加徐长卿、白鲜皮、土茯苓、苦参、防风、乌梅以祛风、止痒、收敛以治标，故一次取得显著效果。

03. 湿疹（朱良春鬼箭羽三味方）

陈某，男，58 岁，2020 年 1 月 14 日初诊：去年 9 月至今湿疹反复，偶尔还有溃烂，右侧小腿、双手肘部外侧红、不肿、痒，如铜钱大小、量较多、成片状分布，少量的还凸出皮肤表面。2018 年发现有糖尿病，未服用西药，餐前正常，餐后偏高。大便易结。有乙肝、肝硬化腹水史，腹水已无，肝功能正常。脸上发红。无口干口苦，睡眠尚可。舌苔厚腻。

水丸：鬼箭羽、肿节风、穿山龙各 90 g，当归 60 g，土茯苓 120 g，徐长卿、乌梢蛇、女贞子各 90 g，黄连 120 g，水蛭、蟾蜍各 90 g，五倍子 60 g，灵芝孢子粉 30 g。每日 2 次，每次 9 g。

2020 年 3 月 28 日二诊：上诊后湿疹溃烂的量有减少，痒亦随湿疹的减少而逐减。虽然是湿疹反复，自觉有和缓的趋势，但大便干还是与原来差不多。近来肛周痒，腹部胀气，右肩小痛。睡眠差。

| 厚朴 10 g | 石菖蒲 10 g | 神曲 10 g | 藿香 10 g | 佩兰 10 g | 枳壳 10 g |
| 木香 10 g | 大黄 5 g | 桑椹 30 g | 酸枣仁 30 g | 灵芝 10 g | 7 剂 |

水丸：鬼箭羽 90 g，黄连 120 g，黄芩、酸枣仁、石菖蒲各 90 g，蟾蜍 60 g，大黄 30 g，厚朴 60 g，木香 50 g，枳实、火麻仁各 60 g，灵芝孢子粉 30 g，女贞子 60 g。每日 2 次，每次 9 g。

5 月 30 日三诊：身上湿疹已近愈 90%，偶感胸闷，心律失常，无心慌。痔疮有血栓，大便结，眠浅。肝硬化未复查。舌苔黄薄。

水丸：水蛭 120 g，三七、丹参、玄参、地榆、槐花、黄连、黄芩、鬼箭羽、蟾蜍、酸枣仁、石菖蒲各 90 g，大黄 60 g，黄芪、女贞子、火麻仁各 90 g，灵芝孢子粉 30 g。每日 2 次，每次 9 g。

8 月 29 日四诊：服前三个方子后湿疹近痊愈，手臂上仅存少量湿疹后色素沉积的印痕，痔疮有少量出血，肛周痒。大便不结不稀。有高血糖、高血压、肝硬化。精神尚可，睡眠浅。

水丸：当归 60 g，苦参 90 g，石菖蒲 60 g，乌梢蛇 90 g，黄连 50 g，鬼箭羽、蜣螂、地榆、酸枣仁、火麻仁、土鳖虫、鳖甲、牡蛎、水蛭各 90 g，灵芝孢子粉 30 g。每日 2 次，每次 9 g。

2021 年 3 月 27 日五诊：身上湿疹服药期间平稳，无大作。大便发紧，尿酸偏高（457 μmol/L），早醒，白天有胸闷感，乙肝“小三阳”史，抗病毒的药一直在服用。

水丸：蜣螂 120 g，大蠊、女贞子、墨旱莲、大黄各 90 g，黄连 60 g，苦参 10 g，苍术、黄柏各 60 g，桑椹、生地黄、玄参各 90 g，麦冬 10 g，地肤子、苦参、肿节风各 60 g，鬼箭羽、酸枣仁各 90 g，灵芝孢子粉 30 g。每日 2 次，每次 9 g。

【辨治思维】本案不是单纯的湿疹，患者有糖尿病、肝硬化、痔疮等基础病，故不能当作一般湿疹治疗，要从基础病入手。朱良春老认为鬼箭羽、肿节风、穿山龙三味药有凉血、解毒、祛湿、散结、通络作用，对许多疑难病均可以考虑运用。故以此三味药为主，加大剂量黄连和五倍子、水蛭，控制糖尿病，防止并发症，加蜣螂、女贞子保护肝脏，加土茯苓、徐长卿、乌梢蛇祛湿止痒通络，加当归、灵芝孢子粉养血，提高免疫功能。做药丸缓图。二诊在一诊初步有效后，因为腹胀、大便干结，原方加厚朴、枳壳、大黄等，到三诊时，湿疹已经好转 90%。其他病则继续做药丸缓图。

04. 胫骨外皮肤红斑：丹毒？结节性红斑？硬皮病？

（四妙勇安汤）

常某，男，38 岁，2016 年 1 月 10 日初诊：患者 2 个月之前，因为喝酒过多，醉醒后，发现左下肢胫骨离踝骨 10 cm 处出现铜钱大一块红斑，不痛不痒，稍微高出皮肤。某省医院皮肤科怀疑是丹毒、结节性红斑、硬皮病？经过 PPD 皮试，为阳性，但最终无法确诊。服头孢克肟，外用聚维酮碘（碘伏）等，一个多月，不但无效，反而越治越厉害，红斑扩大至酒杯大，红肿疼痛，中心有硬块，有枣核大。察之形体肥胖，面上油红。舌红、舌苔黄腻，脉滑。处方：

玄参 50 g　当归 30 g　忍冬藤 50 g　甘草 15 g　黄芪 30 g　紫草 30 g　紫花地丁 30 g　穿山甲 5 g　7 剂

1月18日二诊：服上方后，患处脱掉一层皮疼痛减轻许多，红色也消退，变成浅红色，中心的硬块缩小，压按微痛，舌苔黄腻减少，脉滑。原方不变，再服7剂。

服完后，皮疹完全消退。

【辨治思维】 四妙勇安汤出自《验方新编》，原治脱疽红肿疼痛，属于热毒凝聚者，即下肢血栓闭塞性脉管炎。方中共4味药：以大剂量金银花、玄参、甘草，清热解毒、凉血散结；以当归和血养血。

我在临床，凡是见到病机为血热有瘀、毒火炽盛的各种病症，都喜用四妙勇安汤。如疖疮、急性扁桃体炎、冠心病心绞痛等。特别是各种原因引起的结节性红斑、丹毒，此方都有良效。方中的当归虽然偏于温燥，但在大剂量使用金银花和玄参时，为避免药性过于寒凉，用之反佐，富含深意，与龙胆泻肝汤中的当归道理一致。因为病在肢体，故金银花改为忍冬藤，不仅药效不减，而且更兼有通络的作用。方中再加紫草、紫花地丁凉血解毒，加黄芪益气解毒，加穿山甲排脓解毒、软坚散结，故红肿硬块很快消散。

【注】 有关四妙勇安汤的出处，详见本书第379页。

—五—

白

疵

—— （1例）——

大片红斑，上复白屑：银屑病（四物汤、牛角地黄汤）

李某，女，59岁，2017年1月17日初诊：银屑病，身上、脚上有大片红斑，红斑上有银屑。二便调，纳食可。舌暗红、苔薄黄，脉细数。

水丸： 苦参90g，乌梢蛇180g，白鲜皮、生地黄各90g，赤芍、当归各60g，川芎50g，茜草、水牛角各90g，牡丹皮、凌霄花、白蒺藜各60g，首乌90g，火麻仁60g，牛黄3g。每日2次，每次9g。

8月17日二诊：服上方都还比较稳定，由于患者对此病不甚了解，以及疾病本身的顽固程度，有几个月未服药丸，目前有所意识到身体的不适，前来复诊要求继续开药丸服用。

水丸： 知母90g，黄柏、赤芍各60g，生地黄90g，白鲜皮60g，乌梢蛇90g，苦参60g，川芎50g，当归、僵蚕、蝉蜕各60g，水牛角90g，牡丹皮60g，何首乌、火麻仁各90g，凌霄花60g，合欢皮90g。每日2次，每次9g。

11月21日三诊：服药丸期间一切都比较好，身上的红斑块也未大面积的发红发痒。患者要求继续保持。

水丸： 紫草、丹参、浮萍、白蒺藜、凌霄花、紫苏叶、乌梢蛇、水牛角、生地黄各90g，赤芍、牡丹皮、蝉蜕、僵蚕各60g。每日2次，每次9g。

2018 年 2 月 6 日四诊：服药一切都算稳定，只是近来有遇热脸会变红。上方去浮萍，加苍术 60 g、薄荷 90 g、牛黄 2 g。每日 2 次，每次 9 g。

4 月 26 日五诊：上方已服完，近来小腿上、腹部复发出来红点点的小红斑，有点痒，易上火，入睡难，晨起有口苦现象。舌苔白。

徐长卿 30 g	土茯苓 30 g	苍术 10 g	白蒺藜 30 g	炒酸枣仁 15 g
生酸枣仁 15 g	丹参 15 g	灵芝 15 g　7 剂		

水丸：白蒺藜、首乌藤、丹参、紫草各 90 g，土茯苓 120 g，苦参 90 g，牛黄 2 g，乌梅、白鲜皮、乌梢蛇、苍术、生地黄、黄芪、徐长卿各 90 g。

7 月 17 日六诊：吃药丸一直很稳定，睡眠也改善了，饮食、大小便正常。

水丸：乌梅、土茯苓各 180 g，紫草 90 g，赤芍、牡丹皮各 60 g，乌梢蛇 90 g，莪术、浮萍各 60 g，水牛角、生地黄、紫苏叶各 90 g，牛黄 2 g，凌霄花 90 g。每日 2 次，每次 9 g。

9 月 25 日七诊：患者描述，服药期间未有大的发展迹象，腰、腹部有少量的红疹，不痒。怕热，不可食发物，大小便尚可，纳食、睡眠均正常。现在是季节的转换期，冬季发作的概率会有所增高。

水丸：乌梢蛇 180 g，桃仁、赤芍、桂枝、茯苓、牡丹皮各 60 g，生地黄 90 g，紫苏叶、薄荷、皂角刺、荆芥炭各 50 g，紫草、白蒺藜、徐长卿各 90 g，牛黄 2 g。每日 2 次，每次 9 g。

2018 年 12 月 4 日八诊：腰、腹部和手臂上有点点红疹，不痒。整体感觉身上的皮肤没有那么干燥，近来有口干现象，大便尚可、精神、睡眠均可。七诊方去薄荷，皂角刺、荆芥炭增至 60 g，加浮萍、何首乌各 60 g，乌梅、苦参各 90 g。

2019 年 1 月 19 日九诊：腰部和脚胫骨处的小红疹有点点痒，尤其是刚刚冒出时痒甚，腰部疹子稍甚于脚部，冬季比夏季严重。口苦，脸部发红，睡觉时身上发热。大小便尚可。饮食、睡眠均如常。舌苔黄绿。八诊方去紫苏叶、乌梅，加水牛角、白鲜皮各 90 g，木槿皮 60 g，土茯苓 150 g，首乌增至 90 g。

九诊下来，患者病情一直都很稳定，未大面积的爆发红斑和皮损情况。后续追踪亦算稳定状态保持中。

【辨治思维】白疕（bǐ），中医病名，皮肤病的一种。《医宗金鉴》称白疕"形如疹疥，色白而痒，搔起白皮"。又名疕风、干癣。现代医学称为银屑病，又称牛皮癣。银屑病是一种十分难对付的顽疾，需要旷日持久的治疗，患者也容易失去信心，难以坚持到底。本案前后9诊，历经1年8个月的治疗才稳定下来，还要时刻注意饮食、睡眠，才能够防止发作。一诊用四物汤加首乌养血，牛角地黄汤加茜草、凌霄花凉血，乌梢蛇、苦参、白蒺藜、火麻仁止痒，牛黄解毒。病情稳定。二诊已到8月，天气变热，故加黄柏、知母清热滋阴。其后各诊，均以一诊方为基础，分别加以紫草、浮萍、蝉蜕、僵蚕、荆芥炭、紫苏叶、土茯苓、徐长卿、凌霄花、皂角刺等，变更一些药物的原因，在于不产生耐药性。虽然难言已断根，但可以说临床治愈。

—六—

黄

褐

斑

（1 例）

面部色素沉着：黄褐斑（王渭川益蒲八珍汤）

周某，女，39 岁，已婚已育，小孩 5 岁，2019 年 9 月 12 日初诊：患者近 2 年来脸上逐渐出现黄褐斑，用过各种护肤品，不见好转，做过多次美容，好一阵子，又恢复原样，为之烦恼不已。察之两颊有色素沉着，颜色发黄，略带灰色。月经时间尚准、量不多，也无痛经，唯血块较多、颜色发暗，白带很少，平时精力不是很充沛，睡眠欠佳，本次月经刚过去一周。舌淡而黯，脉小弦。处方：

白参 10 g	白术 10 g	茯神 15 g	生地黄 15 g	赤芍 10 g	当归 10 g
川芎 6 g	蒲黄 10 g	土鳖虫 10 g	鸡血藤 30 g	益母草 30 g	酸枣仁 30 g
黄芪 30 g	凌霄花 10 g	30 剂			

10 月 14 日二诊：服上方后，面上的黄褐斑明显变淡，这次来月经基本没有血块，精神睡眠均有好转，舌淡，脉弦细。处以丸剂：

白参、白术各 50 g，茯神 60 g，生地黄 90 g，赤芍、当归各 50 g，川芎、蒲黄、土鳖虫各 30 g，鸡血藤 90 g，益母草、酸枣仁各 60 g，黄芪 90 g，凌霄花、乌梢蛇各 60 g。为水丸，每日 2 次，每次 6 克，餐后开水送服。

【辨治思维】益黄八珍散出自《王渭川临床经验选》，本方以八珍汤补气养血，加蒲黄、土鳖虫活血化瘀，鸡血藤、益母草养血调经，去甘草，是因不欲取其缓，药仅 11 味，但将补、养、通、调诸法汇集一方，选药精当，药性平和，对于气血亏损而又内有瘀血，虚实夹杂而又寒热不显的患者十分切合。

从我的临床经验来看，妇科慢性疾病大半与血虚、血瘀有关，古方八珍汤，是治疗妇科病的名方、通用方，功能补气养血，但行瘀活血之力不够。而本方以八珍汤为基础，增添了活血消瘀这个环节，所加的 4 味药物均经过精心选择，为妇科治疗瘀血的常用、专用药，性味平和而非峻猛，既能行消又不破伤，故本方堪称妇科补气养血、活血消瘀的新的通用方，适合于长期服用。我在临床，大凡治疗痛经、崩漏、月经先期、月经后期、月经前后不定，只要符合以上虚、瘀病机者，常予考虑使用。特别是治疗月经不调而又脸上过早出现色素沉着的中年妇女，往往服几十剂，而能够使月经正常，面色光鲜，色斑消失。我在专治黄褐斑时，必加黄芪、凌霄花。这两味药都善走肌肤，养容貌。前者补气，后者凉血。做药丸尚可加乌梢蛇，因为此药堪称皮肤病专药。为煎剂不容易溶于水，故适合加入药丸中。

妇女黄褐斑产生的大致原因有三类，一类是由妇科慢性炎症造成的，多数为内有湿热，黄褐斑色黄而有光泽，治疗妇科炎症有效，则黄褐斑慢慢会褪掉；一类是绝经期前后，雌激素下降，血不养肤，黄褐斑色萎黄无光泽，俗称"黄脸婆"，补肝肾、养精血有效，坚持每日服一点阿胶、哈士膜油，日久会肌肤润泽，黄褐斑褪掉；一类是体内有瘀血，月经经常有血块，舌质黯淡或舌下有瘀斑，正是本方所治。因为患者尚有睡眠不好，故改茯苓为茯神，并加酸枣仁以去湿、养血安神。

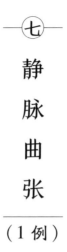

七

静脉曲张

（1 例）

小腿皮肤破溃：静脉曲张

（四妙勇安汤、活络效灵丹、复方血栓通）

聂某，女，52 岁，2021 年 12 月 28 日初诊：左侧小腿静脉曲张，自 8 月份有一怒张处自行破溃，出现两个蚕豆大小的破溃面、喷血，并无疼痛感，至今未愈合，创口面现在没有流脓和出血，溃面周边的皮肤比正常色泽稍微深棕些，摸上去有明显的硬块。无糖尿病史，既往有红斑狼疮 10 余年，一直服用激素药。二便调，其余均可。舌苔少薄，脉沉数。

忍冬藤 30 g	三七 10 g	玄参 30 g	黄芪 50 g	当归 10 g	甘草 10 g
血竭 5 g	白及 10 g	皂角刺 10 g	水蛭 10 g	乳香 10 g	没药 10 g
浙贝母 15 g	10 剂				

2022 年 1 月 4 日二诊：药还只服到第 7 剂，其中一个稍大点创面破溃就有收口迹象，表皮上的深棕色稍微变浅，另一溃面无明显变化。想继续巩固疗效。

水丸：五倍子 60 g，忍冬藤 90 g，三七 60 g，玄参 90 g，血竭、白及各 50 g，皂角刺 60 g，水蛭、浙贝母各 90 g，乳香、没药各 60 g，甘草 30 g，黄芪、蒲公英、天葵子各 90 g。每日 2 次，每次 9 g。

3 月 5 日三诊：左腿内侧的大破溃面已完全收口，变硬结痂；另一溃面面积在慢慢缩小，二便尚可。无不适。

上方加刺猬皮，继续做药丸服。

【辨治思维】本案虽然静脉曲张导致皮肤破裂，出现溃疡面，经过了4个月，幸而没有严重感染，与患者服用了激素有关。一诊用四妙勇安汤合活络效灵丹、复方血栓通，清热解毒活血化瘀，加白及、血竭收敛创口，7剂即见效果，药丸更加五倍子、刺猬皮，均是收敛创口的好药，溃疡面逐渐缩小、结痂，乃至痊愈。

第（九）类——结节与增生

一

肺

结

节

（4例）

01. 无症状：肺结节2类、慢性炎性灶

（朱良春清肺三味方、菖阳泻心汤）

李某，男，55岁，2021年1月2日初诊：因检查肺部结节来诊。患者2020年12月27日CT结果显示右肺中叶可见数个小结节（2类）（慢性炎性灶或肺结核可能性大）状高密度影聚集分布。边缘清晰，部分似见钙化，周围见少许纤维灶，余肺未见明显密度灶。

水丸：金荞麦、鱼腥草、仙鹤草、大蓟各90g，灵芝孢子粉30g，蜈蚣、白及、壁虎、石菖蒲各90g，肿节风、厚朴、半夏各60g，枇杷叶、金礞石、鹅管石各90g。每日2次，每次9g。

2021年3月29日网诊反馈：3月22日复查CT显示结果：右肺病变较前明显减少，考虑慢性炎症较前次吸收。未见结节和其他明显异常。继续按照原方做药丸巩固疗效。

【辨治思维】近年来，肺结节、乳腺结节、甲状腺结节的发病率非常高，具体原因不明，可能与空气污染、食品添加剂过多、患者的焦虑有关。大部分患者没有任何症状，只是在体检时偶尔发现。各种结节均可分为5类：1~3类为良性结节，对生命没有威胁，但要定期观察，以防进一步发展。4类又分为4a、4b、4c期，有不同程度的癌变可能，要密切观察，如果逐步升级，则须择时手术。5类则必须马上手术。

我认为这些结节是体内的"垃圾",是痰、瘀互结造成的,因为自身代谢能力降低,无法排出去。结节的形成多半经历了很长的时间,与慢性炎症缺乏有效的治疗方法和药物密切相关,西医以定期观察为主,一旦有癌变,则及时手术,缺乏内服消散的药物。近年来,我根据国医大师朱良春提出的"痰瘀互结是形成各种疑难病的基础"这一理论,用"化痰消瘀、软坚散结"的药物做成药丸,长期服用,对于各种结节,大部分有缩小、消散和阻止进一步发展的作用。其中,运用了大量的动物药和矿物药,这些有效的药物,大部分不溶于水,只有做药丸,长期服用,最终达到消散结节的目的。

本案仍以朱良春清肺三味合菖阳泻心汤加减,不用黄连、黄芩。从痰瘀互结的机制,加大蠊、壁虎、蛴螬、礞石、鹅管石共同消除。

02. 无症状:肺磨玻璃样结节 2 类

(朱良春清肺三味、礞石滚痰丸、大黄䗪虫丸)

贺某,男,52 岁,2020 年 6 月 13 日初诊:5 月份单位体检发现:右肺上叶尖段见一纯磨玻璃结节大小约 5 mm×4 mm,双肺内可见散在钙化结节,余肺内未见明显主质病变,各叶段支气管通畅,纵隔及双肺门未见肿大淋巴结。诊断意见:右肺上叶尖段磨玻璃结节,考虑 LU--RADS 2 类(中南大学湘雅二医院),平时并不咳嗽,很容易上火,大便干结,非每日都解,无口干口苦状。睡眠安稳,无不适证候。舌脉无异。

水丸:大黄 90 g,芦荟 50 g,火麻仁、生地黄、玄参、麦冬、水蛭、土鳖虫各 90 g,牡丹皮 60 g,桃仁、赤芍各 50 g,金荞麦、鱼腥草、仙鹤草、蛴螬、蜣螂各 90 g,灵芝孢子粉 30 g,鳖甲、生牡蛎、莪术、壁虎、黄芩各 90 g,三七 60 g。每日 2 次,每次 9 g。

2021 年 5 月 23 日来诊:上月 21 日中南大学湘雅二医院检查,肺部轴位加三维重建 CT 示双肺支气管束稍多,双肺数个结节,部分钙化,大小 <5 mm,各气管通畅,纵隔及双肺门未见肿大淋巴结。诊断意见:双肺数个结节、LU-RADS 2 类,考虑良性可能。

大便干结,非一日一行。吃完药期间大便正常,药停大便干结。无痰,不咳嗽。饮食佳,睡眠安稳。无不适感。舌脉无异。

水丸：礞石90g，黄芩60g，大黄、火麻仁各90g，芦荟60g，山慈菇90g，灵芝孢子粉30g，大蓟150g，蛴螬、半夏、石菖蒲、鳖甲各90g，牡丹皮、桃仁、赤芍各60g，鹅管石、水蛭、玄参、土鳖虫、金荞麦、鱼腥草各90g，壁虎150g。每日2次，每次9g。

11月18日又加服一剂丸药。

2022年8月11日复诊：体检肺部CT显示右肺中叶及左肺舌叶示少许条索影；右肺上叶示钙化影。气管及主要支气管通畅。纵隔、肺门未见肿大淋巴结影。胸腔内未见积液征，未见结节。初步意见：肺内纤维灶，肺内钙化灶。

药停大便就很难解出，平时干结，非每日都有，精力旺盛，口干。其他尚可。

水丸：夏枯草、猫爪草、黄芩、生地黄、玄参、礞石、芦荟、大黄、芒硝、青盐、海蛤粉、壁虎、地龙、天花粉各90g，牛黄3g。每日2次，每次9g。

服后未检查。

【辨治思维】肺结节与痰火瘀积于肺有关，许多患者没有任何咳嗽或吐痰症状，甚至也不抽烟，只是在体检做CT时发现。2类属于良性的结节，长时间不会癌变，西医主张观察，以一年为期做一次CT检查，不必、也没有药物可以控制结节长大、癌变。只是患者有心理负担，害怕突然长大，导致无法控制，况且是多发的小结节，故要求吃中药。我以朱良春清肺三味、礞石滚痰丸、大黄䗪虫丸为主加减，经药丸治疗2年多，完全消失。

03. 咳嗽、咽喉有异物感：肺磨玻璃样结节4类
（朱良春清肺三味方、礞石滚痰丸、大黄䗪虫丸、桂枝茯苓丸、菖阳泻心汤）

周某，女，55岁，2021年2月23日初诊：单位体检CT报告显示：右中肺外侧段胸膜下可见结节，大小4.1mm；左上肺尖后段磨玻璃结节较前增大，较大者直径7~8mm。双肺叶另见多发微小结节，直径小于5mm。左肺上叶下舌段见少许条状索状密度增高影同前。气管、支气管通畅。左肺上叶下舌段少许炎症，未见胸腔积液。诊断提示：右中肺外侧段胸膜下微小结节同前（LU-RADS 2类）。左上肺尖后段磨玻璃结节（LU-RADS 4

类）。双肺多发微小结节同前（LU-RADS 2 类）。左肺上叶下舌段少许炎症。咽喉常常有异物感、有痰，偶尔咳嗽。易上火，二便尚可。

水丸：金荞麦、鱼腥草、仙鹤草、黄芩各 90 g，礞石、鹅管石、皂角刺、山慈菇、厚朴、石菖蒲、法半夏各 60 g，大蟅、水蛭各 90 g，土鳖虫 60 g。每日 2 次，每次 9 g。

4 月 13 日二诊：患者未复查 CT，咽喉异物感、有痰，怕冷，其他均尚可。

水蛭、土鳖虫各 90 g，大黄 30 g，黄芩 60 g，蛴螬 90 g，桂枝 50 g，茯苓、牡丹皮、桃仁、赤芍各 60 g，淫羊藿、仙鹤草各 90 g，皂角刺 60 g，当归、泽漆、石见穿各 90 g。每日 2 次，每次 9 g。

7 月 6 日三诊：复查 CT 显示右中肺外侧段胸膜下可见结节大小同前，直径约 4 mm；左上肺尖后段磨玻璃结节较前缩小，较大者直径约 5 mm。双肺叶另见多发微小结节，直径小于 5 mm。左肺上叶下舌段见少许条状索状密度增高影同前。气管、支气管通畅。与老片对比，现片示：右中肺外侧段胸膜下微小结节同前 LU-RADS 2 类。左上肺尖后段磨玻璃结节同前，LU-RADS 3 类。双肺多发微小结节同前，LU-RADS 2 类。左肺上叶下舌段少许炎症同前。咽喉有痰、异物感尚存，饮食、睡眠、二便无异。

水丸：猫爪草、壁虎、大蟅、水蛭、土鳖虫各 90 g，大黄、黄芩各 60 g，蛴螬 90 g，茯苓、牡丹皮、桃仁、赤芍各 60 g，淫羊藿、仙鹤草各 90 g，皂角刺 60 g，当归 90 g，石见穿 60 g，礞石、山慈菇、玄参、石菖蒲、半夏各 90 g，栀子 50 g。每日 2 次，每次 9 g。

未再复查。

【辨治思维】本案肺部结节属于多发性结节，大的为 4 类，具有一定癌变可能，还有几个 2 类结节，几年前，西医发现肺部有磨玻璃样改变，直径大于 0.8 mm 者，一般认为有可能是肺部原位癌，必须手术。近年来，对于结节类疾病，包括肺部、乳腺、甲状腺结节的处理，比较慎重了，一般分为 5 类，本案肺结节是多发的，其中一个虽然属于 4 类，但手术切除，是不妥的。经过服中药丸近 5 个月的治疗后，通过 CT 检查，结果与前次对比由 4 类逆转为 3 类，故继续做药丸消除。主要方药为朱良春清肺三味、礞石滚痰丸、大黄䗪虫丸、桂枝茯苓丸、菖阳泻心汤加减。因为结节有多个，短时间内难以完全消除，必须坚持服药丸。

04. 无症状：肺部早期癌症术后余结节 4b 类
（消瘰丸、内消瘰疬丸、大黄䗪虫丸）

欧阳某，女，59 岁，2021 年 11 月 11 日初诊：今年 6 月底体检发现左上肺癌后做了手术，术后未做放疗、化疗。今日中南大学湘雅二医院复查：结果与 2021 年 6 月 29 日肺部 CT 对比：左肺上叶体积缩小，呈部分切除术后改变，原左肺上叶磨玻璃结节切除，术区见少许斑片状及索条状高密度影伴胸膜粘连、增厚。余肺多发磨玻璃结节基本同前，较大者位于右肺上叶尖段近胸膜处，大小约 11.5 mm×9.7 mm，次大者位于左肺下叶背段，大小约 7.5 mm×6 mm，远离胸膜。纵隔内未见增大淋巴结。两侧胸腔未见积液。CT 诊断意见：左肺上叶术后改变，术区纤维灶并胸膜粘连，建议追观复查。双肺多发磨玻璃结节大致同前，大者 LU-RADS 4b 类，余 LU-RADS 2~3 类，部分为早期癌症，建议多学科会诊（MDT）。右中肺纤维灶基本同前。患者向来大便干结，容易上火，脸上起疱疹伴有水液渗出。不咳嗽，不吐痰，无口干口苦。睡眠、饮食均正常。舌脉无异。

水丸：大蟆 90 g，桔梗、枳壳各 50 g，玄参、浙贝母、牡蛎各 90 g，海蛤粉 60 g，壁虎、礞石、半夏、石菖蒲、水蛭、土鳖虫各 90 g，灵芝孢子粉 30 g，干漆、黄芩、猫爪草、蛴螬、胆南星、山慈菇、夏枯草、金荞麦、海藻、连翘各 90 g，桃仁 50 g。每日 2 次，每次 9 g。

2022 年 4 月 9 日二诊：昨日中南大学湘雅二医院复查，对比 2021 年 11 月 10 日肺部 CT，左肺上叶体积缩小，呈术后改变，术区见少许斑片状及条索状高密度影伴胸膜粘连、增厚大致同前。右肺上叶尖段近胸膜处磨玻璃结节较前缩小，现最大截面约 10 mm×5 mm（原 11.5 mm×9.7 mm），密度较前减低。余双肺多发磨玻璃结节基本同前。左肺下叶背段，大小约 7.5 mm×6 mm，远离胸膜。纵隔内未见增大淋巴结。两侧胸腔未见积液。CT 诊断意见：左肺上叶术后改变，术区纤维灶并胸膜粘连，建议追观复查。右肺上叶尖段近胸膜处磨玻璃结节较前缩小：考虑炎性结节较前吸收；余双肺多发磨玻璃结节大致同前，大者 LU-RADS 3 类，建议 6 个月后复查。右肺纤维灶基本同前。

服药之前大便一直干结有多年，丸药过程中改善，每日都有，近期又少许偏干。晨起血糖高。余无异状。

水丸，上方去桃仁，加肿节风、泽漆各 90 g。每日 2 次，每次 9 g。服完后未检查。

【辨治思维】本案是在早期肺癌手术后 4 个月检查，发现又有早期肺癌出现，未再手术，服中药治疗，药丸以消瘰丸、大黄䗪虫丸、内消瘰疬丸为主。内消瘰疬丸出自《疡医大全》，由夏枯草、海藻、海蛤粉、连翘、天花粉、玄参、生地黄、当归、枳壳、桔梗、甘草、大黄、芒硝、青盐、白蔹、薄荷组成，以化痰散结为主，是治疗瘰疬的古代名方，三方相合，服后检查，有逆转向好趋势，再加大蠊、泽漆、灵芝孢子粉等，继续做药丸长期服用。

一

乳腺结节

（7例）

---

01. 乳房胀痛：乳腺纤维腺瘤（丹栀逍遥散、神效瓜蒌散）

贺某，女，35岁，已婚已育，2004年11月4日初诊：近5年来，患者长期乳房胀痛，从未消停，经期加重。月经提前5日，经行7日，经量中等、色红夹有血块，伴小腹胀痛。2004年4月9日萍乡某人民医院B超提示：右乳外区（10：30处）探及10 mm×6 mm×10 mm低回声结节；2004年9月17日B超提示：右乳外区（9：00处）探及9 mm×6 mm×9 mm低回声结节，初步判断为：右乳房乳腺纤维腺瘤，双侧乳腺小叶增生。激素测定：雌二醇1 025 pmol/L（正常参考值348 pmol/L），催乳素（PRL）也高出正常参考值范围。察其面色红润，舌红、苔薄黄，脉弦滑。此为肝郁血热，拟用丹栀逍遥散合神效瓜蒌散加减：

牡丹皮 10 g	栀子 10 g	柴胡 10 g	白芍 10 g	黄芩 10 g	天花粉 10 g
瓜蒌皮 15 g	乳香 10 g	没药 10 g	麦芽 50 g	海藻 15 g	王不留行 10 g
漏芦 10 g	穿山甲 5 g	甘草 10 g	30剂		

2005年3月10日二诊：服上方30剂后，于2004年12月25日经同一个医院B超检查，右乳房乳腺纤维腺瘤消失，仍有双侧乳房小叶增生，催乳素偏高，服药期间乳房不胀痛，月经也较正常，停药后月经来过1次，又出现乳房胀痛、小腹胀痛的情况，但程度比服药前减轻，当继续巩固疗效，

以煎剂、蜜丸并投：

牡丹皮 10 g	栀子 10 g	柴胡 10 g	黄芩 10 g	香附 10 g	地榆 30 g
蒲黄 10 g	天花粉 10 g	白芍 15 g	蒲公英 30 g	白蒺藜 30 g	麦芽 50 g
山楂 30 g	预知子 15 g	7 剂			

每次月经来之前提前 5 日开始服。

莪术 30 g，穿山甲 10 g，石见穿 15 g，牡丹皮、天花粉各 10 g，草河车 15 g，蜂房 10 g，丹参 15 g，黄芩 10 g，漏芦 15 g，浙贝母、蒲黄、没药各 20 g，皂角刺、香附各 10 g，预知子 15 g，绿萼梅 20 g，僵蚕、王不留行 15 g。蜜丸，月经干净后 1 周开始服药，每日 2 次，每次 10 g，早晚各 1 次，餐后开水送服。

按照以上方案治疗，半年后患者所有症状消失，泌乳素正常，B 超检查，双乳仅有轻度小叶增生。

【辨治思维】乳腺增生与乳腺纤维腺瘤在中青年妇女中发病率极高，由于发病原因并不明确，西医治疗比较棘手。在乳腺增生属于轻度以及乳腺纤维瘤小于 1 cm 时，西医只是强调注意观察和定期复查，不主张用药和手术，因为激素类药物往往达不到控制目标而不良反应大，手术则清除不干净，容易复发。然而，伴随着月经周期出现有规律的乳房胀痛，以及乳房组织发生的器质性改变，给患者造成的心理压力很大，而精神紧张、情绪抑郁，又恰恰是患此类病的心理基础，因此，找中医治疗的患者颇多。一诊从脉证观察，属于肝郁血热，故处以丹栀逍遥散合神效瓜蒌散加减，因为患者月经一直提前，经期长，故去当归、白术等偏温之药，加黄芩、漏芦、天花粉等，加天花粉出自《闻过喜医辑》中马继松先生的经验，马先生认为：天花粉经现代研究证实有极好的抗肿瘤作用，对于急慢性炎症或非炎性包块，如乳腺增生，该药疗效确定。二诊在症状改善，且乳腺纤维腺瘤消除的前提下，为防止疾病反复，巩固疗效，继续汤、丸并投。坚持服药半年多，终于获得痊愈。

本案有本人的一处用药心得，即利用药物收与发、相反相激的辩证关系促使乳腺增生的消除。乳腺增生患者，大部分催乳素较高，表现为月经前长时间乳房胀痛，有的月经过后，仍然有胀痛感，治疗须疏肝理气，活血消胀。此类中药很多，选择余地颇大，我常选择以下两个配伍。其一，炒麦芽配穿山甲，有一发一收之妙。炒麦芽是传统的回乳散结药物，一般用于"退奶"，即抑制乳汁的分泌，但剂量宜大，单用一剂至少 50~120 g，此药经研究证实有抑制催乳素分泌的作用，用于消除月经前的乳房胀痛也有卓效，配合白蒺藜则可以增效。穿山甲、王不留行是传统的通乳散结药物，《本草纲目》云："穿山甲，王不留，妇人吃了乳长流。"一般用于"发奶"。其二，海藻配甘草，有相反相激之功。海藻中含有大量的碘，通过现代药理研究发现含碘药物可以刺激黄体生成素的分泌，从而改善黄体功能，调整雌激素和孕酮的比例，使得乳腺增生得以消除。但海藻的药性较弱，配合相反的药物甘草，是借其相互激荡的作用，以加强药物疗效。乳腺增生有时不易消除，中药软坚散结之品不少，用之能改善症状的也不少，但有时长期使用，仍然未见增生消除，利用以上两对药物一收一发、相反相激的作用，能使增生较快地得到消除。

02. 乳房胀痛：乳腺囊性增生（柴胡桂枝干姜汤、神效瓜蒌散）

周某，女，47 岁，2011 年 8 月 28 日初诊：患者月经来时乳房胀痛，平时抚摸感觉有小肿块。2010 年 8 月 23 日，经其所在地省肿瘤医院彩超检查，发现右乳上限见 1~2 个近无回声区，大小约 5 mm×2 mm、4 mm×2 mm，初步诊断为双侧乳腺小叶增生，右乳伴灶性囊性增生。西医建议观察为主，未予药物治疗。2011 年 8 月 26 日，经同一医院彩超复查，右乳外上限可见 6 mm×3 mm、5 mm×4 mm 低近无回声结节，诊断为双侧乳腺小叶增生并部分囊性增生，于是找中医治疗。察之面容忧虑，月经时来时不来，来之前几天乳房疼痛，经常感觉时冷时热。舌淡无苔，脉弦缓。用柴胡桂枝干姜汤合神效瓜蒌散加减为丸：

柴胡、桂枝、干姜、黄芩、天花粉、牡蛎各 30 g，乌梅 60 g，麻黄、白芥子、鹿角霜各 30 g，穿山甲 60 g，猪牙皂、蜂房、竹节香附、猫爪草、乳香、没药、三棱、莪术各 30 g。1 剂，为水丸，每日 2 次，每次 5 g。

11 月 13 日二诊：服上方后，寒热、乳房疼痛基本消失，但患者近半年来血压有时升高，头晕，面潮红，月经提前、量很少，舌红，脉弦。11 月 3 日彩超复查：右侧乳腺内可见一液性暗区，大小约 4 mm×2 mm、4 mm×3 mm，比上次检查略有缩小。用大补阴丸加减为丸：

天麻、龟甲、知母、黄柏、乌梅、生地黄、山茱萸、牡丹皮、白蒺藜、首乌藤、炙鳖甲、穿山甲、土鳖虫、牡蛎、蜂房各30 g。1剂为水丸，每日2次，每次6 g。

2012年1月2日三诊：服上方后，血压尚平稳，月经准时，未提前，经前乳房仍然有胀痛感觉。继续用大补阴丸加减：

鹿角霜、巴戟天、天麻各30 g，生地黄60 g，龟甲50 g，知母30 g，山茱萸60 g，牡丹皮30 g，牡蛎60 g，炙鳖甲30 g，穿山甲60 g，猪牙皂、蜂房、乳香、没药各30 g，猫爪草80 g，白蒺藜30 g。为水丸，每日2次，每次6 g。

四诊、五诊、六诊仍然用原方。

2012年10月18日七诊：经彩超复查，双侧乳腺小叶增生及囊肿已经消失。

【辨治思维】患者本人是肿瘤医院医生家属，知道乳腺囊性增生是乳腺癌的发病基础，故在囊性增生不严重时，并未观察、等待，而是积极找中医治疗，经过一年多的耐心服药，终于得以消除。一诊所用柴胡桂枝干姜汤合神效瓜蒌散，是我治疗乳腺病的基本方，对于寒热错杂而又乳房疼痛者往往有效。增生严重时，常加猫爪草、竹节香附、鹿角霜、白芥子、穿山甲等，以软坚散结。二诊时，有阴虚阳亢现象，则用大补阴丸滋阴潜阳，加穿山甲、鳖甲、土鳖虫、牡蛎、蜂房等以软坚散结。三诊时，阴虚阳亢得以缓解，仍然加入乳香、没药、猫爪草、白蒺藜、猪牙皂等，理气活血，化痰消瘀。持之以恒，直至痊愈。

03. 乳腺囊性增生（王幸福加味陈皮汤）

吴某，女，48岁，2017年7月22日初诊：乳腺囊性增生。左乳：11 mm×5 mm；右乳：7.6 mm×5.8 mm。月经20日行一次，脾胃不佳，纳食饱胀，易上火，眠可。

陈皮80 g　皂角刺60 g　海藻30 g　甘草30 g　夏枯草30 g　丝瓜络30 g　蒲公英30 g　黄芪50 g　猫爪草50 g　王不留行50 g　15剂

8月12日二诊：患者无其他不适感，精神尚可，上方去黄芪、猫爪草、王不留行，皂角刺增至80 g，加瓜蒌皮50 g，炮穿山甲2 g，牡丹皮、栀子各10 g，15剂。

9月9日三诊：患者反馈上方得效，虽未去医院拍 B 超，自觉囊肿变软。以 7 月 22 日初诊方去黄芪，加柴胡、黄芩各 15 g，15 剂。

9月24日四诊：患者感觉不明显，亦无其他不适之症，仅行经时感觉乳房发胀。上方去柴胡、黄芩、蒲公英，加炮穿山甲 3 g，乳香、没药各 10 g，15 剂。

11月9日五诊：B 超显示左乳囊肿：9 mm×6 mm；右乳囊肿：6 mm×4 mm。

> 陈皮 80 g　　皂角刺 80 g　　夏枯草 30 g　　猫爪草 30 g　　海藻 30 g　　甘草 30 g
> 丝瓜络 30 g　　王不留行 60 g　　蒲公英 30 g　　蜂房 10 g　　30 剂

12月28日六诊：服上方 30 剂后，做 B 超显示左乳囊肿：6.8 mm×3.7 mm；右乳囊肿：6.1 mm×3.3 mm。患者描述颈椎不舒，后背心发冷。二便调，纳食饱胀也得到改善。

> 葛根 30 g　　麻黄 5 g　　桂枝 10 g　　赤芍 10 g　　炙甘草 10 g　　生姜 10 g
> 大枣 10 g　　黄芪 30 g　　皂角刺 60 g　　陈皮 60 g　　王不留行 60 g　　猫爪草 60 g
> 炮穿山甲 3 g　　15 剂

服药期间囊肿逐步变化数据统计：

B 超日期	左侧乳腺囊肿大小	右侧乳腺囊肿大小
2017-07-21	11 mm×5 mm	7.6 mm×5.8 mm
2017-11-08	9 mm×6 mm	6 mm×4 mm
2017-12-27	6.8 mm×3.7 mm	6.1 mm×3.3 mm

【辨治思维】乳腺增生是成年妇女常见病，一般不用治疗，但乳腺囊肿与纤维瘤，则要警惕，定期检查，在肿块不大时，可以用中药消除。近年来，我得到王幸福《杏林求真》一书中介绍的加味陈皮汤，见陈皮和皂角刺每付药的剂量分别用到 80 g 与 60 g，超乎我的经验之外，印象深刻，我用之治疗过 10 余例乳腺增生类患者，包括乳腺囊肿和乳腺纤维腺瘤，取得一定疗效，但是至少要服几十剂，才能从乳腺 B 超检查中看到缩小，有的并没有改变，个别患者服后有头晕的现象，可能是理气的药份量太重的原因，加大量黄芪则头晕消失。总之，这个处方有创意，但有进一步改进的必要。

04. 乳房胀痛：乳腺小叶增生合并腺管轻度扩张

（神效瓜蒌散、桂枝茯苓丸、调肝汤）

曹某，女，48 岁，2011 年 7 月 2 日初诊：患者近年来月经时间尚准，但量少，经前乳房胀痛，经后腹中隐隐痛，白带如清水，气味淡，平常怕冷。几天前经省妇幼保健院 B 超检查：双乳多发小叶增生并腺管轻度扩张，右侧大者 12 mm×8 mm，左侧大者 13 mm×10 mm。察之面色无华，舌质淡暗、舌边尖有瘀斑，薄白苔，脉沉细。用神效瓜蒌散加减：

瓜蒌皮 30 g，乳香、没药各 50 g，当归 60 g，炙甘草、白芥子、炮穿山甲、蜂房、石见穿各 30 g，王不留行子 60 g，鹿角霜、巴戟天各 30 g，白芍、菟丝子各 60 g，蜈蚣、全蝎各 30 g。1 剂，为蜜丸，每日 2 次，每次 10 g。

9 月 22 日二诊：服上方后，月经前乳房疼痛已经消失，月经量稍微增多，有少许血块，仍然经后小腹隐痛。患者于 9 月 16 日在湘潭市中心医院行 B 超示：双乳腺管扩张已无，双乳小叶增生，子宫肌瘤，大约 2.7 cm×2.4 cm×2.7 cm，左侧卵巢内囊性结节 3.0 cm×2.4 cm×2.4 cm。察之面色稍微红润，舌暗红、苔薄黄，脉沉细。用调肝汤加减：

鹿角霜 50 g，淫羊藿 30 g，巴戟天 50 g，当归 90 g，山茱萸 60 g，赤芍 50 g，牡丹皮、桃仁、赤芍、桂枝各 30 g，茯苓 50 g，水蛭 120 g，土鳖虫 90 g，炮穿山甲 60 g，蜂房 50 g，白芥子 30 g，三棱、莪术各 60 g，皂角刺 50 g，海马 60 g。2 剂为蜜丸，每日 2 次，每次 10 g。

2012 年 1 月 15 日三诊：B 超示双乳小叶增生，子宫肌瘤，大约 1.1 cm×1.0 cm×1.3 cm，乳腺导管扩张、卵巢囊性结节均不见。察之面色红润，舌淡苔薄黄，脉沉细。嘱服成药桂枝茯苓丸半年。

【辨治思维】我在临床上见到许多女性，上有小叶增生，下有子宫肌瘤、卵巢囊肿或结节，我谓之"增生体质"，大多属于阳证、热证，中年妇女为多。有时无须手术治疗，用中药煎剂也没有明显效果。本案患者通过 B 超检查，发现了两侧乳腺导管扩张，这就必须高度警惕，因为乳腺导管扩张、乳腺纤维腺瘤、乳腺囊性增生，均属于癌前期病变。然而，该患者导管扩张发生在乳房两侧，大小均不超过 1.5 cm，还不具备手术指征，况且，一旦手术，必须行乳房根治术，医患双方都没有做好这种思想准备，故患者找中医治疗。从患者的全部证候来看，属于上实下虚，偏于血寒有瘀。上实表现为月经前乳房胀痛，下虚表现为月经量少，经后小腹隐痛，有寒则可见白带清稀，怕冷，有瘀则可见舌尖有瘀斑。一诊治疗重点在导管扩张，故以神效瓜蒌散为主，二诊重点在治疗子宫肌瘤、卵巢囊肿结节，故以桂枝茯苓丸为主，两方都合用了调肝汤。

神效瓜蒌散系《寿世保元》治乳痈、瘰疬等疾方剂，也是我治疗乳腺病最常用的方剂，此方所针对的病机是痰瘀胶结，证候是乳房胀痛不可触摸，特别是月经前疼痛。药物虽然只有五味：瓜蒌皮、乳香、没药、当归、甘草，但伸展余地很大。止痛可以加蜈蚣、全蝎，化痰可以加白芥子、浙贝母，软坚散结可以加穿山甲、王不留行等。调肝汤则是我治疗月经后小腹隐痛，属于冲任虚寒的有效方剂。乳腺增生类疾病大多数为虚实夹杂，故这两个处方合用，制成药丸，长期服用，寓消于补，消补兼施，对于未达到手术指征的各种慢性乳腺病有很好效果。

05. 乳房、手臂、背部牵扯疼痛：乳腺实质性结节

4a 类（小柴胡汤、桂枝茯苓丸、消瘰丸）

彭某，女，31 岁，2019 年 2 月 28 日来诊：乳房、手臂背部都有牵扯疼痛感。B 超显示：右乳 11、12 点方向距离乳头 42 mm 靠近腺体边缘探及一大小 14 mm×8 mm×10 mm 低回声结节，形态不规则，边界清，内光点粗，分布不均。CDFI：结节内可见点条状血流信号。诊断为右乳实质性结节，BI-RADS 4a 类。西医建议手术。患者既往有雄激素偏高，催乳素高，并无分泌物，服用溴隐亭控制，现激素水平已正常。

猫爪草 30 g	王不留行 30 g	白芷 10 g	柴胡 15 g	黄芩 10 g	蒲公英 30 g
莪术 15 g	牡丹皮 10 g	桃仁 10 g	赤芍 10 g	土鳖虫 10 g	鳖甲 10 g
玄参 30 g	牡蛎 30 g	浙贝母 30 g	7 剂		

3 月 16 日复诊：乳腺实质性结节，左侧手臂、腋窝背部牵扯，不适感。双侧腋窝未探及明显肿大淋巴结。二便调，纳可。睡眠亦可。患者畏惧手术，想通过中药调理，其他无不适。

猫爪草 30 g	王不留行 30 g	白芷 10 g	蒲公英 30 g	柴胡 15 g	黄芩 10 g
半夏 10 g	桂枝 10 g	茯苓 10 g	牡丹皮 10 g	桃仁 10 g	赤芍 10 g
天葵子 15 g	三七 10 g	马勃 10 g	15 剂		

4 月 4 日复诊：服上方后复查 B 超显示：右乳结节变小（大小约 7.6 mm×8.8 mm×7 mm），左乳可见一大小 4 mm×3 mm 的低回声结节。双侧腋窝未探及明显肿大淋巴结。诊断：右乳实质性结节，BI-RADS 3 类；左乳实质性结节，BI-RADS 3 类。

柴胡 15 g	黄芩 10 g	半夏 10 g	桂枝 10 g	茯苓 10 g	牡丹皮 10 g
桃仁 10 g	赤芍 10 g	猫爪草 30 g	王不留行 30 g	白芷 10 g	三七 10 g
莪术 10 g	30 剂				

服完后，未进行 B 超检查。

【辨治思维】本案乳腺结节已经达到 4a 类，按照西医对结节的分类，有 3%～15% 的癌变可能，要"择时手术"，患者不愿意，选择中医治疗，定期检查，密切观察。用小柴胡汤、桂枝茯苓丸、消瘰丸为主，加猫爪草、王不留行、蒲公英、土鳖虫、鳖甲等，前后服 45 剂，检查结果显示结节变小，由 4a 类降为 3 类。两次检查，都是由中南大学湘雅二医院 B 超科检查的。值得注意的是，这种 B 超检查，最好选择同一个权威性较高的医院，才具有可比性。3 类虽然已经是低恶性结节，有条件还是要做药丸继续缓消。

06. 月经前乳房胀痛：乳腺结节 3 类
（丹栀逍遥散、神效瓜蒌散、彭氏四味消乳散结方）

郑某，女，34 岁，2021 年 9 月 8 日初诊：右乳腺结节 11 点方向有一大小为 4 mm×2 mm 结节，椭圆形，内部回声均匀，未见点状回声。左乳腺 5 点方向，乳晕旁可见一个低回声结节，大小约 6 mm×3 mm，上述结节内未见有血彩信号。超声提示：双侧乳腺实性结节 BI-RADS 3 类。

患者每次月经前乳房胀痛，腋下淋巴结肿胀亦明显；经毕胀可消，白带偏多。月经时准、量正常。二便如常，舌淡白、薄苔。

水丸：牡丹皮 60 g，栀子 50 g，柴胡 90 g，茯苓、苍术、黄柏各 50 g，肿节风60 g，乳香、没药各50 g，瓜蒌皮、当归、赤芍各60 g，夏枯草、猫爪草、海藻、马鞭草、蓖头回、蒲公英各90 g，灵芝孢子粉30 g，壁虎90 g，黄芩60 g，桃仁50 g，连翘90 g。每日2次，每次9 g。

2022年1月8日二诊：双侧乳腺各层组织结构清晰，腺组织较均匀，呈细蜂窝状较强回声，其内未见明确肿物回声。双乳腺未见导管扩张。

超声提示：双乳腺未见明确占位性病变；双侧腋窝未见明确异常淋巴结声像。

来月经前乳房胀痛的现象已经全部没有，白带偏多。上个月流产，今来手脚冷，腰痛，睡眠差，二便调。舌苔白、齿痕。

水丸：续断90 g，补骨脂、牛膝、苍术、黄柏、肿节风各60 g，酸枣仁90 g，石菖蒲、远志各50 g，灵芝孢子粉30 g，蓖头回50 g，马鞭草、马齿苋、合欢花、杜仲各60 g。每日2次，每次9 g。

服后症状消失。

【辨治思维】本案患者虽经乳腺B超定为乳腺结节3类，但左右各只有一个，结节不大，来月经前乳房疼痛，腋下淋巴结肿大，我认为与炎症刺激有关，比一般实质性结节好治，对这类案例，我每用彭氏四味清乳散结方，本方由猫爪草、蒲公英、夏枯草、海藻四味药组成。患者月经后白带多，加二妙散、马鞭草、蓖头回清湿热，一剂药丸后检查即消除。二诊患者产后腰疼、睡眠不佳，用青娥丸、二妙散加减。

07. 无症状：乳腺癌术后对侧乳腺结节
（小柴胡汤、桂枝茯苓丸、消瘰丸）

蔡某，女，45岁，2019年12月17日初诊：患者2018年3月16日右侧乳腺癌切除术后，超声检查发现左侧乳腺可见一大小6 mm×5 mm低回声结节。右侧乳腺呈术后改变，余无异样。左侧乳房平日无胀痛感。

水丸：柴胡60 g，桂枝50 g，黄芩60 g，半夏50 g，茯苓、牡丹皮、桃仁、赤芍各60 g，玄参90 g，鳖甲60 g，水蛭、土鳖虫、蛴螬各90 g，灵芝孢子粉30 g，肿节风90 g，壁虎120 g。每日2次，每次9 g。

2020年3月21日二诊：超声检查显示左侧乳腺多切面未见明显结节及肿块。患者自述两胁下稍有疼痛感，手心发热近半个月。舌白苔薄。天癸绝半年余。

> 柴胡 15 g　　牡丹皮 10 g　　桃仁 10 g　　乳香 10 g　　没药 10 g　　瓜蒌皮 15 g
> 当归 15 g　　茯苓 15 g　　栀子 10 g　　延胡索 10 g　蒲公英 30 g　猫爪草 30 g
> 红花 5 g　　7 剂

水丸：水蛭、壁虎各 120 g，柴胡、蛴螬、土鳖虫、黄芩各 90 g，半夏、牡丹皮、桃仁各 60 g，玄参、浙贝母、牡蛎、肿节风各 90 g，灵芝孢子粉 30 g，乳香、没药各 60 g。每日 2 次，每次 9 g。

【辨治思维】本案右侧乳腺癌术后，左侧又出现结节，一诊用小柴胡汤合桂枝茯苓丸为主，疏肝活血，加水蛭、土鳖虫、蛴螬、壁虎、鳖甲、玄参、肿结风等软坚散结，3 个月后完全消失。为了防止右侧乳腺癌复发转移，原方再合消瘰丸以巩固疗效。

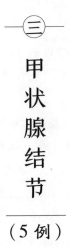

甲状腺结节

（5 例）

01. 无症状：甲状腺结节 4a 类（桂枝茯苓丸、小柴胡汤、消瘰丸）

张某，女，34 岁，2019 年 3 月 10 日，超声检查：甲状腺形态规则，轮廓清，表面光滑，包膜完整，内部回声分布欠均匀，左侧叶中可见一个混合回声结节、界清、形态规则，大小约 4 mm×2 mm（BI-RADS 3），内未见明显强光点，纵横比<1；右侧叶上端可见一个低回声结节，边缘毛刺，形态规则，大小 11 mm×4 mm 内可见数个强光点，纵横比<1。CDFI：甲状腺未见明显异常血流信号。检查提示：甲状腺右侧低回声结节，结合超声造影，考虑癌？（BI-RADS 4a 级）。患者担心误诊，又去湘雅医院复诊确认，级别还是 4a 类。但没有任何不适，不想手术，希望靠中药消除。舌苔照片所见：舌暗淡、舌根青紫，月经正常，有血块。

水丸：桂枝、茯苓、牡丹皮、桃仁、赤芍、柴胡各 50 g，黄芩、法半夏、莪术、鳖甲、土鳖虫、水蛭、牡蛎、树舌、浙贝母、灵芝、石见穿、玄参、三七各 60 g。每日 2 次，每次 9 g。

上方服完后甲状腺结节已无，因考虑癌待查，所以再服 1 剂，以巩固疗效。

2021 年 4 月 25 日电话询问：近两年每年都有复查，均未见有甲状腺结节。

【辨治思维】本案超声检查疑是甲状腺癌，但是未做穿刺活检。因此用桂枝茯苓丸合小柴胡汤、消瘰丸三方为主，理气、活血、化痰，加三甲（土鳖虫、鳖甲、牡蛎）、水蛭、三七、石见穿软坚散结，加树舌、灵芝扶正，未料一剂药丸即消除，2年后回访，均未再见滋生。

02. 瘰结、痘疮：甲状腺结节3类
（消瘰丸合五味消毒饮、黄连解毒汤、二妙散）

彭某，女，30岁，2021年6月26日初诊：本月单位体检发现甲状腺结节，超声检查结果显示甲状腺左侧叶低回声结节，TI-RADS 3类。甲状腺双侧叶囊性结节，TI-RADS 2类。双侧颈部多发淋巴结稍大声像。患者咽喉部亦无任何不适，平素脸颊油腻，痘疮经常发作，大小便正常。

水丸： 壁虎、猫爪草、山慈菇、玄参、浙贝母、牡蛎、皂角刺各90 g，肿节风60 g，苍术50 g，天葵子、忍冬藤、蒲公英、紫花地丁、黄芩各90 g，黄柏60 g，黄连、石见穿各50 g。每日2次，每次9 g。

9月9日二诊：反馈脸上的痘疮已经完全消除，超声报告显示：甲状腺切面形态大小正常，表面光滑，薄膜完整，内部回声欠均匀，其内未见明显肿块声像。CDFI：甲状腺未见明显异常血流信号。服药期间亦无任何不适感。

【辨治思维】 本案甲状腺结节3类，属于良性结节的范围，但可见血流信号，需要警惕，同时爱长痘疮，脸上油多，属于痰火重夹湿热。故用消瘰丸合五味消毒饮、黄连解毒汤、二妙散，化痰、散结、清热、解毒。加猫爪草、山慈菇、肿节风、石见穿，加强化痰散结作用。虫类药只加了一味壁虎消瘀，因为火毒、湿热过重，不宜加过多虫类药。一剂则结节消除，脸上痘疮也随之而愈。

03. 瘰结、乳房胀痛、痛经、带下等：亚急性甲状腺炎、甲状腺结节3类
（消瘰丸、二妙散、失笑散、牛角地黄汤）

黄某，女，39岁，2021年1月5日初诊：2020年6月2日超声检查提示，①甲状腺双侧叶低回声区，考虑为亚急性甲状腺炎；②甲状腺左侧叶

实质淋巴结节，TI-RADS 3 类。实验室检查：游离三碘甲腺原氨酸（FT_3）9.1 pmol/L↑（正常参考值 3.1～6.8 pmol/L）、游离甲状腺素（FT_4）29.22 pmol/L↑（正常参考值 12.6～24.3 pmol/L）、红细胞沉降率增高 98 pmol/L↑（正常参考值 0～26 mm/1h 末）。曾经服用激素治疗 2 个月余（每日 6 粒，名称未知），效果不佳，寻求中医以图缓之。下颌部处明显可触及肿大淋巴结情况，既往右乳腺结节，来月经时乳房胀痛，有痛经史，伴有瘀血、量大，乳头有溢出黄色的分泌物现象。经常上火、口腔溃疡，换季时节身上容易生红斑、瘙痒，平素身痛，下肢肿胀感，尿黄，白带多、黄、有腥臭味。舌苔黄腻，脉弦滑。

水丸：壁虎、蛴螬各90 g，水牛角60 g，生地黄90 g，牡丹皮、赤芍、玄参、浙贝母、牡蛎、柴胡、黄芩各60 g，黄连50 g，黄柏90 g，苍术、蒲黄、五灵脂各60 g，灵芝孢子粉30 g，茵陈50 g，蒲公英、马鞭草各90 g，五倍子、肿节风、穿山龙各60 g。每日2次，每次9 g。

2021 年 6 月 8 日二诊：5 月 31 日复查超声显示，①甲状腺实质非均质性改变；②双侧甲状腺区未探及明显肿块声像。实验室检查：促甲状腺激素（TSH）6.670 mIU/L↑（正常参考值 0.27～4.2 mIU/L），余正常。双侧乳腺的疼痛感、溢乳情况在服丸药过程中痛亦随减，但乳腺还是小有痛感，溢乳还是偶有发生。本次月经量大，伴瘀血块，提前。白带多且黄。睡眠差，胃胀，腰部和髋骨处有疼痛感。二便无异。仍以丸剂图缓之。

水丸：千里光、马齿苋各60 g，蒲公英90 g，苦参50 g，贯众、柴胡、黄芩各60 g，玄参90 g，浙贝母、牡蛎各60 g，壁虎、蛴螬各90 g，灵芝孢子粉30 g，乳香、没药各50 g，夏枯草、白蔹蔂各90 g，水牛角、牡丹皮各60 g，桃仁50 g，赤芍60 g，木香50 g，神曲60 g。每日2次，每次9 g。

服药丸后，所有病症均有减轻。

【辨治思维】本案情况比较复杂，患者有甲状腺良性结节、亚急性甲状腺炎、乳腺结节、泌乳症、痛经、妇科慢性炎症等。总的病机属于痰火、湿热、瘀血互相夹杂。故一诊用消瘰丸、二妙散、失笑散、牛角地黄汤，加柴胡、黄芩、黄连、蒲公英清火解毒，加茵陈、马鞭草清热利湿，加壁虎、蛴螬、肿节风、穿山龙、灵芝孢子粉消中有补，而五倍子配蒲公英有治疗泌乳作用。二诊主要针对乳腺、月经、妇科炎症设计。

04. 颈部肿块：甲状腺结节 4a 类

（菖阳泻心汤、大黄䗪虫丸、内消瘰疬丸、礞石滚痰丸加减）

　　黄某，女，57 岁，2021 年 2 月 27 日初诊：患者天突穴上方有一鹌鹑蛋大小的肿物，包膜清晰，可手触滑动，不痛、不痒。无任何不适之感。二便正常，爱哈欠，刷牙容易牙龈出血，胃容易饿。有潮热现象，手心发热。天癸竭 7 年。2 月 24 日检查（湖南师范大学附属湘东医院）结果：甲状腺左侧中部可见大小约 6 mm×4 mm 低回声结节，边界模糊，形态规则，内回声欠均匀；双侧颈部未见明显肿大淋巴结声像。结节周边似可见点状血流信号。超声提示：甲状腺左侧叶低回声结节声像 TI-RADS 4 类。

　　水丸：壁虎 120 g，蛴螬、水蛭、土鳖虫、山慈菇、半夏、玄参、鳖甲、牡蛎、石菖蒲、蒲公英、厚朴各 90 g，银柴胡、龙骨、牡丹皮、栀子、知母、黄柏各 60 g。每日 2 次，每次 9 g。

　　6 月 5 日二诊：5 月 30 日复查（湖南师范大学附属湘东医院）甲状腺左侧叶中部可见大小约 5.6 mm×3.3 mm 低回声结节，边界模糊，形态规则，内回声欠均匀；甲状腺左侧叶低回声结节周边似点状血流信号。超声提示：甲状腺左侧叶低回声结节声像 TI-RADS 4a 类。

　　患者头部发热，潮热虽有减轻，但还是存在，二便调。上方加减继服：

　　水丸：夏枯草、天花粉、大蟅各 90 g，壁虎 120 g，蛴螬、土鳖虫、山慈菇、半夏、玄参、鳖甲、石菖蒲、蒲公英、厚朴、鼠妇虫、礞石各 90 g，合欢花 60 g，蜈蚣 30 g，黄芩、牡丹皮、栀子、知母、黄柏各 60 g。每日 2 次，每次 9 g。

　　9 月 30 日三诊：9 月上旬复查（湖南师范大学附属湘东医院）结果：左侧叶回声稍欠均匀，左侧叶下部可见大小约 3.3 mm×1.6 mm 囊性暗区，边清、形规、透声可；甲状腺左侧叶囊性暗区未见明显血流信号。超声提示：甲状腺左侧叶囊性暗区声像 TI-RADS 2 类。口腔中偶尔有疼痛感，不可食辛辣物，晚上口干、口苦甚于白天。潮热已不复，二便调。初诊方去柴胡、龙骨，仍为每日 2 次，每次 9 g。

　　【辨治思维】本案仍然以化痰消瘀、软坚散结为制方思路，用水蛭、土鳖虫、大蟅、蛴螬、鳖甲、鼠妇、壁虎等虫类药消瘀，用礞石、浙贝母、山慈菇、法半夏、石菖蒲化痰，用夏枯草、玄参、黄芩、牡丹皮、栀子、知母、黄柏、玄参清热凉血，吃完第一剂丸药左侧甲状腺中叶的结节大小仅只有稍许改变，级别仍未降低，癌变风险仍存在。但潮热症状减轻不少，故愿意继续服用丸药，吃完第二剂药丸，结节已经减小一半，类别已经降低至 2 类，消除了威胁。足见中药在治疗慢性病的时候药效是累积的，病亦复如是。

同时，特别需要指出的是：不是所有的结节，包括肺结节、乳腺结节、甲状腺结节吃中药丸都能够消除的，服药后，需要 CT 或 B 超检验治疗效果，一旦没有控制住，级别升高了，向癌变方向发展，需要手术时，仍然应当采取断然措施，进行手术治疗。所幸我治疗的至少数百例患者，只有极少数没有控制住，需要手术切除的。而且特别庆幸的是，我消除结节的处方中运用了大量各种一般人都认为有毒的虫类药，却没有一例在长期服药后，发现肝功能出现异常。极个别人对动物药过敏，服后身痒，停药即消失。

05. 反复发热、甲状腺疼痛：亚急性甲状腺炎
（柴胡桂枝茯苓丸、消瘰丸）

唐某，女，52 岁，2018 年 11 月 3 日初诊：亚急性甲状腺炎，4~7 月反复发热在 38 ℃左右，短短 4 个月的时间内住院 7 次。发热两侧甲状腺就会疼痛，并伴有肿大。但甲状腺形态规则，表面光滑，大小正常，右侧叶中部背侧可见大小 7 mm×6 mm×7 mm 低回声结节，边界清，形态规则。另双侧叶可见低回声区，边界不清，较大者约：29 mm×12 mm（左），8 mm×9 mm（右），余实质回声欠均匀。咽喉也会红肿、疼痛。西医诊断：亚急性甲状腺炎。抗甲状腺球蛋白抗体 >1000。红细胞沉降率 87 mm/1h 末。天癸绝。西医激素药物控制，致双膝走路无力，二便调，口干、口苦，扁桃体经常发炎，畏寒怕冷。不咳嗽，无痰。脉沉、细、弱，舌如常。

柴胡 15 g	黄芩 10 g	桂枝 10 g	茯苓 10 g	牡丹皮 10 g	桃仁 10 g
赤芍 10 g	生姜 10 g	大枣 10 g	连翘 15 g	皂角刺 10 g	玄参 30 g
炮穿山甲 2 g	炙甘草 10 g	15 剂			

11 月 17 日二诊：上方有效，未出现发热症状，甲状腺也不痛。有点口干、口苦，扁桃体暂未发炎。上方加减继服 15 剂：去生姜、大枣、炙甘草，连翘增至 30 g，加人参、天花粉、忍冬藤各 10 g。

12 月 4 日三诊：服上方期间未服用任何激素类药物且半个月均未出现发热等不适症状，服药期间身上有点瘙痒，月底西医院复查：双侧颈部 Ⅱ区、Ⅲ区可见多个淋巴结肿大，较大者 10 mm×4 mm 边界尚清，呈椭圆形。血小板 354×10^9/L↑［正常参考值（100～300）×10^9/L］，红细胞沉降率：23 mm/1h 末↑，其他指标均正常。诊断：甲状腺体积偏大，实质回声减低，考虑亚甲状腺炎声像改变。双侧颈部多发性淋巴肿大。

玄参 30 g	牡蛎 15 g	浙贝母 30 g	皂角刺 10 g	夏枯草 30 g	茯苓 10 g
天花粉 10 g	忍冬藤 15 g	连翘 15 g	鳖甲 10 g	柴胡 10 g	黄芩 10 g
桂枝 10 g	14 剂				

12 月 20 日四诊：服药期间再未有过发热现象，咽喉部也未肿大，无任何不适感。

玄参 30 g	牡蛎 15 g	鳖甲 10 g	土鳖虫 10 g	浙贝母 15 g	皂角刺 30 g
夏枯草 30 g	天花粉 10 g	桂枝 10 g	茯苓 10 g	牡丹皮 10 g	桃仁 10 g
赤芍 10 g	连翘 15 g	14 剂			

2019 年 1 月 5 日五诊：从去年 11 月初开始服药至今，未发过热，甲状腺部位也再未肿大过，仅比正常的甲状腺偏大。咽喉的疼痛不再复发。偶尔能摸到颈部有淋巴结。人的面色也红润起来，自述体重增加四五斤（2～2.5 kg）。

连翘 15 g	土鳖虫 10 g	鳖甲 10 g	牡蛎 15 g	天花粉 10 g	玄参 30 g
浙贝母 10 g	皂角刺 10 g	7 剂			

水丸：连翘 90 g，桂枝、茯苓、牡丹皮、桃仁、赤芍各 60 g，玄参、牡蛎、土鳖虫、鳖甲、夏枯草、天花粉各 90 g，炮穿山甲 50 g，壁虎、重楼各 90 g。每日 2 次，每次 9 g。

2020 年 4 月 13 日电话联系，反馈再未发热，淋巴结已摸不到，一切如常。

【辨治思维】本案亚急性甲状腺炎，以反复发热前来就诊，因为伴随着怕冷，从方证对应的角度考虑，应该用柴胡桂枝汤，因为发热时，甲状腺、扁桃体肿大，故加牡丹皮、桃仁、赤芍、茯苓，实则变成了小柴胡合桂枝茯苓丸，温阳活血，再加连翘、穿山甲、皂角刺、玄参清热解毒，连续30日没有发热，后做药丸服2个月，基本治愈。

——四——

卵巢囊肿 子宫肌瘤与

（4例）

01. 腹痛、白带多、月经淋漓：子宫肌瘤、卵巢囊肿、慢性盆腔炎（小蓟饮子、八正散、桂枝茯苓丸、己椒苈黄丸、彭氏消囊肿药对）

吴某，女，38岁，2006年5月20日初诊：患者2006年3月因为子宫外孕做手术，5月8日来月经时疼痛，有小血块，至今已经12日，仍然淋漓未净，小腹两侧隐痛。既往检查有子宫肌瘤，大约1.8 cm×1.6 cm；卵巢囊肿，大约4.9 cm×4.4 cm。平素月经量多，时间长，常迁延10余日，白带多、色偏黄。舌黯红、苔薄黄，脉细数，处方：

小蓟 15 g	侧柏叶 15 g	荆芥炭 10 g	蒲黄 15 g	地榆 25 g
萹蓄 10 g	瞿麦 10 g	椿根皮 15 g	白花蛇舌草 30 g	败酱草 30 g
蒲公英 30 g	皂角刺 10 g	穿山甲 5 g　7 剂		

5月27日二诊：服上方后，月经干净，白带多、颜色偏黄、有腥味，小腹两侧隐痛，舌红、苔黄腻，拟用当归芍药散加减。处方：

当归 15 g	白芍 15 g	川芎 10 g	白术 15 g	茯苓 10 g	地榆 15 g
泽泻 10 g	皂角刺 10 g	穿山甲 5 g	刘寄奴 15 g	败酱草 15 g	土贝母 10 g
7 剂					

6月3日三诊：服上方后，腹痛消失、白带减少，按照以往规律，月经

5 日后将行。

生地榆 15 g	蒲黄 10 g	牡丹皮 10 g	萹蓄 10 g	瞿麦 10 g	黄柏 15 g
虎杖 15 g	茜草 30 g	黄芪 30 g	当归 10 g	三七 10 g	桑叶 15 g
7 剂					

行经时也服药。

6 月 8 日四诊：月经刚过，以前每次月经均须 10 多日，头几日难下，夹有血块，后几天淋漓不尽，此次仅 4 日即干净，亦无其他不适，拟用桂枝茯苓丸加减为丸，缓消子宫肌瘤及盆腔积液。

桂枝 15 g，茯苓、牡丹皮、桃仁、赤芍、三七各 30 g，琥珀 20 g，血竭、三棱、莪术、穿山甲各 30 g，皂角刺 20 g，土贝母 30 g，山慈菇 20 g，土鳖虫、大黄炭、蒲黄炭、乌梅炭各 30 g。用海藻、甘草、败酱草、夏枯草各 250 g，煎半小时，取浓汁，加陈醋 500 g，拌炒到以上药物中，收干，研末，为蜜丸。每日 2 次，每次 10 g，餐后开水送服。

上方服用一个半月后，经 B 超检查：子宫肌瘤、盆腔积液均已消失，服药期间，来过 1 次月经，也较正常，疾病告愈。

【辨治思维】本案慢性盆腔炎、子宫肌瘤、卵巢囊肿三者均有，一诊所见，则是月经淋漓不尽，此症中医称之为漏症，内分泌失调与炎症均可导致。从患者的既往史及月经周期始终正常来看，当与炎症有关。伴随有炎症的子宫出血，如果强力止血，往往止不住，即使止后，又可能出血，须配合消炎。故一诊用小蓟饮子合八正散加减，凉血止血之中，兼以清热解毒。二诊见腹中隐痛，白带多，慢性盆腔炎的症状突出，故用当归芍药散加减，和血止痛，解毒散结。三诊正逢月经之前，以凉血活血、解毒通淋为法，并合用当归补血汤，预防再次出现崩漏。四诊在调经止血有效的基础上，着眼于消除子宫肌瘤与盆腔积液，用桂枝茯苓丸加减。小蓟饮子出自《济生方》，是治疗尿血、血淋的名方，由生地黄、木通、竹叶、甘草、滑石、蒲黄、藕节、当归、栀子炭组成，有凉血、止血作用。

本案有本人的一处用药心得，即利用 7 味药组成的 4 个药对消除肌瘤与囊肿，我称之为彭氏消囊肿药对。第一个药对是三棱对莪术。莪术理气，三棱活血，擅长通过理气活血消除肿块。很多医生以为这两味药是峻烈的开破之品，经过张锡纯先生《医学衷中参西录》有关三棱、莪术的专论，这个误解得以澄清。我在辨证治疗慢性胃炎和闭经时，莪术常用到每剂药

30 g，没有见到任何不良反应。第二个药对是海藻对甘草。据《神农本草经》记载：海藻"主瘿瘤结气""癥瘕坚气"，现代药理研究又证实海藻能使卵巢增厚之包膜软解，有促使病态组织崩溃和溶解的作用。然而海藻的药效较低，配之以相反的甘草，则相互激荡而药效大增。沈仲理先生说："近年大量医学文献证明，海藻、甘草同用对一些病理性肿块，确能增强其消散软坚作用，其机制值得今后进一步研究。"第三个药对是穿山甲对皂角刺。这是外科名方"仙方活命饮"中的一对主要药物，用以消肿溃坚，排脓解毒。穿山甲对于卵巢囊肿的治疗还有其特殊作用，金千里先生擅长用单味穿山甲研末，加入少量麝香，以黄蜡为丸，名之为"山甲黄蜡丸"，每日 2 次，每次 3 g，一疗程一个月，常 3 个疗程即使较大的卵巢囊肿消除。第四个药对是皂角刺对牵牛子。邵亨元先生说："附件囊肿虽非痈肿，确酷似痈肿；虽非水潴，而其内容物酷似水潴。故方中用皂角刺、黑丑二味药相辅，既化瘀托毒以消痈，又逐水消潴以除肿，疗效显著。"这一看法，对于理解卵巢囊肿的中医病理机制和治疗法则，很有启示。以上 4 个药对可以根据不同情况组合到大黄䗪虫丸或桂枝茯苓丸中，可入汤剂，也可入丸散。用桂枝茯苓丸加以上对药作汤剂时，如果患者有明显的热象，方中尚可酌加金银花、蒲公英、马鞭草、败酱草、白花蛇舌草各 30 g 等；局部包块较大，尚可加黄药子、山慈菇、土贝母、重楼各 10 g，刘寄奴 15 g，天葵子 10 g，石见穿 15 g 等。如果附件有包块，按之有囊性感，常伴有少腹胀痛或冷痛，桂枝茯苓丸可合己椒苈黄丸，即原方加防己、椒目、葶苈子各 10 g，大黄 5~10 g。这是出自刘云鹏先生的治疗经验，他认为："桂枝茯苓丸为活血化瘀、缓消癥块之剂，主治寒湿凝阻、瘀血与水阻滞经脉而形成的癥块；己椒苈黄丸为攻坚决壅、分消水饮之剂，主治水走肠间的腹满。桂枝茯苓丸长于活血化瘀，己椒苈黄丸长于攻坚逐水，两方合用共奏活血祛瘀、逐水化癥之效，适用于血与水结成的附件炎性包块。"土贝母出自《百草镜》，功同浙贝母，但散结毒、消痈肿之力尤胜一筹。

02. 痛经、乳房胀痛、白带多：子宫肌瘤、盆腔积液
（温经汤、化癥回生丹、少腹逐瘀汤）

唐某，女，39 岁，已婚育，2006 年 2 月 15 日初诊：患者每次来月经

前，乳房胀痛，白带如清水，月经愆期五六日，来时疼痛较剧，排出血块后，疼痛减缓，月经颜色黯淡、量不多，平时小腹冷痛，尤以左侧明显，痛处喜温喜按，头晕，腰酸，2005 年 11 月检查，有子宫肌瘤 2.3 cm×2.1 cm×2.1 cm，左侧卵巢囊肿 4.1 cm×3.4 cm×3.2 cm，乳腺小叶增生，现月经已经干净 1 周，察其面色白，舌胖淡、苔薄白，脉沉涩。此为血虚寒凝，拟煎剂与丸剂并投，煎剂拟用温经汤加减，丸剂用化癥回生丹加减。

吴茱萸 5 g	桂枝 10 g	当归 15 g	白芍 15 g	川芎 10 g	阿胶 10 g
牡丹皮 10 g	党参 15 g	半夏 10 g	炙甘草 10 g	生香附 10 g	艾叶 10 g
蜂房 10 g	14 剂				

丸剂：紫石英、花蕊石各 30 g，桃仁 10 g，藏红花 5 g，血竭、乳香、没药、五灵脂各 10 g，蒲黄炭 15 g，川芎、高良姜、竹节香附、干漆、三棱各 10 g，莪术、水蛭各 30 g，艾叶炭 10 g，麝香 1 g，当归 10 g，肉苁蓉 30 g，丁香 5 g，香附 10 g，穿山甲 20 g，鹿角霜、白芥子各 15 g，肉桂 5 g，急性子 15 g，红参 30 g。以上药物，用山西陈醋 500 g 在微火上炒拌 3 次，研末，为蜜丸。每日 2 次，每次 3 g，餐后开水送服。1 剂药大约可服 3 个月。

3 月 2 日二诊：服上方后，头晕、腰酸、小腹冷痛有所好转，现已开始出现乳房胀痛、白带增多等月经将来之兆，但比以前减轻，察之舌淡红，脉弦细紧，拟用少腹逐瘀汤加减：

小茴香 3 g	干姜 10 g	当归 15 g	川芎 10 g	赤芍 10 g	蒲黄 10 g
五灵脂 10 g	延胡索 15 g	香附 10 g	白芥子 10 g	鹿角霜 10 g	穿山甲 5 g
蜂房 10 g	7 剂				

3 月 10 日三诊：服上方后，疼痛大为减轻，血块显著减少，月经颜色也比原来鲜红，月经 5 日干净，舌淡红，脉缓。续服一诊所开的温经汤 7 剂，每 2 日 1 剂，丸剂继续服。

5 月 30 日四诊：7 剂汤药服完后，再未服煎剂，丸剂也已服完，服药过程中，又经过两次月经，每次都基本正常，前天 B 超检查，未见子宫肌瘤和卵巢囊肿。

【辨治思维】本案的病机是典型的血虚寒凝，从证候表现来看，有痛经、月经推后、量少有血块、颜色黯淡，白带清稀，小腹冷痛，面白神疲，舌淡胖、苔薄白，脉沉涩等；从检查结果来看，有子宫肌瘤、卵巢囊肿，为虚实夹杂之证。由于所有的指标是趋向一致的，并无疑惑之处，故一诊即确定了汤丸并投、消补兼施的两个方案。以《金匮要略》温经汤作为温阳补血的主方，以《温病条辨》的化癥回生丹作为消除肌瘤和囊肿的主方。二诊正值月经之前，出现乳房胀痛，白带清稀，按照以往规律，在月经正式来时，当有疼痛、血块等瘀血之证，故用少腹逐瘀汤加减。经过一个月经周期的汤丸结合治疗后，症状大为改善，并专心将丸药服完，历时3个月，经检查：子宫肌瘤、卵巢囊肿业已消除。化癥回生丹出自《温病条辨》，原方由人参、肉桂、竹节香附、麝香、姜黄、丁香、花椒炭、虻虫、三棱、蒲黄炭、红花、苏木、桃仁、紫苏子、五灵脂、降香、干漆、当归、没药、白芍、杏仁、香附、吴茱萸、延胡索、水蛭、阿魏、茴香、乳香、良姜、艾叶炭、益母草、熟地黄、鳖甲胶、大黄等组成，功能活血化瘀、软坚消积。治疗气滞血瘀导致的癥瘕属于寒证者。

本案有本人的两处用药心得。其一，鹿角霜、蜂房治疗白带清稀。妇女白带清稀如水、量多、无气味、绵绵不断，此为肾虚有寒，不能约束带脉，是子宫内膜腺体分泌增多之故，切不可用苦寒清热止带药，如黄柏、地榆、椿白皮等，越用则带越多，须用温肾摄纳之品，如鹿角霜、蜂房、蛇床子、紫石英等。倘若盆腔内有积液、囊肿，与清稀带下治法相类似，同样宜当温散、温消，用鹿角霜、蜂房配以白芥子、肉桂、水蛭、急性子、红参、肉苁蓉等。其二，紫石英、花蕊石温寒活血治疗痛经。紫石英甘温，镇心安神，为暖宫要药，花蕊石酸涩，能止血消瘀，化血为水。两者配伍，对于痛经，有大量血块、情绪紧张者，有特殊疗效。

03. 痛经：子宫内膜异位症（桂枝茯苓丸、少腹逐瘀汤、调肝汤）

陈某，女，32岁，小孩4岁。2012年5月24日初诊：患者生小孩后痛经，每次在月经快完时疼痛，疼痛持续三四日甚至一周，平时月经推后四五日，检查有子宫内膜异位症。现在是月经第四日，即将干净，小腹开始疼痛，仍然有少量血块，手足怕冷，面色㿠白，舌淡，有瘀斑，脉小紧，用桂枝茯苓丸合少腹逐瘀汤加减：

桂枝 10 g	茯苓 15 g	牡丹皮 10 g	桃仁 10 g	赤芍 15 g	炮姜 10 g
延胡索 15 g	乌药 10 g	五灵脂 10 g	没药 10 g	小茴香 5 g	炙甘草 10 g
蜈蚣 1 条	全蝎 5 g	7 剂			

6 月 7 日二诊：服上方后，小腹没有发生剧烈疼痛，但仍然隐隐空痛，持续了 1 周，舌淡有瘀斑，脉小弦。改用调肝汤加减，做丸剂缓图：

当归 60 g，巴戟天 50 g，白芍 90 g，炙甘草 30 g，山茱萸、山药、阿胶各 50 g，桂枝、茯苓、牡丹皮、桃仁各 30 g，乳香、没药各 15 g，小茴香 10 g，穿山甲 15 g，蒲黄、五灵脂、蜈蚣、全蝎各 30 g。1 剂，为水丸，每日 2 次，每次 6 g。

11 月 10 日三诊：连续服上方 3 剂，经历了 5 次月经，已经完全不痛，月经日期也趋于正常，没有血块。嘱继续服一剂后，做 B 超检查，看子宫内膜异位是否消失。

【辨治思维】从我的临床经验来看，一般的子宫内膜异位症是来月经时疼痛，一天比一天痛，有大量血块，待血块排干净后，疼痛才消失。严重者，患者面色发青，眼白微带蓝色，舌青紫或有瘀斑，脉紧或脉涩。我常用震灵丹加减为丸，效果颇佳。本案不同之处是月经过后疼痛，用桂枝茯苓丸合少腹逐瘀汤加减之后，虽然没有出现往常那种剧烈疼痛的情况，但仍然隐隐疼痛了一周。这说明此案病机属于虚实夹杂，虚为任脉虚寒，实为血瘀有寒，当温补与温消结合。傅青主的调肝汤温补任脉、滋养精血，治疗月经过后腹中虚痛，颇为合适。而桂枝茯苓丸合少腹逐瘀汤加减，活血化瘀，散寒止痛。三方合用，虚实兼顾，故能够取得满意效果。

调肝汤出自《傅青主女科》，以当归、阿胶、白芍、山茱萸补肝，山药、甘草健脾，巴戟天益肾。其中，甘草合芍药、山茱萸，酸甘养阴，可缓急止痛；巴戟天大辛甘温，温肾暖冲任，治少腹冷痛，用量很少，则寓有"阴中求阳"之意。全方共奏补肝暖肾、养血止痛的作用。

从我的临床经验来看，本方治疗少腹疼痛，所适合的病机是肝肾虚寒，尤以血虚为主。妇女以血为本，月经之后血海空虚，体弱之人，容易产生少腹空痛和其他各种病症，而养肝益血，调补冲任，是解决问题的根本方法，故傅青主云："此方平调肝气，既能转逆气，又擅止郁痛，经后之症，以此方调理最佳，不特治经后腹疼之症也。"

严重的子宫腺肌病，有时候服中药也只能取得一时之效果，近年来有一种新兴无创治疗方法，称作海扶刀，对于局限性子宫腺肌病有一定效果。

04. 腹痛、腹胀：巧克力囊肿手术后复发
（二妙散、彭氏消囊肿三味方）

李某，女，31岁，2010年9月30日初诊：患者2004年因患巧克力囊肿，进行手术后，最近复发。经B超检查，囊肿大小为3.0 cm×2.7 cm×2.5 cm。月经时间尚准确、有血块，白带多、颜色偏黄，经常腰酸，腹痛腹胀，大便黏腻。舌红、苔黄腻，脉滑数。用二妙散加减为丸：

苍术30 g，黄柏、草薢、穿山甲各60 g，蜂房50 g，红藤120 g，败酱草、蒲公英各60 g，三棱30 g，莪术60 g，水蛭、土鳖虫各90 g，壁虎120 g。1剂，为水丸，每日2次，每次6 g。

12月20日二诊：服上方后，白带显著减少，腹胀减轻，月经血块也少很多，但左下腹牵扯疼痛，经B超检查，囊肿为1.1 cm×1.0 cm×1.3 cm，显著缩小。舌淡红、苔薄白，脉弦细。仍然用原方加减：上方加乳香、没药各50 g，白芍90 g。1剂，为水丸，每日2次，每次6 g。

2011年3月1日三诊：服上方后，左腹部疼痛基本消失，经B超检查，已不见复发的囊肿，尚有少量白带、颜色偏黄，少量血块。舌红、苔薄黄，脉弦。仍然用原方加减为药丸：12月20日方白芍改赤芍60 g，乳香、没药减至30 g，加牡丹皮、黄芩、黄连各30 g。1剂，为水丸，每日2次，每次3 g。

2012年11月，患者因为其他病来门诊治疗，告知药丸持续服用了半年，经过两次B超检查，均未复发，月经和白带的情况尚可。

【辨治思维】比较严重的巧克力囊肿，口服西药、中药，都很难消除，采取手术剥离或药物注射使之萎缩是必要的。但治疗后，许多患者容易复发，动员患者再次进行手术的概率不大，同时，医生也难以保证术后不再复发。在这个环节，用中医治疗往往有效。根据我的经验来看，大部分患者复发的基础，仍然是盆腔内的慢性炎症，本案患者的症状表现为腰酸，白带多，大便黏腻，腹痛腹胀，属于下焦湿热，积结为痰瘀，故一诊选用了二妙散加减。加草薢、蜂房，清湿热，摄带下；加红藤、败酱草、蒲公英清热解毒，治疗盆腔内的慢性炎症；加三棱、莪术理气消胀；加穿山甲、

水蛭、土鳖虫、壁虎软坚散结，活血化瘀。做成药丸服用 2 个月后，囊肿显著缩小。左下腹牵扯疼痛，是输卵管有炎症，故二诊用原方加乳香、没药活血止痛，大剂量白芍缓急止痛。三诊时，囊肿已经完全消除。为防止复发，针对盆腔内的炎症，原方再加黄芩、黄连，清气分湿热，牡丹皮、赤芍清血分瘀热，做成药丸，小剂量长期服用，直至最终治愈。

盆腔内慢性炎症，是盆腔积液、卵巢囊肿、巧克力囊肿产生的共同基础，患者不一定白带多，但多数表现为腹痛。我常用大剂量红藤为主，佐以败酱草、蒲公英，称之为彭氏消囊肿三味方，消除盆腔炎症有效。红藤又称大活血、红藤，《景岳全书》曾用大剂量红藤、紫花地丁治疗肠痈，民间用于治疗胃肠炎腹痛、小儿蛔虫腹痛、关节红肿疼痛等。现代研究表明，此品对多种细菌有极敏感的抑制作用。红藤、蒲公英、败酱草均性味平和，不似黄连、黄芩之类苦寒燥湿，容易斫伤阳气、津液，宜于长期服用，唯剂量要大。这三味药也可以加入当归芍药散中，止痛效果更佳。

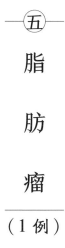

五

脂

肪

瘤

（1例）

皮下脂肪瘤缩小（防己黄芪汤、平陈汤、消瘰丸）

刘某，男，54岁，2019年6月3日初诊：左手臂桡侧皮下脂肪瘤，薄膜清晰，可滑动。二便调，饮食可。舌淡苔白，脉滑。处以丸药：

水蛭、急性子各90 g，石见穿180 g，炮穿山甲60 g，牡丹皮、桃仁、赤芍、白芥子各50 g，黄芪180 g，防己、皂角刺各90 g，陈皮、厚朴、半夏各60 g，山楂、苍术各180 g，玄参、煅牡蛎、浙贝母各90 g。每日2次，每次9 g。

2021年10月10日微信反馈：脂肪瘤一个月消了一半，按这个速度，3个月有可能痊愈，还没有明显的不良反应，身体感觉也不错，太神奇了，最大的瘤子带了10年，居然消融了一半多，有些大的脂肪瘤消的时候，表面皮肤有类似湿疹或是皮疹一样的东西，感觉病发出来了，出的越多，小的越快。

【辨治思维】脂肪瘤属于皮下良性肿瘤，一般不会发展成为癌症，长在四肢躯干部为多，很少长在脸上，不治疗并不要紧，我曾经见到有长了一百多个的患者，他把手腕部的瘤子取掉，留下一个大瘢痕，再不敢手术。有的人追求形象完美，要求治疗，做药丸可以逐渐消除。根据痰瘀互结理论，以化痰为主，消瘀为次，软坚散结，用防己黄芪汤、平胃散、消瘰丸，加急性子、石见穿、白芥子、穿山甲、皂角刺，增强化痰作用，加水蛭、土鳖虫、桃仁、赤芍、牡丹皮活血化瘀，岂料一剂刚吃完一个月则感觉消除了一半。平陈汤由平胃散与二陈汤合成，与消瘰丸本来就有化痰散结作用，防己黄芪汤能够减肥消脂则是日本汉方医生发现的。

第（十）类——癌症及其术后的中医治疗

一

改善血常规

（1例）

疲劳、乏力、头晕：放疗、化疗后血常规异常
（彭氏当归补血汤、琼玉膏）

罗某，女，56岁，2014年11月3日初诊：2014年6月中旬发现卵巢癌腺癌，病理报告显示：双侧卵巢表面和右侧卵巢内浆液性、交界性乳头状囊腺瘤，未见淋巴转移。在某肿瘤医院进行了子宫、卵巢、大网膜全切手术。手术后，做化疗6次，治疗方案为紫杉醇、环磷酰胺、顺铂。4个月后，化疗结束，马上找中医治疗。察之形容憔悴，脸色发灰，上楼需要旁人搀扶，说话有气无力，思睡，饮食二便尚可。舌淡，脉沉细无力。血常规检验报告，有10项不正常。用当归补血汤加减：

> 黄芪60 g　　当归30 g　　穿山甲5 g（研末冲服）　　补骨脂10 g　　鸡血藤30 g
>
> 女贞子15 g　刺五加30 g　仙鹤草50 g　　西洋参15 g　30剂

2015年2月5日二诊：上方先后已经服100余剂，患者自己单独来就诊，不用人陪伴。察之面色明显好转，精神改善，舌淡红，脉缓。血常规检验报告，有6项已经恢复正常，还有4项未达标，但已好转，唯有血小板计数略有下降。仍然用原方加味：穿山甲减至2 g，加紫河车5 g，三七粉3 g，30剂，其中，穿山甲、紫河车、三七研末冲服。

2016年3月7日三诊：上方服用100余剂，患者各种情况良好，除了

中性粒细胞计数、血小板比容稍微偏低之外，所有指标全部正常。建议做药丸巩固。

【附】罗某的 3 份检验报告单

（一）2014 年 10 月 29 日血常规检验报告单

项目	结果	参考值	单位
1. 白细胞计数	2.7	3.5~9.5	$\times 10^9$/L
2. 红细胞计数	2.57	3.8~5.1	$\times 10^{12}$/L
3. 血红蛋白	87	115~150	g/L
4. 血小板计数	115	125~350	$\times 10^9$/L
5. 血细胞比容	25.8	35~45	%
6. 中性粒细胞计数	1.0	1.8~6.3	$\times 10^9$/L
8. 嗜酸粒细胞计数	0.0	0.02~0.52	$\times 10^9$/L
11. 中性粒细胞百分比	35.8	40.0~75.0	%
12. 淋巴细胞百分比	55.4	20.0~50.0	%
20. 血小板比容	0.1	0.18~0.22	%
糖类抗原 125（CA 125）	4.670	0~35	μg/L

（二）2015 年 1 月 27 日血常规检验报告单

项目	结果	参考值	单位
2. 红细胞计数	3.10	3.8~5.1	$\times 10^{12}$/L
3. 血红蛋白	104	115~150	g/L
4. 血小板计数	96	125~350	$\times 10^9$/L
5. 血细胞比容	30.1	35~45	%
糖类抗原 125（CA 125）	4.110	0~35	μg/L

（三）2016 年 3 月 4 日血常规检查报告单

项目	结果	参考值	单位
6. 中性粒细胞计数	1.6	1.8~6.3	$\times 10^9$/L
20. 血小板比容	0.11	0.18~0.22	%
糖类抗原 125（CA 125）	10.360	0~35	μg/L

【辨治思维】彭氏当归补血汤加味，是我所创制的一首经验方，用于治

疗癌症患者进行化疗后，骨髓造血功能受损或受到抑制，血常规检验指标异常，经常有效。原方出自李杲的《兰室秘藏》，只有黄芪、当归两味药，黄芪的剂量大于当归一倍甚至几倍，可以视为补气生血的祖方。我加西洋参、刺五加助黄芪益气，加鸡血藤、仙鹤草助当归补血，加补骨脂温肾，加女贞子柔肝，再加穿山甲搜剔血络，刺激骨髓生血。多年来，我用这首处方和人参养荣汤、琼玉膏加减，改善了许多白血病、再生障碍性贫血和其他癌症患者的血常规，帮助他们提高免疫功能，增强体质，起到了积极作用。

2008 年 9 月，我在外地给湖南民达药业公司组织的基层中医临床提高班讲课时，一位湖南郴州的女性患者罗某，特地赶到现场，在课后找我看病。她当年大约 35 岁，患有慢性粒细胞白血病 5 年，血小板和其他血常规很低，曾经到过北京、上海、南京、天津等地，遍访著名中、西医名家开药，几年来，血常规指标始终上不去。我根据其证候表现，处以彭氏加减当归补血汤、琼玉膏，服药半年后，这位患者的全部血液检查指标均达到正常，气色、精神、睡眠、饮食等都良好。2009 年 4 月，罗某亲自刺绣了一幅彩色金鱼图，送到长沙的讲课现场，以表达谢意。我当时给她开的处方是琼玉膏加味：西洋参、麦冬、茯苓各 10 g，生地黄、地骨皮各 15 g，黄芪 30 g，补骨脂 10 g，鸡血藤、刺五加、仙鹤草各 30 g，穿山甲 5 g。

按照我所遵循的"方证病机对应"原则，证候表现为血虚的，用当归补血汤加味；表现为阴虚的，用琼玉膏加减；表现为气血虚的，用人参养荣汤加减，三方常加刺五加、鸡血藤、补骨脂、穿山甲，以改善血常规。

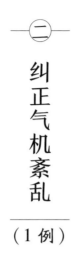

纠正气机紊乱

（1 例）

放疗、化疗后恶心呕吐、腹泻、烧心、失眠

（小柴胡汤、五苓散、桂枝茯苓丸、人参养荣汤、琼玉膏）

张某，男，68 岁，2009 年 4 月 25 日初诊：患者一个月前进行结肠腺癌手术，昨天刚做完第 2 次化疗。初次化疗时，身体反应不大，这次化疗时，出现恶心呕吐，食欲全无，大便稀溏，头昏，心烦心悸，睡卧不安，白细胞下降至 $2.4×10^9$/L。察之面色灰暗，神情倦怠，舌暗淡、苔黄白有津液，口苦口渴不思饮，脉弦细数，手足冷。拟用小柴胡汤、五苓散、桂枝茯苓丸 3 方合方：

柴胡 15 g	法半夏 15 g	黄芩 10 g	高丽参 15 g	炙甘草 10 g	枳实 10 g
白术 15 g	泽泻 10 g	猪苓 15 g	茯神 30 g	桂枝 10 g	牡丹皮 10 g
桃仁 10 g	赤芍 10 g	生姜 10 g	大枣 10 g	10 剂	

5 月 14 日二诊：服药后，症状得以改善，唯精神倦怠，白细胞仍然不到 $3.0×10^9$/L，准备注射升白制剂后，进行第 3 次化疗。察之面色好转，舌淡、苔薄白，脉弦细，仍用原方加砂仁、藿香各 10 g，猪苓减至 10 g，10 剂。

嘱化疗期间，仍然可以服，服完后，续服人参养荣汤加减：

高丽参 10 g	黄芪 30 g	炙甘草 10 g	肉桂末 3 g (冲服)	茯苓 10 g
白术 10 g	陈皮 5 g	熟地黄 10 g	当归 10 g	白芍 10 g
远志 10 g	五味子 6 g	鸡血藤 30 g	补骨脂 10 g	穿山甲 2 g
10 剂				

10 月 15 日六诊：患者按照上面两张处方，轮流在化疗期间和化疗后服用，在进行第 4 次化疗前的检查时，白细胞升至 5.0×10⁹/L，已经不需要注射"升白针"，身体一般状况尚可，并顺利完成了 6 次化疗。

【辨治思维】小柴胡汤、大柴胡汤、五苓散、桂枝茯苓丸是经方中十分平和而又使用频率极高的方剂，大小柴胡汤侧重调节气机升降，五苓散侧重调节水湿代谢，桂枝茯苓丸侧重调节血液运行。许多疾病，无论证候表现如何错综复杂，使人眼花缭乱，感觉无从下手，但证候后面潜在的病机，无非是气机郁结、水湿停留、血行不畅，只要洞察了病机所在，灵活运用以上 3 方合方，就掌握了治疗多种复杂疾病的有效手段。以癌症的治疗为例，我认为中医应当避免跟在西医后面去"杀癌""攻癌"，务必发挥自己学科的特色和长处，在扶正祛邪、调节平衡的总体治疗原则上多做文章。我在临床实践中发现：放疗多伤阴，化疗多伤阳，故一般选择古方琼玉膏、人参养荣汤作为克服放疗、化疗不良反应的两首对方。继而发现：伤阴证候表现较轻，患者整体状况较好，容易纠正；伤阳证候表现较重，患者整体状况较差，不易恢复，因为过于痛苦而中途放弃化疗的患者不在少数，人参养荣汤有时达不到预期效果。经反复观察后领悟到：放疗、化疗之后，对人体的伤害，除了损伤阳气阴血之外，最先出现的环节，是导致了身体的各种紊乱和失调，患者一系列恶心呕吐、胸闷烧心。腹泻、食欲下降、心悸、头晕乏力、失眠心烦，舌暗、苔白腻，脉涩，等等证候，其背后的病机，都是气机升降失常、水液代谢失常、血液运行失常所致。只有先进行调节，使身体失序的状态恢复到初步平衡，扶正的方药才能发挥作用。近年来，对于进行化疗的癌症患者，我经常在化疗前后，先用大小柴胡汤、五苓散、桂枝茯苓丸 3 方合方予以调节，后用人参养荣汤加减益气养血温阳，使化疗的不良反应大为减轻，骨髓抑制和白细胞减少的情况得以改善，这说明许多患者顺利完成了整个化疗的疗程，取得较为满意的效果。

人参养荣汤是我在治疗癌症时，用于扶正的主方之一，此方出自《太平惠民和剂局方》，从十全大补汤变化而来。方中以人参、黄芪、炙甘草、白术、茯苓健脾益气；当归、熟地黄、白芍补肝养血；肉桂温心肾之阳，鼓舞气血生长；五味子敛肺滋肾、宁心安神；陈皮理气，以助运化，远志化痰，以调心神，姜枣辛甘，以和营卫，共奏益气补血、养心安神之效。

焦树德先生在《用药心得十讲》中认为：

"本方与八珍汤的双补气血有所不同。八珍汤以四君子汤补气，四物汤补血，好像如此气血得以双补。然而进一步分析，四君子汤补气过于呆滞，四物汤补血却含川芎芳香燥烈之品，不适应于久虚之证。本方加陈皮以行气，去川芎之芳燥，再加远志、五味子，则静中有动，动中有静，动静药相得益彰，故可养荣而强身。方中虽有酸甘化合生阴之意，而酸收之中又有辛温之品通达，甘缓之中又有渗运之品行利，因而无壅滞碍胃之弊。功主于奉养心营，适于久服。十全大补汤为八珍汤中加黄芪、肉桂而成，虽然亦能双补气血，但仍存在上述八珍汤的缺点。如气血两虚欲长期服药者，或遇气血两虚中兼有心虚，症见惊悸、自汗、健忘、失眠诸症者，则不如本方五脏互养互荣之效佳。本方虽然是从十全大补汤加减变化而来，但从此方的加陈皮减川芎，另加远志、五味子这一加减中，即可体会到中医方剂的加减变化，相须配伍，实寓有旋转造化之机的妙用，发人深省。"

如果明显的血常规低，我在方中尚加刺五加 15 g、鸡血藤 30 g、补骨脂 10 g、穿山甲 3 g。其中，刺五加可助黄芪强壮补气，鸡血藤助归、地补血通络，补骨脂助肉桂补肾温阳，穿山甲活血化瘀。这个配伍同时被国内许多中医癌症专家证实，对于化疗后白细胞下降有可靠的升高作用。我将以上组合添加到人参养荣汤中，使之具有了升白细胞，升血小板，升血红蛋白，提高免疫功能，克服放疗，化疗后遗症，改善症状的全面效果。

脑

癌

（6例）

01. 混合型原发性脑癌术后
（大黄䗪虫丸、安宫牛黄丸、礞石滚痰丸）

蔡某，男，14岁，台北人，中学生，1997年8月25日初诊：患有混合型原发性脑癌，恶化程度很高，医生告诉小孩的父亲，治疗方案是手术加放疗，因为担心伤害正常脑组织，手术切除不可能干净，放疗结束3个月后的复发率可能高达97.3%，当时放疗已快结束，患者父亲转而带小孩到大陆求诊于中医。患者口苦口干，咽喉疼痛、充血，微咳，咽中有痰、色黄，大便干结，精神稍差。舌红、苔黄腻，脉弦滑。此为手术、放疗导致耗气伤阴，湿热存留，当益气养阴清湿热，兼以软坚散结，去除残留于脑部的未尽癌肿。汤药以琼玉膏加减，丸药以大黄䗪虫丸合安宫牛黄丸、礞石滚痰丸加减：

生地黄30 g	麦冬15 g	茯苓15 g	地骨皮15 g	西洋参10 g	石斛10 g
浙贝母10 g	瓜蒌皮10 g	茵陈10 g	土茯苓30 g	金银花15 g	玄参15 g
15~30剂					

丸药：麝香3 g，牛黄、朱砂各2 g，冰片3 g，鱼脑石5 g，沉香3 g，金礞石5 g，郁金10 g，黄芩15 g，黄连5 g，栀子10 g，水蛭、全蝎、僵蚕、土鳖虫各20 g，大黄15 g，生地黄30 g，白芍15 g，琥珀、牡丹皮、天

麻各 20 g，三七 15 g，西洋参 20 g，干漆 15 g，莪术 30 g，穿山甲 10 g。2剂，研末，装胶囊，每次服 5 粒，每日 3 次，餐后服，可服 3 个月。

9 月 20 日二诊：患者感觉精神好转，咽喉已经不痛，痰已消失，仍然舌红、苔薄黄，脉弦细。此为痰热已去，仍须益气养阴、清湿热、解毒、继续软坚散结，汤药去浙贝母、瓜蒌皮，服 2 个月，丸药继续服完。

3 个月后，没有复发，也未进行其他西医治疗或服用其他中药，原方不断调整，继续服药，直至 3 年后仍未复发，开始停中药，至今已 25 年，而且智力正常。经多次检查，除了原患病处脑部血管有所增粗之外，脑细胞没有任何受损害的迹象，2001 年已经顺利上大学，在患者所在的台湾某医院视为一个典范。2006 年 3 月，患者的父亲咨询我：据西医告知，因为当时治疗时，使用了大量射线，在体内存积 10～15 年，可能引起总爆发，使病情出现反复，中医有何办法清除和预防？我告知当时的用药，即已多方考虑克服放射治疗的不良反应，如仍有担心，以金银花、土茯苓、甘草煎水代茶，每日当饮料喝，坚持数年。2008 年 6 月，患者以优异成绩从高雄中山大学硕士研究生毕业，曾邀请我参加他的研究生毕业典礼。

【辨治思维】 这是我治疗的第一例脑癌，在我看来，原发性脑癌既有"坏"的一面，也有"好"的一面。所谓坏，是只要长在脑部，无论哪一种肿瘤都很危险；所谓好，是原发性脑癌不转移到别处。西医的手术可以切除大部分癌块，然后配合放疗。但是，某些癌症生长在脑部的位置比较特殊，这些常规治疗无法彻底清除，换句话说，复发几乎是必然的。这方面的一般知识，当然是我在准备接手治疗之前，阅读西医有关癌症的资料所了解的，但我没有进行更深入的研究，因为即使是西医，有关脑肿瘤的部分，本身也是一门需要花大量精力投入的、专深的学问。作为一名中医，我所要做的，是在手术放化疗之后，如何用中药使得脑部残存的癌组织吸收，至少设法抑制它，不让它再增生、复发。这需要运用中医的传统方法，即"扶正祛邪"。扶正，必须根据患者不同的情况，设计出能够提高机体免疫功能的处方，长期服用，因为只要患者免疫功能较好，就能够自身杀死癌细胞、抑制癌症扩散或者复发，在这个病案中，我选择了"琼玉膏"作为扶正的主方；而对于祛邪，在一般情况下，我不赞成用"攻法"，例如使用斑蝥、天仙子、轻粉等制剂，因为这些药物通过研究，虽然可以"杀癌"，但其毒不良反应不比西药的放疗、化疗药物小，而疗效并不比其高，显示不出中医的优势。我主张用中医的"消法"，主要凭借"软坚散结"药物，消之磨之，抑之散之，缓缓图之。其中，不少是虫类药，如蜈蚣、全蝎、白花蛇之类，大部分人以为这些都是毒药，其实是误解。它们咬人时，可以引起神经中毒，但作为动物药食用，不仅无毒，不会损伤肝肾，而且在中药中属于珍贵的"血肉有情之品"，可以深入血络，搜剔顽疾，启动人体免疫功能，用得恰当，对多种疑难疾病有卓越的疗效。对于这个病例，我选择的是《金匮要略》中的大黄䗪虫丸、礞石滚痰丸、安宫牛黄丸加减作为"消法"的主方，利用大黄䗪虫丸消瘀，礞石滚痰丸消痰，安宫牛黄丸带领诸药穿透血脑屏障，最后达到了痊愈不复发的效果。这个案例已经过去 20 多年了，始终在我脑中印象深刻。

近年来，我经常思考，除了血液病之外，大多数癌症都是以肿块的形式原位复发或转移复发的，既然能够通过化痰消瘀的方法使得已经存在的癌肿消除，为什么不能够在经过西医手术和放疗、化疗之后，以化痰消瘀、软坚散结、扶正祛邪的药物，做成药丸，长期服用，防止癌症复发转移呢？大量的各种结节，同样是痰瘀互结而形成的，1 类、2 类、3 类，基本上属于良性的肿块，4 类就有了不同程度的癌变可能，可以择时手术，5 类必须马上手术。癌症患者在西医进行了手术及放疗、化疗之后，西医几乎没有药物防止复发转移，只是让患者定期观察，良性结节在还没有变成恶性结节之前，同样没有药物阻止结节发展，也是让患者定期检查，一旦发展成癌症，则考虑手术或其他治疗方法。这给无数患者带来了巨大的心理压力，这是现代医学在肿瘤治疗方面留下的两大空白，而以"治未病"为特色的中医，是有可能填补这两大空白的。近几年来，我根据国医大师朱良春"痰瘀互结是各种疑难病形成的主要基础"这一理论，用扶正祛邪、化痰消瘀、软坚散结的思维方法组方，做药丸长期服，治疗了数百例癌症术后和各种结节患者，绝大部分取得很好的疗效，只有极个别复发转移或者进一步发展成恶性。不仅如此，没有一例出现肝肾功能损伤。因为要长期服药，这些病案的患者，大部分留下了联络方法，有案可查，便于追踪联系。本书案例，只是列举其中若干而已。

02. 头痛：脑癌（散偏汤、二妙散、止痉散、苏合香丸）

刘某，女，81 岁，2021 年 3 月 26 日初诊：今年 3 月初起头痛得厉害，起先是持续头痛不缓解，磁共振成像（MPI）检查发现：鞍内、鞍上及斜坡可见实性占位性病变，大小约为 65 mm×30 mm×61 mm，边界清楚，T_1W_1 呈等信号，T_2W_1 为略高信号，增强扫描后病变明显强化，信号较均匀，病灶在鞍隔平面受阻变窄。病灶后方见强化垂体影，垂体受压，垂体柄受压显示不清，视交叉被向上推压移位，两侧海绵窦结构显示不清。MRI 诊断意见：鞍内及鞍上占位性病变，侵犯斜坡、蝶窦、海绵窦，考虑低度恶性肿瘤，脊索瘤？侵袭性垂体瘤？淋巴瘤？家人考虑年事已高，不适合手术以及放疗、化疗的治疗模式，采取中药保守治疗，以止痛为上的原则，使老人生活质量不至于很差即可。家人代述，反馈用方后，头痛缓解大半，至今而言，每日的头痛基本在可忍受范围。原来头痛如锥，发作疼痛时在地上打滚。现并不持续性疼痛，阵发性痛仅 5~10 min/次，一日之中不超过 3 次，疼痛的程度也大大低于以前。

> 柴胡 10 g　白芍 30 g　川芎 30 g　葛根 20 g　白芷 30 g　细辛 5 g
> 苍术 10 g　黄柏 10 g　延胡索 30 g　蔓荆子 10 g　蜈蚣 3 条　全蝎 10 g
> 炙甘草 30 g　7 剂

4月6日二诊：上方尚可，效不更方。炙甘草减至 10 g，细辛减至 3 g，加黄芪 50 g、当归 10 g，7 剂。

4月17日三诊：患者服药效果明显，老人本次要求亲自前来面诊，除头痛外，伴口干，容易饥饿。饮食、睡眠、二便均尚可。

麝香 0.3 g，冰片 3 g，水蛭、土鳖虫各 90 g，蜈蚣 30 条，全蝎 50 g，川芎、延胡索、蛴螬各 90 g，细辛 50 g，蔓荆子、白芷各 60 g，赤芍、桃仁各 50 g，红花 30 g。水丸，每日 2 次，每次 6 g。

苏合香丸（另购）。

因患者为本医馆员工的家属，遇见我就说起患者的病情进展，头部的疼痛一发作就靠冲剂的方子服用来缓标，平素靠丸药控制脑部肿瘤。情况稳定，家属感到欣慰，至今仍然健在。

6月12日四诊：头痛减轻95%，偶尔隐痛一两回，持续 5~6 分钟即痛止，精神状态大大改观，头痛集中在左侧后头部，伴有左侧颈椎酸胀疼痛，需带颈托支撑和保暖。大便每日都有，隔那么三四日有一次肠鸣，不腹痛，排便后即缓，且觉得舒畅轻松。其余尚可。

> 葛根 50 g　　黄芩 10 g　　苍术 30 g　　黄柏 30 g　　黄连 5 g　　炙甘草 10 g
> 白芍 30 g　　蜈蚣 3 g　　全蝎 3 g　　7 剂

水丸：葛根 90 g，苍术、黄柏、黄连、黄芩各 60 g，大黄 30 g，水蛭、土鳖虫各 90 g，蜈蚣 30 条，全蝎 50 g，川芎、蛴螬、延胡索各 90 g，麝香 0.3 g，冰片 3 g，蔓荆子 60 g，细辛 50 g，白芷 60 g，赤芍、桃仁各 50 g，红花 30 g。每日 2 次，每次 6 g。

继续服用苏合香丸。

【辨治思维】本案病情复杂，患者年事已高，不可能进行西医的手术或放疗、化疗，只能用中药缓解疼痛，延缓病情。用散偏汤、二妙散、止痉散加减，因为自配的药丸价格昂贵，制作技术不如中成药精良，又是脑病，故配用了苏合香丸。苏合香丸出自《太平惠民和剂局方》，由苏合香、人工麝香、安息香、檀香、冰片、沉香、丁香、木香、香附子、乳香、荜芨、白术、朱砂组成，能够芳香开窍、行气止痛，用于中风昏迷、痰迷心窍、心胃气痛属于寒证者。与安宫牛黄丸相比较，苏合香丸属于寒痰阻塞，安宫牛黄丸属于痰热阻塞，前者通窍止痛的效果远胜于后者。

03. 闭经：垂体瘤、垂体囊肿（大黄䗪虫丸、桂枝茯苓丸）

蓝某，女，33 岁，已婚，先天性闭经，子宫发育不良，从小家境不好，生活困难，婚后生活条件有所改善，服西药激素类药物多年，仍然不来月经。3 年前，经检查患有垂体肿瘤，即开始服溴隐亭未断，2017 年 3 月份初诊，希望服中药。

来时察之面色萎黄，皮肤粗糙黧黑，舌淡而暗，脉沉细。处以大黄䗪虫丸合桂枝茯苓丸加减。

2017 年 12 月 2 日复诊：没有症状表现。

大黄 60 g，土鳖虫 90 g，水蛭 120 g，干漆、黄芩各 90 g，黄连、桂枝各 50 g，茯苓 60 g，牡丹皮、桃仁、赤芍、生地黄、琥珀、郁金、丹参各 90 g，麝香、牛黄各 3 g，皂角刺 50 g。水丸，每日 2 次，每次 9 g。

2018 年 4 月 20 日复诊：没有症状表现。

患者垂体瘤、垂体囊肿，一直服用丸药，服药期间垂体瘤有明显缩小（2017 年 3 月检查大小为 3.2 cm×3.9 cm×4.0 cm；7 月检查大小为 2.1 cm×

3.3 cm×1.6 cm；11 月检查大小为 1.5 cm×2.1 cm×1.4 cm；2018 年 4 月检查大小为 2.6 cm×2.9 cm×2.4 cm）患者前后来就诊 3 次，都是以此方为主做药丸，每次可以服 2 个月左右，经过一年治疗，4 次 CT 检查的结果，一次比一次缩小，第 4 次比较第 3 次略有反弹，但仍然比第一次要小。详细询问，得知患者见有好转，自行停溴隐亭 2 个月。告之激素药不能随意停用，待这次服完中药丸，经检查垂体瘤继续缩小时，在医生指导下逐步停溴隐亭。

水丸继服，上方琥珀减至 30 g，加血竭 30 g，石见穿、急性子各 60 g，牵牛子 50 g，紫石英 60 g，鸡矢藤 90 g。神曲 60 g。每日 2 次，每次 6 g。服完后，未再服药，月经仍未来。

【辨治思维】本案合用了《金匮要略》中两个消除肿瘤的有效方剂桂枝茯苓丸与大黄䗪虫丸，后者方中有虻虫与蛴螬，当时货源难以保证，我往往不用。加丹参、郁金、紫石英安神，皂角刺、石见穿、急性子、鸡矢藤散结消积，加麝香、牛黄引领诸药透过血脑屏障，进入脑部。一年中断断续续治疗后的检查结果，看来是有作用的，只是要完全消除垂体瘤，还有一段漫长的路程要走，能否来月经，更不能保证。患者也因为家庭经济的原因，放弃了继续治疗。

04. 发热头痛、头晕乏力：脑垂体瘤术后持续发热不退
（小柴胡汤、麻杏石甘汤、止痉散、银白散、补中益气汤）

尹某，男，26 岁，2021 年 6 月 26 日初诊：4 月份脑垂体瘤手术后持续发热 2 个月不退，腋下温度在 38 ℃~40 ℃中徘徊，不出汗，口干口苦，头痛头晕严重，眼花、乏力严重，站立欠稳当。大便可解，亦未见热退，平素大便需几日一次。胃口差，咳嗽近来加剧，咽喉痒。人精神不济，表情疲劳困倦，来门诊看病头都抬不起。面色灰、白、蜡黄，眼神不聚无光泽，早醒。舌红，脉浮数。

柴胡 30 g	人参 10 g	黄芩 15 g	半夏 10 g	生姜 10 g	大枣 10 g
麻黄 10 g	杏仁 10 g	石膏 30 g	甘草 10 g	蜈蚣 3 g	全蝎 3 g
5 剂					

6 月 29 日二诊：从昨日开始，已保持 2 日腋下温度在 37 ℃未有再升高

迹象，咳嗽严重，咽喉痒，无痰，口干，舌苔薄黄、质红。精神不济，乏力，西医检查激素偏低。仍然原方加蛇床子、炙甘草、合欢花各 10 g，蜈蚣、全蝎各 5 g。7 剂。

7月6日三诊：服药期间未发热，自昨天开始腋下温度在 37.8 ℃ 左右徘徊。咽喉已不痒，咳嗽已经痊愈。但持续性的头晕乏力，不恶心，胃口差，二便可。

山药 15 g	扁豆 10 g	升麻 10 g	知母 10 g	人参 10 g	白术 10 g
茯苓 10 g	炙甘草 10 g	木香 5 g	砂仁 10 g	陈皮 10 g	生姜 10 g
大枣 10 g	神曲 10 g	天麻 10 g	黄芪 30 g	7 剂	

7月22日四诊：发热仅发生在晨起和傍晚，白天基本上不发热，不能受热，基本不出汗，晒太阳后就会发热。口味差，乏力、头晕依旧还有加重迹象，术后血红蛋白一直很低。鼻子出血一次，激光已止血。二便可。

黄芪 60 g	人参 10 g	仙鹤草 90 g	炙甘草 10 g	柴胡 10 g	白术 15 g
升麻 10 g	陈皮 10 g	当归 10 g	木香 10 g	砂仁 5 g	神曲 10 g
生姜 10 g	大枣 10 g	鸡血藤 30 g	刺五加 30 g	10 剂	

服完后，已经不发热，精神好，血红蛋白恢复正常。

【辨治思维】本案手术后持续发热不退，热度较高，但西医又查不出肺部感染，一诊方证对应，见其口干口苦，咳嗽，舌红，故以小柴胡汤合麻杏石甘汤退热止咳。此处用止痉散，不仅止痛，而且止咳，还有强壮作用，凡是咳嗽剧烈而又咽喉痒者，恒有效。二诊续用前方，未轻易更张。三诊用银白散健脾益气，四诊用补中益气汤益气养血而收尾。

05. 怕冷、汗多、乏力：脑垂体瘤术后长期靠激素维持
（三仙方、当归补血汤、大黄䗪虫丸、内消瘰疬丸加减）

罗某，女，67 岁，2021 年 10 月 23 日初诊：20 多年前脑垂体瘤术后，4 年前体检发现长大迹象，第二次伽马刀手术后，开始吃左甲状腺素、泼尼松等西药维持自身激素水平。吃西药期间浑身无力，走路不能超过 1 km 远，停药脸色发青，抬脚费力。要是感冒引发了肺炎，如同鬼门关走一遭。想通过中医来缓慢摆脱激素的控制。平日基本以素食为主，不爱荤腥。睡眠

安稳，但是很怕冷，四肢尤为明显，因吃激素的缘故出汗较多，一般情况下不容易感冒。精神状态不佳。大小便正常，做艾灸舒服。脉沉细。

水丸：仙鹤草180 g，淫羊藿90 g，仙茅60 g，黄芪180 g，当归60 g，牡蛎180 g，夏枯草、海蛤粉、连翘、水蛭各90 g，苏合香30 g，土鳖虫90 g，蛇床子、麻黄根各60 g，紫河车90 g。**另**：哈蟆油50 g，每日3 g。

建议：吃丸药一个月时，慢慢撤半粒或者1/4粒激素。

2022年1月11日二诊：上个月撤半粒激素泼尼松，撤下后感觉神疲乏力，其他没有很大的不适感。睡眠、饮食、二便均正常。但吃中药期精神比先前要改善，原来是不可离激素，撤下后明显脸色发青，脚都抬不起来，如今只是乏力而已。

上方加何首乌90 g，仍然用哈士膜油50 g。

4月12日三诊：泼尼松完全停药，左甲状腺素1粒的维持量。精神状态尚可，只是口中乏味，身体乏力，畏冷，又容易上火，手足心发烫，下午眼睑会水肿。睡眠可，二便调。二诊方加玄参90 g，天花粉60 g，石见穿、天仙藤各90 g，牵牛子60 g。每日2次，每次9 g。

建议：左甲状腺素停服，完全摆脱西药的束缚。

8月27日四诊：怕冷比原来明显改善，激素药全部停服，胃口也稍增，可以食得一些荤腥，原来基本素食为主，荤腥进口胃口就淡薄下来。精神状态也大大改变，此次去贵州避暑，同伴也直呼面貌与从前比判若两人，面色红润，精神饱满。脸肿也不复，手脚心发烫也几乎感觉不到。但大便干结，非一日一行，比较费力。

水丸，三诊方加大黄60 g，芒硝90 g，青盐60 g，肉苁蓉90 g，高丽参、白术、鸡内金各60 g，每日2次，每次9 g。服完后病情稳定。

【辨治思维】本案是因为脑垂体瘤手术后，长期依赖激素，身体出现各种不适。用中药治疗，试图替代西药激素，但第一不能撤之太快，第二停激素后不能让疾病复发，肿瘤又不能长大，这不容易做到。本方以三仙加蛇床子、紫河车、哈蟆油温阳，这几味药都含有天然激素，用当归补血汤益气养血，用苏合香通阳，麻黄根止汗，取大黄䗪虫丸中的水蛭、土鳖虫，内消瘰疬丸中的夏枯草、玄参、连翘、海蛤壳、天花粉等化痰消瘀、软坚散结，两方面配合，一年之后，终于达到了既定目标，但仍然需要小剂量服药丸为妥。

06. 脑胶质瘤三次手术，继发癫痫（黄芪赤风汤、麻黄附子细辛汤、止痉散、大黄䗪虫丸、礞石滚痰丸、龙马自来丹）

李某，男，42 岁，初诊在百草堂，是左额叶胶质瘤二级，2009 年 4 月在中南大学湘雅医院第一次开颅手术；2013 年 5 月中南大学湘雅医院第二次开颅手术，2021 年 6 月中南大学湘雅医院第三次开颅术（胶质瘤三级），术后继发性癫痫。在我处服用中药有 6 年，整个过程中部分方药遗失，未丢失处方整理如下：

2018 年 3 月 6 日处方：

> 蜈蚣 10 g　　全蝎 10 g　　黄芪 30 g　　赤芍 10 g　　防风 10 g　　地龙 10 g
> 7 剂

10 月 22 日水丸：

牛黄、麝香各 5 g，土鳖虫 50 g，水蛭、天麻各 60 g，蜈蚣、全蝎各 90 g，牵牛子、胆南星各 60 g，龙骨、牡蛎各 30 g，礞石 60 g，生地黄、黄芩、玄参、土贝母各 90 g，枳实 50 g，琥珀 60 g，石菖蒲 90 g，桃仁、赤芍各 60 g，三七 90 g，黄连、猪牙皂各 30 g，地龙、续断各 60 g。每日 2 次，每次 6 g。

2019 年 1 月 10 日微信问诊：元旦节下午 6 时多癫痫小发作，持续几秒即缓，后每日都有四五次的发作，吐气十余次即收，手足功能未受影响，话语在发作后几分钟可恢复。当下意识清晰，即便是发作时也能站立，只是近来发作频率增加。要求开处方，解决暂时的发作痛苦。

> 麻黄 5 g　　细辛 5 g　　附子 10 g　　蜈蚣 3 条　　全蝎 5 g　　白芍 30 g
> 炙甘草 15 g　　15 剂

1 月 25 日微信反馈：服处方药的第 4 日晚上小发作，整个晚上只有 3 次左右，第 5 日上午也是小发作，只是频率高些，大概有 10 次左右，这样一直断断续续发作了 14 日，虽每日都有，比先前的频率还是减低很多。从第 15 日开始，至今没有再发作保持了 8 日。

11 月 11 日（网诊）处方：

水丸：麻黄、附子、细辛、葛根、桂枝、赤芍、炙甘草、干姜各 60 g，龙骨、牡蛎各 90 g，蜈蚣、全蝎、蝼蝉、僵蚕各 50 g，地龙 60 g，紫石英 90 g。每日 2 次，每次 6 g。

2020 年 11 月 10 日复诊：胶质瘤两次手术后复发，又发现瘤体大小约 7 cm，已压迫颈椎致疼痛难忍，无奈在今年 6 月选择了第三次手术，目前化疗中。原来大便偏干，现在大便尚可，小便无异，亦不容易上火，饮食、睡眠均可，癫痫暂未发。

水丸：大黄 30 g，水蛭 180 g，土鳖虫、干漆、蛴螬各 90 g，赤芍 60 g，生地黄 90 g，黄芩 60 g，苏合香 30 g，冰片 5 g，牵牛子、蝼蛄各 60 g，朱砂 10 g，牛黄 2 g。每日 2 次，每次 6 g。

2021 年 1 月 28 日（网诊）处方：

麝香 0.3 g，牛黄 2 g，冰片 5 g，朱砂 10 g，大黄 30 g，水蛭、土鳖虫、干漆、蛴螬各 90 g，黄芩 60 g，苏合香 30 g，赤芍 60 g，生地黄 90 g，牵牛子、蝼蛄各 60 g，地龙 180 g，制马钱子 15 g。每日 2 次，每次 6 g。

3 月 30 日（网诊）同 1 月 28 日处方：水蛭增至 180 g。每日 2 次，每次 6 g。

6 月 15 日（网诊）目前是胶质瘤三级，部分少突，去年 6 月做完第三次手术，一直坚持服丸药，以及西药"左乙拉西坦（开浦兰）"，癫痫一直未再发作。处方：上方去干漆、地龙、制马钱子，加礞石 90 g。每日 2 次，每次 6 g。

7 月 19 日电话联系：反馈第三次开颅手术后情况稳定，有一侧耳朵听力差，其余情况尚可，癫痫亦未发作。

【辨治思维】自 2013 年 5 月第二次开颅术后，患者一直服用中药丸剂，虽然 2021 年 6 月再做了一次手术，但比起其他脑胶质瘤的病患复发的频率还是缓慢很多。近 2 年病情稳定，癫痫也未再发作，脑部检查，也未发现复发迹象。这 9 年中，每次癫痫发作，都以黄芪赤风汤、止痉散、麻黄附子细辛汤息风止痉，缓解时，则以大黄䗪虫丸、礞石滚痰丸、安宫牛黄丸、龙马自来丹合方加减做药丸。坚持数年，才拉长了脑瘤复发的时间，病情趋于稳定。患者本人力挺中医，已将我看病的地址和微信发至病友交流群里，呼吁胶质瘤的病友都来服中药，减缓复发的频率。

— 四 —

肺

癌

————
（6例）

01. 咳嗽、吐痰：肺癌（常敏毅抗癌单刀剑、验方铁树叶方）

　　周某，男，62岁，2014年4月13日初诊：患者从18岁起开始抽烟，已经超过40余年，每天1包以上，除少许咳嗽吐痰、偶尔胸闷之外，别无不适。半个月前发现右锁骨淋巴结有小肿块。3月10日CT扫描：双肺支气管血管束增多，右上肺尖端见1.9 cm×1.8 cm结节影，纵隔及右肺门见增大淋巴结，较大者1.5 cm，右肺上叶后段可见1.2 cm×1.2 cm结节影，右侧锁骨上窝见大小约2.4 cm×1.6 cm结节影。印象为右上肺结节考虑为周围型肺癌，并纵隔、右肺门淋巴结肿大。右侧锁骨上窝结节，多为肿大淋巴结。3月25日淋巴穿刺结果，符合肺转移性低分化肺癌。患者不愿意进行手术和放疗、化疗，找中医诊治。察患者面色丰润，体型微胖，经常咳嗽，有白痰、易咳出，稍微感到短气，前几天咳出少量鲜血，食欲、大小便均可，舌红、苔黄腻，脉滑，右锁骨处能够摸到肿块，质地较硬，活动度较差。处方：

仙鹤草120 g	白英30 g	龙葵30 g	法半夏10 g	槟榔15 g	甘草5 g
白花蛇舌草50 g	半枝莲30 g	新鲜铁树叶30 g（切碎）		大红枣8个	
小红枣10个　15剂					

　　用15饭碗水，煎2小时，得4碗，每日2次，每次1碗。1剂药服

2 日。

5 月 15 日二诊：服上方后，已经不见鲜血，仍然咳嗽、痰多，舌脉同前。上方去法半夏、槟榔，加鱼腥草、金荞麦各 30 g。15 剂。煎服法同上。

6 月 18 日三诊：咳嗽、吐痰显著好转，近来天气变化，锁骨上淋巴结有不适感觉，舌淡红、舌苔薄黄，脉弦滑。处方：

白英 30 g	龙葵 30 g	半枝莲 30 g	玄参 30 g	土贝母 30 g
猫爪草 30 g	蚤休 15 g	金荞麦 30 g	石上柏 30 g	猕猴桃根 30 g
大红枣 10 个	15 剂，煎服法同一诊			

7 月 20 日四诊：服上方至 5 剂时，大便次数多，胃部感觉不适，加神曲 10 g、木香 6 g、炙甘草 10 g，服后症状消失，继续服完。患者感觉精神疲惫，短气加重，锁骨上肿块似乎有所缩小，舌脉变化不大。处方：

仙鹤草 60 g	白英 30 g	龙葵 30 g	法半夏 30 g	白花蛇舌草 50 g
半枝莲 30 g	新鲜铁树叶 30 g (切碎)		大红枣 10 个	西洋参 15 g
蛤蚧 1 对 (不去头足)	15 剂，煎服法同上			

从 2014 年到 2016 年 4 月，患者几乎不间断地服中药，没有进行西医的治疗，基本处方是以上述 4 组方加减。目前，患者病情稳定，心绪平和，食欲正常，精神尚可，无任何不适，锁骨下淋巴结仍在，略有缩小、质地变软，也不愿意再做其他检查。

【辨治思维】本案选用了两首经验方加减。第一首方：抗癌单刃剑，是宁波中西医结合常敏毅教授所创制。共 6 味药：仙鹤草 50 g、白英 30 g、龙葵 25 g、槟榔 15 g、半夏 10 g、甘草 5 g。仙鹤草量大，需单独煎，与其他药物煎好后的药汁混合，一次顿服，每日 1 次。方中我根据患者的具体情况，仙鹤草用量达 100~300 g，没有发现任何不良反应。常教授认为：临床观察表明此方有明显的镇静、镇痛和抗癌作用，尤其对骨癌所致的疼痛疗效最好。可以治疗胃癌、食管癌、肝癌、乳腺癌等。服用 15 日，如有效果，可以长期服用，不必更方。如果无任何改善，不必再服。朱良春先生介绍说："这是友人常敏毅研究员创订的一则治癌效方，我应用后，证实效果不错，有应用价值。"并收载在其著作中，予以推荐。

铁树叶方是近年来在网上流传很广的一首民间验方，由新鲜铁树叶 1 支（大约 30 g）、白花蛇舌草 60 g、半枝莲 30 g、大红枣 8 个、小红枣 10 个组成，云治疗各种癌症均有疗效。作为治疗癌症有一定经验的医生，对于各种夸大其词的说法我并不相信，何况方中的几味药物我都用过，并没有出现过什么奇迹。唯独方中 8 个大红枣、10 个小红枣同用，剂量特大，并且要求用 15 碗水，将药物煎煮两个小时，使我联想到《伤寒论》中的"十枣汤"用 10 个红枣，"大青龙汤"中用 9 L 水煎至 3 L 所包含的深意，于是在临床试用这首验方。

这两首方药物都不多，我经常合在一起用，用得最多的是肺癌，无论是腺癌还是鳞癌，无论是否手术，是否转移，只要病情尚稳定，没有严重的胸腔积液、腹水，没有剧烈的疼痛和大量的咯血、出血，没有导致内脏功能衰竭，都有一定疗效。长期坚持，可以争取到与癌症并存的机会。

加减：①若淋巴结肿大坚硬，加土贝母、玄参、猫爪草、重楼。②若疼痛较剧，加蜈蚣、全蝎。③若体虚、短气、走路乏力，加蛤蚧（不去头足）、西洋参。④若有少量胸腔积液、腹水，加蝼蛄、土鳖虫。⑤若咳嗽较剧，加金荞麦、鱼腥草、枇杷叶。⑥若久服消化吸收不好，加神曲、木香、白术等化食健脾之品。⑦其他对肺癌治疗有一定作用的中草药还有猕猴桃根、石上柏等，可以经常替换，以免某种药用久了产生耐药性。

02. 呼吸不畅：肺腺癌、胸腔积液
（泽漆汤、苏葶丸、防己黄芪汤）

向某，女，61 岁，2019 年 8 月 22 日初诊：右肺腺癌，不咳嗽不咯血，7 次化疗后，呼吸不畅，大量胸腔积液，抽胸腔积液后积液减少，俯身弯腰不适感，自觉胸腔水液流动感。面色蜡黄，饮食一般，睡眠尚可。口干，舌苔白腻。

泽漆 60 g	葶苈子 30 g	厚朴 10 g	苏子 30 g	半夏 10 g	牵牛子 10 g
黄芪 30 g	防己 10 g	白术 15 g	15 剂		

10 月 19 日二诊：服上方并未有不适感。但是俯身弯腰已经水流动感消失。暂无咳嗽，不吐痰，复查胸腔积液减少。

水丸：牵牛子、蝼蛄各 60 g，土鳖虫 90 g，鳖甲、牡蛎各 60 g，蛴螬 90 g，水蛭、泽漆各 120 g，金荞麦、鱼腥草、仙鹤草、莪术各 90 g，灵芝孢子粉 40 g，厚朴 60 g。每日 2 次，每次 6 g。

【辨治思维】本案取泽漆汤中的泽漆，合苏葶丸、防己黄芪汤治疗肺癌胸腔积液引起的咳喘。泽漆汤与上个案例的厚朴麻黄汤出自同一条文，只有脉浮与脉沉的区别。彭涛在《中国中医药报》2019 年 10 月 11 日上撰文云：

> "咳而脉沉，即张仲景给出的泽漆汤脉证，咳是肺脏疾病主要症状，脉沉当为右寸脉沉，因右寸脉主肺。《金匮要略》曰：'诸积大法，脉来细而附骨者，乃积也。寸口积，在胸中。'由此可见，脉浮和脉沉可以用于初步推测肺部疾病是气化病还是形质病。比如，慢性支气管肺炎急性发作就是气化病，可以使用厚朴麻黄汤治疗；肺癌、肺结核等疾病导致的胸腔积液为形质病，是泽漆汤治疗的范畴。"

这段文字解析得很透彻。原方为：半夏半升、泽漆三斤、紫参五两、生姜五两、甘草三两、黄芩三两、人参三两、桂枝三两。后世对此条文和方剂颇有争议，但泽漆能够消除胸腔积液是确凿无疑的。《本草汇言》云：

> "泽漆，主治功用，与大戟同，较之大戟，泽漆稍和缓，而不伤元气也。"

从原方泽漆剂量之大可以看出其毒性不大。我自己曾经尝试过，单服 120 g 没有任何不良反应。泽漆属于大戟科植物，大戟有剧烈泻下作用，但不良反应大，泽漆具备大戟治疗胸腔积液、腹水的功能，却几乎没有不良反应，故此药的运用前景广阔。天津吴雄志教授用本方治疗肺癌，有理论和案例，王三虎也有用本方治疗肺癌的案例，可惜我没有学习到，此案只取了泽漆一味，治疗肺癌的胸腔积液。

03. 干咳、月经量大：肺原位癌术后预防复发
（朱良春清肺三味方、泻白散、牛角地黄汤、大黄䗪虫丸）

胡某，女，48 岁，2021 年 5 月 16 日初诊：单位体检发现肺部有多发结节，确诊为肺原位癌，微创手术切除 4 个结节，术后复查又发现有一个肺毛玻璃样结节，大小为 3 mm，少量干咳。月经量大，伴瘀血，时间提前，既往有鼻炎史，二便调，睡眠一般。

水丸：水牛角 90 g，生地黄 60 g，牡丹皮、赤芍、桃仁各 50 g，金荞麦、鱼腥草、仙鹤草各 90 g，肿节风、鬼箭羽、桑皮、地骨皮各 60 g，水蛭 90 g，灵芝孢子粉 30 g，蛴螬、壁虎各 90 g，黄芩 60 g，玄参、牡蛎、鳖甲、

莪术各 90 g。每日 2 次，每次 9 g。

2022 年 4 月 17 日二诊：去年术后 5 月份发现的磨玻璃样结节灶，在服用一剂丸药后 CT 报告显示已完全吸收不可见（同一家医院复查）。欲控制转移复发，月经原来量大，中途还停止 2 个月，丸药服用后月经至今一直准时，量亦逐减至正常范围。梦多，不咳嗽，不吐痰。

水丸：川芎 90 g，白芷、水牛角、牡丹皮各 60 g，桃仁、赤芍各 50 g，生地黄 60 g，鱼腥草、金荞麦、仙鹤草各 90 g，肿节风、鬼箭羽、桑皮、地骨皮各 60 g，大蓟、山慈菇、水蛭各 90 g，灵芝孢子粉 30 g，蛴螬、壁虎各 90 g，黄芩 60 g，玄参、牡蛎、鳖甲、莪术各 90 g。每日 2 次，每次 9 g。

【辨治思维】本案肺部原位癌术后，又长出新结节，同时月经量大，以朱良春清肺三味方合泻白散、牛角地黄汤、大黄䗪虫丸加减，做药丸，一剂则新生结节已经消除，月经也改善。二诊用原方加减继续做药丸，以防止复发。目前效果尚满意。

04. 乏力、胃口差、睡眠差：肺癌化疗后（归脾丸、六君子汤、三子养亲汤、四磨汤、参麦地黄丸、青娥丸、大黄䗪虫丸）

黄某，女，62 岁，2020 年 1 月 7 日初诊：左肺门肿块长径 30 mm，肺门多发肿大淋巴结，较大约 14 mm×9 mm，胸腔积液，考虑左肺鳞状细胞癌并胸膜转移，未手术治疗。化疗一次后，无咳嗽咳痰，脚无力。纳差、睡眠差。胸口偶尔痛。舌淡红，脉弦细。既往左侧甲状腺切除术。下一次化疗在 21 日后进行。

黄芪 30 g	当归 10 g	人参 10 g	白术 10 g	茯神 10 g	炙甘草 10 g
灵芝 15 g	酸枣仁 30 g	木香 10 g	仙鹤草 90 g	生姜 10 g	大枣 10 g
10 剂					

水丸：水蛭 120 g，土鳖虫 90 g，壁虎 120 g，牡丹皮、桃仁、赤芍各 60 g，莪术 90 g，三棱 60 g，鼠妇虫 90 g，蜣螂 60 g，蛴螬 90 g，灵芝孢子粉 30 g，灵芝 90 g。每日 2 次，每次 9 g。

3 月 28 日二诊：放疗 4 次。自觉纳食不消化，余无异样。

人参 10 g	半夏 10 g	木香 10 g	神曲 10 g	山楂 10 g	麦芽 15 g
白术 10 g	厚朴 10 g	枳壳 10 g	7 剂		

水丸：水蛭 120 g，土鳖虫 90 g，壁虎 120 g，牡丹皮、桃仁、赤芍各 60 g，莪术 90 g，三棱 60 g，鼠妇虫 90 g，蜣螂 60 g，蛴螬、灵芝各 90 g，灵芝孢子粉 30 g。每日 2 次，每次 9 g。

6 月 2 日三诊：放疗 5 次，左肺门肿块较前缩小，病灶长径 13 mm，（原长径 30 mm）。左侧肺门多发淋巴结较前变小。左侧胸腔积液已吸收（胸腔积液、心包积液消失）。胸膜转移较前好转。未出现新发病灶。纳差胀气。

厚朴 10 g	半夏 10 g	木香 10 g	人参 10 g	槟榔 10 g	枳壳 10 g
麦芽 30 g	山楂 30 g	莱菔子 15 g	大腹皮 10 g	7 剂	

水丸：水蛭 120 g，土鳖虫、壁虎、牡丹皮、赤芍、莪术各 90 g，三棱 50 g，鼠妇虫、蜣螂、蛴螬、神曲、麦芽、山楂各 90 g，厚朴、枳壳、白术各 60 g，木香、半夏、桃仁各 50 g。每日 2 次，每次 9 g。

9 月 17 日四诊：化疗已基本完毕，西医要求每隔 21 日注射一次帕博利珠单抗注射液（可瑞达 100 mg/4 mL），连续 2 年。纳差，牙齿松动，二便尚可，睡眠安稳，检查结果：左肺门肿块较前缩小，左肺门淋巴结基本同前，现较大者短径约 8 mm。

水丸：熟地黄、山药各 60 g，枸杞子 90 g，山茱萸 60 g，菟丝子 90 g，补骨脂 60 g，骨碎补、牛膝、白术各 90 g，茯苓 60 g，西洋参 90 g，麦冬、炙甘草各 60 g。每日 2 次，每次 9 g。

11 月 24 日五诊：本月初去医院复查，①现肺内未见明显实质性病灶，与老照片对比，右上肺前段少许钙化灶，双肺少许纤维灶。②两肺门散在淋巴结，双肺未见明显积液征。患者无咳嗽吐痰之状，不上火，仅睡眠不佳。继上方，加大蟒、金荞麦、鱼腥草、石菖蒲、酸枣仁各 90 g。每日 2 次，每次 9 g。

【辨治思维】 本案属于肺鳞癌，西医以化疗为主，中医药汤剂用归脾丸、六君子汤、三子养亲汤、四磨汤、参麦地黄丸、青娥丸等加减，益气健脾，理气消食，补肾养阴固齿，丸剂则用大黄䗪虫丸加大蟒、壁虎、蜣螂等活血化瘀、软坚散结。最终获得临床治愈。

05. 头晕、多梦、饮食不佳：乳腺癌、肺癌转移术后
（六军散、人参养荣汤）

瞿某，女，43岁，2002年10月23日初诊：患者于1998年9月发现右侧乳腺癌，淋巴切片有4个淋巴转移，随即进行放疗、化疗，服三苯氧胺3年，2002年6月发现转移到左肺，切除部分左上叶肺，进行常规放疗、化疗，休息一段时间后，前来就诊。自诉头晕，饮食淡而无味，睡眠不实、多梦。察其面色㿠白，舌淡、苔薄白，脉沉细无力。此为放疗、化疗后气血亏虚，拟用人参养荣汤加减调理，处方：

红参10 g	黄芪15 g	炙甘草10 g	白术10 g	当归10 g	白芍10 g
熟地黄10 g	茯苓10 g	陈皮5 g	远志10 g	五味子10 g	7剂

11月2日二诊：服上方后，精神、睡眠、食欲均转好，拟用胶囊缓图，以期长期控制，处方：

全蝎、穿山甲、夜明砂、蝉蜕、僵蚕各30 g，蜈蚣15条，壁虎、三七、琥珀、川贝母、山慈菇、鹿角霜、蜂房各30 g。研末，装胶囊，每日3次，每次5粒，餐后开水送服。另外，天冬40 g，每日煎水代茶，坚持天天服，不间断。

2005年10月20日：患者服中药治疗已经3年，除了第一年遵医嘱做过2次复查之外，近2年来，不肯再去检查。一方面，是因为心存畏惧，害怕又查出复发的肿块；另一方面，几年来，身体并未出现任何不适。在我的一再要求下，患者于国庆节后到原来进行放疗、化疗的某医院放射科复查，复查后告诉我两个消息，一个坏消息，一个好消息：坏消息是当年放射科一同住院的32个病友如今仅剩下她一人；好消息是她未发现任何复发迹象。2007年5月28日来告，前几天进行复查，仍未发现转移复发的迹象，也没有其他任何病痛。2016年2月春节前回长沙，告知仍然生活在深圳，健康状况良好，目前生活在上海，与我经常联系。

【辨治思维】本案采用了消补兼施的方法治疗癌症。消的方剂以六军散为主加减，补的方剂以人参养荣汤为主。

六军散出自陈实功的《外科正宗》，我在20多年前从书中读到，并用于临床治疗癌症。本方由蜈蚣、穿山甲、全蝎、蝉蜕、僵蚕、夜明砂6味药

组成，原书文字记载简单，主要治疗瘰疬。据丹道医家张觉人先生的考证，六军散的源头，是古方"五虎下西川，即六军散去夜明沙，研末为丸，以朱砂为衣。用土茯苓煎汤送下。忌油荤及一切发物，凡一切杨梅毒疮、鱼口横痃，不问已溃未溃，皆可治之，无不验者"。张觉人的名著《外科十三方考》中，还有一首名列"外科十三方"第二方的"金蜈丸"，即五虎下西川去蝉蜕，加大黄，研末，面糊为丸，以雄黄、朱砂为衣。如绿豆大，每服30~50粒，空心温黄酒送服。张先生按语云：

> "此方以毒性动物为主药，功能祛风破瘀，消肿镇痛，凡阳证之红肿热痛高起者，如发背、疔疮、横痃，以及小儿上部疙瘩（脖上、脖下，或头面等处）等疮，皆有相当疗效，唯下部各疮不能适用，盖以风药多行上窍也。疮非气血凝滞不生，此方以蜈蚣、穿山甲、僵蚕、全蝎等药之上升，以祛风活络，雄黄、朱砂、大黄等药之下趋，使毒出有路，一升一降，毒散结去，气血得以流行，疮亦因此痊愈，他如小儿上部疮疖等，见效尤速。"

我曾经以此方治愈过3例霍奇金淋巴瘤和非霍奇金淋巴瘤，其中一例56岁的老太太，患有非霍奇金淋巴瘤，在湘雅医院著名内科专家李学渊的建议下，停用西药，推荐她找我用中药治疗。我以金蜈丸去雄黄、朱砂，加牛黄、麝香、乳香、没药，即合用西黄丸，前后治疗了3年，直至完全治愈。可惜因为疗程很长，没有完整保存这3个病案。在本案中，我再加三七、琥珀活血，川贝母、山慈菇化痰，鹿角霜、蜂房、壁虎软坚散结。

从我的临床经验来看，晚期癌症患者，特别是经过多次化疗后的晚期癌症患者，在出现气血大亏、各项血液检验指标低下时，用药不能再拘泥于消癌、攻邪、祛毒，当以救人为主，扶正为主，如此尚可延缓患者的生命，使患者获得较高的生存质量。从许多中医古籍的记载来看，古人对于疮疡、痘疹、乳癌等溃后久不收口者，每每认为是气血大亏所致，不再用清热解毒等凉性药，转而大补气血，十全大补汤与人参荣汤常被列为首选方剂。现代日本汉方医甚至赞誉十全大补汤是"治疗肿瘤的新曙光"。从我运用于癌症患者的临床效果来看，人参荣汤比十全大补汤还要好，焦树德先生在《用药心得十讲》中所做的分析和评价是非常中肯的。

本例患者乳腺癌手术后4年，转移到肺部手术后不到半年，初诊在我接手用中药治疗时，就给她灌输了一个观点：不要坐等3年、5年的存活率，一方面要运用中药积极防止复发转移，另一方面要注意食物禁忌，减少诱发的因素。至今已经 20 年，身体完全健康。

06. 无症状：小细胞肺癌

（朱良春清肺三味方、常敏毅抗癌单刃剑、泽漆汤、大黄䗪虫丸）

袁某，女，68 岁，2020 年 11 月 19 日初诊：5 月发现小细胞肺癌，不具备手术条件，8—10 月放疗、化疗时段，肿块缩小至 12 mm×31 mm（2020 年 10 月 22 日结果），左侧胸腔有少量积液，已不咳嗽（起病之初就是咳嗽，以咽喉炎治疗数月不效），晚上口干口苦，放疗期间有半个月未进食，手足心发烫、发木。眠可。

水丸：大蓟、泽漆、金荞麦、鱼腥草、仙鹤草、壁虎、水蛭、土鳖虫、鳖甲、蛴螬、玄参各 90 g，牡蛎 60 g，灵芝孢子粉 30 g，牡丹皮、桃仁各 50 g，赤芍 60 g，石斛、生地黄各 90 g，黄芩 60 g，山慈菇 90 g，半边莲 60 g。每日 2 次，每次 9 g。

2021 年 2 月 4 日二诊：上方丸药服尽复查，1 月 19 日 CT 报告显示左上肺肿块较前进一步明显缩小，大小为 8 mm×31 mm（原来 12 mm×31 mm，10 月后不再进行化疗，亦未服用任何西药，完全吃中药治疗）增强扫描呈轻度强化，左下肺背段新增斑片状密度增高影，边界模糊。纵隔及左侧肺门小淋巴结同前。心包积液较前增多。

印象提示：左上肺肿块较前进一步缩小，左下肺背段新增感染性病灶，纵隔及左侧肺门小淋巴结同前，双肺少许小结节无明显变化。左侧胸腔积液较前减少，心包积液较前增多。同时颅脑磁共振成像检查发现：右顶叶内可见大小 26 mm×32 mm 囊实性肿块影，边界清，考虑肿瘤性病变转移可能性大，并胸膜转移。要求患者再做脑部的放疗 4 次，今天下午最后一次。

因患者服丸药期间肿块并未长大，反而缩小之势，还求望于中医。并无大不适感，少量咳嗽无痰，怕热，大便尚可，纳食一般可进。

| 鱼腥草 30 g | 金荞麦 30 g | 仙鹤草 90 g | 泽漆 60 g | 地骨皮 30 g | 玄参 30 g |
| 牡丹皮 10 g | 黄柏 10 g | 黄芩 10 g | 石斛 10 g | 浙贝母 15 g | 14 剂 |

3 月 27 日三诊：暂未进行复查，晚上容易口干，自身觉无大不适。

水丸：鳖甲 90 g，石菖蒲 60 g，大蓟 90 g，牡丹皮 60 g，桃仁 50 g，赤

芍、半边莲、杜蛎各 60 g，鱼腥草、金荞麦、仙鹤草、壁虎各 90 g，黄芩、水蛭各 60 g，土鳖虫 90 g，蜈蚣 30 条，蛴螬 90 g，厚朴 60 g，生地黄 90 g，灵芝孢子粉 30 g，山慈菇、金礞石、玄参、合欢花各 90 g。每日 2 次，每次 9 g。

7 月 30 日微信问诊：本月 7 日复查报告比对 2021-01-18 片：左上肺肿块大小大致同前，现大小 7 mm×32 mm，前段支气管闭塞。左下肺背段增斑片状密度增高影较前基本吸收。纵隔及左肺侧门小淋巴结同前。双肺少许结节无明显变化。左侧胸腔积液基本吸收。心包积液较前稍减少。余同前。

复查结论：①左上肺肿块大致同前。②左下肺背段感染性病变较前基本吸收。③双肺少许小结节无明显变化。④左侧胸腔积液基本吸收；胸包积液较前减少。

8 月 4 日开药丸如下：

大蟥、水蛭、猫爪草各 90 g，灵芝孢子粉 30 g，壁虎 120 g，土鳖虫、蛴螬、鳖甲、礞石各 90 g，猪牙皂 60 g，山慈菇、胆南星、半夏、石菖蒲、黄芩各 90 g，鹿仙草 60 g，仙鹤草、白英、龙葵各 90 g，槟榔 60 g。每日 2 次，每次 9 g。

2022 年 9 月 3 日复诊：自述听信友人介绍，某种某草药有治疗肺癌的功效，自行断药 2 个多月未服用丸剂。今来又夹杂感冒咳嗽，昨日还痰中带血丝，畏惧病又复发，检查情况如下：对比 2022 年 5 月 4 日肺部片示：左上肺肿块较前明显增大，现在大小约为 5.3 cm×3.6 cm。肿块前上方结节影较前明显增大，现大小约为 2.7 cm×2.1 cm。心包积液较前有所增多。左侧第 7 肋骨部质密度欠匀。右顶叶内囊实性结节较前有所增大，大小为 2.4 mm×1.6 mm。

诊断：左上肺肿块及前上方结节较前增大。心包积液较前有所增多。右顶叶内囊实性结节较前有所增大。

西医又建议患者化疗，患者本人拒绝。胸口并无大的压迫感，大便尚可，可解出。容易上火，常生口腔溃疡。

水丸：牛黄 3 g，泽漆、石见穿、仙鹤草、金荞麦各 90 g，黄芩 60 g，玄参、浙贝母、海蛤粉、山慈菇、猫爪草、水蛭、土鳖虫、大蟥、地龙、壁虎、干漆、茜草、三七、胆南星、花蕊石、蛴螬、地黄炭、天花粉各 90 g，灵芝孢子粉 30 g。每日 2 次，每次 9 g。

【辨治思维】小细胞肺癌是恶性程度非常高的一种癌症，且容易转移至脑部。西医化疗只能控制到一定程度。本案基本方是朱良春清肺三味方、常敏毅抗癌单刃剑方、泽漆汤、大黄䗪虫丸、礞石滚痰丸合方加减，泽漆、半枝莲有消肺水作用，壁虎、大蟆、山慈菇均对肺癌有抑制作用，鹿仙草是云南特有的治疗肿瘤药物，近年才通过国家标准，运用者少。患者在停化疗后，服中药丸8个月，经检查病情逐步在改善，但听信他人传言，停药丸，改服其他药2个月后检查，病情反弹，患者又继续吃药丸。目前尚未收到患者检查报告。虽然无法确定最终能否控制住，但这个处方还是显示了一定的疗效。

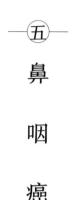

鼻咽癌

（2例）

01. 瘰疬：鼻咽癌放疗、化疗后防止复发（消瘰丸）

谭某，男，36岁，2020年7月11日初诊：去年7月份确诊为鼻咽癌，未手术，最初是颈部淋巴结肿大检查，发现是鼻咽癌。现在放疗已完毕。亦无淋巴转移迹象。鼻腔不干，口腔中口水分泌不多，咽喉少许偏干。胃口尚可，平常无口干口苦。舌少苔不红。精神状态不佳。

水丸：玄参120 g，浙贝母、牡蛎各90 g，壁虎120 g，山慈菇、黄精、急性子、大蟾、海藻、甘草、天葵子、僵蚕各90 g，蝉蜕60 g，土鳖虫、鳖甲、皂角刺、肿节风各90 g，天花粉60 g，乌梅90 g。每日2次，每次9 g。

10月17日：一切状况平稳，口干少许，精神不佳全部改善，手肘处的皮下脂肪瘤（鹌鹑蛋大小）丸药后变软。大小便、睡眠饮食均尚可。复查报告：鼻咽癌治疗后改变，较前相仿，副鼻窦炎、双侧乳突炎。

水丸：玄参120 g，浙贝母、牡蛎各90 g，壁虎120 g，山慈菇90 g，黄精60 g，急性子、大蟾、海藻、甘草、天葵子、僵蚕各90 g，蝉蜕60 g，土鳖虫、鳖甲、皂角刺、肿节风各90 g，天花粉60 g，乌梅90 g。每日2次，每次9 g。

2021年4月24日三诊：一切正常如旧，鼻咽无任何不适，偶尔鼻腔发干，颈部无淋巴结肿大。无口干口苦。口腔唾液腺没有被破坏，所以饮食尚可，睡眠、二便无异样。病情基本处于稳定期，丸药减量。仍以上方加猫爪草 60 g。每日 2 次，每次 6 g。

【辨治思维】鼻咽癌初期基本没有症状，大多数以颈部出现肿块为首发症状，经常鼻涕带血、耳鸣、鼻塞等，容易忽视。主要以化疗为主，复发率大约 25%，一旦复发，患者可能出现耳鸣、耳朵疼痛、鼻塞、头晕、头痛、复视等。本案应该还算发现得比较早，治疗以消瘰丸为主，加壁虎、山慈菇、猫爪草等大量化痰消瘀药，吃了一年左右药丸后建议停药。

02. 鼻塞、痰多：鼻咽癌化疗后预防复发
（消瘰丸、增液汤、苍耳子散）

周某，男，71 岁，2019 年 3 月 14 日初诊：鼻咽癌放疗、化疗后，肿块大小 5 cm×3.5 cm，西医诊断：鼻腔内壁明显增厚（右侧甚，右侧咽后，右侧颈区淋巴肿大，伴糖代谢增高，符合鼻咽癌伴右侧颈部多发性淋巴转移）。全身未见明显恶性肿瘤。症状：涕多，咽中有痰，欲吐不出。口干、咽干、口苦、无疼痛、不出血。吞咽困难，言语不利索。自觉口腔黏膜粗糙，鼻塞严重，大便 2 日 1 次。耳蒙，不清爽，听力未减。面部紧绷、二唇发干、有大裂纹。睡眠差。舌黄，面色发灰、萎黄无华。

| 辛夷 10 g | 苍耳子 10 g | 石菖蒲 15 g | 玄参 30 g | 麦冬 30 g | 生地黄 30 g |
| 蜈蚣 5 g | 全蝎 3 g | 柴胡 10 g | 黄芩 10 g | 大黄 5 g | 7 剂 |

水丸：玄参、浙贝母、牡蛎各 90 g，黄芩 50 g，石菖蒲、生地黄、麦冬、辛夷、苍耳子各 60 g，白芷 30 g，天葵子 50 g，壁虎 60 g，皂角刺 50 g，乌梅 90 g，僵蚕、柴胡各 50 g，牛黄 2 g。每日 2 次，每次 9 g。

5 月 9 日二诊：服煎剂时，大便通畅，服药丸时大便偏干。鼻塞、痰多、口干均有所好转。

| 辛夷 10 g | 苍耳子 10 g | 石菖蒲 15 g | 蒺藜 30 g | 大黄 10 g | 柴胡 15 g |
| 黄芩 10 g | 半夏 10 g | 皂角刺 10 g | 7 剂 | | |

水丸：大黄 90 g，皂角刺 60 g，白芷 50 g，玄参、浙贝母各 60 g，牛黄 2 g，麦冬 60 g，辛夷 50 g，石菖蒲 60 g，壁虎、郁李仁各 90 g，猪牙皂 50 g，蒺藜、柴胡各 60 g，黄芩 90 g，射干 50 g。每日 2 次，每次 9 g。

8 月 8 日三诊：患者服尽两次丸药后，言语利索，问诊可自行表达。大

便依旧几日一次，咽中有少量痰液，口干咽干，鼻堵已基本不复，舌色红，脉细数，近来发热一次，打点滴后退热，但未再发热。上两剂丸药服后无大的不适感，原来的放疗、化疗后遗症基本全部缓解，西医暂未复查癌症情况。自述感觉病情平稳。仅有口苦、口渴。

水丸：生地黄60 g，**玄参、麦冬、石斛各**90 g，**射干、黄芩、猪牙皂、郁李仁、辛夷、石菖蒲各**60 g，**牛黄**2 g，**蛴螬**60 g，**壁虎、乌梅各**90 g，**僵蚕、栀子各**60 g，**灵芝孢子粉**30 g，**大黄**90 g。**每日**2**次，每次**9 g。**服后症状消失，但尚未复查。**

【辨治思维】本案化疗后，仍然存在许多症状，没有改善。中医辨证为痰火胶结，一诊用消瘰丸、增液汤、苍耳子散加减，虽有所改善，但化痰泻下力量不够，故二诊加大黄、猪牙皂、郁李仁、牛黄等，服完所有症状缓解。有淋巴转移，仍然要坚持服药丸几年为妥。2022 年 2 月 10 日回访，三诊药丸吃完后，没有再进行中西医治疗，目前状况正常。

淋巴瘤

（4 例）

01. 反复发热、怕冷：淋巴癌
（柴胡桂枝汤、牛角地黄汤、升降散）

刘某，男，76 岁，2019 年 8 月 15 日初诊：淋巴癌患者入院反复发热 2 个月余，怕冷，暑天 3 件长衣着身尚觉不足，汗出，身不痛。未放疗、化疗，未手术。口不干，少量咳嗽。西医诊断未果，只得求望中医。

| 柴胡 30 g | 黄芩 15 g | 半夏 10 g | 炙甘草 10 g | 桂枝 10 g | 白芍 10 g |
| 生姜 10 g | 大枣 10 g | 人参 10 g | 牛黄 1 g(分成 10 等份) | | 5 剂 |

8 月 20 日二诊：服上方热已退，咳嗽、有白色泡沫状痰。纳少，乏力，怕冷，大便稀，睡眠差。

麻黄 10 g	桂枝 10 g	炮姜 10 g	细辛 5 g	五味子 5 g	人参 10 g
茯苓 10 g	白术 10 g	炙甘草 10 g	半夏 10 g	砂仁 10 g	陈皮 10 g
酸枣仁 10 g	14 剂				

8 月 29 日三诊：发热未起，咳嗽尚存，怕冷，咽痒，仅少量泡沫白痰。舌苔黄、斑驳状。血压稳定。

| 乌梅 30 g | 虎杖 30 g | 蜈蚣 5 g | 全蝎 5 g | 麻黄 5 g | 附子 5 g |
| 细辛 5 g | 麦冬 10 g | 7 剂 | | | |

9月28日四诊：反复发热的情况又再现，放疗、化疗及手术均未做。目前口味差，既往有冠心病、颈动脉斑块、糖尿病、腔隙性脑梗死史。舌苔黄。

> 柴胡 15 g　　人参 10 g　　半夏 10 g　　黄芩 10 g　　桂枝 10 g　　白芍 10 g
> 甘草 10 g　　乌梅 15 g　　虎杖 15 g　　7 剂

水丸：水蛭 90 g，土鳖虫、壁虎、鳖甲、蛴螬各 60 g，玄参 50 g，柴胡、黄芩、半夏、牡丹皮各 60 g，桃仁、赤芍、桂枝各 50 g，虎杖、乌梅各 60 g，灵芝孢子粉 30 g。每日 2 次，每次 9 g。

10月5日五诊：反复发热，基本症状同前。

> 蝉蜕 10 g　　僵蚕 10 g　　姜黄 10 g　　柴胡 15 g　　黄芩 15 g　　水牛角 30 g
> 赤芍 10 g　　牡丹皮 10 g　　玄参 30 g　　牛黄 2 g(每 5 剂药 1 g)　　10 剂

10月19日六诊：服药期间热未起，咳嗽严重、无痰，咽痛，口腔发木，纳食无味。

> 仙鹤草 90 g　　金荞麦 30 g　　鱼腥草 30 g　　半夏 10 g　　虎杖 30 g　　乌梅 30 g
> 细辛 5 g　　蜈蚣 5 g　　10 剂

10月29日七诊：发热基本得以控制，服药期间仅一次发热，咳嗽一直持续。

> 仙鹤草 90 g　　金荞麦 30 g　　鱼腥草 30 g　　虎杖 30 g　　乌梅 30 g　　柴胡 15 g
> 黄芩 10 g　　半夏 10 g　　蜈蚣 5 g　　生姜 10 g　　大枣 10 g　　15 剂

水丸：玄参、浙贝母、牡蛎各 60 g，壁虎 90 g，黄芩、牡丹皮、夏枯草、海蛤壳、海藻、连翘、土鳖虫、鳖甲各 60 g，牛黄 2 g。每日 2 次，每次 9 g。

【辨治思维】本案淋巴瘤以反复发热为主要症状，没有做任何西医治疗。一诊用柴胡桂枝汤，发热已退，但咳嗽有清稀痰，仍然怕冷、失眠、胃口差、乏力。二诊用小青龙汤合六君子汤加砂仁、酸枣仁。三诊未发热，但咳嗽，用麻黄附子细辛汤合虎梅散。四诊又发热，仍然用柴胡桂枝汤，同时做药丸以求治本。药丸以小柴胡汤合桂枝茯丸、虎梅散加几种虫类药以软坚散结。五诊发热，改用牛角地黄汤合升降散，加柴胡、黄芩、牛黄，六诊、七诊用朱良春清肺三味合虎梅散、小柴胡汤。发热才基本控制。最后用消瘰疬丸、三甲散加减做药丸，希望能够控制淋巴癌。

02. 面颊、嘴唇、鼻腔红肿疼痛：NT/T 细胞淋巴瘤（鼻型）放疗后发热（仙方活命饮、苍耳子散、消瘰丸、菖阳泻心汤）

李某，男，34 岁，2022 年 6 月 11 日初诊：NK/T 细胞淋巴瘤（鼻型），诊断：右侧鼻腔突向侧上颌窦、筛窦及左侧鼻腔，考虑恶性肿瘤淋巴瘤。西医预计 10 次放疗，目前完成 4 次，肿块缩小并不明显。症状：左侧脸颊、嘴唇、鼻腔均不同程度红、肿，痛，其中嘴唇最为明显，鼻腔堵塞、口干、汗出，连续发热一周，体温在 37.6 ℃～38.5 ℃。大小便、饮食均尚可。睡眠一般。舌红、少苔，脉数。

皂角刺 10 g	儿茶 10 g	金银花 30 g	炮穿山甲 3 g	天花粉 10 g
玄参 30 g	黄芩 10 g	浙贝母 30 g	辛夷 10 g	苍耳子 10 g
白芷 10 g	甘草 10 g	桔梗 10 g	厚朴 10 g	半夏 10 g
石菖蒲 10 g	远志 10 g	合欢花 10 g	猫爪草 30 g	海藻 10 g
乌梅 15 g	僵蚕 10 g	10 剂		

另：牛黄 1 g，分 10 次冲服。

6 月 21 日二诊：连续发热已不复，嘴唇消肿 40%，鼻肿消除近半，大便近来不畅快、色偏黑，上诊大小便尚可。转氨酶稍稍偏高 30 U。口干好转，其他如旧。

上方加大黄 10 g，金荞麦、马齿苋各 30 g，五味子 10 g，黄芪 30 g，10 剂。

【辨治思维】本案是化疗后引起局部炎症，故引起患侧周围红肿疼痛，乃至于化疗难以进行下去，这是放疗、化疗常有的情况，西医有时候处理比较棘手。重点是消除患部炎症，故用仙方活命饮、苍耳子散、消瘰丸、菖阳泻心汤四方加减，并加服天然牛黄，10 剂即完全控制住。二诊转氨酶偏高，则用彭氏降转氨酶三味方，即金乔麦、马齿苋各 30 g，五味子 10 g。对于化疗和药物损伤引起的转氨酶高非常有效。

03. 颈部溃疡：淋巴瘤穿刺后伤口溃烂流脓 (十全大补汤)

张某，男，15岁，2018年9月8日初诊：面色晦暗，骨瘦如柴，脖颈僵硬，并且左颈部还包裹着纱布，转头费力，询问得知今年上半年发现左侧颈部长一鸡子大小的肿块，因西医误诊做穿刺引流，破坏了其内部组织，致肿块疯长，转院治疗诊断为：淋巴瘤，并不情愿地接受了化疗，现有两道伤口溃烂流脓水一直未愈合，每隔一日清洗伤口换药处理，家属把换药时拍照给医生过目。患者自述：伤口部位暂时并无痛感，疯长的淋巴瘤也伴随化疗缩小了很多。平日精神不济，面色晦暗无华，形瘦，纳食一般。睡眠尚可。血常规低于正常值，易疲乏。舌淡、无苔。

人参15 g	黄芪90 g	炙甘草10 g	当归10 g	白芍10 g	熟地黄10 g
白术10 g	茯苓10 g	川芎10 g	忍冬藤30 g	白及10 g	7剂

9月22日二诊：服上方后两道溃烂的伤口已经有一道愈合，无疼痛感觉，血常规已经恢复到正常值范围，精神比上次稍稍恢复些，脸上依旧晦暗无华，二便调，食尚可。易上火，舌淡。建议家长暂不接受化疗。继上方，去白术、茯苓，黄芪减至60 g，忍冬藤减至15 g，熟地黄增至15 g，加儿茶10 g，7剂。

水丸：土鳖虫100 g，水蛭200 g，黄芩、生地黄各60 g，白芷、忍冬藤各90 g，皂角刺60 g，乌梅90 g，僵蚕60 g，桃仁、牡丹皮、赤芍各50 g，玄参、浙贝母各90 g。每日2次，每次9 g。

服后反馈，伤口已愈合，肿物在逐步缩小。继续做化疗。

【辨治思维】本案属于淋巴癌，治疗不当，导致皮肤破裂，伤口流脓。一诊用十全大补汤去肉桂，加忍冬藤排脓解毒，白及愈合伤口。二诊明显有效，汤剂继续用原方加儿茶愈合伤口，丸剂化瘀消痰，软坚散结，排脓解毒。近来回访，伤口愈合后，患者仍然采用化疗。

04. 瘰疬、腰痛：霍奇金淋巴瘤 (消瘰丸、牛角地黄丸)

颜某，男，19岁，患者描述起因是腰颈脊椎疼痛，以为是简单的神经受压迫所致。于2016年1月24日确诊为霍奇金淋巴瘤，未进行手术，仅化疗6次。无大不适感，2017年7月18日初诊。

水丸：玄参、浙贝母、牡蛎、海藻、甘草、夏枯草各90 g，天花粉50 g，皂角刺90 g，蝉蜕、蒲公英各60 g，蜈蚣、全蝎各50 g，乌梅180 g，猫爪草90 g，壁虎180 g。每日2次，每次9 g。

10月7日二诊：

玄参、牡蛎、皂角刺各180 g，天花粉50 g，乌梅180 g，蝉蜕60 g，僵蚕90 g，浙贝母、猫爪草、壁虎各180 g，蜈蚣、全蝎各50 g。

2018年2月8日三诊：服上方感觉上火，其他尚可。

水丸：刺猬皮、玄参、牡蛎各90 g，天花粉50 g，乌梅180 g，蝉蜕、僵蚕、浙贝母各90 g，壁虎180 g，蜈蚣50 g，忍冬藤90 g，全蝎50 g，生地黄90 g，猫爪草、皂角刺各180 g，赤芍、牡丹皮各60 g，水牛角、重楼各90 g。每日2次，每次9 g。

7月17日四诊：服上方一切情况稳定，易感冒，舌红，容易口溃，二便正常。服完此剂丸药去医院检查。

水丸：浙贝母、玄参、牡蛎、蝉蜕、僵蚕各90 g，蜈蚣50 g，全蝎60 g，皂角刺、天葵子、赤芍各90 g，牡丹皮60 g，水牛角、生地黄、重楼、乌梅、黄芩各90 g，黄连60 g，壁虎、紫花地丁各90 g。每日2次，每次9 g。

8月16日五诊：上方未服完，忽觉后颈部拘紧不舒，甚是紧张。彩超显示有两个淋巴结节，大小分别为16 mm×8 mm（右）、21 mm×8 mm（左）。西医CT复查结果描述：对比2006年2月2日老片显示，双侧颈部多发软组织结节，部分较前增大，现较大者位于左侧约为：1.3 cm×0.9 cm，边缘清晰。其他指标也有所异常。实验室检查（括号内系正常参考值）尿酸为427 μmol/L↑（正常参考值90~420 μmol/L）；丙氨酸氨基转移酶67.70 U/L↑（正常参考值0~40 U/L）；红细胞$5.66×10^{12}$/L4↑（正常参考值$4~5.5×10^{12}$/L4）；血红蛋白172 g/L↑（正常参考值120~160 g/L）；癌胚抗原6.53 mg/L↑（正常参考值<5 mg/L）；糖类抗原19－9：51.59 U/mL↑（正常参考值<35 U/mL）。问诊得知，家人害怕抵抗力降低，煲甲鱼炖虫草吃汤服用，除了近来颈部发胀不舒外并无不适之感。算是情况平稳。舌红无苔，脉象平稳如常。

玄参30 g	牡蛎30 g	浙贝母30 g	全蝎5 g	蜈蚣5 g	重楼30 g
葛根50 g	苍术30 g	黄柏30 g	7剂		

11月3日六诊：昨天彩超显示双侧颈部可探及多个大小不等的低回声结节，呈椭圆形，皮髓质分界尚清，内回声尚均匀，右侧较大者：16 mm×3 mm；左侧较大者：17 mm×5 mm，边界清。CDFI：结节内未探及明显彩色血流。

患者无其他不适，仅晨起有些咽痛。

水丸：玄参、浙贝母各90 g，蝉蜕60 g，僵蚕90 g，水蛭180 g，土鳖虫、牡蛎各90 g，桃仁、赤芍、牡丹皮、皂角刺各60 g，海蛤壳50 g，乌梅、莪术各90 g，三棱60 g。每日2次，每次9 g。

2019年2月21日七诊：上方服完，一切平稳、未有任何地方不适和疼痛。由于家长心里负担太重，依然做了一个PET/CT，内容提示如下：

颈部双侧Ⅱ区及纵隔2区多发软组织结节影，代谢增高，淋巴结炎性病变可能性大。颈部双侧Ⅴ区多发软组织结节影，代谢无异常，淋巴结良性增大可能。C4、D2椎体右侧第9肋、双侧髂骨及骶骨等局部呈溶骨性骨质破坏，代谢无异常。C4、T2椎体陈旧压缩性骨折；右侧肱骨头低密度影，代谢无异常。骨良性病变可能。前上纵隔不规则软组织影，代谢略增高，胸腺反应性增生可能，右肺下叶结节影，代谢无异常。脾大。鼻咽、口咽双侧壁及双侧声带代谢活跃，生理性摄取可能。右侧肱骨头环形高密度影，代谢无异常，多考虑骨良性病变。

患者无任何不适，无疼痛感。暂有点感冒未痊愈。

党参10 g	紫苏叶10 g	陈皮10 g	枳壳10 g	前胡10 g	半夏10 g
生姜10 g	大枣10 g	葛根30 g	木香10 g	枳实10 g	茯苓10 g
7剂					

水丸：玄参、浙贝母、牡蛎、皂角刺、骨碎补、鸡血藤、续断、土鳖虫、水蛭各90 g，天花粉50 g，鳖甲90 g，壁虎180 g，三七90 g。每日2次，每次9 g。

2020年1月16日八诊：无任何不适感，二便、饮食、睡眠均可。2020-01-14报告单：霍奇金淋巴瘤化疗复查，对比2018-08-14老片显示，双侧颈部小淋巴结大致同前，较大者位于左侧，约为1.3 cm×0.9 cm，边清。所示鼻咽部各壁未见增厚，双侧咽隐窝旁间隙清晰。肝脏大小形态轮廓可，肝右叶见直径约1.0 cm之低密度小结节影，强化不均。余肝实质未见明显异常密度影及异常强化灶，门脉清晰。

印象和建议：①双上颈部小淋巴结基本同前。②双侧髂骨内见多个囊状骨质密度减低区，考虑良性骨病。③肝右叶结节，淋巴瘤浸润？

水丸：蜣螂、蛴螬、水蛭、鳖甲、玄参、牡蛎、浙贝母、黄芩、莪术、三棱各90g，桃仁、牡丹皮、续断、补骨脂各60g。每日2次，每次9g。

5月7日九诊：比较1月份老片，原肝右前叶低密度结节影较前缩小，现未见显示。余肝实质未见明显异常密度影及异常强化灶，门静脉清晰。无大的不适感觉。腰不痛，大便解不净。

继用八诊方，去续断、补骨脂，加苍术、黄柏各50g，肿节风90g，灵芝孢子粉30g。每日2次，每次9g。

9月22日十诊：身体如常人，无任何不适感，西医复查暂未做。九诊方加大蟒、土鳖虫各90g。

2021年4月3日复诊：身体无任何不适证候，西医的复查亦未再做，仅是多食腹胀打嗝，二便调，睡眠安稳。家属为保险起见还是要求丸药一剂，防止复发。原水丸不改。加服汤剂：

山楂30g	莱菔子30g	神曲10g	厚朴10g	半夏10g	枳壳10g
炒麦芽30g	7剂				

【辨治思维】本案属于霍奇金淋巴瘤，这种病西医不能手术，只能化疗。化疗结束后，何时再复发，则再化疗，很难痊愈。此病古代属于瘰疬，根据痰瘀互结的理论以消瘰丸化痰，以消瘰丸加水蛭、土鳖虫、蛴螬、蜣螂、大蟒等消瘀虫类药为丸，连续治疗了3年多，使得病情稳定，没有再复发。

舌

癌

————

（1例）

∿∿∿∿∿∿∿∿∿∿∿∿∿∿∿∿∿∿∿∿∿∿∿∿

舌癌术后（大黄黄连泻心汤、增液汤）

∿∿∿∿∿∿∿∿∿∿∿∿∿∿∿∿∿∿∿∿∿∿∿∿

章某，女，55岁，2017年7月19日初诊：2014年患舌癌，同年7月份手术切除右边少部分舌体，未进行放疗、化疗，右边手抬举不利索。言语无障碍，口干口苦，舌红，大便结。

水丸：大黄、黄连、黄芩、栀子、瓜蒌皮、半夏各90 g，土茯苓150 g，徐长卿90 g，枳壳60 g，乌梅90 g，天花粉、麦冬各60 g。每日2次，每次9 g。

10月11日二诊：服上方感觉大便依旧秘结，口腔易溃疡，仍然口干口苦。

水丸：大黄、黄连、黄芩、玄参、麦冬、生地黄各90 g，牛黄2 g，栀子、白及、儿茶各60 g，石斛90 g。每日2次，每次9 g。

12月6日三诊：患者最近仍口干口苦，睡眠不佳，其他尚可。

水丸：大黄、黄连、黄芩各90 g，牛黄2 g，玄参、麦冬、石斛各90 g，乌梅120 g，僵蚕、酸枣仁、天花粉各90 g，莲子心、竹茹各60 g。每日2次，每次9 g。

2018年2月8日四诊：

大黄120 g，黄芩、黄连各90 g，牛黄2 g，玄参、麦冬、石斛、乌梅各90 g，天花粉、枳壳各60 g，莲子心、僵蚕、人中白、生地黄各90 g。每日

2 次，每次 9 g。

6 月 2 日五诊：除大便结外，未有不适之症。饮食、睡眠尚可。

水丸：黄芩、黄连、玄参、石斛、儿茶、人中白各 90 g，木蝴蝶 60 g，生地黄 90 g，牛黄 2 g，麦冬、白及、五倍子、芦荟各 90 g。每日 2 次，每次 9 g。

8 月 18 日六诊：手术 4 年，情况稳定。目前有黄痰，口干舌燥，大便偏结，头皮很痒，有时会有水渗出。

水丸：当归 60 g，苦参 90 g，土茯苓 150 g，浙贝母 90 g，乳香、没药各 50 g，忍冬藤、大黄各 90 g，黄连 60 g，黄芩、玄参、生地黄各 90 g，牛黄 2 g。每日 2 次，每次 9 g。

外洗头部：苦参、白鲜皮、五倍子各 30 g，荆芥、薄荷、花椒各 10 g。

11 月 15 日七诊：舌癌情况比较稳定，未有大的不适症状。易上火，口干口苦，吐黄痰，纳食饱胀感，失眠，大便结，自觉右脸肿胀，牵扯发紧。舌苔偏红。

水丸：大黄、黄连、黄芩、栀子、麦冬各 90 g，玄参 180 g，石斛、白芍、炙甘草、蒲公英、紫花地丁、木香、神曲各 90 g，牛黄 2 g。每日 2 次，每次 9 g。

2019 年 3 月 2 日八诊：舌癌手术至今有 5 年的时间，一直在此服药，近来偶感右侧下颌下腺凹处有肿大，没有出现淋巴结。未摸到肿块，易上火，表现在大便易结、平时黏滞，口干，舌苔偏黄。

水丸：大黄 120 g，黄连、黄芩、玄参、麦冬、栀子、牡蛎、浙贝母、莲子心、生地黄各 90 g，芦荟 60 g，牛黄 2 g。每日 2 次，每次 9 g。

5 月 11 日九诊：舌癌术后已 5 年，晚上舌干口苦，黄痰。大便偏干。

铁皮石斛 3 g　麦冬 10 g　玄参 10 g　西洋参 3 g　7 剂

【辨治思维】本案属于舌癌术后，治疗的主要目标，是防止复发转移。患者火毒很重，大便干结，故用大黄黄连泻心汤加牛黄、栀子、莲子心、芦荟、忍冬藤、土茯苓清火解毒，用增液汤滋阴润燥，用白及、儿茶、五倍子等收敛，保护创面和黏膜。经过 5 年，预后良好。

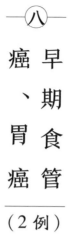

八

早
期
食
管
癌
、
胃
癌

（2 例）

01. 胸中隐痛、食少、饱胀：贲门糜烂、早期食管癌
（菖阳泻心汤）

朱某，男，56 岁，2021 年 11 月 3 日初诊：2020 年 9 月发现食管中有茶褐色、B1 和 B2（癌症血管），怀疑早期癌可能性大。西医建议活检，当时怕损伤没做活检，消炎一段时间，查食管中的茶褐色全部退却，内镜手术可缓一步。平时纳食无梗阻感，但感胸口（食管中段处）有隐痛感。食少，有饱胀感。大便偏稀，偶尔还会发黑，小便尚可。少量口干口苦，糖尿病史。口味尚可，睡眠不好。舌苔白腻。

水丸：厚朴 60 g，石菖蒲、半夏、乌梅各 90 g，牡蛎 60 g，水蛭、土鳖虫、大黄、蒲公英、皂角刺、鬼箭羽各 90 g，肿节风、穿山龙各 60 g，山慈菇 90 g，黄芩 60 g，壁虎、蛞蝓各 90 g，灵芝孢子粉 30 g。每日 2 次，每次 9 g。

2022 年 1 月 17 日二诊：1 月 12 日复查示食管黏膜光滑，距门齿 38～40 cm 齿状线 1 点到 2 点见条状食管糜烂样改变。NBI+ME 下呈茶褐色改变，见 B1 及 B2 血管。（贲门）齿状线清晰，贲门松弛。提示：首先考虑食管癌早期。

水丸：石菖蒲、皂角刺各 90 g，厚朴 60 g，半夏、鬼箭羽、肿节风、山慈菇各 90 g，黄芩 60 g，壁虎、蛞蝓各 90 g，灵芝孢子粉 50 g，青礞石、急性子、石见穿、莪术各 60 g，乌梅、鳖甲、牡蛎、水蛭各 90 g。每日 2 次，每次 9 g。

4 月 29 日反馈：3 月份西医复查显示食管距门齿 35 cm 可见齿线状，齿状线处可见多发慢性炎性息肉增生。血管纹理模糊，NBI+ME 局部观察，血管略紊乱。B1、B2 血管未见。诊断：贲门糜烂。从去年 11 月份至 2022 年 4 月份一直服用中药药丸，胃镜显示：仅是贲门糜烂，活检未见癌细胞。

复查是第二剂水丸服到了两瓶之时（共计三瓶），隐痛的感觉已经全部消失，宁波当地主治医师说中医治疗的效果不容小觑，啧啧称奇。本来需要手术才能解决的早期癌症能靠服用中药解决，患者后期的治疗信心十足。感叹中医真的是"仁术"。

2021 年 4 月 29 日微信反馈：食管肿瘤继续好转中，今年 3 月初胃镜检查后，消化科主任医生说内镜手术也不用动了（原来是要动大手术），胃镜检查时间是吃水丸四个半月不到，现吃水丸是五个半月，原来感觉食管位置隐痛已全部消失了，与胃镜检查结果相符。

【辨治思维】本案初诊怀疑是食管癌，由于患者不肯手术，被耽误了一年，第二年医生建议要开胸手术，发现整个食管、胃部炎症严重，无法手术，必须先消炎，但主治医生知道西药消炎可能不理想，同意找中医治疗炎症。考虑到患者有严重的炎性分泌物布满食管和胃部，又发生了癌变，正符合"痰瘀互结"的理论，故用菖阳泻心汤加牡蛎、礞石、皂角刺、山慈菇、急性子、肿节风等化痰为主，用水蛭、蛴螬、壁虎、鳖甲等消瘀为次。不意 2 剂服完，不仅炎症消除，癌症也消失了。不仅温州的几个著名西医感到中医的神奇，连这个医院聘请的日本大夫也感到钦佩。

02. 排便习惯突然改变：萎缩性胃炎
（大黄黄连泻心汤、朱良春舒胃汤加减）

王某，男，33 岁，2021 年 3 月 23 日初诊：经常腹泻，突然便秘 1 周，检查胃肠道发现：慢性萎缩性胃炎，伴糜烂。乙状结肠及直肠黏膜炎性改变，局灶腺体肠化。幽门螺杆菌（+）；平时饮食、睡眠、二便均尚可，无打嗝、胃痛的证候，偶尔腹胀。舌脉无异。

水丸：厚朴、木香各 60 g，蒲公英 90 g，五灵脂 60 g，莪术 90 g，石见穿、急性子各 60 g，刺猬皮、蛴螬、壁虎、黄芩、黄连各 90 g，石菖蒲 60 g，鸡内金 90 g，五倍子、皂角刺、九香虫、水蛭各 60 g，大黄 50 g。每日 2 次，每次 9 g。

7 月 21 日第二剂水丸药方如下：上方去皂角刺、九香虫、水蛭，加山慈菇 90 g。石见穿、急性子、大黄各增至 90 g，每日 2 次，每次 9 g。

2022 年 3 月 23 日微信反馈：经过 2 剂丸药后，于 3 月 22 日复查显示球部形态未见异常，上壁见一大小约 0.6 cm 溃疡，表面覆灰白苔，周围黏膜稍充血。内镜诊断：十二指肠球部溃疡；慢性非萎缩性胃炎伴糜烂。

水丸：血竭、儿茶各 60 g，乌梅 90 g，五倍子 60 g，黄芩 90 g，黄连 180 g，刺猬皮 90 g，蒲公英 180 g，莪术、黄芪、水蛭、土鳖虫各 90 g，大黄 30 g，鸡内金 180 g，白矾 90 g，木香、厚朴各 50 g，牛黄 2 g。每日 2 次，每次 6 g。

服完后未检查，亦无任何不适。

【辨治思维】萎缩性胃炎属于胃癌前期病变，一般由浅表性胃炎长期发展而来，不易治愈，但该患者基本没有胃病的症状。一诊、二诊取朱良春舒胃汤方意加减，用急性子、石见穿、山慈菇、莪术、鸡内金、厚朴、木香理气消积，用九香虫、水蛭、壁虎、五灵脂、软坚散结，用大黄、黄连、黄芩、蒲公英、皂角刺清热解毒，消除胃肠道炎症，用刺猬皮、五倍子收敛，以防消散清泄过度。两剂药丸后，已经由萎缩性胃炎逆转为一般浅表性胃炎伴糜烂、十二指肠球部溃疡。故三诊以消除炎症、弥合溃疡为主，用血竭、儿茶、五倍子、白矾、刺猬皮、乌梅等一大队收敛愈创之品，并加天然牛黄强化前方消炎作用，做药丸长期服用。

—九—

乳

腺

癌

_____

（1例）

~~~~~~

乳腺癌术后创口溃疡不愈合（五味消毒饮、仙方活命饮）

~~~~~~

周某，女，65岁，2012年7月15日初诊：患者于1994年发现左乳房腺癌，进行根治术并放疗、化疗后，于2011年8月复发。切口尾端出现皮肤结节，约2 cm×2 cm、质硬，切口内侧皮肤溃疡半年，约0.8 cm×1 cm。2012年2月切除结节，切片检查为乳腺腺癌，化疗一周，在新的切口处又出现溃疡。新旧两处溃疡时间长达15个月和9个月，天天上药，服过各种抗生素，始终不见愈合。最近创口处又感染。察之左乳房手术切口处，有上下两个溃疡点，皮肤表面红肿，有脓液排出。舌暗红，脉弦细。煎剂用五味消毒饮加减，丸剂用仙方活命饮加减：

金银花30 g	蒲公英30 g	野菊花30 g	紫花地丁30 g	天葵子10 g
浙贝母15 g	生甘草10 g	7剂		

丸药：金银花、土贝母各60 g，穿山甲、皂角刺、甘草、乳香、没药、天花粉各30 g，黄芪60 g，当归、赤芍、白芷各30 g，蒲公英60 g，蜂房30 g，壁虎90 g。1剂，为水丸，每日2次，每次9 g，餐后开水送服。

忌黄花菜、狗肉、牛肉、羊肉、鲫鱼、猪脚等发物。

8月13日二诊：服上方后，新出的溃疡点已经愈合，表面干燥，旧的溃疡点仍然没有愈合，但分泌物减少，表皮微红。舌暗红，脉沉细。丸药仍然用仙方活命饮加减：去黄芪，加五倍子、白蔹各 30 g，熊胆 5 g。1 剂，为水丸，每日 2 次，每次 9 g，餐后开水送服。忌口如上。

11 月 15 日短信告知：溃疡面完全愈合，不再流脓流水，按之不痛，也没有硬块，身体无其他不适。

【辨治思维】五味消毒饮与仙方活命饮是中医治疗外科痈疽毒疮的两首效方，前者长于清热解毒，多用于急性感染，表现为红、肿、热、痛，药物用量须重；后者长于排脓解毒，软坚散结，凡急、慢性感染属于阳热证者都可以用。因为本案患者溃疡处新见感染，故先用五味消毒饮煎服，加生甘草，既可改善煎剂口感，其本身又有清热解毒作用，再加浙贝母化痰排脓。接着用仙方活命饮为药丸，以备长期服用。

伯父常说："凡是属于阳性的痈疽毒疮，仙方活命饮一概可以用。已经发生红肿热痛、靠近皮肤表面、将要穿透的，服之能够破皮外透，一直要服至脓血流干净，脓头出来了，按之患处没有硬块，才可以停服，不能停药太早，否则容易复发。可以适当用鱼石脂膏之类的外用药，每天敷贴，帮助排脓解毒。痈疽长在内，不能通过皮肤溃破排出的，服之也可以内消。"根据我的经验体会，此方如果要长期服用，最好做成药丸，一则穿山甲属于介类药物，不溶于水，煎服有效成分低，且价格昂贵，徒增患者负担；二则乳香、没药属于树胶，既难溶于水，煎煮时又气味太浓，患者闻之易呕，长期煎服容易败胃。本案患者创口不愈长达几个月，因此做药丸长期服用最为合适。

《汤头歌诀》云："仙方活命治痈疽，未溃能消溃长肌。"伯父云："第二句话须活看，此方软坚散结、排脓解毒作用强大，疮疡已溃后，可以借此将脓血排干净，这是生肌长肉的基础，但此方没有生肌长肉的药物，需要增加。"我在方中加常加蜂房、五倍子、白蔹，这 3 种药物既可敛疮生肌，据现代研究，又均有很好的抗菌作用，加到此方中，敛疮而不恋邪，一举两得。方中还重用壁虎，朱良春老在《虫类药的应用》中指出：壁虎"有排脓生肌，促进组织生长的作用，对于疮疡久不收口而形成瘘管者，具有良好疗效"。

十

胸腺瘤术后

（1 例）

心区刺痛：胸腺瘤 （瓜蒌薤白半夏汤加味、葛根芩连汤、四君子汤）

李某，女，58 岁，2020 年 12 月 10 日初诊：起初心下剧痛，误以为心脏病发作，检查发现纵隔淋巴上皮胸腺瘤，2020 年 9 月手术，脂肪全部清扫，当时未发现转移。术后康复无异样，但偶感心区刺痛，西医建议放疗，患者畏惧，未实施。有冠心病、心肌桥病史、外痔。睡眠安，口渴，面色如妆。纳可，经常腹泻，大便不成形，小便无异。舌暗红，苔薄黄。

> 山药 15 g　扁豆 10 g　白术 15 g　党参 15 g　茯苓 10 g　炙甘草 10 g
> 黄芩 10 g　黄连 5 g　葛根 30 g　7 剂

水丸：壁虎 120 g，山慈菇 90 g，鳖甲 60 g，水蛭、土鳖虫、蛴螬各 90 g，三棱、莪术各 60 g，石菖蒲、玄参各 90 g，浙贝母、皂角刺、麦冬、黄芩、瓜蒌皮、薤白各 60 g，灵芝孢子粉 30 g，肉苁蓉 60 g，枳壳、蜂房各 50 g，天花粉 60 g。每日 2 次，每次 9 g。

2021 年 1 月 28 日二诊：大便已经成形，心口处的刺痛感大大减少，脉数，面红如赤退却少部分，余无大不适。上水丸方加三七 90 g，再续丸药一剂。

4 月 8 日三诊：因为天气原因近来少许失眠，胸下和胸胁间偶尔的刺痛感已全无，口渴不复。丸药服用过程中外痔核已完全消失，大便软硬适中，再未腹泻过。舌尖偏干不苦，舌苔中后段黄腻。二诊方中加莲子心60 g。

6月3日四诊：服用丸药一切平稳，无任何不适。大便偶尔偏稀，一般情况下正常排便。亦不上火，舌苔薄白如常。水丸续用初诊方，鳖甲、莪术各增至90 g，加大蟅、三七各90 g。每日2次，每次9 g。

【辨治思维】本案属于胸腺瘤手术后，因为有冠心病、心肌桥史，另外还有外痔核，故放弃化疗。针对患者心口刺痛，丸剂用《金匮要略》瓜蒌薤白半夏汤，去半夏，加黄芩、浙贝母、玄参、天花粉等滋阴清热，再加壁虎、水蛭、土鳖虫、蛴螬、鳖甲等软坚散结等虫类药，以代替化疗，控制复发；煎剂则用葛根芩连汤合四君子汤，加山药、扁豆等。二诊后，外痔核完全消失，服了半年多药丸后停药，一切正常。

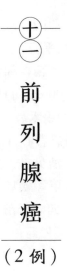

前列腺癌

（2 例）

01. 尿频、尿急、尿等待、尿血：前列腺癌
（抵当丸、消瘰丸、禹功散、失笑散）

钟某，男，65 岁，2015 年 7 月 30 日初诊：患者多年前发现有前列腺肥大，经常尿频、尿急、尿等待，一个多月前出现小便痛，尿血。经西医消炎治疗后，症状有所缓解。6 月 26 日在中南大学湘雅二医院检查总前列腺特异性抗原（TPSA）16.010 ng/mL（正常参考值 0~4 100 ng/mL），游离前列腺特异性抗原（FPSA）3.160 ng/mL（正常参考值 0~2.500 ng/mL）。经穿刺，发现前列腺组织中有灶性异性腺体结合免疫组化标记，免疫组化结果：34BE12（小灶-），P63（小灶-），P504S（±），PSA（+），Ki67（1%~2%）。考虑为弥漫型前列腺癌（组织较少，难以计分）。西医建议做"去势"手术，患者不同意，也未服西药，来找中医治疗。察之面容憔悴，精神紧张，尿频、尿急仍然有，有少量血尿，饮食正常，睡眠尚可，感觉疲惫。舌淡，脉弦。丸药处方：

水蛭 90 g，土鳖虫 60 g，桃仁 50 g，蒲黄、五灵脂、玄参、土贝母、牡蛎、牵牛子各 60 g，小茴香 15 g，穿山甲 90 g，三棱 60 g，莪术 90 g，乳香、没药各 60 g，三七 90 g，蜈蚣 90 条，延胡索 90 g，栀子炭 30 g。1 剂，为水丸，每日 2 次，每次 6 g，餐后开水送服。

10 月 22 日二诊：吃完上方后，所有症状消失，精神转佳，仍然舌淡，脉弦。检查总前列腺特异抗原（TPSA）3.490 ng/mL（正常参考值 0 ~ 4 100 ng/mL），游离前列腺特异抗原（FPSA）0.128 ng/mL（正常参考值 0~2.500 ng/mL），FPSA/ TPSA 0.04（正常参考值 0.13 ~ 0.19 ，当 4.0 ng/mL<TPSA<10.0 ng/mL 才有参考意义）。从检查结果来看，似乎前列腺癌已经逆转。守方不变，仍然以上方为丸，加西洋参 60 g ，继续服 1 剂。2016 年 1 月 18 日再次检查 TPSA 和 FPSA 都正常，建议患者再做一个穿刺，看看能否找到癌细胞，被拒绝。

【辨治思维】从中医的观点来看，所有肿块型的癌症都是痰瘀互结，积久而成，因此，本案并没有特意筛选对治疗前列腺癌有效的中药组方，而是根据传统的中医思路，以软坚散结、活血止痛、利尿止血的原则来组方用药，共选用了 4 首名方加减。以抵当丸加减化瘀，消瘰丸消痰，禹功散利水，失笑散止痛。

抵当丸出自《伤寒论》第 126 条：

> "伤寒有热，少腹满，应小便不利，今反利者，为有血也，当下之，不可余药，宜抵挡丸。"

方中共大黄、虻虫、水蛭、桃仁 4 味药做成丸剂。方后云：

> "上四味，杵分为四丸，以水二升煮一丸，取七合服之，晬时当下血。若不下者更服。"

显而易见，这是一首峻攻的药方，以攻下小腹瘀血为目标。本案瘀血积之已久，不宜用峻药攻下，只宜缓消，故去大黄、虻虫，代之以土鳖虫、穿山甲，再加三棱、莪术理气活血。

消瘰丸出自《医学心悟》，由玄参、牡蛎、浙贝母 3 味药组成，是化痰软坚散结治疗瘰疬的名方。

禹功散出自《儒门事亲》，由牵牛子、小茴香 2 味药组成，药简力专，有强大的化气利水作用，而又不像其他峻下逐水的药，伤人正气。

失笑散由蒲黄、五灵脂 2 味药组成，是治疗瘀血疼痛的名方，再加乳香、没药、延胡索、蜈蚣止痛，三七、栀子炭止血、清火。不料一剂服完，不仅所有症状消失，而且经过化验检查，前列腺癌的特异性指标降至正常。这令做 B 超的医生非常震惊，建议 3 个月后，再做一次穿刺，看看能否找到癌细胞，不过患者没有听从。

02. 无症状、耳边肿块、前列腺特异性抗原高：前列腺癌
（抵当汤、下瘀血汤加减）

王某，男，79岁，2020年4月21日初诊：经西医检查，前列腺特异性抗原异常，高度怀疑前列腺癌？患者年事高不愿再进一步做穿刺确诊，更抗拒手术。B超显示，肿物大小为2.0 cm×1.2 cm。左耳朵上边头皮上有一鸡蛋近1 cm厚的瘤子。既往有高血压和慢性阻塞性肺疾病病史。

水丸：水蛭、土鳖虫、乌梅、蛴螬、茯苓各90 g，牡丹皮、桃仁各60 g，灵芝孢子粉30 g，刺猬皮90 g，栀子60 g，莪术90 g。每日2次，每次9 g。

6月28日患者反馈，一切都改善，包括血压、慢性阻塞性肺疾病都如常人，耳上如鸡子大小的瘤子已缩小到只有指头大了。疑似前列腺癌肿物也暂未复查，自觉无异常状。

9月3日微信反馈：前列腺癌未出现转移迹象，大小2.0 cm×1.5 cm，前列腺特异性抗原值为6.5 ng/mL，精神状态比较好。无任何不适感。原方继续做药丸吃。

【辨治思维】本案用抵挡汤合下瘀血汤加减治疗前列腺增生、前列腺癌症，有效果。抵当汤出自《伤寒论》太阳篇，属于膀胱蓄血证，由水蛭、牛虻、桃仁、大黄组成；下瘀血汤出自《金匮要略》，由大黄、桃仁、土鳖虫组成，原治产后脐下有瘀血腹痛；均有活血逐瘀作用。本方取两方中的水蛭、土鳖虫、桃仁，加牡丹皮、茯苓、蛴螬、莪术、刺猬皮、乌梅、灵芝孢子粉等，由原方的峻下为缓图，破中有收，攻中兼补，除了耳朵后的瘤子缩小之外，血压、慢性阻塞性肺疾病均有改善，前列腺肿块略微增大，不过分治疗，用中药丸剂缓图，争取与癌症共存，这是80岁老人最明智的选择。

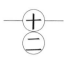

癌症骨转移与骨髓瘤

（3例）

01. 锁骨、肩胛骨疼痛：乳腺癌骨转移（青娥丸、三生雪上一枝蒿）

李某，女，34岁，已婚已育，2002年9月3日初诊：2年前患有左侧乳腺癌，经施行根治术等常规治疗后，3个月前，左边锁骨、肩胛骨出现疼痛，越来越剧烈，经骨扫描诊断为乳腺癌骨转移，某西医院认为存活期只有两个半月，建议其进行骨化疗。患者不愿施行，前来诊治。

患者自诉：终日疼痛难以忍受，头晕、气短、畏冷、乏力，夜不能寐，察其面容痛苦，颜色惨白，口不渴，小便清长，大便结。舌胖淡、苔薄白，脉弦紧。此为气血大亏，寒凝血滞，当补气血，壮筋骨，温寒活血止痛。汤药用人参养荣汤，丸药以铁弹丸合青娥丸加减。

黄芪 30 g	红参 10 g	白术 10 g	茯神 10 g	炙甘草 15 g
当归 10 g	熟地黄 10 g	白芍 15 g	陈皮 10 g	五味子 10 g
远志 10 g	肉桂末 2 g(冲服)			

丸剂：生川乌、生草乌、生南星、生半夏各10 g，雪上一枝蒿15 g。上述五味药加蜂蜜50 g，用高压锅加阀煮1小时，加乳香、没药各30 g，地龙50 g，全蝎20 g，蜈蚣10条，蜂房、补骨脂各10 g，核桃仁15 g，青木香10 g，威灵仙30 g，石见穿、透骨草各15 g，徐长卿30 g，寻骨风、急性子

各 15 g。研末，装胶囊，每日 3~5 次，每次 2 粒，蜂蜜水送服。

1 周后用量可增加，每次增加 1 粒，以疼痛减轻、口不麻、头不晕为度，切不可图速效，随意加量。并与医生保持密切联系。

9 月 12 日二诊：服药后，患者疼痛显著减轻，睡眠好转，手足转温，精神好转，面色开始有血色，舌微红，脉弦缓。汤药予以上方去肉桂，加麦冬 10 g，续服 15 剂，胶囊仍然保持原剂量。服完一料后，电告已经基本不疼。

2005 年 3 月 3 日三诊：服药 2 年来，病情一直稳定，已停药半年。近日来，因为家庭琐事发怒，之后下肢胀痛，腹股沟及腰骶部疼痛，舌淡苔白，脉弦缓，处方：

生川乌、生草乌、生南星、生半夏各 10 g，雪上一枝蒿 15 g，上述 5 味药加蜂蜜 50 g，用高压锅加阀煮 1 小时。加红参、五灵脂、地龙各 30 g，全蝎 20 g，蜈蚣 5 条，蜂房 10 g，九香虫、补骨脂各 30 g，核桃仁 15 g，徐长卿 30 g，骨碎补 25 g，钻山风 30 g，千年健 20 g，鹿角霜、土茯苓各 30 g，甘草 20 g。制成胶囊，每日 3 次，每次 5 粒，餐后蜂蜜水送服。

患者至今（2007 年 4 月）仍健在，距离乳腺癌骨转移已近 5 年，并能够胜任一般家务劳动和农活，也未再做检查。

【辨治思维】本案患者为乳腺癌骨转移，出现剧烈疼痛，但不愿做骨化疗，乃找中医诊治。一诊见其疼痛欲死，而又面容惨淡、气短乏力等，为邪气实、正气大虚之象，一味止痛不会有持久疗效，须大补气血，兼以止痛。故汤剂用人参养荣汤，我的经验表明：在气血大亏的情况下，此方有增强患者对疼痛耐受力的作用；散剂用青娥丸加减，制成胶囊，以便于控制剂量。散剂中的生南星、生半夏、生川乌，特别是雪上一枝蒿有剧毒，服之宜慎而又慎。这 4 味药集中在一起，原是一首民间验方，我得自长沙楚仁堂老药工罗爹，暂定为三生雪上一枝蒿。据他介绍，民间有草医用以上几味药泡酒治疗跌打损伤、剧烈疼痛，也有人用来缓解癌症的剧烈疼痛，酒须高粱白酒，泡酒的容器须用锡壶。这无疑毒性巨大，为安全起见，我将以上几味剧毒药加蜂蜜用高温高压煮过，同其他药研末制成胶囊后，又从小剂量开始递增，达到效果后，不随意加量，如此，才取得较好的疗效。患者不仅缓解了疼痛，并且存活至今，这是未曾料到的。

02. 下肢骨痛：子宫内膜癌术后 8 年骨转移
（青娥丸、二妙散、八正散、当归贝母苦参丸、止痉散）

方某，女，69 岁，2012 年底至 2013 年初，下身时不时流出红色的血渍，当时检查诊断为子宫内膜癌前期，家属为保险起见，在 2013 年上半年将子宫及附件全部切除，手术当下未见癌细胞淋巴转移。直至 2015 年年中，下身又有少量血渍流出，活检后，发现有癌细胞活动，几次放疗、化疗后，患者开始选择服用中药丸剂，控制肿瘤的再次复发，平稳度过 2 年。2017 年下半年摔一跤，致右侧股骨头粉碎，选择置换右侧股骨头。2019 年 7 月下肢骨头疼痛难忍，西医复查：疑似有骨转移，建议做两次化疗，患者同意西医的提议，化疗后下肢的骨痛稍微缓解，但每日除了服用中药丸剂外还加用两粒止痛药缓解疼痛，另外每周二、四、六请护工用活络油推拿下肢经络以便缓解筋骨里的疼痛和不适。每隔两个月来门诊复诊。

2018 年 4 月 8 日初诊：小便多，关节痛，有气坠感，腰痛。舌苔黄腻。

水丸：车前子、黄芩、苍术、黄柏、三七各 90 g，水蛭 120 g，木瓜、莪术、高丽白参、续断、土鳖虫各 90 g，乌梅 150 g，小海龙、紫河车各 90 g。每日 2 次，每次 9 g。

7 月 2 日二诊：左侧膝关节疼痛、无力，下身有少量分泌物、湿润、不痒不痛。偶感小便有失禁，大便尚可。纳食一般，舌薄黄苔。

水丸：木香、枳壳各 60 g，高丽参、五倍子、刺猬皮各 90 g，乌梅 120 g，小海龙、紫河车、三七、木瓜、续断、苍术、黄柏、土鳖虫、车前子各 90 g。每日 2 次，每次 9 g。

10 月 21 日三诊：关节依旧疼痛，下身分泌物依旧存在，腰疼未加重，小便多。

水丸：白芷 50 g，忍冬藤、刺猬皮各 60 g，马鞭草 180 g，五倍子、乌梅、黄柏、苍术、木香各 90 g，土茯苓 120 g，王浆粉 100 g，芡实、白果各 90 g。每日 2 次，每次 9 g。

2019 年 6 月 25 日四诊：确诊骨上有转移。左侧胯骨疼痛有加剧迹象，下身无分泌物，做了一次化疗，打嗝。偶感心中不舒。

补骨脂 15 g	续断 15 g	乳香 10 g	没药 10 g	延胡索 15 g	土鳖虫 10 g
牵牛子 10 g	蜈蚣 5 g	全蝎 3 g	三七 10 g	牛膝 10 g	木香 5 g
14 剂					

9 月 24 日五诊：第二次化疗 7 月份已毕，目前血常规正常，脚趾发麻，走路无力，右侧胯骨隐隐作痛、可忍。下身无分泌物，大便饮食睡眠均尚可，小便频数，心中时有不舒，救心丸可以缓解，检查无腰椎病。

| 黄芪 30 g | 炙甘草 10 g | 当归 15 g | 人参 10 g | 白芍 30 g | 仙鹤草 90 g |
| 7 剂 | | | | | |

水丸：三七 60 g，骨碎补、续断、牛膝、鸡血藤、白芍、肿节风各 90 g，木瓜 60 g，紫河车 90 g，海马 30 g，蜣螂 60 g，黄柏 90 g，龟甲 60 g。每日 2 次，每次 9 g。

11 月 12 日六诊：左侧胯骨至足踝冷、麻、痛，腰背胀、痛，需要止痛药方能缓解，下身以及全身均不同程度的瘙痒，小便偶有还是有解不干净的现象出现，大便可，精神无碍。

白术 10 g	蛇床子 10 g	当归 15 g	苦参 10 g	桂枝 10 g	茯苓 10 g
牡丹皮 10 g	桃仁 10 g	赤芍 10 g	乳香 10 g	没药 10 g	泽泻 10 g
猪苓 10 g	7 剂				

水丸：乳香、没药各 60 g，苦参、土鳖虫、水蛭、蜣螂各 90 g，桂枝、茯苓、牡丹皮、桃仁、赤芍各 60 g，蜈蚣 30 条，全蝎 50 g，当归 60 g。每日 2 次，每次 9 g。

2020 年 1 月 7 日七诊：下身痒，腰、膝胯骨疼痛，易上火，前额发红，脚冷。每日需服用 2 次止痛片缓解疼痛。大小便尚可，只是容易腹泻。舌红少苔。

| 肿节风 10 g | 当归 10 g | 浙贝母 10 g | 苦参 10 g | 附子 10 g | 穿山龙 30 g |
| 乳香 10 g | 没药 10 g | 补骨脂 10 g | 乌梢蛇 10 g | 7 剂 | |

水丸：蜣螂、蜣螂、乳香、没药各 90 g，当归、浙贝母各 60 g，苦参 90 g，乌梢蛇 180 g，五倍子、白鲜皮各 60 g，制川乌 90 g，蛇床子、木槿皮各 60 g，肿节风、鬼箭羽、穿山龙各 90 g，补骨脂 60 g，灵芝孢子粉 30 g，续断 60 g，土鳖虫 90 g。每日 2 次，每次 9 g。

3月14日八诊：疲劳，睡眠不好，身痛。

黄芩 10 g	苍术 10 g	黄柏 10 g	黄芪 30 g	陈皮 10 g	半夏 10 g
茯苓 10 g	仙鹤草 60 g	竹茹 10 g	枳实 10 g	酸枣仁 10 g	柴胡 10 g
人参 10 g	麦冬 10 g	炙甘草 10 g	7 剂		

3月30日九诊：周身疼痛，小便急，大便偏干。

水丸：蟋蟀、刺猬皮、续断各 90 g，萹蓄、瞿麦各 50 g，车前子、肿节风、穿山龙、蜂房各 60 g，木香 50 g，延胡索 90 g，苍术、黄柏、乳香、没药各 50 g，蜈蚣 50 条，全蝎 50 g，水蛭 60 g，土鳖虫 90 g，骨碎补 60 g，肉苁蓉 90 g，当归、鼠妇虫各 60 g，仙鹤草 90 g，苦参、乌梢蛇、牵牛子各 60 g。每日 2 次，每次 9 g。

8月6日十诊：身体疼痛，漏尿。

苍术 15 g	黄柏 15 g	肿节风 30 g	鬼箭羽 30 g	穿山龙 30 g	续断 15 g
乳香 10 g	没药 10 g	延胡索 15 g	蜈蚣 5 g	全蝎 3 g	土鳖虫 10 g
牵牛子 10 g	木香 10 g	补骨脂 10 g	火麻仁 30 g	地龙 30 g	刺猬皮 10 g
14 剂					

8月27日十一诊：脚、膝痛依旧，下身分泌物在两次化疗后再未出现，咳嗽时会有漏尿现象，复查：盆腔有阴影，下阴不痒。大便偏干结。

水丸：蟋蟀、刺猬皮、续断各 90 g，肿节风、穿山龙、鬼箭羽、蜂房各 60 g，木香 50 g，延胡索 90 g，苍术、黄柏、乳香、没药各 50 g，土鳖虫 90 g，蜈蚣 50 条，全蝎 50 g，水蛭、骨碎补、鼠妇虫各 60 g，血竭 50 g。每日 2 次，每次 9 g。

12月1日十二诊：腰、脚冷痛，止痛片未停，小便多、不痛，下身无分泌物，非常干净，盆腔的阴影暂未复查，睡眠、饮食、大便均尚可。续用九诊水丸方，去穿山龙、苦参、乌梢蛇、牵牛子，蜂房减至 50 g，加补骨脂 60 g。每日 2 次，每次 9 g。

2021 年 3 月 29 日十三诊：腰、膝疼痛，脚板发冷，起夜每晚 3~4 次，头皮身躯均会发痒，皮肤干燥。睡眠因起夜受影响，可入眠。舌苔黄、腻、厚。继用九诊水丸方，加补骨脂。每日 2 次，每次 9 g。

5月8日十四诊：双下肢，大腿至足踝均胀痛、麻木有 5 日。右腿肿（左侧股骨头置换），大便近来不畅快，睡眠差，无口干口苦。心中偶感不舒适，救心丸可缓解。

牵牛子10 g	肿节风30 g	穿山龙30 g	苍术30 g	黄柏30 g	蜈蚣3条
全蝎5 g	白芍30 g	炙甘草15 g	木香10 g	陈皮10 g	延胡索30 g
乳香5 g	没药5 g	牛膝30 g　7剂			

8月17日十五诊：双下肢疼痛依旧，左侧胯骨的痛感有所减缓，大便不畅、偏稀，腹胀、左侧少腹有气。起夜每晚3次，白天无异。咳嗽，咽干咽痒，有少量痰。睡眠一般，出汗多，纳食减少。舌苔黄、厚腻。脉紧。

厚朴10 g	半夏10 g	石菖蒲10 g	枇杷叶10 g	合欢花10 g
木香10 g	蜈蚣3 g	全蝎10 g	黄芩10 g	苍术10 g
黄柏10 g	神曲10 g　7剂			

水丸续用2021年九诊方。每日2次，每次9 g。服完后至今仍健在。

【辨治思维】本案子宫内膜癌手术后已8年之久，手术、放疗、化疗、置换股骨头中途还经历骨转移，再次化疗。全过程，患者除疼痛难忍服用止痛片外，其余时日全部靠中药稳定和防止肿瘤的再复发，如今依旧存活。主要用青娥丸加减以护骨，二妙散、八正散、当归贝母苦参丸加减祛湿，改善子宫内膜癌遗留的妇科慢性炎症，用止痉散加减止痛，用水蛭、土鳖虫、蜣螂、刺猬皮、蜂房、鼠妇虫等大量虫类药控制其继续恶化。患者本人意志力很坚强，能够长期配合，虽说没有完全治愈，仍然有一定程度的痛苦，总的生活质量还算不错，面色健康，行走自如，就诊时，从来没有让家人陪伴。

03. 腰痛、两肋骨疼痛：多发性骨髓瘤
（二妙散、复元通气散、止痉散、活络效灵丹、青娥丸、加味芍药甘草汤）

沈某，女，44岁，2017年10月28日初诊：多发性骨髓瘤患者，化疗17次，腰痛厉害，脚痛不能行走，需坐轮椅代步。两边肋骨处疼痛。饮食和大、小便尚可。

木香15 g	延胡索30 g	白芷10 g	牵牛子10 g	续断15 g	红藤30 g
蜈蚣5 g	全蝎10 g	黄柏30 g	苍术15 g	当归10 g	丹参30 g
乳香10 g	没药10 g　14剂				

11 月 9 日二诊：骨关节部位疼痛依旧，脚痛缓解点点。腰仍痛得厉害。

续断 30 g	巴戟天 10 g	牵牛子 10 g	延胡索 30 g	白芷 10 g
土鳖虫 10 g	蜈蚣 5 g	全蝎 10 g	乳香 10 g	没药 10 g
三七 10 g	柴胡 15 g	当归 10 g	赤芍 10 g	天花粉 10 g 14 剂

2018 年 1 月 22 日三诊：上方稍有改善，疼痛减轻 20%～30%。想服丸剂缓解。

牵牛子 10 g	白芷 10 g	红藤 30 g	延胡索 30 g	木香 10 g 川芎 10 g
蜈蚣 5 g	乳香 10 g	没药 10 g	苍术 15 g	黄柏 15 g 全蝎 10 g
续断 30 g	半夏 10 g 7 剂			

水丸：牵牛子 90 g，白芷 60 g，延胡索、木香、半夏各 90 g，续断 120 g，补骨脂、玄参、黄柏各 90 g，苍术 60 g，蜈蚣 50 g，全蝎 30 g，土鳖虫、千年健、鸡血藤各 60 g。每日 2 次，每次 9 g。

6 月 2 日四诊：反馈服药丸期间全身骨关节疼痛减轻 70%～80%，目前是化疗第 19 次，可以走动百来米的距离。想继续保持疼痛在可忍受范围。

水丸：黄柏、苍术、牵牛子、延胡索各 90 g，白芷、乳香、没药各 60 g，三七 90 g，蜈蚣 50 g，黄芪 90 g，土鳖虫 60 g。每日 2 次，每次 9 g。

9 月 20 日五诊：到目前为止，患者已经化疗 20 多个疗程，手脚的麻木、腰痛，必须要靠药物来缓解，反馈服中药丸剂期间疼痛和麻木可以控制在承受的范围内，虽是坐轮椅，但站立和行走都可以自主，只是不能久动，至此患者已是心意满足，甚为感激。现手指、脚板，如针毡，脚尤为怕冷，化疗时肠胃消化不大好，药效过后食欲消化功能可以缓解。二便正常。舌白，脉细、沉。

水丸：土鳖虫、桂枝各 90 g，茯苓、牡丹皮、桃仁、赤芍各 60 g，黄芪 120 g，乳香、没药、白芷各 60 g，蜈蚣、全蝎各 30 g，当归 60 g，鸡血藤、延胡索、续断各 90 g，木香 60 g。每日 2 次，每次 9 g。

2021 年 3 月 27 日六诊：小腿足三里处有痛点，下楼痛感有 3 个月余，近来加剧，下楼更难以胜任，既往有多发性骨髓瘤。低磷、低钾。小便有泡沫，原来有蛋白尿，下肢有少许水肿，隔夜后可消。

白芍 30 g	炙甘草 15 g	伸筋草 30 g	苍术 10 g	黄柏 10 g 木瓜 30 g
肿节风 15 g	蜈蚣 1 条 10 剂			

4月15日七诊：上方不见大起色，双侧足三里、丰隆穴处仍旧疼痛，尤其是下楼、下蹲时，疼痛难忍。平路可胜任无碍。2015年确诊以来，无论口服抑或是打针的化疗药物都经历了无数次骨质疏松、手脚麻木，都是靠中药的帮助慢慢挺过来，这一次也不例外。只求不疼痛即可。白细胞约$3.0×10^9$/L，大便偏稀溏，自述有尿蛋白，脚不肿胀。

续断 30 g	白芍 30 g	伸筋草 30 g	黄芪 30 g	当归 15 g	补骨脂 10 g
骨碎补 30 g	木瓜 30 g	蜈蚣 3 条	全蝎 5 g	蛴螬 30 g	土鳖虫 10 g
穿山龙 30 g	苍术 30 g	黄柏 30 g	鸡血藤 30 g	狗脊 15 g	锁阳 10 g
五倍子 15 g	甘草 10 g	神曲 10 g 14 剂			

【辨治思维】本案属于多发性骨髓瘤，以疼痛为主要症状，西医以化疗为主，已经进行了20多次化疗。中药则运用了二妙散、复元通气散、止痉散、活络效灵丹、青娥丸、加味芍药甘草汤加减，以做药丸为主，灵活取舍配合，服药将近4年，减轻了患者的痛苦，一定程度上提高了患者生存质量。

附 录——彭坚家传单方验方

一、家传陈石灰治疗外伤出血止痛，不留瘢痕

我6岁时摔一跤，头破血流，额头上有一寸多长的裂口，没有到医院缝针，马上取出家藏的陈石灰，厚厚一层撒在伤口上，用纱布盖上，绷带扎好，当即止血、止痛，3日后拆除绷带，伤口未留瘢痕。家传陈石灰制作方法：用一只未开眼的新生老鼠，放等量略多的生石灰捣研成饼状，干燥后，研成细末，加3g左右冰片，装瓶中密封备用。

二、斑蝥末外敷治疗小孩扁桃体发炎高热

用斑蝥粉，绿豆大，放在胶布上，对准一侧或两侧扁桃体发炎的部位敷贴，一小时左右敷贴处起泡，很快退热，疼痛消除，刺破水泡，隔几日外层皮会掉，不伤及内层的真皮，也不会感染，不必吃中西药。我父亲彭承植在广州中南林学院教书时，治疗许多小孩扁桃体发炎出了名。父亲说，敷贴印堂穴容易一些，也有效，但是，一些家长担心留瘢痕，不肯贴印堂。斑蝥是一种吃黄豆叶的虫子，身上的颜色黄黑相间，抓到后，杀死，去翅膀和腿，烤干，研末，加稍许冰片，密封保存。斑蝥是古代民间医生常用的秘方，外用做发泡剂，称之为"冷灸"，能够治疗许多病。目前，有斑蝥胶囊，内服用于治疗癌症。

三、蟑螂内服治疗淋巴结结核

蟑螂去翅膀和腿，剁在肉饼子里，每周一两次，每次一个，消除淋巴结结核。我小时候体质不好，经常上呼吸道感染，下巴和颈部形成多个淋巴结核，吃过几个月后消除了。蟑螂药用名称叫大蠊，无毒，我目前治疗癌症、结节用得很多。有一位医学教授在民间采访时，发现蟑螂外用愈合伤口特别快，后来与科研单位合作，发明并推出了康复新液，药店有卖，我现在用康复新液配合治疗口腔溃疡、胃溃疡、白塞综合征，用得很多，有效，但要坚持几个月，有的患者服了感觉不舒服。

四、鸡内金研末治疗小孩遗尿，发育不良，胃口不佳

小孩先天不足，则肾虚，遗尿；后天不足，则不肯吃饭，喂药也很困难。鸡内金有健胃消食作用，气味淡，小孩能够接受，炒鸡内金研极细末，每次5g，每日2次，拌饭中或温开水加蜂蜜冲服，吃1个月以上，甚至半年、一年，对于胃口不佳、发育不良的小孩，大有好处。有的小孩五六岁还尿床，鸡内金末也有效，但是剂量要加大到10g。

五、鸡鸭肠子治疗老年人脚转筋

中老年人缺钙，经常脚转筋，西医称腓肠肌痉挛，有时候补钙不见得马上有效，伯

父当年经常给患者提供一个食疗方：鸡鸭肠子洗干净，切碎，蒸豆豉，经常吃。伯父说：这是最好的天然钙，你看，鸡鸭每日生一个蛋，可见它们对钙的吸收、转化能力有多强，但是不要洗太干净，肠壁上的内膜不要洗掉。如果利用高科技从鸡鸭肠壁的内膜上提取有效的生物酶，或许能够找到一种新的补钙药物。

六、天然牛黄和礞石滚痰丸治疗濒危患者痰声如锯

记得伯父说："最有效又安全的化痰之品是礞石滚痰丸，天然牛黄则是化痰开窍醒脑的极品。"肺部严重感染或昏迷的患者，大部分痰声辘辘，要切开气管，用吸痰器把分泌物吸掉。几年前，我的一个同学的父亲，将近100岁，昏迷了多日，这个同学从国外回来，看到父亲用吸痰器的情况，心里难过，问我能否设法消除这种源源不断的分泌物，我用2g天然牛黄，10包礞石滚痰丸，每包9g，分作5日，每日2次，融化后鼻饲进去，用过5日后，涎痰大为减少，撤除了吸痰器，虽然最后患者仍然去世，但这个案例极有推广前途。

七、刀豆壳治疗膈肌痉挛

膈肌痉挛中医称为"呃逆"，俗话叫"打嗝"，《伤寒论》的旋覆代赭汤很有效，然而，也有失效的时候。20多年前，我在长沙一中读书时的一位学长、某部队院校的副院长因为膈肌痉挛住院治疗，一连7日，呃逆不止，而且越来越严重，查不出任何病因，针灸、中西药都止不住，我开了旋覆代赭汤也不见好转。束手无策时，忽然记得伯父说过：刀豆壳治疗呃逆不止有特效，因为药店不备，找到附近郊区菜农家弄来一大把刀豆壳，取50g煎水，大约200 mL，每次喝一口，每小时1次，喝完后，呃逆显著减少，当日服了两剂，呃逆完全止住。从此再没有发作过。这位学长至今每次遇到我，都要提起这件往事。"单方气死好郎中"，伯父要我多收集单方、验方，作为经方、名方的补充，信不诬也。

八、苍术、山楂减肥明目

我母亲三姐妹，大姨妈终年89岁，二姨妈85岁，母亲93岁，到老都身材清瘦，腰杆笔直，背不驼，眼不花，牙齿好。母亲曾对我说：她们有一首家传方，即苍术15 g，山楂30 g，大枣3个，年轻时姊妹都绣花，眼睛要好，所以经常服用。苍术是道医养生长寿最推崇的药，可以"延年益寿，轻身不老"，一般用于燥湿、健脾，现代研究发现其中含有大量维生素A，这可以部分解释明目的效果又有降压、降血糖的作用。山楂可以消肉食，降脂，两者祛湿消瘀，清除体内垃圾，长期吃，经常吃，确有好处。加红枣，可以缓苍术之燥，和山楂之酸，口感好一些。我运用于临床，再加枸杞子30 g、决

明子 15 g、荷叶 15 g，用于减肥降脂，确有疗效。只要管住嘴巴，做健身体操，每天煎服，1 个月可以减肥 1500~2500 g 而且不反弹。

九、三胶养颜方

阿胶 10 g，龟甲胶 10 g，鹿角胶 10 g，米酒 250 g。

放在碗内，隔水蒸化 15 分钟，冷却后，呈蒸鸡蛋糕状，划成 10 块，每天早上取一块，或冲甜酒，或煮在麦片中服。这首民间单方的三味药，药店有卖，服法简单。凡老年人阴阳两虚，精血不足，冬天怕冷，夏天怕热，皮肤干燥、身上瘙痒、手足皲裂，大便不溏稀者，均可服用。我的母亲进入老年之后，每到秋冬季节，经常服用，至 90 多岁，仍然皮肤细腻，很少皱纹。三胶之中，阿胶补血，龟甲胶滋阴，鹿角胶补阳，用现在的科学道理来分析，这三胶都含有极为丰富的胶原蛋白，的确对老年人有益。

图书在版编目（CIP）数据

铁杆中医门诊经验实录 ：彭坚亲授临床辨治精髓 /彭坚
主编. — 长沙 ：湖南科学技术出版社，2024.3
ISBN 978-7-5710-1971-6

Ⅰ．①铁… Ⅱ．①彭… Ⅲ．①医案－汇编－中国－现代
Ⅳ．①R249.76

中国国家版本馆 CIP 数据核字(2024)第 065002 号

TIEGAN ZHONGYI MENZHEN JINGYAN SHILU———PENG JIAN QINSHOU
LINCHUANG BIANZHI JINGSUI

铁杆中医门诊经验实录——彭坚亲授临床辨治精髓

主　编：彭　坚
出 版 人：潘晓山
责任编辑：李　忠
出版发行：湖南科学技术出版社
社　　址：长沙市芙蓉中路一段 416 号泊富国际金融中心
网　　址：http://www.hnstp.com
湖南科学技术出版社天猫旗舰店网址：
　　　　　http://hnkjcbs.tmall.com
邮购联系：0731-84375808
印　　刷：湖南省众鑫印务有限公司
　　　　（印装质量问题请直接与本厂联系）
厂　　址：长沙县榔梨街道梨江大道 20 号
邮　　编：410100
版　　次：2024 年 3 月第 1 版
印　　次：2024 年 3 月第 1 次印刷
开　　本：710mm×1000mm　1/16
印　　张：33.5
字　　数：518 千字
书　　号：ISBN 978-7-5710-1971-6
定　　价：98.00 元